F. T. Baumann
E. Jäger
W. Bloch

Sport und körperliche Aktivität in der Onkologie

F. T. Baumann
E. Jäger
W. Bloch

Sport und körperliche Aktivität in der Onkologie

Mit 16 Abbildungen und 23 Tabellen

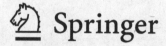 Springer

Dr. Sportwiss. Freerk T. Baumann
Deutsche Sporthochschule Köln
Institut für Kreislaufforschung und Sportmedizin
Am Sportpark Müngersdorf
50933 Köln

Prof. Dr. med. Wilhelm Bloch
Deutsche Sporthochschule Köln
Institut für Kreislaufforschung und Sportmedizin
Am Sportpark Müngersdorf
50933 Köln

Prof. Dr. med. Elke Jäger
Klinik für Onkologie und Hämatologie
Krankenhaus Nordwest
Steinbacher Hohl 2-26
60488 Frankfurt

ISBN   978-3-642-25065-1   Springer-Verlag Berlin Heidelberg New York

Bibliografische Information der Deutschen Nationalbibliothek
Die Deutsche Nationalbibliothek verzeichnet diese Publikation in der Deutschen Nationalbibliografie;
detaillierte bibliografische Daten sind im Internet über http://dnb.d-nb.de abrufbar.

SpringerMedizin
Springer-Verlag GmbH
ein Unternehmen von Springer Science+Business Media
springer.de

© Springer-Verlag Berlin Heidelberg 2012

Planung: Dr. Sabine Höschele, Heidelberg
Projektmanagement: Cécile Schütze-Gaukel, Heidelberg
Lektorat: Volker Drüke, Münster
Umschlaggestaltung: deblik Berlin
Satz: Crest Premedia Solutions (P) Ltd., Pune, India

SPIN: 80021055

Gedruckt auf säurefreiem Papier   2111 – 5 4 3 2 1 0

Geleitwort

Aufgrund der rasanten Entwicklung neuer Therapiemodalitäten hat sich die Behandlungs-perspektive für die meisten onkologischen Erkrankungen in den letzten 20 Jahren erheb-lich gebessert. Hauptziele der onkologischen Therapie sind neben einer größtmöglichen Effektivität in zunehmendem Maße auch der Erhalt oder die Herstellung einer möglichst hohen Lebensqualität während und nach der onkologischen Therapie. Supportive Maßnah-men medikamentöser Art und psychoonkologische Interventionen leisten hierzu einen un-schätzbar hohen Beitrag.

Ein wissenschaftliches Gebiet mit zunehmender Bedeutung hat sich in den letzten Jahren um das Thema »Sport in der Onkologie« entwickelt. Während bis in die späten 90er Jah-re des vergangenen Jahrhunderts das Dogma vorherrschte, bei Krebserkrankungen, vor al-lem unter laufender Therapie, körperliche Ruhe und Schonung einzuhalten, hat man in den letzten 15 Jahren die Bedeutung von Sport erkannt – zunächst als wirksames Medium zur raschen Erholung in der Rehabilitation von Krebserkrankungen, zur schnelleren Wieder-herstellung der körperlichen Leistungsfähigkeit und zur Steigerung der Lebensqualität nach abgeschlossener Krebstherapie. Ebenso ist die Bedeutung von Sport in der Prävention von Krebserkrankung als wirksam etabliert und assoziiert mit anderen präventiv bedeutsamen Faktoren, wie Verzicht auf Nikotin, Vermeidung von Übergewicht und gesundheitsbewuss-ter Lebensweise.

Neu und wissenschaftlich noch weitgehend unerforscht ist die Bedeutung von Sport bei fortgeschrittenen Krebserkrankungen, unter spezifischer Therapie, wie Strahlen- und Sys-temtherapie, sowie im Kontext der onkologischen Palliativmedizin. Untersuchungsergeb-nisse klinischer Studien aus den letzten zehn Jahren zeigen, dass körperliche Aktivität und Sport bei Patienten mit fortgeschrittenen Krebserkrankungen möglich ist und über vielfäl-tige Mechanismen die Belastungen der Erkrankung und der spezifischen Therapie erleich-tern kann. Von großer Bedeutung ist es, die Art und Intensität der sportlichen Betätigung der individuellen Krankheits- und Therapiesituation anzupassen. Die Indikationsstellung muss daher im interdisziplinären Kontext onkologischer Therapeuten und Sportmediziner abgestimmt werden. Aufgrund der häufig raschen Änderung des Allgemeinbefindens bei onkologischen Patienten mit fortgeschrittenen Krankheitsstadien sind engmaschige sport-medizinische Kontrolluntersuchungen nötig, um das Training in angemessenem Ausmaß zu gewährleisten.

Die klinischen Auswirkungen regelmäßiger körperlicher Aktivität bestehen in einer re-duzierten Wahrnehmung subjektiv empfundener Belastungen der Erkrankung (z.B. Fati-gue-Syndrom, Appetenz, Appetitmangel, Schmerzen) und der spezifischen Therapie (z.B. Übelkeit, Antriebsarmut, Hautirritationen). Darüber hinaus resultiert auch bei Patienten im palliativen Behandlungskontext eine signifikante Zunahme der körperlichen Leistungs-fähigkeit, was zu einem gesteigerten körperlichen und seelischen Selbstbewusstsein beiträgt. Körperlich aktive Patienten zeigen daher in der Regel eine gesteigerte Compliance ihrer Therapie gegenüber, sodass durch eine wesentlich geringere Rate an Therapieaufschüben oder -abbrüchen verbesserte Therapieergebnisse bei körperlich aktiven Patienten erklärt werden könnten.

Unabhängig vom Behandlungskontext werden die unmittelbaren wissenschaftlichen Fragestellungen darauf fokussiert sein, weitere Mechanismen zu identifizieren, über die Sport in der Prävention, in der Rehabilitation und in der palliativen Therapie onkologischer Erkrankungen wirksam ist. In diesem neu entstandenen interdisziplinären Forschungsfeld haben sich Sportwissenschaftler, Onkologen, Strahlentherapeuten, Psychoonkologen und Epidemiologen über neue interdisziplinäre Forschungsansätze verständigt. Die heute verfügbaren Ergebnisse lassen erwarten, dass körperliche Aktivität eine breite präventive und therapeutische Bedeutung bei onkologischen Erkrankungen hat und individuell angepasst als fester Bestandteil der onkologischen Therapie in neuen Behandlungskonzepten verankert wird.

Die vorliegende Sammlung der bisherigen wissenschaftlichen Erkenntnisse zeigt den aktuellen Wissensstand über die Potentiale, Effekte und Limitationen von körperlicher Aktivität und Sport in der Onkologie und stellt somit eine gute Basis für weitergehende interdisziplinäre Forschungsaktivitäten dar.

Prof. Dr. Dr. h.c. Werner Hohenberger
Präsident der Deutschen Krebsgesellschaft e.V.

Vorwort

Die Bedeutung von körperlicher Bewegung und Sport in der Prävention, der Therapie und der Rehabilitation von onkologischen Erkrankungen ist in den letzten 15–20 Jahren zunehmend Gegenstand wissenschaftlicher Betrachtungen geworden. Zahlreiche Daten klinischer Studien zeigen positive Einflüsse von körperlicher Bewegung im Hinblick auf die Lebensqualität, das Gesamtüberleben, die Verarbeitung von krankheits- und therapiebedingten Belastungen und das Therapie- bzw. Rehabilitationsergebnis.

Die Implementierung von Bewegungsprogrammen in das Therapiesetting onkologischer Erkrankungen erfordert ein hohes Maß an interdisziplinärer Verständigung im Einzelfall. Die Formierung onkologischer Versorgungszentren hat in den letzten Jahren nützliche Strukturen für eine effektive interdisziplinäre Verständigung geschaffen. So wird es in Zukunft leichter möglich sein, klinische Studien zur Erforschung der Effektormechanismen körperlicher Bewegung bei verschiedenen Krebserkrankungen und im Verhältnis zu definierten Therapiemaßnahmen durchzuführen.

Die hohe Komplexität onkologischer Behandlungsmaßnahmen sowie die typischerweise rasche Änderung der Befindlichkeit des einzelnen Patienten stellen eine Herausforderung an die Indikationsstellung und Überwachung körperlicher Bewegungsprogramme bei onkologischen Patienten dar. Die wissenschaftliche Erarbeitung der dem positiven Einfluss von Bewegungs- und Sporttherapie zugrunde liegenden Mechanismen erscheint unabdingbar, um in Zukunft eine situationsgerechtere Indikationsstellung für bewegungstherapeutische Interventionen zu ermöglichen.

Die Neuentwicklung vielfältiger effektiver Therapiemaßnahmen in der Onkologie hat dazu geführt, dass die häufig auftretenden Tumorerkrankungen auch in fortgeschrittenen Stadien in der Regel mittel- bis langfristig kontrollierbar sind und ein Leben mit der Erkrankung bei guter Lebensqualität und erhaltener körperlicher Leistungsfähigkeit möglich ist. Der therapeutische Beitrag von Sport konnte vielfach belegt werden. Die unmittelbare Aufgabe besteht aktuell darin, sporttherapeutische Programme in kontrolliertem Rahmen möglichst vielen onkologischen Patienten zugänglich zu machen.

Neben der Therapie und Rehabilitation onkologischer Erkrankungen wird zukünftig die Prävention stärker im Fokus des wissenschaftlichen Interesses stehen. Sport könnte langfristig und effektiv krebsbegünstigenden Faktoren des Lebensstils (Übergewicht, Bewegungsmangel, Nikotin usw.) entgegenwirken und hierdurch einen direkten präventiven Einfluss ausüben.

Über 20 namhafte Autoren haben ein Sammelwerk aktuellster wissenschaftlicher Erkenntnisse zusammengestellt, welches die Potentiale, die Effekte und die Limitationen von körperlicher Aktivität und Sport in der Onkologie im Verhältnis zu verschiedenen Krebserkrankungen, Krankheitsstadien und Therapiesettings beleuchtet.

Freerk Baumann, Elke Jäger, Wilhelm Bloch

Inhaltsverzeichnis

V Körperliche Aktivität und Sport bei ausgewählten Entitäten

VI   Rehabilitation

Autorenverzeichnis

Bannasch, Marcel
Abteilungen Präventive
Onkologie und Medizini-
sche Onkologie Arbeits-
gruppe - Sektion Sport und
Krebs
Nationales Centrum für
Tumorerkrankungen
(NCT) Heidelberg
Im Neuenheimer Feld 460
69120 Heidelberg
marcel.bannasch@nct-
heidelberg.de

**Bartsch, Hans-Helge,
Prof. Dr. med.**
Klinik für Tumorbiologie
an der Universität Freiburg
Breisacher Straße 117
78106 Freiburg
bartsch@tumorbio.uni-
freiburg.de

**Baumann, Freerk T.,
Dr. Sportwiss.**
Institut für Kreislaufffor-
schung und Sportmedizin
Abteilung für molekulare
und zelluläre Sportmedizin
Deutsche Sporthochschule
Köln
Am Sportpark Müngers-
dorf 6
50933 Köln
f.baumann@dshs-koeln.de

Berend, Maria, Dr. phil.
Referenzzentrum Lebens-
qualität in der Onkologie
Universitätsklinikum
Schleswig-Holstein,
Campus Kiel
Haus 18, Arnold-Heller-
Straße 3
24105 Kiel
mberend@uksh-kiel.de

Beulertz, Julia
Institut für Kreislaufffor-
schung und Sportmedizin
Abteilung für molekulare
und zelluläre Sportmedizin
Deutsche Sporthochschule
Köln
Am Sportpark Müngers-
dorf 6
50933 Köln
j.beulertz@dshs-koeln.de

**Bloch, Wilhelm, Prof. Dr.
med.**
Institut für Kreislaufffor-
schung und Sportmedizin
Abteilung für molekulare
und zelluläre Sportmedizin
Deutsche Sporthochschule
Köln
Am Sportpark Müngers-
dorf 6
50933 Köln
w.bloch@dshs-koeln.de

Elter, Thomas, Dr. med.
Klinik I für Innere Medizin
Klinikum der Universität
zu Köln
Kerpener Straße 62
50937 Köln
Thomas.Elter@uk-koeln.de

Hedrich, Christiane
Brückenkopfstraße 18
69120 Heidelberg
christiane.hedrich@
nct-heidelberg.de

Jäger, Elke, Prof. Dr. med.
II. Medizinische Klinik
Hämatologie – Onkologie
Krankenhaus Nordwest
Steinbacher Hohl 2-26
60488 Frankfurt
JaegeE@sthhg.de

**Jensen, Wiebke,
Dipl. Sportwiss.**
2. Medizinische Klinik
Klinik für Onkologie,
Hämatologie, KMT mit
Sektion Pneumologie
Universitätsklinikum
Hamburg-Eppendorf
Martinistraße 52
20246 Hamburg
wjensen@uke.uni-
hamburg.de

Knols, Ruud, Ph.D.
Rheumaklinik und Institut
für Physikalische Medizin
Universitäts Spital Zürich
Gloriastraße 25
CH 8091 Zürich
ruud.knols@usz.ch

**Küchler, Thomas, Prof. Dr.
phil.**
Referenzzentrum Lebens-
qualität in der Onkologie
Universitätsklinikum
Schleswig-Holstein,
Campus Kiel
Haus 18, Arnold-
Heller-Straße 3
24105 Kiel
thomas.kuechler@
krebszentrum-nord.de

**Lübbe, Andreas, Prof. Dr.
med. Dr. rer. nat.**
Cecilien-Klinik
MZG Bad Lippspringe
Lindenstraße 26
33175 Bad Lippspringe
a.s.luebbe@medizinisches-
zentrum.de

Nies, Rea, Dr. phil.
Abteilung Präventive
Onkologie Deutsches
Krebsforschungszentrum
(DKFZ)
Nationales Centrum für
Tumorerkrankungen
(NCT) Heidelberg
Im Neuenheimer Feld 460
69120 Heidelberg
rea.nies@nct-heidelberg.de

Oechsle, Karin, PD Dr. med.
2. Medizinische Klinik
Klinik für Onkologie,
Hämatologie, KMT mit
Sektion Pneumologie
Universitätsklinikum
Hamburg-Eppendorf
Martinistraße 52
20246 Hamburg
k.oechsle@uke.uni-
hamburg.de

**Reuss-Borst, Monika,
Prof. Dr. med.**
RehaZentren Baden-
Württemberg
Rehaklinik Am Kurpark
Kurhausstraße 9
97688 Bad Kissingen
monika.reuss-borst@
rehaklinik-am-kurpark.de

**Rüffer, Jens-Ulrich,
PD Dr. med.**
Deutsche Fatigue
Gesellschaft
Maria-Hilf-Straße 15
50677 Köln
info@deutsche-fatigue-
gesellschaft.de

**Schmidt, Martina,
Dr. sc. hum.**
Umweltepidemiologie
(C030)
Deutsches Krebsfor-
schungszentrum
Im Neuenheimer Feld 280
69120 Heidelberg
M.Schmidt@dkfz-
heidelberg.de

**Schüle, Klaus, Univ.-Prof.
(em) Dr.**
Institut für Bewegungstherapie, bewegungsorientierte
Prävention und Rehabili-
tation
Am Sportpark Müngers-
dorf 6
50933 Köln
schuele@dshs-koeln.de

**Steindorf, Karen, Prof. Dr.
rer. nat.**
Leiterin der AG »Körper-
liche Aktivität und Krebs«
Abteilung Präventive
Onkologie (G110) und AG
Umweltepidemiologie
(C030)
Deutsches Krebsfor-
schungszentrum
Im Neuenheimer Feld 280
69120 Heidelberg
k.steindorf@dkfz.de

**Streckmann, Fiona,
Dipl. Sportwiss.**
Abteilung Innere Medizin I
Hämatologie und Onko-
logie
Medizinische Universitäts-
klinik
Hugstetter Straße 55
79106 Freiburg
fiona.streckmann@
uniklinik-freiburg.de

**Tschuschke, Volker,
Univ.-Prof. Dr.**
Abteilung für Medizinische
Psychologie
Universitätsklinikum zu
Köln
Kerpener Straße 62
50924 Köln
volker.tschuschke@
uk-koeln.de

**Vandenbergh, Dominik,
Dr. med.**
Abteilung Präventive
Onkologie Deutsches
Krebsforschungszentrum
(DKFZ)
Nationales Centrum für
Tumorerkrankungen
(NCT) Heidelberg
Im Neuenheimer Feld 460
69120 Heidelberg
dominik.vandenbergh@
nct-heidelberg.de

**Wiskemann, Joachim,
Dr. phil.**
Wiss. Koordination -
Sektion »Sport und Krebs«
Präventive Onkologie
(G110) Nationales Centrum
für Tumorerkrankungen
(NCT) Heidelberg
Deutsches Krebsfor-
schungszentrum
Im Neuenheimer Feld 460
69120 Heidelberg
joachim.wiskemann@
nct-heidelberg.de

Zimmer, Philipp,
Dipl. Sportwiss.
Institut für Kreislauffor-
schung und Sportmedizin
Abteilung für molekulare
und zelluläre Sportmedizin
Deutsche Sporthochschule
Köln
Am Sportpark Müngers-
dorf 6
50933 Köln
p.zimmer@dshs-koeln.de

Zopf, Eva, Dipl. Sportwiss.
Institut für Kreislaufforschung und Sportmedizin
Abteilung für molekulare
und zelluläre Sportmedizin
Deutsche Sporthochschule
Köln
Am Sportpark Müngers-
dorf 6
50933 Köln
e.zopf@dshs-koeln.de

Grundlagen

Einleitung

Freerk Baumann, Elke Jäger, Wilhelm Bloch

Jährlich erkranken in Deutschland 450.000 Menschen neu an Krebs. Nach neuesten Schätzungen leben 5–7 Millionen mit diagnostizierter Krebserkrankung, die Inzidenz ist weiter steigend. Aufgrund deutlich verbesserter Früherkennungsmaßnahmen und Behandlungsmöglichkeiten werden fast zwei Drittel aller Krebserkrankten geheilt. Auch für Patienten mit fortgeschrittenen Krankheitsstadien hat sich die Behandlungsperspektive im Hinblick auf die verlängerte Überlebenszeit mit der Erkrankung deutlich verbessert. Viele Daten deuten darauf hin, dass neben einer genetischen Prädisposition vor allem Faktoren des persönlichen Lebensstils für die Entstehung einer Krebserkrankung verantwortlich sind.

Regelmäßige körperliche Aktivität als Ausdruck eines eher gesunden Lebensstils hat einen bedeutenden Einfluss in der Prävention, aber auch in der Behandlung und Rehabilitation von Krebserkrankungen. Neueste Untersuchungen mit Brust- und Darmkrebspatienten lassen vermuten, dass im Zusammenhang mit körperlicher Aktivität die Rezidivwahrscheinlichkeit und die Sterblichkeitsrate gesenkt werden können. Soziologische Faktoren wie Bildung, Berufsgruppe, Einkommen, Herkunft, Wohnort und familiärer Kontext können die Compliance mit einer gesunden Lebensweise – einschließlich regelmäßiger sportlicher Aktivität – entscheidend beeinflussen. Es muss daher als gesellschaftliche Aufgabe betrachtet werden, regelmäßige körperliche Aktivität in einem gesunden Ausmaß als lebensstilprägendes Element stärker als bisher in den Alltag verschiedener Bevölkerungsgruppen zu verankern.

Sport hat im Zusammenhang mit onkologischen Erkrankungen positive Effekte auf die physische, die psychische und psychosoziale Entwicklung von Patienten in der Rehabilitation oder unter Therapie bei fortgeschrittenen Krankheitsstadien. Hauptsächlich die körperliche Aktivität vom Typ Ausdauersport hat sich für Patienten mit verschiedenen Krebserkrankungen als machbar, sicher und effektiv erwiesen. Untersuchungsziele kürzlich abgeschlossener klinischer Studien adressieren den Erhalt und die Verbesserung der Muskelmasse und Kraft, die kardiorespiratorische Kapazität, die körperliche Funktionsfähigkeit, das allgemeine körperliche Aktivitätsniveau, die Beweglichkeit, die Funktionen des Immunsystems, das körperliche Bild,

das psychische Selbstbewusstsein, die allgemeine Stimmungslage und die Lebensqualität. Bei Patienten unter spezifischer Tumortherapie konnten subjektive Therapienebenwirkungen wie Übelkeit, das Fatigue-Syndrom, Antriebslosigkeit und Schmerzen in Zusammenhang mit körperlicher Aktivität deutlich gesenkt werden. Zustände emotionalen Stresses, Depressionen und Angstzustände wurden bei körperlich aktiven Patienten signifikant seltener beobachtet. Die häufig unerwartete Steigerung der körperlichen Leistungsfähigkeit durch regelmäßige sportliche Betätigung wirkt dem oft tiefgreifenden Vertrauensverlust in den eigenen Körper überzeugend entgegen und steigert die Motivation der Patienten, die erforderlichen Behandlungsschritte konsequent durchzuführen und dabei ein aktives und genussreiches Leben zu führen.

Der Gedanke, trotz Krebserkrankung sportlich aktiv zu sein, ist nicht neu. Schon 1977 plädierte der deutsche Arzt Van Aaken für eine schonungslose Therapie. Er unterstrich, dass Heilung durch bewegungstherapeutische Aktivitäten erreicht werden könne (Van Aaken 1977). Trotz dieser frühen Hypothese und der Forschungen Schüles (1983) wurden in den letzten drei Jahrzehnten neueste Erkenntnisse über die Effekte sportlicher Aktivität bei Krebs nur zögerlich entwickelt. Die Studienlage der letzten Jahre erbringt überzeugende Evidenz, dass körperliche Aktivität auf vielen Ebenen positive Einflüsse auf den Therapieverlauf von Krebserkrankungen hat.

Als unmittelbare Aufgabe erscheint die Integration körperlicher Bewegungsprogramme als wirksame supportive Behandlung in den Zusammenhang jeder onkologischen Therapie und Rehabilitation zu stellen.

Die hier zusammengetragenen wissenschaftlichen Erkenntnisse zur körperlichen Aktivität und Sport in der Onkologie sollen dazu beitragen, Sportprogramme auf breiter Basis in die aktuellen onkologischen Therapiekonzepte zu integrieren. In diesem wissenschaftlichen Kompendium werden zunächst die onkologischen und wissenschaftlichen Grundlagen erläutert. Die Bedeutung der körperlichen Aktivität in der Prävention und Rehabilitation sowie die Effekte im Hinblick auf belastende Entitäts- und therapiespezifische Symptome bei fortgeschrittenen Tumorerkrankungen werden beleuchtet.

Literatur

Schüle K (1983) Zum Stellenwert der Sport- und Bewegungs-
    therapie bei Patientinnen mit Brust- oder Unterleibs-
    krebs. Rehabilitation 22:36–39
Van Aaken E (1977) Die schonungslose Therapie. Pohl, Celle

Krebs im Überblick

Klaus Schüle

2.1   Epidemiologie

2.1.1   Einführung

Epidemiologische Angaben zu Inzidenz und Verlauf von Krebserkrankungen beruhten noch bis vor wenigen Jahren in Westdeutschland weitgehend auf Schätzwerten und Hochrechnungen, die sich aus den beiden einzigen Landes-Krebsregistern Hamburg (gegründet 1926) und Saarland (gegründet 1967) speisten. Dagegen bestand in der ehemaligen DDR bereits seit 1953 ein »Nationales Krebsregister«, dessen Aufgabe in der lückenlosen Darstellung der Krebsinzidenz in den dann fünf »neuen« Bundesländern und Berlin bestand. Als letztes Werk entstand hieraus der »Atlas der Krebsinzidenz in der DDR 1961–1989« (gemeinsames Krebsregister der Länder Berlin, Brandenburg, Mecklenburg-Vorpommern, Sachsen-Anhalt und der Freistaaten Sachsen und Thüringen 1994).

Es sollte nach der Wiedervereinigung noch 20 Jahre dauern, bis am 18. August 2009 das »Bundeskrebsregisterdatengesetz« (BKRG) verabschiedet wurde, nachdem nun alle Daten der inzwischen teilweise neu gegründeten Landesregister in der »Dachdokumentation Krebs« am Robert Koch-Institut (RKI) zu einem neuen »Zentrum für Krebsregisterdaten« (ZfKD) gesammelt wurden. Hier fließen nach einheitlichen und weitgehend international abgestimmten Vorgaben inzwischen aus 13 Bundesländern und einem Regierungsbezirk (Münster, seit 1986) Daten von ca. 40 Millionen Einwohnern zusammen, also etwa der Hälfte der Bundesrepublik. Daten aus Baden-Württemberg und Hessen fehlen bisher noch. Da es einige Jahre dauern wird, bis ein größerer Datenpool etabliert sein wird, wird derzeitig das Krebsregister des Saarlandes mit seiner über 40-jährigen Erfahrung als »Referenzregister« herangezogen und die Daten auf die Bundesrepublik hochgerechnet.

Die Aufgabe eines bevölkerungsbezogenen (epidemiologischen) Krebsregisters besteht in der »Erhebung, Speicherung, Verarbeitung, Analyse und Interpretation von Daten über das Auftreten und die Häufigkeit von Krebserkrankungen in definierten Erfassungsgebieten« (RKI 2010). Hierzu sind Rückkopplungen zu den unterschiedlichsten Datenerbringern vonnöten, sodass neben der me-

dizinischen Forschung zu Ursachen (Beispiel: Einfluss von Kernkraftwerken, Industrieanlagen etc.), Diagnostik, Evidenz therapeutischer Maßnahmen und Leitlinienerstellung auch die Versorgungsforschung und eine Kosten-Nutzen-Bewertung dieser kostenintensiven Maßnahmen möglich wird. Krebsregister stellen somit ein »multifunktionales Instrument« (Engel 2011) dar, in dem Informationen aus verschiedenen Quellen zu unterschiedlicher Verwendung zusammengeführt werden.

Einige ausgewählte Daten werden im Folgenden besprochen, wobei als Quelle die aktuelle 7. Ausgabe (2010) von »Krebs in Deutschland 2005/2006. Häufigkeiten und Trends« des RKI zugrunde gelegt wurde.

2.1.2   Häufigkeit (Inzidenz, Prävalenz, Mortalität)

Während Angaben zur **Mortalität** dank des standesamtlichen Sterberegisters mit ihren Ursachenangaben am belastbarsten sind, beruhen die Angaben zur **Inzidenz** (hier meist die jährlichen Neuerkrankungsraten, bezogen auf 100.000 Einwohner einer bestimmten Region) noch weitgehend auf den zuvor genannten Hochrechnungen und damit Schätzwerten. Da in Deutschland jedoch immer weniger Obduktionen durchgeführt werden, sind auch die Mortalitätsursachen mit einer gewissen Unsicherheit behaftet. Doch verbesserte medizinische Möglichkeiten konnte in den letzten Jahren auch in diesem Kontext die Anzahl der Falschdiagnostiken verringern.

Für 2010 schätzt das RKI eine **Neuerkrankungsrate** für alle Krebsentitäten von 460.000 Fällen (246.000 Männer/204.000 Frauen). Genauere Werte liegen bisher für das Jahr 2006 vor (◘ Abb. 2.1). Dem gegenüber stehen die **Mortalitätsraten** mit einer Gesamtzahl von 216.128 (116.700 Männer/99.417 Frauen). Eine Aufteilung nach Lokalisation für 2006 ist ◘ Abb. 2.2 zu entnehmen.

Krebserkrankungen sind mit ca. 25% nach den Herz-Kreislauf-Erkrankungen (HKL) mit ca. 42% in Deutschland die Todesursache Nr. 2. Sowohl bei der Inzidenz als auch bei der Mortalität sind Männer – im Gegensatz zu den HKL-Erkrankun-

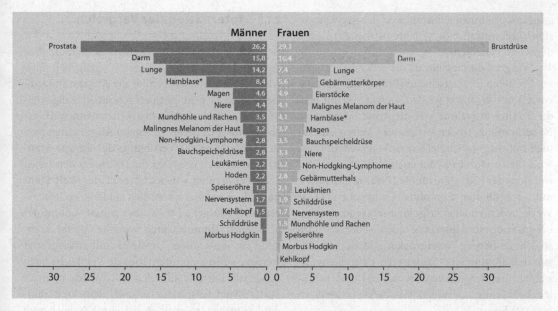

■ **Abb. 2.1** Prozentualer Anteil ausgewählter Tumorlokalisationen an allen Krebsneuerkrankungen ohne nicht-melanotischen Hautkrebs in Deutschland 2006. (Quelle: RKI 2010)

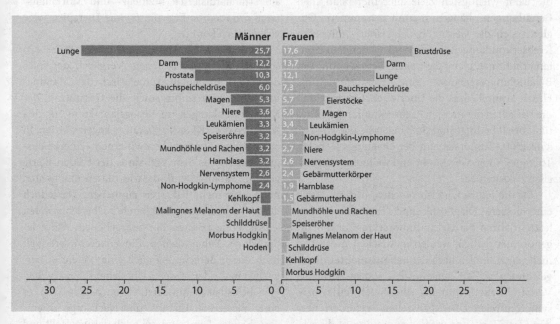

■ **Abb. 2.2** Prozentualer Anteil ausgewählter Tumorlokalisationen an allen Krebssterbefällen in Deutschland 2006. (Quelle: RKI 2010)

gen – häufiger betroffen. Das **durchschnittliche Sterbealter** an Krebs liegt bei beiden Geschlechtern fünf Jahre unter der durchschnittlichen Lebenserwartung, also bei 70 Jahren für Männer und 75 Jahren für Frauen. Das durchschnittliche Sterbealter bei KHK liegt dagegen fünf Jahre über der durchschnittlichen Lebenserwartung. Demzufolge ist das Kollektiv der Tumorpatienten, die an Bewegungsprogrammen teilnehmen, in der Regel jünger (Durchschnittsalter ca. 57 Jahre; ► Kap. 22) als das der KHK-Patienten.

Wie groß die Gesamtzahl der an Krebs erkrankten Personen in Deutschland (**Prävalenz**) ist, kann zurzeit nur geschätzt werden. Genauer kennt man die **5-Jahre-Prävalenz,** d.h. die Anzahl der aktuell Neuerkrankten in den letzten fünf Jahren, die aktuell mit diagnostizierter Erkrankung leben. Diese wird für 2006 mit 1,4 Millionen (von 82 Mio. Einwohnern der BRD) und für die **10-Jahre-Prävalenz** mit 2,1 Millionen Einwohnern angegeben. Diese Werte bedeuten eine Steigerung seit 1990 um 90% bei Männern und 40% bei Frauen. »Hierzu trugen sowohl gestiegene Neuerkrankungsraten (bei einigen Lokalisationen), verbesserte Überlebensaussichten (bei den meisten Krebsarten) und, vor allem bei Männern, demographische Veränderungen bei« (RKI 2010, S. 20).

Die **Überlebenszeiten** und **Überlebensraten**, die wohl wichtigsten Ziele aller therapeutischen Bemühungen, hängen hiermit zusammen. Obgleich sich die Gesamtüberlebensrate zahlreicher Krebserkrankungen in den vergangenen Jahrzehnten erhöht hat, bleibt die weitere Verbesserung der Behandlungsergebnisse eine Herausforderung. Hinzu kommt, dass die **Überlebensaussicht** und die Ursachen der meisten Krebserkrankungen multifaktoriell bedingt sind. So hängen sie u.a. von Lokalisation, Tumorstadium bei Diagnose, Genetik, Therapie, Alter, Geschlecht und weiteren individuellen Faktoren ab.

Da die *reinen* Überlebenszeiten, bedingt durch eine bessere Diagnostik und Therapie, in den letzten Jahren bei vielen Tumorerkrankungen zugenommen haben, werden inzwischen mehr und mehr auch Fragen nach der **Lebensqualität** dieser gewonnenen Zeit aufgeworfen, sodass vermehrt Verfahren zur Ermittlung von »beschwerde- bzw. symptomfreien Überlebenszeiten« gefordert werden (TwiST = Time without Symptoms of disease, relapse or Treatment).

Insgesamt leben nach der Diagnose »Krebs« nach fünf Jahren noch ca. 50% aller Patienten. Die Bandbreite ist jedoch erheblich. So überleben derzeit ca. 70% der Brustkrebspatientinnen diesen Zeitpunkt, hingegen nur 15% aller Lungenkrebspatienten.

2.1.3 Internationaler Vergleich

Bei allen vorgenannten Daten ist es unabdingbar, die jeweiligen **Bezugsgrößen** mit anzugeben. Eine wichtige Größe spielt hierbei die **Altersstandardisierung**. In sie geht die durchschnittliche allgemeine Lebenserwartung der zu untersuchenden Altersabschnitte ein. Hierbei stehen im Allgemeinen zwei Referenzgrößen zur Verfügung: der **Europa-Standard**, dem auch ungefähr die Daten der deutschen Lebenserwartung entspricht, oder der **Welt-Standard**, der von einer wesentlich niedrigeren Lebenserwartung ausgeht. Da »Krebs«, mit Ausnahme der kindlichen Tumoren, eine typische Alterserkrankung ist, muss dieser Umstand mitberücksichtigt werden, wenn man internationale Vergleiche auch außerhalb Europas anstellen will. Würde man für Deutschland beispielsweise nach dem Welt-Standard vorgehen, so ergäben sich, im Vergleich zum Europa-Standard, wesentlich geringere Zahlen an altersstandardisierten Inzidenz- und Mortalitätsraten pro 100.000 Einwohner, was Therapieerfolge vortäuschen könnte.

In den Tabellen (◘ Tab. 2.1, ◘ Tab. 2.2, ◘ Tab. 2.3) sind für den internationalen Vergleich der Inzidenz und Mortalität exemplarisch das Mamma- und Prostatakarzinom sowie die Gesamtzahl der Krebserkrankungen im Bezugsjahr 2006 aus den Angaben des RKI (2010) herausgezogen worden. In einer dritten Spalte haben wir einen »Überlebensquotienten« aus dem Verhältnis der beiden Werte gebildet, wohlwissend, dass in diesen Quotienten noch weit mehr Faktoren einfließen. Da jedoch derzeitig keine vergleichbaren »Überlebensraten « existieren, können die angegebenen Werte lediglich als Anhalt dienen. Ein höherer Wert stellt nach dieser Berechnung auch eine höhere »Überlebensrate«, oder besser: »Überlebenschance«, dar. Wie belastbar damit letztlich auch Aussagen zu einer »besseren« Therapie und Nachsorge im entsprechenden Land sind, sei noch dahingestellt und kann hier nicht ausdiskutiert werden.

Abschließend sei nochmals ausdrücklich darauf hingewiesen, dass jeder internationale Vergleich auf enorme Probleme stößt, da die jeweiligen Bezugsgrößen häufig stark voneinander abweichen und sehr viele Daten nur auf Schätzwerten beruhen. Insofern können auch die Daten einzelner

◘ Tab. 2.1 Altersstandardisierte Neuerkrankungs- und Sterberaten in Deutschland im internationalen Vergleich 2006 (modifiziert nach RKI 2010) – ICD-10 C00-97 ohne C44 (*Krebs gesamt*)

Frauen

Land	Inzidenz	Mortalität	ÜQ[1]	Rang
Dänemark[2]	433,7	183,0	2,4	8
USA	387,1	139,6	2,8	4
Norwegen[2]	381,1	139,4	2,7	7
Australien	371,2	123,4	3,0	1
Niederlande	366,8	154,7	2,4	8
Belgien***	366,7	131,0	2,8	4
England	350,7	151,1	2,3	13
Tschechien	436,6	162,1	2,1	15
Frankreich*	335,6	115,2	2,9	2
Schweden[2]	332,5	136,1	2,4	8
Finnland[2]	324,7	112,8	2,9	2
Schweiz**	323,8	117,3	2,8	4
Deutschland	**318,3**	**130,6**	2,4	8
Österreich	296,3	127,6	2,3	13
Hongkong	261,4	108,4	2,4	8
Polen	240,5	154,0	1,6	16

[1] ÜQ = »Überlebensquotient«: Inzidenz/Mortalität; [2] Inklusive gutartiger Tumoren des Gehirns, In-situ-Tumoren der Harnblase und Neubildungen unsicheren oder unbekannten Verhaltens der Harnblase und des Gehirns (D09.0 + D41,4 + D32-22 + D42-43); Fälle pro 100.000 (Europa-Standard); altersstandardisierte Raten (Europa-Standard) für 2006; Ausnahmen: * 2005, ** 2003–2006, *** Mortalität 2004

Veröffentlichungen über dasselbe Land voneinander abweichen wie z.B. jene der GLOBOCAN Datenbank der IARC (http://globocan.iarc.fr/), die andere Zahlen für Deutschland angibt als das eigene RKI (Kraywinkel 2011). Zu ähnlicher Aussage kommt auch Wilkinson (2009).

2.1.4 Kosten

Im Jahr 2006 entstanden in Deutschland insgesamt 236 Milliarden € **direkte Krankheitskosten.** Das sind jene Kosten, die unmittelbar mit der Diagnostik und Therapie der Erkrankung zu tun haben. Nicht einbezogen sind darin die **indirekten Kosten**, wie z.B. Produktionsausfall durch Arbeitsausfälle u.Ä.

Auf jeden Einwohner entfallen damit durchschnittlich ca. 2.870,– €, mit großer Schwankungsbreite. So betrugen die Durchschnittskosten für unter 15-Jährige 1.260,– €, für über 85-Jährige 14.379,– €.

Festzuhalten ist, dass zum einen im Alter die Versorgungskosten erheblich ansteigen, zum anderen die Kosten für Frauen um insgesamt ein Drittel höher sind als für Männer (RKI 2009, 21).

Betrachtet man die Kosten nach Indikationen, so liegen die HKL bereits seit Jahren mit einem Anteil von 15% an erster Stelle. Es folgen mit 13,8% jene des Verdauungssystems, gefolgt von den psychischen Erkrankungen und Krankheiten des Muskel-Skelett-Systems mit jeweils 11,3%. An fünfter Stelle folgen dann mit 7,2% (17,1 Milliarden €) die gut- und bösartigen **Neubildungen.**

◨ **Tab. 2.2**   Altersstandardisierte Neuerkrankungs- und Sterberate in Deutschland im internationalen Vergleich 2006 (modifiziert nach RKI 2010) – ICD-10 C61 (*Prostata*)

Männer				
Land	Inzidenz	Mortalität	ÜQ[1]	Rang
Frankreich*	173,7	22,1	7,9	2
Australien	162,9	25,1	6,5	4
Schweden	155,9	34,4	4,5	9
USA	153,2	17,8	8,6	1
Belgien***	147,5	22,2	6,6	3
Finnland	147,5	26,5	5,6	5
Norwegen	146,9	34,0	4,3	10
Schweiz**	132,7	27,0	4,9	8
Österreich	111,4	22,4	5,0	7
Deutschland	**110,1**	**21,3**	**5,2**	**6**
Niederlande	104,3	26,6	3,9	11
Dänemark	99,9	34,4	2,9	15
England	98,1	25,0	3,9	11
Tschechien	88,8	26,4	3,4	14
Polen	41,8	22,1	1,89	16
Hongkong	30,1	8,0	3,8	13

[1] ÜQ = »Überlebensquotient«: Inzidenz/Mortalität; Fälle pro 100.000 (Europa-Standard); altersstandardisierte Raten (Europa-Standard) für 2006; Ausnahmen: * 2005, ** 2003–2006, *** Mortalität 2004

Zur Kostenrechnung gehören immer auch noch die »**verlorenen Erwerbstätigkeitsjahre**«, die für alle Erkrankungen zusammen 4,0 Millionen Jahre ausmachen. Das sind jene Jahre, die durch Verletzungen, vorzeitige Mortalität oder durch Auswirkungen von besonders schweren Erkrankungen zum Verlust der Erwerbsfähigkeit führen. Hier sind die »bösartigen Neubildungen« mit 12,2 % von besonderer Bedeutung (RKI 2009). Sieht man sich lediglich die »**Ursachen der Frühberentung**« an, so stehen die »Neubildungen« bei den Frauen mit 16% an dritter Stelle (1. Psychische Erkrankungen mit 35,53%; 2. Skelett/Muskeln/Bindegewebe mit 19,25%) und bei den Männern mit 13,50% an vierter Stelle (1. Psychische Erkrankungen mit 24,47%; 2. Skelett/Muskeln/Bindegewebe mit 20,88%; 3. Kreislaufsystem mit 16,12%).

Auch die **direkten** Aufwendungen für die Therapie onkologischer Patienten sind – bedingt durch die hohen Kosten der onkologischen Therapeutika und der hohen Komorbidität – hoch. An der Diskussion dieses Themas sind zahlreiche Projekte beteiligt, z.B. jene der Versorgungsforschung (HWK-Psychoonkologie-Arbeitsgruppe der Kliniken Herford, Wiesbaden und Köln – Lebenswert e.V. in Zusammenarbeit mit dem Institut für Gesundheitsförderung und Versorgungsforschung der Universität Bochum).

2.1.5   Risikofaktoren

Krebserkrankungen umfassen mehr als 100 verschiedene Entitäten mit entitätsbezogenen vielfäl-

◻ **Tab. 2.3** Altersstandardisierte Neuerkrankungs- und Sterberate in Deutschland im internationalen Vergleich 2006 (modifiziert nach RKI 2010) – ICD-10 C50 (*Brustdrüse der Frau*)

Frauen

Land	Inzidenz	Mortalität	ÜQ	Rang
Belgien***	145,1	29,9	4,6	8
Frankreich*	134,5	24,7	5,4	3
Niederlande	126,7	29,9	4,2	11
England	121,4	27,7	4,4	10
USA	120,4	22,2	5,4	3
Dänemark	119,5	31,1	3,8	13
Finnland	113,6	20,7	5,5	1
Australien	112,4	20,8	5,4	3
Schweiz**	111,6	24,5	4,6	8
Schweden	109,1	21,1	5,2	6
Deutschland	**102,1**	**25,5**	**4,0**	**12**
Norwegen	100,0	20,7	4,8	7
Österreich	89,5	24,3	3,7	14
Tschechien	88,4	25,5	3,5	15
Hongkong	63,5	11,5	5,5	2
Polen	59,7	21,3	2,8	16

[1] ÜQ = »Überlebensquotient«: Inzidenz/Mortalität; Fälle pro 100.000 (Europa-Standard); altersstandardisierte Raten (Europa-Standard) für 2006; Ausnahmen: * 2005, ** 2003–2006, *** Mortalität 2004

tigen Ursachen. Sie reichen von genetischen Faktoren (etwa BRCA-1 und BRCA-2 für familiären Brustkrebs) über Umwelteinflüsse und berufliche Expositionen (z.B. Asbest, Kohlestaub, Ruß, Fuchsin etc.) bis hin zum Lebensstil (z.B. Ernährung, Bewegung, Sonnenbaden etc.). Insofern lassen sich entsprechende Risiken grob in **vermeidbare** und **nicht-vermeidbare Risikofaktoren** einteilen, wobei eine eindeutige Trennung nicht immer möglich ist. So gilt das **Alter** als der wichtigste nicht-vermeidbare Risikofaktor.

Fest steht, dass bei den vermeidbaren Faktoren **Rauchen** für 25–30% aller Krebstodesfälle verantwortlich gemacht werden kann. Als mindestens ebenso bedeutsam werden mit 20–40% **Ernährungsgewohnheiten, Übergewicht und Bewegungsmangel** aufgeführt. Die genannten

Zahlen sind entitätsspezifisch überwiegend Schätzwerte. Nur zu wenigen Entitäten (Brustkrebs, Colon-CA, Prostata-CA, Lungen-CA) liegen evidenzbasierte Zahlen vor. Nähere Angaben sind in ► Kap. 5, ► Kap. 6 sowie bei den Kapiteln zu den jeweiligen Tumoren aufgeführt.

Früherkennungsprogramme (Mammographiescreening, Darmspiegelungen etc.) dienen letztlich auch zur Minderung von Risiken, wobei ihre Ergebnisse kritisch gesehen werden müssen, da sie häufig überbewertet werden, insbesondere wenn die »Erfolge« in Prozentwerten angegeben und damit die Vermeidung von hohen Todesraten vorgespiegelt wird (vgl. Gigerenzer et al. 2008; Wegwarth u. Gigerenzer 2011). Damit soll nicht gegen entsprechende Programme gesprochen, nur diese realistisch gesehen werden. Mit entsprechenden **Vorbeugemaßnahmen** (Impfungen etc.) verhält es sich ähnlich. Auch diese dienen zur Risikominderung.

2.1.6 Therapieverlauf (oder Therapiesequenzen)

Entitätsspezifisch wurden **therapeutische Grundprinzipien** formuliert, die sich auch in den entsprechenden »Leitlinien« niederschlagen. Demnach besteht die onkologische Therapie aus den drei Hauptblöcken der chirurgischen Therapie, der Strahlentherapie und der medikamentösen (systemischen) Therapie. Die Reihenfolge der therapeutischen Schritte hängt von der jeweiligen Entität, dem Stadium bzw. der Ausdehnung des Tumors ab. So wird nicht selten ein ausgedehnter Tumor zunächst mittels präoperativer Chemotherapie verkleinert, um ihn dann strahlentherapeutisch oder chirurgisch zu therapieren.

Inwieweit bereits während der akuten onkologischen Therapie auch eine bewegungstherapeutische Intervention angebracht und nützlich sein kann, wird in den spezifischen Kapiteln diskutiert. Erwähnt werden soll an dieser Stelle, dass sich die Haltung hierzu in den letzten 20–30 Jahren grundlegend geändert hat. Kardiologen sind bereits in den 70er Jahren von einer strikten Ruhigstellung etwa eines Herzinfarktpatienten abgewichen und erkannten die Notwendigkeit einer Frühmobilisation als optimale Intervention hinsichtlich physiologischer, aber auch psychosozialer Parameter. In zunehmendem Maße werden Bewegungsprogramme auch in der Onkologie implementiert.

Da in anderen Ländern das klinische Rehabilitationswesen kaum existiert, sind diesbezügliche Vergleiche für Krebserkrankungen und Sport nur bedingt möglich. Auch **Nachsorge-Sportgruppen**, wie sie in Deutschland von den Kostenträgern mitfinanziert werden, sind in anderen Ländern, bis auf die »Herzgruppen«, weitestgehend unbekannt. Insofern kann ein internationaler Vergleich mit der Effektivität der klassischen deutschen Rehabilitationskette Akutklinik–Nachsorgeklinik oder Akutklinik–Rehabilitationsklinik–Nachsorge nicht gezogen werden (▶ Kap. 4).

2.1.7 Selbsthilfe

Der Informationsbedarf zu Krankheitsbild, Therapie und Prognose ist bei Krebspatienten besonders hoch. Wegen der häufig unsicheren Prognose sind die psychosozialen Auswirkungen der Erkrankung häufig gravierend und beeinflussen das gesamte Lebensumfeld der Betroffenen mit. Hierauf wiederum sind Ärzte nur bedingt vorbereitet. Selbsthilfe-Gruppen (SH-Gruppen) spielen deshalb für den Informationsaustausch eine wichtige Rolle. Derzeitig gibt es nach Schätzungen von Borgetto (2002) ca. 70–100.000 **gesundheitsbezogene SH-Gruppen** mit ca. 2–3 Millionen Mitgliedern, d.h., ca. 6–9% aller Betroffenen wären demnach in SH-Gruppen lose organisiert. Vor mehr als 25 Jahren wurde hierzu die »Nationale Kontakt- und Informationsstelle zur Anregung und Unterstützung von Selbsthilfegruppen« (NAKOS) gegründet, die Informationen und Adressen anderer Gruppen vermittelt, aufgegliedert nach GRÜNEN ADRESSEN (Bundesweite Organisationen), ROTEN ADRESSEN (Lokale Selbsthilfekontaktstellen) und BLAUEN ADRESSEN (Seltene Erkrankungen) (NAKOS 2011).

Positive Erfahrungen von SH-Gruppen lagen schon seit den 30er Jahren aus den USA und seit 1953 auch in Deutschland von den »Anonymen Alkoholikern« (AA) vor. 1975 kam es dann zur Gründung der wohl bedeutendsten onkologischen Gruppe, der »Frauenselbsthilfe nach Krebs«, die heute ca. 400 Gruppen mit mehr als 50.000 Mitgliedern (auch Männer!) zählt. Darüber hinaus ist der »Bundesverband Prostatakrebs Selbsthilfe e.V«. (BPS) zu nennen, der vor zehn Jahren gegründet wurde. Wesentlich länger existieren bereits die »Deutsche Ileostomie-Colostomie-Urostomie Vereinigung« (ILCO) und die »Deutsche Leukämie & Lymphom-Hilfe« (DLH).

Die Gründe für das nach wie vor starke Anwachsen gerade der gesundheitsbezogenen Selbsthilfe-Gruppen (SH) lässt sich aus der »Über- und Unterversorgungsthese« (Schüle 1987, S. 47f) unseres Gesundheitswesens ableiten. Gemeint ist ein Zuviel an Medikamenten (»Medikalisierung«) und Apparaten (»Apparatemedizin«) und ein Zuwenig an psychosozialer Zuwendung. Die gesundheitsbezogenen SH-Gruppen versuchen diese Mängel,

Defizite und Lücken im Interesse einer »**menschlichen Patientenversorgung**« zu schließen.

Während das Medizinsystem noch vor 30 Jahren solchen »Laienzusammenschlüssen« äußerst skeptisch gegenüberstand, sind die Selbsthilfe-Organisationen heute bei vielen Kliniken gern gesehene Partner und Informanten für ihre Patienten oder Rehabilitanden, die ihnen bei der Patientenaufklärung und -schulung kompetent zur Seite stehen. Ähnliche Erfahrungen hat auch der organisierte Sport gemacht. Hier lag die Skepsis allerdings zunächst bei den SH-Gruppen, welche einen Mitglieder- und Einflussverlust befürchteten. Auch hier hat sich ein positives **Netzwerkdenken** erst nach Jahren eingestellt.

Seit 2006 hat sich nun auch die Gesetzliche Krankenversicherung (GKV) durch Einführung des § 20c SGB V (Förderung der Selbsthilfe) der SH-Bewegung geöffnet, indem pro Versichertem 0,55 € bereitgestellt werden. Eine solche Förderung entspricht jedoch nicht mehr dem ursprünglichen Gedanken der SH, bei dem Betroffenheit, Neutralität, Ehrenamt und Gleichberechtigung (also keine Hierarchie) im Vordergrund standen.

Mit den zuvor genannten Mängeln unseres Gesundheitssystems bezüglich des Umgangs und der Behandlung psychosozialen Auswirkungen chronischer und schwerer Erkrankungen beschäftigt sich seit vielen Jahren auch die **Psychoonkologie**, deren Bestreben die Etablierung dieses Fachs in die Approbationsordnung der Ärzteausbildung und damit auch Schaffung entsprechender Professuren bis heute nur zögerlich gefolgt wird.

2.1.8 Palliativmedizin

Neben Kuration und Rehabilitation stellt die **Palliation**, die symptomatische, lindernde Therapie in der Onkologie eine wichtige Behandlungssäule dar. Die **Palliativmedizin** befasst sich nach der Definition der Deutschen Gesellschaft für Palliativmedizin von 1994 mit der »Behandlung von Patienten mit einer nicht mehr heilbaren, progredienten und weit fortgeschrittenen Erkrankung mit begrenzter Lebenserwartung, für die das Hauptziel der Begleitung die Lebensqualität ist« (Husebø u. Klaschick 1998). Die nachfolgenden Ausführungen beziehen sich auf Patienten einer Palliativstation oder eines Hospizes.

Wenn Heilung also nicht mehr möglich ist, besteht das Ziel der Behandlung im Erhalt einer größtmöglichen Lebensqualität, wohlwissend, dass der Patient nur noch eine begrenzte Lebenserwartung hat. Hier steht die **Symptomkontrolle** im Vordergrund, wobei die Beherrschung von Schmerzen, Übelkeit und Verdauungsstörungen durch medikamentöse, mitunter auch strahlentherapeutische Interventionen überwiegen. Begleitend kommen passive physiotherapeutische Anwendungen aus der physikalischen Therapie (z.B. Eis- und Wärmeanwendungen) sowie Entspannungsübungen mit detonisierender Wirkung zur Anwendung.

Da ein Drittel bis zur Hälfte aller Patienten einer Palliativstation, nach entsprechender medikamentösen Einstellung, wieder entlassen werden, können mit diesen Patienten durchaus auch aktive Bewegungsformen im Sinne eines ADL-Trainings zur Vorbereitung auf zu Hause eingeübt werden. Auch Patienten im Präfinalstadium profitieren im Hinblick auf ihre Lebensqualität von bewegungstherapeutischen Interventionen. Auch hier gilt, dass ein Erhalt an Mobilität und damit auch einer möglichst langen Selbstständigkeit ein Zeichen für »Noch-Leben« bedeutet. Mobilität stellt damit den Schüssel zur physischen und psychischen Identität und Unabhängigkeit dar (Schüle u. Nieland 2000).

Die Bedeutung der Palliativmedizin hat sich in den letzten Jahren deutlich gesteigert. Nachdem seit dem 1. August 2009 gemäß § 27 der Ärztlichen Approbationsordnung die Palliativmedizin als »Querschnittsbereich 13« (QB 13) zum Pflicht- und Prüfungsfach gehört, muss jeder Medizinstudent bis zum Beginn des Praktischen Jahrs einen Leistungsnachweis in Palliativmedizin erbracht haben (Hildebrand u. Schiessel 2011).

Inzwischen existieren in Deutschland sechs Lehrstühle für Palliativmedizin, von denen ein Lehrstuhl für Pädiatrische Palliativmedizin eingerichtet wurde.

2.1.9 Krebs bei Kindern

Im Vergleich zu Erwachsenen sind die **Inzidenzraten** kindlicher Tumoren mit jährlich ca. 1.800

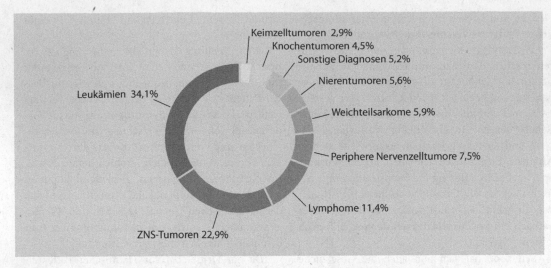

Keimzelltumoren 2,9%
Knochentumoren 4,5%
Sonstige Diagnosen 5,2%
Nierentumoren 5,6%
Weichteilsarkome 5,9%
Periphere Nervenzelltumore 7,5%
Lymphome 11,4%
ZNS-Tumoren 22,9%
Leukämien 34,1%

Abb. 2.3   Krebs bei Kindern in Deutschland, ermittelt in den Jahren 1999–2008. (Quelle: RKI 2010)

Neuerkrankungen in Deutschland geringer und über längere Zeiträume stabil. Sie machen damit lediglich 1% aller Krebserkrankungen aus und sind bei Kindern, nach Unfällen, doch die zweithäufigste Todesursache. Man rechnet, dass von 500 Kindern bis zum Erreichen des 15. Lebensjahres eines an einer bösartigen Neubildung erkrankt. Das sind rund 14 von 100.000 Kindern (RKI 2010, S. 108).

Mit 34% liegen die Leukämien an erster Stelle, gefolgt von den ZNS-Tumoren mit ca. 23% und den Lymphomen mit ca. 11%. Alle weiteren Entitäten liegen jeweils unter 10% (**☐** Abb. 2.3, RKI 2010, S. 108).

Die **Überlebensraten** nach fünf Jahren haben sich in den letzten 30 Jahren dank konsequenter, jedoch freiwilliger Registrierung im Deutschen Kinderkrebsregister (DKKR) in Mainz (geschätzter Erfassungsgrad von 95%) und strikter Einhaltung multimodaler Therapieregime und -kontrollen von 67% auf über 83% erhöht. Mit ca. 80% kann heute, dank laufender **Therapieoptimierungsstudien** (TOS) der »Gesellschaft für Pädiatrische Onkologie und Hämatologie« (GPOH), die Überlebenswahrscheinlichkeit noch nach 10–15 Jahren angegeben werden. Inwieweit diese den Überlebensraten in der »Normalbevölkerung« entsprechen, wird derzeit diskutiert. Spätfolgen (z.B. Herzstörungen, Wachstumsstörungen, kognitive Störungen, Zweittumoren u.a.) im fortgeschrittenen Alter werden erwartet. Erschwert werden solche Langzeitstu-

dien nicht zuletzt durch das momentane Ende der Registrierung im DKKR mit Vollendung des 15. Lebensjahres (seit 2010 Erweiterung bis zum 18. Geburtstag). Aus diesem Grund hat sich für die deutschsprachigen Länder (Deutschland, Österreich, Schweiz) eine Arbeitsgruppe »Spätfolgen« (Synonym: »Late Effects Surveillance System«, LESS) zur besseren Koordination von prospektiven Nachsorgestudien und Erfassung von Spätfolgen gegründet (Langer et al. 2011).

Literatur

Borgetto B (2002) Gesundheitsbezogene Selbsthilfe in Deutschland. Stand der Forschung. Schriftenreihe des Bundesministeriums für Gesundheit und Soziale Sicherung. Bd 147. Nomos Verlagsgesellschaft, Baden-Baden
Baumann FT, Schüle K (Hrsg) (2008) Bewegungstherapie und Sport bei Krebs. Leitfaden für die Praxis. Deutscher Ärzte-Verlag, Köln
Engel J (2011) Krebsregister. Der lange Weg von der Erkenntnis zur Umsetzung. Der Onkologe 17:94–96
Gemeinsames Krebsregister der Länder Berlin, Brandenburg, Mecklenburg-Vorpommern, Sachsen-Anhalt und der Freistaaten Sachsen und Thüringen (Hrsg) (1994) Atlas der Krebsinzidenz in der DDR 1961–1989. Ullstein Mosby, Berlin Wiesbaden
Gigerenzer G, Gassmaier W, Kurz-Milcke E, Schwartz LM, Woloshin S (2008) Helping Doctors and Patients Make Sense of Health Statistics. Psychological science in the public interest 8(2):53–96

Hildebrand C, Schiessl C (2011) Querschnittsfach 13 Palliativmedizin: Pflichtlehre im Medizinstudium. Z Palliativmed
12:139

Husebø S, Klaschick E (1998) Palliativmedizin. Springer, Berlin
Heidelberg

Krauth KA (2006) Bewegung, Spiel und Sport in der familien-
orientierten Rehabilitation krebskranker Kinder und
Jugendlicher. Bewegungstherapie und Gesundheitssport 22:188–191

Kraywinkel K (2011) Persönliche Mitteilung

Langer T, Meitert J, Dörr H-G, Beck J-D, Paulides M (2011)
Langzeitfolgen von onkologischen Erkrankungen bei
Kindern. Erkennen, Vermeiden und Behandeln von
Spätfolgen. Im Focus Onkologie 7–8:39–43

NAKOS (2011) Homepage der Nationalen Kontakt- und Informationsstelle zur Anregung und Unterstützung von
Selbsthilfegruppen. www.nakos.de/site/ (15.07.2011)

Robert Koch-Institut und die Gesellschaft der epidemiologischen Krebsregister in Deutschland e.V. (Hrsg) (2010)
Krebs in Deutschland 2005/2006. Häufigkeit und Trends,
7. Ausg. Berlin

Robert Koch-Institut (Hrsg) (2009) Krankheitskosten. Gesundheitsberichterstattung des Bundes 48, Berlin

Schüle K (1987) Effektivität und Effizienz in der Rehabilitation. Zum Stellenwert von Bewegungstherapie und
Sport. Hans Richarz, Sankt Augustin

Schüle K, Nieland P (2000) Physiotherapie und Bewegungstherapie in der Palliativmedizin – Funktionelle und
sozialemotionale Aspekte der Bewegungstherapie. In:
Aulbert E, Klaschik E, Pichelmaier H (Hrsg) (2000) Beiträge zur Palliativmedizin – Verpflichtung zur Interdiszipli-
narität. Schattauer, Stuttgart:335–340

Wegwarth O, Gigerenzer G (2011) Risikokommunikation:
unnötige Ängste vermeiden. Deutsches Ärzteblatt
108(17):A-943

Wilkinson E (2009) Questions remain over validity of EURO-
CARE data. Lancet 19; 374(9694):964–965

Medizinische Grundlagen

Elke Jäger

3.1 Ätiologie und Behandlungsmethoden von Krebserkrankungen

Der Begriff »Krebs« leitet sich aus dem griechischen *karkinos* ab und bezieht sich auf die häufig mit krebsartigen Ausläufern versehene Form von Primärtumoren, z. B. dem Mammakarzinom.

Krebserkrankungen treten überwiegend bei älteren Menschen jenseits des 65. Lebensjahres auf. Dies könnte einerseits eine lange Entstehungszeit bestimmter Krebserkrankungen reflektieren, andererseits auch an eine nachlassende Tumorzellabwehr im höheren Lebensalter denken lassen (Schmoll et al. 2006). Dass genetische Faktoren bei der Krebsentstehung eine wichtige Rolle spielen können, zeigt die Beobachtung der familiären Häufung bestimmter Krebserkrankungen (Lynch et al. 1966). Beim Lynch-Syndrom oder »hereditary non polyposis colorectal cancer-syndrome« (HNPCC) (Marra u. Boland 1995) wird eine Häufung von Adenokarzinomen von Kolon und Endometrium beobachtet (Lynch et al. 1996; Kinzler u. Vogelstein 1996; Boffetta et al. 1998; Aaltonen et al. 1993). Man geht heutzutage davon aus, dass bei hereditären Krebserkrankungen prädisponierende Gene aktiviert sind und für die definitive Etablierung der Krebserkrankung Promotionsfaktoren hinzutreten müssen (Vogelstein et al. 1988; Knudson 1993). Genmutationen mit einem hohen Krebsentstehungsrisiko betreffen das BRCA1- und das BRCA2-Gen, die ein dominantes Risiko zur Entstehung von Mammakarzinomen darstellen (Wooster et al. 1995; Miki et al. 1994; Hall et al. 1990). Das ras-Proto-Onkogen führt nach aktivierender Mutation zur dauerhaften Aktivierung von Proliferationssignalen. Mutierte ras-Gene finden sich gehäuft beim Pankreaskarzinom und bei akuten myeloischen Leukämien (Kelly et al. 2002; Claus u. Schwartz 1995; Boffetta et al. 1998; Almoguera et al. 1988; Adjei 2001).

Im Rahmen der zunehmenden Industrialisierung der westlichen Welt ist es in den letzten 200 Jahren zu einer erheblichen Belastung der Atmosphäre und Nahrungskette durch Zivilisationsemissionen gekommen. Zusammenhänge zwischen Schadstoffbelastung und Krebsentstehung wurden vielfach beschrieben, wie z. B. eine vermehrte Inzidenz von Hodenkrebs bei Schornsteinfegern, die Asbestbelastung und Inzidenz von Pleuramesotheliomen, eine erhöhte Radioaktivitätsbelastung und die Entstehung von Leukämien und anderen Tumorerkrankungen sowie der signifikante Einfluss von Nikotin auf die Entstehung des Bronchialkarzinoms sowie anderer nikotininduzierter Tumore (Li et al. 1969; Hunter et al. 1996; Gandini et al. 2000; Doll u. Peto 1976; Boffetta et al. 1998; Bergstrom et al. 2001).

Inwiefern sich Ernährungsgewohnheiten und das Bewegungsverhalten auf die Entstehung von Krebserkrankungen auswirken, wird noch kontrovers diskutiert. Ein eindeutiger Zusammenhang ist für Nitrosamin-Konsum und Entstehung von Magenkrebs belegt. Bedingt durch Ernährungsgewohnheiten und Bewegungsmangel resultierendes Übergewicht stellt einen unabhängigen Risikofaktor für die Entstehung des Mamma- und Kolonkarzinoms dar. Der vermehrte Genuss von Obst und Gemüse scheint einen risikoreduzierenden Effekt gegenüber Oropharynx- und Ösophaguskarzinomen zu haben. Inwieweit sich bestimmte Genussmittel, z. B. vitaminhaltige Ernährung, Grüner Tee, risikomindernd auf die Krebsentstehung auswirken, wird derzeit in klinischen Studien überprüft (Hunter et al. 1996; Gandini et al. 2000; Calle et al. 2003; Boeing et al. 2006; Bergstrom et al. 2001; Becher 1994).

Für bestimmte Tumoren ist ein ursächlicher Zusammenhang mit Virusinfektionen evident. Auslösende Infekterreger sind humane Papillomaviren (HPV) für das Zervixkarzinom, Epstein-Barr-Viren für das Oropharynxkarzinom und Burkitt-Lymphome, das Hepatitis-C-Virus für das hepatozelluläre Karzinom und Helicobacter pylori für das MALT-Lymphom des Magens (Schmoll et al. 2006; Koutsky et al. 2002; Kao u. Chen 2002; Harper et al. 2004).

Für die genannten ätiologischen Faktoren besteht ein mehr oder weniger ausgeprägtes Risiko der definitiven Krebsentstehung. Trotz prädisponierender Konstellationen ist die Krebsentstehung das Resultat eines vielstufigen Prozesses, in dem eine Modulation des Risikos durch wirksame präventive Maßnahmen möglich ist. So wird nach Diagnose einer familiären adenomatösen Polyposis die engmaschige Überwachung bzw. die rechtzeitige Kolektomie vor Etablierung maligner Tumoren durchgeführt. In Familien mit nachgewiesener BRCA1/BRCA2-Mutation wird ein frühzeitiges und engmaschiges Mammakarzinom-Screening empfohlen. In anderen Ländern wird bereits die prophylaktische Mastektomie diskutiert und praktiziert. Der Entstehung von virusassoziierten Tumoren kann durch geeignete Immunisierungsstrategien wirksam vorgebeugt werden (HPV und Hepatitis C) (Marra u. Boland 1995; Kinzler u. Vogelstein 1996; Balmain 2002; Baker et al. 1990; Aaltonen et al. 1993).

In Deutschland erkranken pro Jahr ca. 440.000 Menschen neu an Krebs. Die häufigsten Inzidenzen betreffen bei Männern Prostata, Darm und Lunge, bei Frauen Brust, Lunge und Darm. Krebserkrankungen bedingen pro Jahr ca. 220.000 Todesfälle. Während bei Frauen die Krebsinzidenz in den letzten zehn Jahren weitgehend stabil blieb, ist bei Männern ein Anstieg um ca. 10.000 Neuerkrankungen pro Jahr zu verzeichnen. Diese erhöhte Inzidenz beruht auf der zunehmenden Altersstruktur der Gesellschaft und wirksameren Früherkennungsprogrammen. Hierdurch werden beim Mann hauptsächlich Prostatakarzinome durch PSA-Screening in hohem Lebensalter diagnostiziert. Trotz verbesserter Erkennungsprogramme und Behandlungsmöglichkeiten bei etablierten Krebserkrankungen steigt der Anteil der krebsbedingten Todesursachen weiter an. Zur Senkung der Mortalitätsrate werden die Etablierung wirksamer Vorbeugungsmaßnahmen, effizientere Früherkennungsmaßnahmen, verbesserte Behandlungsstrategien bei etablierten Tumoren und wirksamere Maßnahmen der Sekundärprävention führen (Husmann 2010, 2008).

Trotz besserer Erkenntnisse über Krebsvorbeugung, definierte Risikofaktoren, Früherkennungsmaßnahmen und Behandlungsmöglichkeiten wird die Krebserkrankung als bedrohliche, in der Regel unausweichlich todbringende Erkrankung verstanden. Nicht selten werden Diagnosen verschwiegen, Früherkennungsmaßnahmen aus Angst vor der Diagnose nicht durchgeführt und Behandlungsmaßnahmen aus Hoffnungslosigkeit nicht initiiert. Neben der engmaschigen und sachgerechten Information der Ärzteschaft können Aufklärungskampagnen über die Möglichkeiten der Krebsprophylaxe, der Früherkennung und neu entwickelter Behandlungsmöglichkeiten die Compliance der Bevölkerung im Hinblick auf die Teilnahme an wirksamen Screening-Programmen verbessern. Als eher gesellschaftliche Aufgabe gilt der Umgang mit der Krebsdiagnose. Ein rationalerer Umgang mit Krebs als »normaler Erkrankung« mit Heilungs- bzw. Chronifizierungspotential ist wünschenswert um den Formenkreis der Krebserkrankung von der Unausweislichkeit und Todesbedrohung zu entstigmatisieren (Tschuschke 2011, 2008; Keller 2007).

Sport ist in der Krebsprophylaxe allgemein als wirksam akzeptiert und mit einem gesunden, dem Bewegungsmangel und dem Nikotinkonsum entgegenwirkenden Lebensprinzip assoziiert. Auch in der Rehabilitation nach kurativer Operation von resektablen Primärtumoren ist Sport ein akzeptiertes Medium, welches die Wiederherstellung der körperlichen Leistungsfähigkeit und die Kompensation operationsbedingter Veränderungen (muskuläre Defekte nach Brust-Operation, Ödembildung nach Lymphknotenresektion) unterstützt. Über die Rehabilitation hinausgehende sportliche Maßnahmen können das Risiko der Tumorentstehung wirksam vermindern. Monitorierte Sportprogramme sind in der Nachsorgeperiode jedoch kaum verankert (Speck et al. 2010; Meyerhardt et al. 2006; Keogh u. Macleod 2011; Jones u. Demark-Wahnefried 2006; Jones et al. 2007a; Baumann et al. 2010; Barnes et al. 2011; Cust 2011; Lynch et al. 2011; Friedenreich et al. 2010).

Kaum praktiziert werden bewegungstherapeutische Interventionsmaßnahmen in der palliativen Therapie fortgeschrittener Tumorerkrankungen. Erste klinische Studien zeigen, dass gerade in diesem Therapiesetting bewegungstherapeutische Interventionen einen wesentlichen Beitrag zur Lebensqualität der behandelten Patienten leisten können. Aufgrund der beeinträchtigenden Faktoren der Erkrankung selbst und der laufenden Tumortherapie ist die Indikation zur bewegungstherapeutischen Intervention im Einzelfall im interdisziplinären Kontext zwischen Onkologen und Sportwissenschaftlern zu stellen. Wegen der in der Regel raschen Änderung der allgemeinen Befindlichkeit ist neben dem onkologischen Monitoring die sportmedizinische Überwachung von Trainingsintensität und Trainingserfolg im Verhältnis zu krankheits- und therapiebedingten Einflüssen zu bewerten (Windsor et al. 2004; Polubinski u.

West 2005; Oldervoll et al. 2006; Montagnini et al. 2003; Marcant u. Rapin 1993; Lowe et al. 2010, 2009; Jones u. Demark-Wahnefried 2006; Friedenreich et al. 2010; Dimeo et al. 2004; Crevenna et al. 2003).

3.1.1 Behandlungsmethoden

Während zu Beginn des letzten Jahrhunderts die Chirurgie die einzige Behandlungsmöglichkeit für solide Tumoren darstellte, stehen heute Dank des schnellen Fortschrittes in der Medikamentenentwicklung und der Etablierung hochwirksamer und gleichzeitig gewebeschonender Bestrahlungsverfahren eine Vielzahl von Behandlungsmöglichkeiten zur Verfügung, mit denen die Behandlung auch fortgeschrittener Krankheitssituationen mit signifikant verbesserter Perspektive möglich geworden ist. Obwohl für viele solide Tumoren im resektablen Stadium die chirurgische Therapie am Anfang steht, haben sich gerade für potentiell resektable Mammakarzinome, Kolon- und Magenkarzinome kombinierte prä- und postoperative systemische, z.T. mit Strahlentherapie kombinierte Therapieverfahren durchgesetzt (Wong u. Malthaner 2006; Sauer et al. 2004; Lee et al. 2002; Fiorica et al. 2004; Citron et al. 2003; Chu 2008; Bosset 2005; Bartelink 1997). Die Vorteile der präoperativen Behandlung bestehen nach Tumorverkleinerung in einer höheren Rate von Komplettresektionen und damit einer höheren definitiven Heilungsrate. Auch für Tumoren, die in Risikostadien resektabel waren, haben sich für das Mammakarzinom und das kolorektale Karzinom sowie das nicht-kleinzellige Bronchialkarzinom postoperative adjuvante Behandlungsstrategien durchgesetzt, die das chirurgische Behandlungsergebnis im Hinblick auf eine Verlängerung der progressionsfreien Zeit und der Gesamtüberlebenszeit verbessern konnten. Während für die neoadjuvante und adjuvante Therapie solider Tumoren hauptsächlich zytostatische Chemotherapeutika zum Einsatz kommen, haben zur Therapie fortgeschrittener Krankheitsstadien einer Vielzahl solider Tumoren neben der zytostatischen Chemotherapie vor allem immunologische Behandlungsansätze (monoklonale Antikörper), Inhibitoren der intrazellulären Signaltransduktion (Kinaseinhibitoren) und »small molecules« zur Inaktivierung

onkogener Signalkaskaden Einzug gehalten. Im Zuge der Medikamentenneuentwicklungen sind bestimmte Tumorerkrankungen, z. B. das fortgeschrittene Nierenzellkarzinom, seit wenigen Jahren überhaupt mit einer nennenswerten Perspektive auf Verlängerung der progressionsfreien Zeit und der Gesamtüberlebenszeit behandelbar geworden. Weitere Erkrankungen, wie z. B. gastrointestinale Stromatumoren in fortgeschrittenen Stadien sowie die chronisch myeloische Leukämie haben durch die Einführung des Signaltransduktionsinhibitors Imatinib entscheidend verbesserte Behandlungsperspektiven erhalten (Valachis et al. 2011; Seeber 2003; Powles et al. 2011; Negrier et al. 2011; Montella et al. 2010; Keating 2010; Kantarjian et al. 2011; Hompes u. Ruers 2011; Harzstark et al. 2011; DeVita et al. 2008; Chu 2008; Chan et al. 2010).

Bedingt durch die Vielfalt der Behandlungsmöglichkeiten spielt die interdisziplinäre Diskussion des Einzelfalls in der onkologischen Chirurgie, der Strahlentherapie sowie der internistischen Onkologie eine zunehmende Rolle. Nicht nur die Planung der Primärbehandlung ist heute Aufgabe der interdisziplinären Tumorkonferenz, sondern vor allem auch die Entscheidung über sinnvolle sequentielle Therapieschritte für Patienten mit fortgeschrittenen Tumorleiden (Yennurajalingam et al. 2008; Tulsky 2005; O'Connor et al. 2006; Greer et al. 2010).

In den letzten Jahren deuten Daten vielfältiger epidemiologischer und klinischer Studien auf die Bedeutung von körperlicher Bewegung bei Krebserkrankungen unter laufender Therapie hin. Abhängig von der individuellen Erkrankungs- und Therapiesituation ist die Indikation zur körperlichen Bewegung gleichermaßen interdisziplinär unter Einbeziehung eines Sportmediziners zu stellen. Einflüsse der Erkrankung sowie der laufenden Therapie müssen engmaschig erfasst werden, um die Empfehlung zur Bewegungstherapie entsprechend anzupassen.

> **Klinische Studien zeigen, dass Patienten, die ein regelmäßiges körperliches Bewegungsprogramm verfolgen, wesentlich geringere subjektive und objektive Belastungen bei laufender Tumortherapie**

empfinden. Als Resultat wird eine höhere Motivation und Compliance der Tumortherapie gegenüber beobachtet.

Es werden weniger Therapieaufschübe und Therapieabbrüche verzeichnet, woraus längerfristig ein besseres Behandlungsergebnis resultieren könnte (Sola et al. 2004; Saad et al. 2004; Redd et al. 2001; Qaseem et al. 2008; Jones u. Demark-Wahnefried 2006; Dahlin u. Heiwe 2009; Courneya u. Friedenreich 2011; Clark et al. 2007).

Die Verträglichkeit der modernen Tumortherapie wird entscheidend von wirksamen Supportivmaßnahmen (Antiemetika, Analgetika, Antidepressiva, Ernährungstherapeutika) beeinflusst. Die regelmäßige körperliche Betätigung hat nach der vorliegenden Datenlage eine bestätigte therapeutische Bedeutung als Begleitmaßnahme der Tumortherapie. Die Auswirkungen einer regelmäßigen körperlichen Betätigung betreffen nicht nur das subjektive Empfinden von Therapienebenwirkungen, sondern auch die Verarbeitung krankheitsbedingter Symptome im Zuge einer verbesserten hoffnungs- und zukunftsorientierten Perspektive. In diesem Zusammenhang stellt die Krebserkrankung nicht nur eine Herausforderung an die Medizin dar, sondern fordert unsere Gesellschaft auf zur Integration betroffener Patienten in einen offenen Kontext von begleitenden sportlichen Betätigungsmöglichkeiten (Oldervoll et al. 2005; Lowe et al. 2009; Jones u. Demark-Wahnefried 2006; Jones et al. 2007b).

Der schnelle Wandel und die Vielfalt der Behandlungsmöglichkeiten erschweren die Erarbeitung zeitgemäßer Behandlungsstandards. Aus diesem Grunde ist ein zunehmender Trend zur Integration onkologischer Patienten in klinische Studien mit dem Angebot modernster Behandlungsverfahren zu verzeichnen. In gleicher Weise sollten bewegungstherapeutische Interventionsprogramme im Verhältnis zu definierten Erkrankungen, Krankheitsstadien und Therapieprotokollen evaluiert werden, um diejenigen Patientenkollektive zu identifizieren, die am meisten von körperlicher Bewegung unter Therapie profitieren könnten.

3.2 Folgen der Krebsdiagnose

Die Diagnose Krebs konfrontiert trotz signifikant verbesserter Behandlungsmöglichkeiten viele Menschen mit der unmittelbaren Bedrohung von körperlicher Einschränkung, unausweichlichem Krankheitsprogress und Tod (Angelino u. Treisman 2001). Die nach Diagnosestellung einsetzenden Therapiemaßnahmen beinhalten häufig operative Eingriffe mit resultierendem Funktionsverlust bestimmter Organsysteme. Systemische Behandlungsansätze führen häufig zu sichtbaren stigmatisierenden Veränderungen (Haarverlust, Hautveränderungen), strahlentherapeutische Interventionen verstärken die tumorbedingte lokale Beeinträchtigung durch Haut- und Schleimhautirritationen. Subjektive Belastungen der Krebserkrankung selbst und auch die der ursächlichen Behandlungsmaßnahmen bedingen sehr häufig ein Erschöpfungssyndrom (Fatigue-Syndrom), eine reduzierte körperliche Leistungsfähigkeit mit der häufigen Folge der sozialen Isolation, eines Positionswechsels innerhalb des Arbeitsumfeldes und des familiären Kontextes (Coackley et al. 2002; Aulbert 2007). Gegenüber dem von unserer Gesellschaft angesehenen Idealbild des gesunden, sportlichen, aktiven Menschen empfindet der durch die beschriebenen Symptomkomplexe gekennzeichnete onkologische Patient seine Existenz außerhalb der gesellschaftlichen Normalität. Aus Furcht vor Ausgrenzung wird daher die Krebsdiagnose nicht selten verheimlicht. Ein offener Umgang mit den belastenden Faktoren der Diagnoseverarbeitung und der Therapiebelastungen wird damit erschwert (Tschuschke 2011, 2008).

Bedingt durch die Empfindung der eingeschränkten körperlichen Leistungsfähigkeit entstehen ein Vertrauensverlust dem eigenen Körper gegenüber und eine Unsicherheit im Umgang und in der Bewältigung der bisherigen Lebensaufgaben. Nicht selten werden alle Aspekte des Lebens in das Verhältnis zur Krebserkrankung gestellt und die Bedrohung durch die Erkrankung in der überwiegenden Anzahl der betroffenen Patienten als unangemessen hoch empfunden (Keller 2007).

Einsetzende Behandlungsmaßnahmen bieten die Möglichkeit der Heilung oder der wirksamen Krankheitskontrolle. Dennoch entwickelt die überwiegende Mehrheit aller betroffenen Patienten eine Skepsis gegenüber dem erreichten Behandlungsergebnis und seiner Nachhaltigkeit. Auch Patienten mit guter Heilungsperspektive nach definitiver Behandlung eines Primärtumors empfinden die Nachsorgeperiode als bedrohlich, bedingt durch die Angst vor der Diagnose eines Erkrankungsrezidivs.

Die verschiedenen Modalitäten der Tumortherapie sowie die Kontrolluntersuchungen zum Monitoring des Therapieerfolgs versetzen den Patienten in eine als passiv empfundene Rolle, in der er schicksalsergeben über die Entwicklungen seiner Erkrankung unterrichtet wird und Empfehlungen zu weiteren Behandlungs- und Kontrollmaßnahmen erhält.

In der Regel sind Patienten mit onkologischen Erkrankungen sehr um eine hohe Therapiecompliance bemüht und in diesem Zusammenhang bereit, auch stärkere Belastungen der Behandlung zu erdulden, um ein möglichst günstiges Behandlungsergebnis zu erreichen. Das mit dem Therapieerfolg in keiner Weise zusammenhängende Leiden unter den Therapiemaßnahmen wird aus Patientensicht häufig als »Investition« betrachtet, mit der ein gutes Behandlungsergebnis »erkauft« werden kann.

In diesem Zusammenhang erscheint es wichtig, im Laufe der Tumorbehandlung den Patienten wiederholt nach seinen Ängsten und Wünschen zu befragen, dies nach Möglichkeit im Kontext mit Angehörigen und Freunden. Hierdurch kann ein offenerer Austausch über die belastenden Faktoren und Ängste herbeigeführt werden und durch Aufklärung, psychoonkologische Intervention und andere Supportivmaßnahmen Abhilfe geschaffen werden (Tschuschke 2011; Keller 2007; Kadan-Lottick et al. 2005).

In letzter Zeit hat die Etablierung von Sportgruppen mit Krebspatienten wichtige Erkenntnisse über die Bedeutung einer regelmäßigen körperlichen Bewegung in der Gruppe oder alleine im Hinblick auf die Empfindung und Verarbeitung der Krebsdiagnose und therapiebezogener Faktoren erbracht. Wird der Sport nach Indikationsstellung im interdisziplinären Gremium sportmedizinisch begleitet, werden primär Verunsicherung und Angst gegenüber der bewegungstherapeutischen Intervention abgebaut und sichergestellt, dass der Patient nach individuellen Gesichtspunkten im angemessenen Leistungsbereich trainiert. Die Empfehlung zur sportlichen Betätigung versetzt den Patienten im Gesamtszenario seiner Krebsbehandlung zurück in eine aktive Rolle, in der er hauptverantwortlich durch eigene erbrachte Leistung zur Steigerung seiner körperlichen Leistungsfähigkeit beiträgt. Die objektiv messbare und subjektiv empfundene Steigerung der körperlichen Leistungsfähigkeit hat einen starken Einfluss auf das Selbstbewusstsein des Patienten und stärkt in der Regel die Motivation, den Kampf gegen die Erkrankung mit Überzeugung und Energie aufzunehmen. Darüber hinaus vermittelt die sportliche Aktivität dem Patienten und seinem Umfeld, dass trotz Krebserkrankung und Therapie die körperliche Leistung möglich ist, steigerbar ist und dabei Spaß und Genuss empfunden werden können. Diese im Verhältnis zur Krebserkrankung unerwartete Erfahrung führt zu einer direkt messbaren verstärkten Therapiecompliance beim Patienten und zu einer deutlich verbesserten Symptom- und Nebenwirkungstoleranz gegenüber der Erkrankung und der Therapie (Milne et al. 2008; Lowe et al. 2009; Jones u. Demark-Wahnefried 2006; Dahlin u. Heiwe 2009; Crevenna et al. 2003; Courneya u. Friedenreich 2011).

Angebote zur sportlichen Betätigung für Patienten mit Krebserkrankungen sind in Deutschland nicht allerorts entwickelt und etabliert. Derzeit bemühen sich Fachgesellschaften (Deutsche Krebsgesellschaft, Deutsche Gesellschaft für Hämatologie und Onkologie, Deutsche Gesellschaft für Sportmedizin) um entsprechende Aufklärung über die Indikationsgebiete und Effekte von Sport bei Krebserkrankungen in Fachkreisen. Auf Bundesebene wurde ein Dialog initiiert zwischen Gesellschaften, Förderinstitutionen und Sportverbänden, um in Sportvereinen Patienten mit verschiedenen Krebserkrankungen die Teilnahme an breiten Sportprogrammen zu ermöglichen.

3.3   Nebenwirkungskomplexe der Krebsbehandlung

Häufig stellt die chirurgische Entfernung eines resektablen Pimärtumors den ersten Behandlungsschritt einer Tumortherapie dar. Je nach Sitz des Primärtumors ist die Operation gefolgt von einem teilweisen oder vollständigen Funktionsverlust des operierten Organs. Es resultieren chronische Defektsyndrome, die je nach Operationsgebiet mittelfristig mehr oder weniger kompensiert werden können. So ist beispielsweise die Teilresektion des Dickdarms mittelfristig häufig nahezu beschwerdefrei kompensierbar, während der Resektion einer Lungenhälfte auf die Dauer eine chronische Dyspnoe, hauptsächlich unter Belastung, folgt. Nicht selten haben onkologische Operationen nach außen hin sichtbare, als stigmatisierend empfundene Veränderungen zur Folge (Verlust einer Brust bei Mammakarzinom, Anus Praeter nach Operation von tief sitzenden Rektumkarzinomen). Diese nach außen sichtbaren Symbole der Krebserkrankung beeinträchtigen häufig dauerhaft das Selbstbewusstsein der Patientin und bedingen ein nachhaltig gestörtes Selbstwertempfinden gegenüber dem eigenen Körper.

Die medikamentöse oder systemische Therapie erfolgt zumeist mit zytostatisch wirksamen Substanzen, immunologisch aktiven Medikamenten (monoklonale Antikörper, Tumor-Vakzine, Zytokine) und sogenannten zielgerichteten Therapien (»targeted therapies«). Während die zytostatische Chemotherapie substanzabhängig häufig zur Beeinträchtigung der Knochenmarkfunktion mit Anämie, Leukopenie und Thrombopenie führt, ziehen die immunologischen Therapiestrategien und »targeted therapies« häufig Haut- und Schleimhautirritationen, Beeinträchtigungen der Immunabwehr und Kreislaufreaktionen nach sich. Ein engmaschiges und gründliches Monitoring der individuellen Therapienebenwirkungen ist die Basis für die Durchführung geeigneter Supportivmaßnahmen. Im Hinblick auf einen möglichst konsequenten Ablauf der vorgesehenen Behandlungsmaßnahmen ist der Einsatz wirksamer Supportiva als ein wichtiger Bestandteil der Tumortherapie zu betrachten (Powles et al. 2011; Pasquali u. Mocellin 2010; Negrier et al. 2011; Hompes u. Ruers 2011; Guttman-Yassky et al. 2010; Aapro et al. 2011).

In den letzten Jahren haben sich vor allem die psychoonkologischen und physiotherapeutischen Interventionen als wirksame Supportivmaßnahmen etabliert. Die positiven Auswirkungen auf die Krankheitsverarbeitung und die Symptom- bzw. Therapietoleranz sowie erste Ergebnisse aus sporttherapeutischen Interventionsstudien lassen vermuten, dass vor allem körperliche Bewegung in angemessener Intensität und Frequenz ein wirksames Mittel zur Reduktion erkrankungs- und therapiebedingter Belastungen darstellt. Voraussetzung für eine wirksame bewegungstherapeutische Intervention ist die interdisziplinäre Abstimmung zwischen internistischen Onkologen, Strahlentherapeuten, Chirurgen und Sportmedizinern sowie eine engmaschige Überwachung des Trainingserfolges und eine adäquate Anpassung der sportmedizinischen Maßnahme an erkrankungs- und therapiebezogene Aspekte (Tschuschke 2011, 2008; Montagnini et al. 2003; Marcant u. Rapin 1993; Kadan-Lottick et al. 2005; Greer et al. 2010).

3.4 Immobilität bei Krebs

Krebserkrankungen können je nach Sitz des Primärtumors oder bei fortgeschrittenen Erkrankungen je nach Ort der Metastasierung zu einer mehr oder weniger ausgeprägten Immobilität führen. Die Bewegungseinschränkung kann auf vielfältige Ursachen zurückgeführt werden. So können Tumorlokalisationen des Bewegungsapparates direkt zur Einschränkung oder zum Bewegungsverlust der betroffenen Körperregion führen. Metastasen im Skelettsystem, wie sie häufig bei Mamma- und Prostatakarzinomen beobachtet werden, können zur lokalen oder disseminierten Knocheninstabilität führen und werden zumeist begleitet durch ein mehr oder weniger intensives Schmerzsyndrom. Indirekte Bewegungseinschränkungen resultieren bei Tumorerkrankungen der Respirationsorgane, indem durch eine Reduktion der respiratorischen Kapazität die körperliche Belastbarkeit modifiziert wird. Primärtumoren im Zentralnervensystem (ZNS) oder die metastatische Beteiligung des ZNS können durch gezielte Beeinträchtigung motorischer Bahnen eine mehr oder weniger umfangreiche Bewegungseinschränkung verursachen (Mut et al. 2005; Marcant u. Rapin 1993; Loblaw et al. 2005).

Auch Erkrankungen des blutbildenden Systems führen im ausgeprägten Stadium häufig durch Entwicklung einer Anämie zur sekundären Bewegungseinschränkung aufgrund der anämiebedingten Belastungsinsuffizienz.

Bewegungstherapeutische Maßnahmen bei krebsbedingter körperlicher Immobilität sind mit besonderer Vorsicht zu planen. Als Basis ist eine genaue und kausale Symptomanalyse nötig, um die Ursache der Immobilität zu definieren. Erst nach geeigneten Stabilisierungsmaßnahmen bei frakturgefährdeter Beteiligung des Skelettsystems durch Tumormanifestationen ist eine bewegungstherapeutische Intervention mit Belastung möglich. Bei respiratorischer Einschränkung muss durch Belastungsmessungen ein geeignetes Belastungsintervall definiert werden, innerhalb dessen die bewegungstherapeutische Intervention nach Möglichkeit unter Anleitung durchgeführt werden kann. Bei Tumoren des Zentralnervensystems sind zumeist ursächliche Behandlungsmaßnahmen (Operation, Bestrahlung) primär nötig, um die Grundlage für eine effektive Bewegungstherapie wiederherzustellen. Nach länger andauernder Immobilität ist das Ausmaß der Muskel- und Bandatrophie zu berücksichtigen und ein langsamer Aufbau der Eigenbeweglichkeit anzustreben (Oldervoll et al. 2006; Dahlin u. Heiwe 2009; Courneya u. Friedenreich 2011; Clark et al. 2007; Brutsche et al. 2000).

Neben den vielfältigen, direkt somatischen Ursachen für eine krebsbedingte Immobilität tragen vielfach psychische Ursachen zur körperlichen Bewegungseinschränkung bei Krebserkrankungen bei. Depressive Reaktionen nach Diagnosestellung, Furcht vor deletärem Krankheitsverlauf, kräftezehrende Symptome der Erkrankung und die Belastungen der ursächlichen Tumortherapie führen bei über 80% aller onkologischer Patienten zum sogenannten Erschöpfungs-(Fatigue-)Syndrom. Das Fatigue-Syndrom ist in der Regel multifaktoriell bedingt und führt durch die Empfindung einer chronischen Müdigkeit und körperlichen Schwäche mit Antriebslosigkeit zur zunehmenden motorischen Immobilität. Sekundäre Folgen des Fatigue-Syndroms sind eine messbare Muskelatrophie, Gewichtsverlust und eine zunehmende Einschränkung der körperlichen Leistungsfähigkeit (Arving et al. 2006; Angelino u. Treisman 2001).

Klinische Beobachtungen zahlreicher Sportprogramme bei Krebspatienten haben gezeigt, dass die gezielte sportmedizinische Anleitung zur körperlichen Aktivität bei einem hohen Prozentsatz der betroffenen Patienten zu einer signifikanten Verbesserung des Fatigue-Syndroms führt.

> **Regelmäßig durchgeführtes körperliches Ausdauertraining verstärkt die körperliche Leistungsfähigkeit und katalysiert über psychische und physische Reaktionsketten eine Steigerung der körperlichen Beweglichkeit und Bewegungsfreudigkeit.**

Sportmedizinische Beobachtungen zeigen, dass schon nach kurzen Phasen regelmäßiger bewegungstherapeutischer Interventionen eine messbare Steigerung der körperlichen Beweglichkeit und Leistungsfähigkeit verzeichnet werden kann.

In der Regel wirkt die subjektive Empfindung der verbesserten körperlichen Fitness trotz Krebserkrankung und laufender Tumortherapie motivierend auf die Weiterführung und den Ausbau der sportlichen Aktivität (Meyerhardt et al. 2009; Jones et al. 2007a, 2007b; Dahlin u. Heiwe 2009; Coups et al. 2009; Clark et al. 2008; Bernhörster et al. 2011; Baumann et al. 2010; Schmitz et al. 2009; Kenfield et al. 2011).

Literatur

Aaltonen LA, Peltomaki P, Leach FS, Sistonen P, Pylkkanen L, Mecklin JP et al. (1993) Clues to the pathogenesis of familial colorectal cancer. Science 260:812–816

Aapro MS, Bohlius J, Cameron DA, Dal L, Donnelly J, Kearney N et al. (2011) 2010 update of EORTC guidelines for the use of granulocyte-colony stimulating factor to reduce the incidence of chemotherapy-induced febrile neutropenia in adult patients with lymphoproliferative disorders and solid tumours. European journal of cancer 47:8–32

Adjei AA (2001) Blocking oncogenic Ras signaling for cancer therapy. Journal of the National Cancer Institute 93:1062–1074

Almoguera C, Shibata D, Forrester K, Martin J, Arnheim N, Perucho M (1988) Most human carcinomas of the exocrine pancreas contain mutant c-K-ras genes. Cell 53:549–54

Angelino AF, Treisman GJ (2001) Major depression and demoralization in cancer patients: diagnostic and treatment considerations. Supportive care in cancer 9:344–349

Arving C, Sjoden P-O, Bergh J, Lindstrom A, Wasteson E, Glimelius B et al. (2006) Satisfaction, utilisation and perceived benefit of individual psychosocial support for breast cancer patients – a randomised study of nurse versus psychologist interventions. Patient education and counseling 62:235–243

Aulbert E (Hrsg) (2007) Lehrbuch der Palliativmedizin. Schattauer, Stuttgart

Baker SJ, Preisinger AC, Jessup JM, Paraskeva C, Markowitz S, Willson JK et al. (1990) p53 gene mutations occur in combination with 17p allelic deletions as late events in colorectal tumorigenesis. Cancer research 50:7717–7722

Balmain A (2002) Cancer as a complex genetic trait: tumor susceptibility in humans and mouse models. Cell 108:145–152

Barnes BB, Steindorf K, Hein R, Flesch-Janys D, Chang-Claude J (2011) Population attributable risk of invasive postmenopausal breast cancer and breast cancer subtypes for modifiable and non-modifiable risk factors. Cancer Epidemiol 35:345–352

Baumann FT, Kraut L, Schüle K, Bloch W, Fauser AA (2010) A controlled randomized study examining the effects of exercise therapy on patients undergoing haematopoietic stem cell transplantation. Bone Marrow Transplant 45:355–362

Becher HWJ (1994) Passivrauchen und Lungenkrebs – Gegenwärtiger epidemiologischer Kenntnisstand und Abschätzung des Effektes in der Bundesrepublik Deutschland. Dtsch Ärzteblatt 91:3352–3358

Becker N (2006) Epidemiologie von Tumoren. In: Schmoll H-J, Höffken K, Possinger K (Hrsg) Kompendium Internistische Onkologie Standards in Diagnostik und Therapie. Springer, Berlin Heidelberg New York Tokyo: S 187–234

Bergstrom A, Pisani P, Tenet V, Wolk A, Adami HO (2001) Overweight as an avoidable cause of cancer in Europe. International journal of cancer 91:421–430

Bernhörster M, Rosenhagen A, Vogt L, Thiel C, Jäger E, Banzer W (2011) Marathon run under chemotherapy: is it possible? Onkologie 34:259–261

Boeing H, Dietrich T, Hoffmann K, Pischon T, Ferrari P, Lahmann P et al. (2006) Intake of fruits and vegetables and risk of cancer of the upper aero-digestive tract: the prospective EPIC-study. Cancer causes & control 17:957–969

Boffetta P, Agudo A, Ahrens W, Benhamou E, Benhamou S, Darby SC et al. (1998) Multicenter case-control study of exposure to environmental tobacco smoke and lung cancer in Europe. Journal of the National Cancer Institute 90:1440–1450

Brutsche MH, Spiliopoulos A, Bolliger CT, Licker M, Frey JG, Tschopp JM (2000) Exercise capacity and extent of resection as predictors of surgical risk in lung cancer. The European respiratory journal 15:828–832

Calle E, Rodriguez C, Walker-Thurmond K, Thun M (2003) Overweight, obesity, and mortality from cancer in a prospectively studied cohort of U.S. adults. The New England journal of medicine 348:1625–1638

Chan H-Y, Grossman A, Bukowski R (2010) Everolimus in the treatment of renal cell carcinoma and neuroendocrine tumors. Advances in therapy 27:495–511

Chu E dVT (2008) Principles of Cancer Management. In: DeVita VT, Lawrence TS, Rosenberg SA (eds) Devita, Hellman, and Rosenberg's Cancer. Rittenhouse Book Distributors, Inc., King of Prussia, PA: pp 289–306

Citron M, Berry D, Cirrincione C, Hudis C, Winer E, Gradishar W et al. (2003) Randomized trial of dose-dense versus conventionally scheduled and sequential versus concurrent combination chemotherapy as postoperative adjuvant treatment of node-positive primary breast cancer: first report of Intergroup Trial C9741/Cancer and Leukemia Group B Trial 9741. Journal of clinical oncology 21:1431–1439

Clark M, Novotny P, Patten C, Rausch S, Garces Y, Jatoi A et al. (2008) Motivational readiness for physical activity and quality of life in long-term lung cancer survivors. Lung cancer 61:117–122

Clark M, Vickers K, Hathaway J, Smith M, Looker S, Petersen L et al. (2007) Physical activity in patients with advanced-stage cancer actively receiving chemotherapy. The journal of supportive oncology 5:487–493

Claus EB, Schwartz PE (1995) Familial ovarian cancer. Update and clinical applications. Cancer 76:1998–2003

Coackley A, Hutchinson T, Saltmarsh P, Kelly A, Ellershaw JE, Marshall E et al. (2002) Assessment and management of fatigue in patients with advanced cancer: developing guidelines. International journal of palliative nursing 8:381–388

Coups E, Park B, Feinstein M, Steingart R, Egleston B, Wilson D et al. (2009) Physical activity among lung cancer survivors: changes across the cancer trajectory and associations with quality of life. Cancer epidemiology, biomarkers & prevention 18:664–672

Courneya KS, Friedenreich CM (2011) Physical activity and cancer. Springer, Berlin Heidelberg New York Tokyo

Crevenna R, Schmidinger M, Keilani M, Nuhr M, Nur H, Zoch C et al. (2003) Aerobic exercise as additive palliative treatment for a patient with advanced hepatocellular cancer. Wiener medizinische Wochenschrift 153:237–240

Cust AE (2011) Physical activity and gynecologic cancer prevention. Recent Results Cancer Res 186:159–185

Dahlin Y, Heiwe S (2009) Patients' experiences of physical therapy within palliative cancer care. Journal of palliative care 25:12–20

DeVita VT, Lawrence TS, Rosenberg SA (eds) (2008) Devita, Hellman, and Rosenberg's Cancer: Principles and practice of oncology. Rittenhouse Book Distributors, Inc., King of Prussia, PA

Dimeo FC, Thomas F, Raabe-Menssen C, Propper F, Mathias M (2004) Effect of aerobic exercise and relaxation training on fatigue and physical performance of cancer patients after surgery. A randomised controlled trial. Support Care Cancer 12:774–779

Doll R, Peto R (1976) Mortality in relation to smoking: 20 years' observations on male British doctors. British medical journal 2:1525–1536

Fiorica F, Di B, Schepis F, Licata A, Shahied L, Venturi A et al. (2004) Preoperative chemoradiotherapy for oesophageal cancer: a systematic review and meta-analysis. Gut 53:925–930

Friedenreich CM (2001) Physical activity and cancer: lessons learned from nutritional epidemiology. Nutrition reviews 59:349–357

Friedenreich CM (2010) The role of physical activity in breast cancer etiology. Semin Oncol 37:297–302

Friedenreich CM, Neilson HK, Lynch BM (2010) State of the epidemiological evidence on physical activity and cancer prevention. Eur J Cancer 46:2593–2604

Gandini S, Merzenich H, Robertson C, Boyle P (2000) Meta-analysis of studies on breast cancer risk and diet: the role of fruit and vegetable consumption and the intake of associated micronutrients. European journal of cancer 36:636–646

Greer H, Frederick P, Falls N, Tapley E, Samples K, Kimball K et al. (2010) Impact of a weekly multidisciplinary tumor board conference on the management of women with gynecologic malignancies. International journal of gynecological cancer 20:1321–1325

Guttman-Yassky E, Mita A, De J, Matthews L, McCarthy S, Iwata K et al. (2010) Characterisation of the cutaneous pathology in non-small cell lung cancer (NSCLC) patients treated with the EGFR tyrosine kinase inhibitor erlotinib. European journal of cancer 46:2010–2119

Hall JM, Lee MK, Newman B, Morrow JE, Anderson LA, Huey B et al. (1990) Linkage of early-onset familial breast cancer to chromosome 17q21. Science 250:1684–1689

Harper D, Franco E, Wheeler C, Ferris D, Jenkins D, Schuind A et al. (2004) Efficacy of a bivalent L1 virus-like particle vaccine in prevention of infection with human papillomavirus types 16 and 18 in young women: a randomised controlled trial. Lancet 364:1757–1765

Harzstark AL, Small EJ, Weinberg VK, Sun J, Ryan CJ, Lin AM et al. (2011) A phase 1 study of everolimus and sorafenib for metastatic clear cell renal cell carcinoma. Cancer 117(18): 4194–4200

Hompes D, Ruers T (2011) Review: Incidence and clinical significance of Bevacizumab-related non-surgical and surgical serious adverse events in metastatic colorectal cancer. European journal of surgical oncology 37:737–746

Hunter DJ, Spiegelman D, Adami HO, Beeson L, Van D, Folsom AR et al. (1996) Cohort studies of fat intake and the risk of breast cancer – a pooled analysis. The New England journal of medicine 334:356–361

Husmann G (2010) Krebs in Deutschland: 2005/2006; Häufigkeiten und Trends; eine gemeinsame Veröffentlichung des Robert Koch-Instituts und der Gesellschaft der Epidemiologischen Krebsregister in Deutschland e.V. Berlin, Robert Koch-Institut; GEKID, Saarbrücken

Jones L, Demark-Wahnefried W (2006) Diet, exercise, and complementary therapies after primary treatment for cancer. The lancet oncology 7:1017–1026

Jones L, Eves N, Mackey J, Peddle C, Haykowsky M, Joy A et al. (2007a) Safety and feasibility of cardiopulmonary exercise testing in patients with advanced cancer. Lung cancer 55:225–232

Jones L, Peddle C, Eves N, Haykowsky M, Courneya K, Mackey J et al. (2007b) Effects of presurgical exercise training on cardiorespiratory fitness among patients undergoing thoracic surgery for malignant lung lesions. Cancer 110:590–598

Kadan-Lottick N, Vanderwerker L, Block S, Zhang B, Prigerson H (2005) Psychiatric disorders and mental health service use in patients with advanced cancer: a report from the coping with cancer study. Cancer 104:2872–2881

Kantarjian HM, Hochhaus A, Saglio G, Souza CD, Flinn IW, Stenke L et al. (2011) Nilotinib versus imatinib for the treatment of patients with newly diagnosed chronic phase, Philadelphia chromosome-positive, chronic myeloid leukaemia: 24-month minimum follow-up of the phase 3 randomised ENESTnd trial. The lancet oncology 9:841–851

Kao J-H, Chen D-S (2002) Recent updates in hepatitis vaccination and the prevention of hepatocellular carcinoma. International journal of cancer 97:269–271

Keating G (2010) Rituximab: a review of its use in chronic lymphocytic leukaemia, low-grade or follicular lymphoma and diffuse large B-cell lymphoma. Drugs 70:1445–1476

Keller M (2007) Depression. In: Aulbert E (Hrsg) Lehrbuch der Palliativmedizin. Schattauer, Stuttgart: S 766–779

Kelly L, Liu Q, Kutok J, Williams I, Boulton C, Gilliland D (2002) FLT3 internal tandem duplication mutations associated with human acute myeloid leukemias induce myeloproliferative disease in a murine bone marrow transplant model. Blood 99:310–318

Kenfield SA, Stampfer MJ, Giovannucci E, Chan JM (2011) Physical Activity and Survival After Prostate Cancer Diagnosis in the Health Professionals Follow-Up Study. Journal of Clinical Oncology 29:726–732

Keogh JW, Macleod RD (2011) Body Composition, Physical Fitness, Functional Performance, Quality of Life, and Fatigue Benefits of Exercise for Prostate Cancer Patients: A Systematic Review. J Pain Symptom Manage [Epub ahead of print]

Kinzler KW, Vogelstein B (1996) Lessons from hereditary colorectal cancer. Cell 87:159–170

Knudson AG (1993) Antioncogenes and human cancer. Proc Natl Acad Sci USA 90:10914–10921

Koutsky L, Ault K, Wheeler C, Brown D, Barr E, Alvarez F et al. (2002) A controlled trial of a human papillomavirus type 16 vaccine. The New England journal of medicine 347:1645–1651

Lee J-H, Lee J-H, Ahn J-H, Bahng H, Kim T-W, Kang Y-K et al. (2002) Randomized trial of postoperative adjuvant therapy in stage II and III rectal cancer to define the optimal sequence of chemotherapy and radiotherapy: a preliminary report. Journal of clinical oncology 20:1751–1758

Li FP, Fraumeni J, Mantel N, Miller RW (1969) Cancer mortality among chemists. Journal of the National Cancer Institute 43:1159–1164

Loblaw DA, Perry J, Chambers A, Laperriere NJ (2005) Systematic review of the diagnosis and management of malignant extradural spinal cord compression: the Cancer Care Ontario Practice Guidelines Initiative's Neuro-Oncology Disease Site Group. Journal of clinical oncology 23:2028–2037

Lowe S, Watanabe S, Baracos V, Courneya K (2009) Associations between physical activity and quality of life in cancer patients receiving palliative care: a pilot survey. Journal of pain and symptom management 38:785–796

Lowe S, Watanabe S, Baracos V, Courneya K (2010) Physical activity interests and preferences in palliative cancer patients. Supportive care in cancer 18:1469–1475

Lynch BM, Neilson HK, Friedenreich CM (2011) Physical activity and breast cancer prevention. Recent Results Cancer Res 186:13–42

Lynch HT, Shaw MW, Magnuson CW, Larsen AL, Krush AJ (1966) Hereditary factors in cancer. Study of two large midwestern kindreds. Archives of internal medicine 117:206–212

Lynch HT, Smyrk T, Kern SE, Hruban RH, Lightdale CJ, Lemon SJ et al. (1996) Familial pancreatic cancer: a review. Seminars in oncology 23:251–275

Marcant D, Rapin CH (1993) Role of the physiotherapist in palliative care. Journal of pain and symptom management 8:68–71

Marra G, Boland CR (1995) Hereditary nonpolyposis colorectal cancer: the syndrome, the genes, and historical perspectives. Journal of the National Cancer Institute 87:1114–1125

Meyerhardt JA, Giovannucci EL, Holmes MD, Chan AT, Chan JA, Colditz GA et al. (2006) Physical activity and survival after colorectal cancer diagnosis. Journal of clinical oncology 24:3527–3534

Meyerhardt J, Giovannucci E, Ogino S, Kirkner G, Chan A, Willett W et al. (2009) Physical activity and male colorectal cancer survival. Archives of internal medicine 169:2102–2108

Miki Y, Swensen J, Shattuck-Eidens D, Futreal PA, Harshman K, Tavtigian S et al. (1994) A strong candidate for the breast and ovarian cancer susceptibility gene BRCA1. Science 266:66–71

Milne HM, Wallman KE, Gordon S, Courneya KS (2008) Impact of a combined resistance and aerobic exercise program on motivational variables in breast cancer survivors: a randomized controlled trial. Ann Behav Med 36:158–166

Montagnini M, Lodhi M, Born W (2003) The utilization of physical therapy in a palliative care unit. Journal of palliative medicine 6:11–17

Montella L, Addeo R, Caraglia M, Del P (2010) Latest developments in targeted therapy for hepatocellular carcinoma. Expert review of anticancer therapy 10:1635–1646

Mut M, Schiff D, Shaffrey M (2005) Metastasis to nervous system: spinal epidural and intramedullary metastases. Journal of neuro-oncology 75:43–56

Negrier S, Gravis G, Perol D, Chevreau C, Delva R, Bay J-O et al. (2011) Temsirolimus and bevacizumab, or sunitinib, or interferon alfa and bevacizumab for patients with advanced renal cell carcinoma (TORAVA): a randomised phase 2 trial. The lancet oncology 12:673–680

O'Connor M, Fisher C, Guilfoyle A (2006) Interdisciplinary teams in palliative care: a critical reflection. International journal of palliative nursing 12:132–137

Oldervoll L, Loge J, Paltiel H, Asp M, Vidvei U, Hjermstad M et al. (2005) Are palliative cancer patients willing and able to participate in a physical exercise program? Palliative & supportive care 3:281–287

Oldervoll L, Loge J, Paltiel H, Asp M, Vidvei U, Wiken A et al. (2006) The effect of a physical exercise program in palliative care: A phase II study. Journal of pain and symptom management 31:421–430

Pasquali S, Mocellin S (2010) The anticancer face of interferon alpha (IFN-alpha): from biology to clinical results, with a focus on melanoma. Current medicinal chemistry 17:3327–3336

Polubinski JP, West L (2005) Implementation of a massage therapy program in the home hospice setting. Journal of pain and symptom management 30:104–106

Powles T, Chowdhury S, Jones R, Mantle M, Nathan P, Bex A et al. (2011) Sunitinib and other targeted therapies for renal cell carcinoma. British journal of cancer 104:741–745

Qaseem A, Snow V, Shekelle P, Casey D, Cross J, Owens D et al. (2008) Evidence-based interventions to improve the palliative care of pain, dyspnea, and depression at the end of life: a clinical practice guideline from the American College of Physicians. Annals of internal medicine 148:141–146

Redd WH, Montgomery GH, DuHamel KN (2001) Behavioral intervention for cancer treatment side effects. Journal of the National Cancer Institute 93:810–823

Saad F, Gleason D, Murray R, Tchekmedyian S, Venner P, Lacombe L et al. (2004) Long-term efficacy of zoledronic acid for the prevention of skeletal complications in patients with metastatic hormone-refractory prostate cancer. Journal of the National Cancer Institute 96:879–882

Sauer R, Becker H, Hohenberger W, Rodel C, Wittekind C, Fietkau R et al. (2004) Preoperative versus postoperative chemoradiotherapy for rectal cancer. The New England journal of medicine 351:1731–1740

Schmitz K, Ahmed R, Troxel A, Cheville A, Smith R, Lewis-Grant L et al. (2009) Weight lifting in women with breast-cancer-related lymphedema. The New England journal of medicine 361:664–673

Schmoll H-J, Höffken K, Possinger K (Hrsg) (2006) Kompendium Internistische Onkologie Standards in Diagnostik und Therapie: Teil I: Epidemiologie, Tumorbiologie, Zytostatika, Prinzipien der Tumortherapie, Supportive Maßnahmen. Teil II: Therapiekonzepte maligner

Tumoren. Teil III: Indikationen und T. Springer, Berlin Heidelberg New York Tokyo

Seeber S (Hrsg) (2003) Therapiekonzepte Onkologie. Springer, Berlin Heidelberg New York Tokyo

Sola I, Thompson E, Subirana M, Lopez C, Pascual A (2004) Non-invasive interventions for improving well-being and quality of life in patients with lung cancer. Cochrane database of systematic reviews (Online):CD004282

Speck RM, Courneya KS, Masse LC, Duval S, Schmitz KH (2010) An update of controlled physical activity trials in cancer survivors: a systematic review and meta-analysis. J Cancer Surviv 4:87–100

Tschuschke V (2008) Zur Bedeutung psychischer Prozesse bei Krebserkrankungen. Nervenheilkunde 27: 823–841

Tschuschke V (2011) Psychologische Aspekte der Entstehung und Bewältigung von Krebs. Schattauer, Stuttgart

Tulsky J (2005) Interventions to enhance communication among patients, providers, and families. Journal of palliative medicine 8, Suppl 1:S95–102

Valachis A, Mauri D, Polyzos NP, Chlouverakis G, Mavroudis D, Georgoulias V (2011) Trastuzumab combined to neoadjuvant chemotherapy in patients with HER2-positive breast cancer: A systematic review and meta-analysis. Breast [Epub ahead of print]

Vogelstein B, Fearon ER, Hamilton SR, Kern SE, Preisinger AC, Leppert M et al. (1988) Genetic alterations during colorectal-tumor development. The New England journal of medicine 319:525–532

Windsor PM, Nicol KF, Potter J (2004) A randomized, controlled trial of aerobic exercise for treatment-related fatigue in men receiving radical external beam radiotherapy for localized prostate carcinoma. Cancer 101:550–557

Wong R, Malthaner R (2006) Combined chemotherapy and radiotherapy (without surgery) compared with radiotherapy alone in localized carcinoma of the esophagus. Cochrane database of systematic reviews (Online):CD002092

Wooster R, Bignell G, Lancaster J, Swift S, Seal S, Mangion J et al. (1995) Identification of the breast cancer susceptibility gene BRCA2. Nature 378:789–792

Yennurajalingam S, Dev R, Lockey M, Pace E, Zhang T, Palmer J et al. (2008) Characteristics of family conferences in a palliative care unit at a comprehensive cancer center. Journal of palliative medicine 11:1208–1211

Körperliche Aktivität und Sport bei Krebs

Freerk Baumann, Eva Zopf, Thomas Elter, Philipp Zimmer, Julia Beulertz, Wilhelm Bloch

4.1 Historie

Auch wenn der Einsatz körperlicher Aktivitäten in der Onkologie nicht mehr wegzudenken ist, so war es lange Zeit umstritten, ob oder gar inwiefern Bewegung als rehabilitative oder präventive Komponente bei Krebspatienten eingesetzt werden kann. Die Verunsicherung seitens der Ärzte und Therapeuten war groß, und man empfahl im Zweifelsfall Schonung und Ruhe, mit dem Hintergedanken, dass man so nichts falsch machen könne. Die Verunsicherung, herrührend aus Mangel an Wissen und Fakten, übertrug sich auch auf den an Krebs erkrankten Patienten, der bereits seinerseits durch die Diagnose geschockt und verunsichert war. Menschen in solchen Ausnahmesituationen neigen zu Passivität und sozialem Rückzug.

Rückblickend betrachtet waren es vor allem jene Bedenken, die den negativen Einfluss auf die Krebserkrankung und ihre medizinische Therapie direkt beschrieben: Kann körperliche Aktivität eine Metastasierung fördern? Ist es möglich, dass physische Bewegung das »Lostreten« von Metastasen provoziert? Kann Sport dazu führen, dass die Chemotherapie in ihrer Wirkungsweise eingeschränkt wird? Diese Befürchtungen wurden allesamt nicht bestätigt. Inzwischen belegen zahlreiche Studien: Eine negative Auswirkung auf die Krebserkrankung selbst oder ihre medizinische Therapie kann durch Sport nicht beobachtet werden.

Als im Sommer 1980 die ersten Frauen nach einer gynäkologischen Krebserkrankung in ein sechswöchiges bewegungsorientiertes Rehabilitationsprogramm eingebunden werden sollten, war es nicht verwunderlich, dass der Protest enorm war. Der Kölner Sportwissenschaftler Klaus Schüle generierte jedoch bundesweit erstmalig eine Machbarkeitsstudie, mit der er zeigen konnte, dass körperliche Aktivität nicht schadet (Schüle 1983). Seither sind zahlreiche Studien zur Machbarkeit und Effektivität entstanden.

Ein durchschlagendes wissenschaftliches Interesse der onkologischen Bewegungstherapie konnte vor allem seit dem Jahre 2000 beobachtet werden. Ohne konkreten Anlass nahm seit dieser Zeit weltweit die Zahl der publizierten Studien signifikant zu. Während vor dieser Zeit Neuveröffentlichungen nur in jeder zweiten Woche registriert wurden, so werden heute täglich Originalarbeiten, Übersichtsartikel und Fallberichte herausgegeben. Diese Entwicklung spiegelt hervorragend wider, was das Gebiet der körperlichen Aktivität in der Onkologie darstellt: ein Forschungsfeld mit großem Zukunftspotential in Wissenschaft, Versorgung, Therapie und Lehre.

4.2 Aktuelle Studienlage

Das noch sehr junge Forschungsgebiet der körperlichen Aktivität in der Onkologie ist aufgrund der Fülle seiner Fragestellungen außerordentlich vielseitig und komplex. Vor dem Hintergrund der unterschiedlichsten Krebserkrankungen, mit den sich fortwährend ändernden medizinischen Therapieoptionen und den damit verbundenen Nebenwirkungen, stellen sich praktisch täglich neue Studienfragen, die die physische, psychische und soziale Ebene des Patienten untersuchen.

Es ist auffallend, dass die aktuelle Studienlage immer mehr die verschiedenen Krebserkrankungen individuell berücksichtigt. Gemischte Kollektive, wie sie vor allem in den Studien der 90er Jahre vorkamen, sind kaum noch zu finden. Die strenge Selektion der Patienten unter besonderer Berücksichtigung zahlreicher Ein- und Ausschlusskriterien führte in den letzten Jahren zu aussagekräftigen Erkenntnissen, die häufig aus Studien mit Randomisierungsverfahren und Kontrollgruppe generiert wurden.

In der Studienlage wird zunächst zwischen präventiven und rehabilitativen Studienansätzen unterschieden. In der Prävention besteht eine überzeugende Datenlage, dass regelmäßige körperliche Aktivität vor Brustkrebs, Darmkrebs und Endometriumkrebs schützen kann (▶ Kap. 5). Im Kontext der »Rezidivprophylaxe« hingegen fehlen zurzeit überzeugende Studien (▶ Kap. 6).

Betrachtet man die Studien mit (früh-)rehabilitativem Ansatz, so wird deutlich, dass bewegungstherapeutische Aktivitäten während der Chemotherapie, Bestrahlung und unmittelbar nach Operation machbar sind (Knols et al. 2005; Pedersen u. Saltin 2006). Selbst im Rahmen aggressivster Chemotherapien, beispielsweise bei einer allogenen hämatopoetischen Stammzelltransplantation, sind gezielte und kontrollierte körperliche Aktivitäten machbar (Baumann et al. 2011; Wiskemann et al. 2011). Nicht nur die Machbarkeit, sondern auch die Effektivität von bewegungstherapeutischen Interventionen während der medizinischen Therapie ist überzeugend. Diese Aussage kann jedoch nicht auf alle Krebsentitäten übertragen werden, da die meisten Studien schwerpunktmäßig bei Brustkrebs-, Leukämie- und Morbus-Hodgkin-Patienten durchgeführt wurden. Für andere Krebsentitäten fehlen noch fundierte Daten. Die meisten rehabilitativen Studien – man findet etwa die Hälfte aller bewegungsspezifischen Publikationen zur hier behandelnden Thematik – beschäftigen sich mit dem Thema Brustkrebs.

Für die unterschiedlich definierten Ziele von körperlicher Aktivität stellt sich eine sehr unterschiedliche Bewertung der Evidenz dar. Es wird zwischen physiologischer und psychischer Ebene unterschieden. Aus aussagekräftigen Reviews bei verschiedenen Entitäten geht hervor, dass körperliche Aktivitäten im Rahmen der physiologischen Komponente zu einer Reduktion des Kraftverlustes führen, der tumor- und therapiebedingten Kachexie entgegenwirken, Nebenwirkungen der medizinischen Therapie reduzieren (Übelkeit, Erbrechen, Schmerz) und die allgemeine Leistungsfähigkeit verbessern. Darüber hinaus erleben trainierende Patienten eine psychophysische Stabilisierung: Depressionen und Ängste können gesenkt werden, das Selbstvertrauen steigt. Weitere Untersuchungen zeigen, dass eine gezielte und kontrollierte Bewegungstherapie die Lebensqualität und das Fatigue-Syndrom bei onkologischen Patienten verbessert und inaktivitätsbedingte Funktionseinbußen gehemmt werden können. Letztlich führt ein gesteigertes Aktivitätsniveau u.a. zu einer Risikoreduktion bei der Entstehung von Komorbiditäten, wie beispielsweise des Metabolischen Syndroms (Schmitz et al. 2010; Hayes et al. 2009; Kangas et al. 2008; Wiskemann et al. 2008; Jacobsen et al. 2007; McNeely et al. 2006; Humpel et al. 2005; Knols et al. 2005).

Dennoch sind bis dato eine ganze Reihe von Themengebieten in der bewegungsorientierten Onkologie kaum bzw. noch gar nicht untersucht worden. Erst seit kurzem stellt sich die Studienfrage nach der **individualisierten Trainingssteuerung**.

> ❯ **Es wird deutlich, dass es abhängig von der Krebserkrankung sowie der medizinischen Therapie und den damit verbundenen Defiziten und Problemstellungen auch unterschiedliche, individuell angepasste Bewegungskonzepte geben muss.**

Darüber hinaus wurde der große Bereich der **Palliation** ebenfalls durch die bisher durchgeführten Studien vernachlässigt. Zunehmend mehr Patienten, die von ihrer onkologischen Erkrankung nicht geheilt werden können, leben immer länger mit Krebs. In diesem Zusammenhang hat körperliche Aktivität die Möglichkeit, der verbesserten Quantität auch eine (Lebens-)Qualität zu schenken. Ein weiteres wichtiges, jedoch noch brachliegendes Forschungsfeld sind die **Assessments** bzw. validen Instrumente zur sportmedizinischen Diagnostik von Krebspatienten. Es fehlen beispielsweise aussagekräftige Protokolle zur Ermittlung der Ausdauerleistungsfähigkeit mittels Spiroergometrie (Baumann u. Bloch 2010).

4.3 Körperliche Aktivitäten bei Krebs

Im Rahmen der Begriffsbestimmung wird empfohlen, den beliebten und häufig falsch verwendeten Begriff »Sport« nicht unbedacht zu verwenden und nur dann einzusetzen, wenn der an Krebs erkrankte Patient auch den für unsere Gesellschaft typischen »Sport« betreibt. Ein Krebspatient führt jedoch keinen »Sport« durch, wenn er beispielsweise nach einer Operation erste aktive Mobilisationsübungen verrichtet. Wir verwenden dann den Begriff der »Bewegungstherapie«.

Bewegungstherapie

»Bewegungstherapie ist ärztlich indizierte und verordnete Bewegung, die vom Fachtherapeuten geplant und dosiert, gemeinsam mit dem Arzt kontrolliert und mit dem Patienten alleine oder in der Gruppe durchgeführt wird.« (Schüle u. Deimel 1990)

Die Bewegungstherapie will demnach mit geeigneten Mitteln des Sports, der Bewegung und der

Verhaltensorientierung bei vorliegenden Schädigungen gestörte physische, psychische und psychosoziale (Alltag, Freizeit und Beruf betreffende) Beeinträchtigungen rehabilitieren bzw. Schädigungen und Risikofaktoren vorbeugen. Die Bewegungstherapie, der sich die Sport- und Physiotherapie eingliedert, kann jedoch ausschließlich von einem Therapeuten mit entsprechender Qualifikation bzw. Ausbildung durchgeführt werden. Grundsätzlich liegt man aber nicht falsch, wenn man von »körperlicher Aktivität« spricht, denn dies ist der Oberbegriff für das gesamte körperliche Tun, auch im therapeutischen Kontext. Der Rehabilitationssport beschreibt den »Sport«, der in der Krebssportgruppe durchgeführt und erlebt wird. Er kann deshalb als »Sport« tituliert werden, da es sich bei den ausführenden Übungsleitern um Laien handelt, die keine therapeutische Ausbildung benötigen. Der Besuch von speziellen Fortbildungskursen ist hierfür jedoch erforderlich.

Eine zentrale Frage stellt sich in der onkologischen Bewegungstherapie täglich: Wann sollte mit Bewegungsprogrammen begonnen werden? In der onkologischen Klinik geht der Trend immer mehr zur frühzeitig eingesetzten aktiven Bewegungstherapie. Das zentrale Ziel lautet hier, durch körperliche Aktivität prophylaktische und stabilisierende Effekte zu erreichen, die beispielsweise den Kraftverlust durch den langen Aufenthalt im Krankenhaus verhindern. Die Bewegungstherapie hat somit nicht nur rehabilitative Aufgaben, sondern gleichfalls präventive, denn ein zusätzliches großes Problem sind die Bewegungsmangelerscheinungen, die durch ein häufig unbegründetes immobiles Verhalten entstehen. Die Bewegungstherapie sollte daher so früh wie möglich beginnen, d.h. bereits während der medizinischen Behandlung der Krebserkrankung (Schmitz et al. 2010). Sie wird in der Rehabilitationsklinik weitergeführt und kann dann als Rehabilitationssport in der Krebssportgruppe fortgesetzt werden. Ist der Besuch einer Sportgruppe nicht möglich oder nicht gewollt, sollten am Wohnort zeitnah selbstständige Sporteinheiten durchgeführt werden, sodass der Patient lebenslang in Bewegung bleibt. Dieses Prinzip wird als körperliche Aktivität in der Rehabilitationskette bezeichnet (Baumann u. Schüle 2008; ◘ Abb. 4.1).

4.3.1 Körperliche Aktivitäten im Krankenhaus

In diesem Abschnitt wird nicht nur die Bewegungstherapie im stationären Setting beschrieben, sondern auch darauf hingewiesen, dass während der medizinisch-onkologischen Therapie gezielte und kontrollierte körperliche Betätigung notwendig ist. Mit dem frühzeitigen Beginn von bewegungstherapeutischen Aktivitäten lautet dahingehend die dringende Empfehlung, dass der Patient zunächst unter Anleitung eines geschulten Therapeuten das Bewegungsprogramm beginnt. Da operative Eingriffe, allein schon aufgrund der Narbenbildung und der damit verbundenen eingeschränkten Flexibilität der Haut, Bewegungseinschränkungen zur Folge haben, sollte bereits 24 Stunden nach einer Operation mit Mobilisationsübungen begonnen werden. Ziel ist es, durch einen rechtzeitigen Beginn der Bewegungstherapie in Form von Physiotherapie die Beweglichkeit durch spezielle, kontrollierte Mobilisations- und Dehnübungen wiederherzustellen. So erleben die Patienten auch eine frühzeitige Schulung der Potentiale und Grenzen ihres Körpers. Zudem werden Ängste und Unsicherheiten abgebaut, was für den weiteren Verlauf in der Rehabilitationskette von erheblicher Bedeutung ist. Denn nicht nur in der »Akut-Klinik«, in der der Krebspatient seine notwendige medizinische Therapie erhält, sondern auch darüber hinaus sollte die körperliche Aktivität den Krebspatienten begleiten. Auch während der Chemotherapie und/oder Bestrahlung erlebt der onkologische Patient in der Regel eine physische Veränderung bzw. Beeinträchtigung, die für ihn eine erhebliche psychische Belastung sein kann. Bewegungstherapeutische Einheiten mit einer individuellen Betreuung durch den Therapeuten können hier psychophysisch stabilisierend helfen (Knols et al. 2005; Baumann et al. 2011).

4.3.2 Körperliche Aktivitäten in der Rehabilitationsklinik

In der ambulanten oder stationären Rehabilitationsklinik werden vorwiegend rehabilitative Ansätze durch die Bewegungstherapie verfolgt. Den-

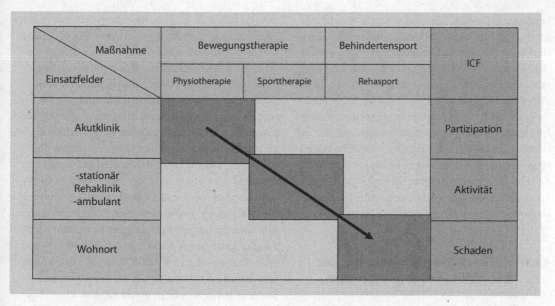

Abb. 4.1 Die Rehabilitationskette nach Schüle. (ICF = International Classification of Functioning)

noch können hier nicht nur rehabilitative Ziele, sondern auch prophylaktische bzw. erhaltende Zielvorgaben definiert werden. Es finden sich beispielsweise auch immer häufiger Patienten in den Kliniken ein, die rein palliativ behandelt werden. In der Praxis ist zu beobachten, dass die Patienten, die bereits während der medizinischen Therapie körperlich aktiv waren, schneller in ein effektives bewegungsorientiertes Rehabilitationsprogramm in der Klinik eingebunden werden können. In den letzten Jahren hat sich die Qualität der Rehabilitationsklinik verbessert. Die früher häufig nach klassischen Elementen einer »Kur« applizierten Massagen und Ruhigstellungen sind den immer strukturierteren aktiven Programmen gewichen. Für Brust- und Prostatakrebs wurden jüngst Leilinien für die Anschlussrehabilitation definiert. Im Jahr 2007 wurden erstmals von der Deutschen Rentenversicherung »Leitlinien für die Rehabilitation von Patientinnen mit Brustkrebs« erarbeitet, um durch modulare Therapiestandards zur Reha-Qualitätssicherung beizutragen (Deutsche Rentenversicherung 2007). Vier Jahre später wurden auch für die häufigste Krebserkrankung des Mannes Leitlinien beschrieben. So heben die Autoren deutlich hervor, dass es trotz enormer medizinischer Fortschritte weiterhin zu »postinterventionellen Folgen

und Komplikationen« kommt, die qualifiziert kuriert werden müssen. So liest man in der S3-Leilinie Prostatakarzinom:

» Patienten nach lokaler Therapie sollte eine fachspezifische Rehabilitation, z.B. in Form einer Anschlussheilbehandlung angeboten werden. Empfehlungsgrad B, Expertenkonsens 90%. (Zellner 2011) «

Nicht alle Krebspatienten nehmen die Möglichkeit zum Besuch einer Rehabilitationsklinik wahr. Es ist jedoch auffallend, dass die jeweiligen Zahlen mit den Krebsentitäten korrelieren. In der Klinik können die Patienten ein umfangreiches rehabilitatives Programm wahrnehmen, das von qualifizierten Ärzten, Ergo-, Bewegungstherapeuten sowie Psychologen und Ernährungsberatern angeboten wird (▶ Kap. 20).

Im Idealfall wird der Patient in der Rehabilitationsklinik zunächst einer bewegungsorientierten Diagnostik unterzogen, um zu klären, ob und inwiefern intensivere körperliche Tätigkeiten aus gesundheitlicher Betrachtung machbar sind. Schließlich werden, ausgehend von den gewonnenen Daten, die Intensitäten und Umfänge für die Bewegungstherapie festgelegt. Zur genauen

4

Festlegung müssen hier die gesamte Krankheitsgeschichte, die aktuelle Medikamenteneinnahme, aber auch die sportlichen Vorerfahrungen berücksichtigt werden. Wichtig ist zudem, dass im Dialog mit dem Patienten auf persönliche Vorlieben des Patienten eingegangen wird, denn im Rahmen des zielorientierten Handelns der Therapeuten müssen frühzeitig offene Fragen beantwortet werden, die eine nachhaltige und langfristige sportliche Aktivität gewährleisten. Nur wenn ein Patient auch Freude und Sicherheit an seiner Bewegungsform bzw. Sportart empfindet, wird er sein individuelles Bewegungsprogramm auch zu Hause fortsetzen.

4.3.3 Körperliche Aktivitäten in der Rehabilitationssportgruppe

Für onkologische Patienten im kurativen und palliativen Behandlungskonzept steht der Weg in eine Rehabilitationssportgruppe in der Nachsorge offen. Den Kontakt findet der Patient im Regelfall über die jeweiligen Landessportbünde, die Behindertensportverbände oder vereinzelt auch über die Rehabilitationskliniken. Trotz großer Skepsis wurden im Jahr 1981 die ersten Krebssportgruppen an der Deutschen Sporthochschule in Köln und beim LandesSportbund Nordrhein-Westfalen gegründet. Mittlerweile existieren etwa 950 Gruppen in Deutschland. Aufgrund der überzeugenden Anzahl an wissenschaftlichen Untersuchungen, die aufzeigten, dass gezielte Bewegung viele Erkrankungen verhindern und darüber hinaus auch einen wichtigen Beitrag zur Heilung und Linderung ihrer Folgen leisten kann, wurde in den 90er Jahren der »Rehabilitationssport« anfangs als »Kann-Leistung« und seit 2001 nun auch als obligatorische Leistung für die gesetzlichen Krankenkassen (§ 44 SGB IX; § 43 SGB V) implementiert (Schüle 2006).

Im Jahre 2006 existierten in Deutschland ca. 700 lizensierte Krebssportgruppen, die über die *Ergänzenden Leistungen* »Rehabilitationssport in der Krebsnachsorge« (SGB IX, § 44) abrechneten. Über 90% der Teilnehmer waren Brustkrebspatientinnen (Schüle et al. 2006). Bis dahin existierte keine Krebssportgruppe speziell für Männer nach einer Prostatakrebserkrankung, obwohl die Rate der Prostatakrebs-Neuerkrankungen mit jährlich ca. 60.000

nahezu der von Brustkrebs entspricht. Unter der Federführung der Krebsgesellschaft NRW wurde schließlich im Jahre 2006 ein wissenschaftlich begleitetes interdisziplinäres Kooperationsnetzwerk gegründet, um die Versorgungsstruktur in diesem Kontext zu verbessern. Erstmalig konnten somit bis zum Jahr 2011 49 Krebssportgruppen speziell für Männer nach Prostatakarzinom in Deutschland gegründet werden. Die neuen Gruppen leisten einen wichtigen Beitrag zur Patientenversorgung von Prostatakrebspatienten in der Nachsorge in NRW und werden nun zunehmend auch in anderen Bundesländern gegründet. Der Erfolg ergründet sich aus der engen Kooperation zwischen Akut-Klinik, Sportverein, Universität, Landessportbund und Krebsgesellschaft NRW. Durch Verzahnung von Praxis und Wissenschaft im interdisziplinären Kontext entstand ein deutschlandweit einmaliges Angebot mit Vorbildcharakter. Der »Werbeeffekt« der Studie hat sich in NRW auf viele Kliniken und Sportvereine übertragen. Die Ergebnisse zur Wirksamkeit des Rehabilitationssports stehen noch aus (Zopf et al. 2010).

> **Ziele des Rehabilitationssports am Wohnort (Baumann u. Schüle 2008)**
> — Verbesserung noch vorhandener Funktionseinschränkungen
> — Psychosoziale Unterstützung bei der Krankheitsbewältigung
> — Freude an der Bewegung
> — Verbesserung der allgemeinen Fitness
> — Hinführung zu Freizeitaktivitäten

Körperliche Aktivität soll den Betroffenen Spaß und Freude bereiten und eine Verbesserung der allgemeinen Fitness zur Folge haben. Tatsächlich besitzt eine Krebssportgruppe auch einen gewissen Selbsthilfe-Charakter, der jedoch nicht mit dem einer Selbsthilfe-Gruppe verwechselt werden darf. Beim Sport ist die Erkrankung nur eine »Nebensache«. Mithilfe der Rehabilitationssportgruppe soll erreicht werden, dass die Betroffenen ein Leben lang körperlich aktiv und mobil sind. Das Bewegungsangebot beinhaltet Ausdauer-, Kraft- und Koordinationsübungen sowie das Erlernen von Entspannungstechniken. Darüber hinaus bieten die Gruppen in der Regel auch gemeinsame Wanderungen, Radtouren sowie Skilanglauf-Angebote im Winter an (▶ Kap. 21; Zopf et al. 2010; Baumann u. Schüle 2008; Schüle 2006).

Trotz der über 30-jährigen Erfahrung und der stetig wachsenden, flächendeckenden Angebotsstruktur, ist die Studienlage zu den Krebssportgruppen noch sehr dünn. Tatsächlich finden sich nur wenige Studien, die den Rehabilitationssport in der Krebsnachsorge evaluiert haben, sodass zurzeit nur wenige wissenschaftliche Erfahrungen mit bewegungstherapeutischen Maßnahmen nach einer Krebserkrankung vorliegen. Es fehlen insbesondere noch Daten zur Umsetzung, zu Risikofaktoren und zu den Effekten der Therapiekonzepte (Zopf et al. 2010). Der Wirksamkeitsnachweis dieser Intervention steht demnach noch aus. Nach Meinung der Kommission »Sport und Krebs« der Deutschen Krebsgesellschaft können die sportlichen und sozialen Aktivitäten wie bei Gesunden zu einer Verbesserung der körperlichen Leistungsfähigkeit, einer Stimmungsaufhellung und einer Senkung der kardiovaskulären Risikofaktoren sowie des Risikos für Diabetes mellitus, Osteoporose und Übergewicht beitragen. Der Evidenzgrad wird aktuell mit 4b bewertet (Baumann et al. 2009).

4.3.4 Körperliche Aktivitäten am Wohnort

Es bestehen unterschiedliche Möglichkeiten, onkologische Patienten zu körperlicher Aktivität am Wohnort anzuleiten. Eine Säule bilden die in der Studienlandschaft als »home-based programs« beschriebenen Aktivitäten, in denen die Patienten selbstständig ohne therapeutische Betreuung ein festgelegtes Bewegungsprogramm absolvieren. Zur Erfolgsüberprüfung werden die Probanden regelmäßig in die Studienzentrale eingeladen. Beliebt ist diese Art von Studien vor allem in Nordamerika und England, da dort u.a. kein gut vernetztes rehabilitatives Versorgungssystem für Krebspatienten (z.B. Krebssportgruppen) existiert. Aus diesem Grund werden Studien generiert, die auf Selbstständigkeit und Eigeninitiative der Patienten setzen. Jedoch zeigen Vergleichsstudien, dass »home-based programs« nicht so effektiv sind wie

therapeutisch angeleitete Therapiekonzepte (Overgard et al. 2008; Parekh et al. 2003). Darüber hinaus ist zu beobachten, dass nicht-kontrollierte Bewegungseinheiten im Vergleich zu therapeutisch begleiteten Programmen vermehrt »adverse events«, d.h. ungewollte Komplikationen oder Nebenwirkungen, aufzeigen können (Kilgour et al. 2008). Dennoch ist die Generierung von »home-based programs« sinnvoll, da auf diese Weise die psychosoziale Beeinflussung durch einen Therapeuten ausgeschlossen und somit die selektive Wirkungsweise von körperlicher Aktivität evaluiert werden kann. Des Weiteren können lebensnahe Konzepte evaluiert und implementiert werden.

Neben den »home-based programs« fördern auch die Rehabilitationssportgruppen die körperliche Aktivität am Wohnort, da die Patienten über den Besuch dieser Gruppe hinaus zum eigenständigen Sporttreiben angeleitet werden. Unabhängig davon sollten jedoch das behandelnde Klinikum, die Rehabilitationsklinik und auch die Rehabilitationssportgruppe die Ressourcen besitzen, dem Patienten vor Entlassung eine individuelle Bewegungsberatung für den Sport zu Hause anzubieten.

In Zukunft sollte jedoch die Kombination der Programme »Rehabilitationsklinik« und »Wohnort« aus wissenschaftlicher und therapeutischer Sicht untersucht und gefördert werden.

4.4 Methodische Prinzipien und therapeutischer Umgang

Es ist unabdingbar, vor jeder Bewegungseinheit gemeinsam mit dem Patienten (dialogorientiert) das primäre Ziel zu definieren, unter dem Prinzip: Was möchte ich durch körperliche Aktivität erreichen? Es können eine Vielzahl von Zielen in der onkologischen Prävention und Rehabilitation erreicht werden. Insgesamt unterscheidet man zwischen den beiden Hauptzielen in Kuration und Palliation:

> **Hauptziele von körperlicher Aktivität in der Onkologie (Baumann u. Schüle 2008)**
> ▬ Ziel der Bewegungstherapie in der Akut-und palliativen Phase: **Erhalt** physischer und psychischer Komponenten mit psychosozialer Stabilisierung

> — Ziel in der Reha-Phase: **Wiederherstellung** physischer und psychischer Komponenten mit psychosozialer Stabilisierung bzw. Verbesserung

In Anlehnung an die genannten Hauptziele können nun die vier Ziele auf der Ebene des Patienten definiert werden, die als **physisch, psychisch, sozial** und **edukativ** charakterisiert werden. Sie lassen sich für alle Krebspatienten für die Akut- und Reha-Phase wie auch für den Wohnort anwenden. Zur weiteren Ausführung der vier Ebenen wird auf die jeweiligen Kapitel der einzelnen Krebsentitäten verwiesen.

Beim körperlichen Training in der Onkologie müssen eine Vielzahl von Komponenten berücksichtigt werden, die das Training beeinflussen. In der bewegungstherapeutischen Planung wird zunächst die jeweilige Krebsentität mit ihrer spezifischen medizinischen Therapie berücksichtigt. Hier zeigen sich bereits zwischen den Patientengruppen fundamentale Unterschiede, wie sie beispielsweise bei Prostatakrebs im Vergleich zu Brustkrebs vorkommen. Des Weiteren sind das Stadium der Erkrankung, die damit verbundene Behandlungsphase (Akut-, Reha-Klinik, Wohnort) sowie der in diesem Zusammenhang festzulegende medizinische Therapieansatz (kurativ oder palliativ) von großer Bedeutung.

> **Die vier spezifischen Hauptfaktoren bei der Gestaltung eines onkologischen körperlichen Trainingsprogramms**
> — Krebsentität
> — Medizinische Therapie
> — Stadium der Erkrankung
> — Behandlungsphase in Akut-, Rehabilitationsklinik, Wohnort (kurativ oder palliativ)

4.4.1 Die Grundprinzipien der onkologischen Bewegungstherapie

Für den Therapeuten, aber auch für den onkologischen Patienten stellt sich stets die Frage, wie der Patient an die (neue) Bewegungsform herangeführt werden kann. An dieser Stelle können die im Folgenden angeführten Grundprinzipien der onkologischen Bewegungstherapie helfen. Der Therapeut hat die Möglichkeit, aus einer Fülle von Bewegungsformen und Sportarten zu wählen. Bei der Bewegungsempfehlung ist es jedoch immer wichtig, aufgrund der heutzutage sehr differenzierten medizinischen Therapie mit ihren spezifischen Nebenwirkungen **allgemeine Bewegungsverbote zu vermeiden**. Die Empfehlung, dass Rückschlagsportarten, wie beispielsweise Tennis, verboten sind, ist nicht mehr korrekt. Anstatt Bewegungsverbote zu definieren, sollten **Alternativen aufgezeigt werden**. Der Therapeut muss die **Ressourcen und die individuellen Neigungen des Patienten berücksichtigen**, damit eine langfristige Teilnahme an Bewegungsprogrammen gewährleistet bleibt.

Wird ein Patient zum ersten Mal an eine Bewegungsform oder Sportart herangeführt, so muss er sich neu kennenlernen, unter der Prämisse: Wie reagiert mein Körper auf diese Bewegung? Hierzu sollte der Patient, mit zunächst niedrigen Belastungen und geringen Intensitäten, **langsam und schonend an die Bewegungsform gewöhnt** werden. Der Patient **spürt in den folgenden Minuten, Stunden und Tagen die körperliche Aktivität nach** und erfährt, wie sich der Körper und die Befindlichkeit verhalten. Bei positivem Erleben werden die Belastungen nach und nach gesteigert.

Da sich die Forschungslandschaft sehr schnell ändert, müssen sich die rehabilitativen Einrichtungen bemühen, ständig auf dem aktuellen Stand der bewegungstherapeutischen Wissenschaft zu bleiben. Es muss gewährleistet sein, dass **neueste wissenschaftliche Erkenntnisse schnell in die Praxis umgesetzt** werden.

4.5 Kontraindikationen von körperlicher Aktivität bei Krebs

Die Kontraindikationen zur körperlichen Aktivität in der Onkologie werden unterteilt in **allgemeine und spezifische Kontraindikationen**. Wir vermeiden bewusst den Begriff »Bewegungsverbot«, denn auch die absolute Bettruhe, die vom Arzt verordnet wird, impliziert zwar selbstverständlich ein »Sportverbot«, aber kein »Bewegungsverbot«. Für die körperliche Aktivität ist relevant, ab wann anstrengende körperliche Bewegungsformen nicht zu empfehlen sind. Hier lassen sich folgende **allgemeine Kontraindikationen** definieren:

Anstrengende körperliche Aktivitäten: allgemeine Kontraindikationen

- An den Tagen, an denen kardio- oder nephrotoxische Chemotherapeutika verabreicht werden
- Bei akuten Blutungen bzw. starken Blutungsneigung
- Bei Thrombozytenwerten unter 10.000 mm³; bei Blutungsneigung oder -zeichen zwischen 10.000 und 20.000 mm³ Thrombozyten
- Bei Übelkeit bzw. Erbrechen
- Bei starken Schmerzen
- Bei Bewusstseinseinschränkungen und Verwirrtheit
- Bei Hämoglobinwerten unter 8 g/dl Blut
- Bei Schwindel
- Bei Kreislaufbeschwerden
- Bei Fieber bzw. Temperatur über 38° C
- Bei starkem Infekt

Selbst in diesem Zustand sind jedoch, unter bestimmten Voraussetzungen, sehr niedrig dosierte Bewegungsformen machbar. Hier müssen Arzt und Therapeut individuell entscheiden.

Die **spezifischen Kontraindikationen** definieren sich in Abhängigkeit von der jeweiligen Krebserkrankung und ihrer medizinischen Therapie. An dieser Stelle wird auf die jeweiligen Kapitel der einzelnen Krebsentitäten verwiesen.

4.6 Zusammenfassung

Negative Auswirkungen auf die Krebserkrankung selbst oder ihre medizinische Therapie kann körperliche Aktivität nicht beobachtet werden. Betrachtet man die Studien mit (früh-)rehabilitativem Ansatz, so wird deutlich, dass bewegungstherapeutische Aktivitäten während der Chemotherapie, Bestrahlung und unmittelbar nach Operation machbar sind.

Körperliche Aktivität sollte so früh wie möglich beginnen. Die Bewegungstherapie setzt sich schließlich in der Rehabilitationsklinik fort und kann dann als Rehabilitationssport (Krebssportgruppe) und/oder Sport am Wohnort fortgesetzt werden. »Home-based programs« sind nicht so effektiv wie therapeutisch angeleitete Therapiekonzepte.

Es können vier Ziele auf der Ebene des Patienten definiert werden, die als physisch, psychisch, sozial und edukativ charakterisiert werden.

Die Kontraindikationen zur körperlichen Aktivität in der Onkologie werden unterteilt in allgemeine und spezifische Kontraindikationen.

Literatur

Baumann FT, Bloch W (2010) Evaluierte Trainingsinterventionen während und nach Tumortherapie – eine Review-Analyse. Deutsche Zeitschrift für Sportmedizin 61(1):6–10

Baumann FT, Schüle K (2008) (Hrsg) Bewegungstherapie und Sport bei Krebs. Deutscher Ärzteverlag, Köln

Baumann FT, Bernhörster M, Dimeo FC, Graf C, Jäger E, Kleine-Tebbe A, Steindorf K, Tschuschke V (2009) Kommission »Krebs und Sport« der Deutschen Krebsgesellschaft. Teil 2: Richtlinien für die Anwendung von Sport und körperlicher Aktivität in der Prävention, supportiven Therapie und Rehabilitation neoplastischer Erkrankungen. Forum – Das offizielle Magazin der Deutschen Krebsgesellschaft e.V. 5(24):9–12

Baumann FT, Zopf E, Nykamp E, Kraut L, Schüle K, Elter T, Fauser AA, Bloch W (2011) Physical activity for patients undergoing an allogeneic hematopoietic stem cell transplantation: benefits of a moderate exercise intervention. European Journal of Haematology 87:148–156

Deutsche Rentenversicherung (2007) Leitlinien für die Rehabilitation von Patientinnen mit Brustkrebs – Pilotversion

Hayes S, Spence R, Galvao D, Newton R (2009) Australian Association for Exercise and Sport Science Position Stand: Optimising cancer outcomes through exercise. Journal

4

of science and medicine in sport/Sports Medicine Australia 12:428–434

Humpel N, Iverson D (2005) Review and critique of the quality of exercise recommendations for cancer patients and survivors. Support care cancer 13:493–502

Jacobsen PB, Donovan KA, Vadaparampil ST, Small BJ (2007) Systematic review and meta-analysis of psychological and activitybased interventions for cancer-related fatigue. Health Psychol 26:660–667

Kangas M, Bovbjerg DH, Montgomery GH (2008) Cancer-related fatigue: a systematic and meta-analytic review of nonpharmacological therapies for cancer patients. Psychol Bull 134:700–741

Kilgour RD, Jones DH, Keyserlingk JR (2008) Effectiveness of a selfadministered, home-based exercise rehabilitation program for women following a modified radical mastectomy and axillary node dissection: a preliminary study. Breast Cancer Res Treat 109:285–295

Knols R, Aaronson NK, Uebelhart D, Fransen J, Aufdemkampe G (2005) Physical exercise in cancer patients during and after medical treatment: a systematic review of randomized and controlled clinical trials. J Clin Oncol 23:3830–3842

McNeely ML, Campbell KL, Rowe BH, Klassen TP, Mackey JR, Courneya KS (2006) Effects of exercise on breast cancer patients and survivors: a systematic review and meta-analysis. CMAJ 175:34–41

Overgard M, Angelsen A, Lydersen S, Mørkved S (2008) Does Physiotherapist-Guided Pelvic Floor Muscle training reduce urinary incontinence after radical prostatectomy? A Randomised Controlled Trial. European Urology 54:438–448

Parekh AR, Feng MI, Kirages D, Bremner H, Kaswick J, Aboseif S (2003) The role of pelvic floor exercises on post-prostatectomy incontinence. Journal of Urology 170(1):130–133

Pedersen BK, Saltin B (2006) Evidence for prescribing exercise as therapy in chronic disease. Scand J Med Sci Sports 16, Suppl 1:3–63

Schmitz KH, Courneya KS, Matthews C, Demark-Wahnefried W, Galvão DA, Pinto BM, Irwin ML, Wolin KY, Segal RJ, Lucia A, Schneider CM, von Gruenigen VE, Schwartz AL (2010) American College of Sports Medicine roundtable on exercise guidelines for cancer survivors. Medicine and Science in Sports and Exercise 42(7):1409–1426

Schüle K (1983) Zum Stellenwert der Sport- und Bewegungstherapie bei Patientinnen mit Brust- oder Unterleibskrebs. Die Rehabilitation 22:36–39

Schüle K (2006) Zum aktuellen Stand von Bewegungstherapie und Krebs. Bewegungstherapie und Gesundheitssport 22:170–175

Schüle K, Deimel H (1990) Gesundheitssport und Sporttherapie – eine begriffliche Klärung. In: Gesundheitssport und Sporttherapie 1: 6,3

Wiskemann J, Huber G (2008) Physical exercise as adjuvant therapy for patients undergoing hematopoietic stem cell transplantation. Bone Marrow Transplant 41:321–329

Wiskemann J, Dreger P, Schwerdtfeger R, Bondong A, Huber G, Kleindienst N, Ulrich CM, Bohus M (2011) Effects of a partly self-administered exercise program before, during, and after allogeneic stem cell transplantation. Blood 117: 2604–2613

Zellner M (2011) S3-Leitlinie. Anschlussrehabilitation im fachspezifischen urologischen Blick. Im Focus Onkologie 3:45–51

Zopf EM, Braun M, Jungmann O, Kleinhorst C, Machtens S, Marschner S, Rübben H, Schüle K, Zumbé J, Bloch W, Baumann FT (2010) Implementation and scientific evaluation of rehabilitative sport groups for prostate cancer patients in NRW – a pilot projekt. A 27 NCT-Conference Exercise, Energy Balance and Cancer. Communication Center, DKFZ Heidelberg, 15th and 16th November 2010

Bewegung, Sport und Krebsprävention

Primärprävention

Karen Steindorf, Martina Schmidt

5.1   (Patho-)Physiologische Zusammenhänge

Assoziationen zwischen körperlicher Aktivität und dem Krebsrisiko wurden· in zahlreichen Studien beobachtet, insbesondere für Kolon-, Brust-, Endometrium-, Lungen- und Pankreaskrebs. Die Evidenz für einen (kausalen) Zusammenhang muss jedoch entitätsspezifisch betrachtet werden und wird in ▶ Abschn. 5.2 genauer dargelegt. Über welche Mechanismen körperliche Aktivität protektiv in die Krebsätiologie eingreift, ist noch unzureichend belegt. Dabei ist zu bedenken, dass Krebs zahlreiche heterogene Krankheitsbilder mit unterschiedlichsten Ätiologien umfasst und körperliche Aktivität ein sehr komplexes Verhalten beschreibt, das zahlreiche physische und psychische Reaktionen hervorruft. Somit ist zu erwarten, dass es eine Vielzahl an biologischen Wirkmechanismen geben kann.

Der Einfluss von Sport und körperlicher Aktivität auf die Körperzusammensetzung, etwa durch Vermeidung von Übergewicht, Reduzierung von Fett und Aufbau von Muskelmasse, spielt vermutlich eine wichtige Rolle in der Krebsprävention. Jedoch zeigt körperliche Aktivität auch unabhängig vom Body-Mass-Index (BMI) protektive Effekte. Schlanksein alleine ist also nicht unbedingt gesünder als übergewichtig, jedoch körperlich aktiv zu sein.

In epidemiologischen Studien sowie randomisierten Interventionsstudien konnten Effekte von körperlicher Aktivität auf Sexualhormone, Insulin, Insulinresistenz und insulinähnliche Wachstumsfaktoren (IGF), inflammatorische Parameter und Adipokinlevel nachgewiesen werden. Diese Faktoren koinzidieren teilweise oder beeinflussen sich gegenseitig und sind mit Adipositas assoziiert. So findet im Fettgewebe die Synthese von Östradiol aus Testosteron sowie Östron aus Andostendion statt. Andererseits ist das Fettgewebe auch der wichtigste Einflussfaktor auf Insulinresistenz. Darüber hinaus setzt Fettgewebe, insbesondere das Viszeralfett (auch intraabdominales Fett genannt), eine Vielzahl sogenannter Adipokine frei, die sowohl Signalproteine als auch Zytokine (u.a. TNF-α und IL-6) umfassen. Adipositas ist ferner invers assoziiert mit dem Peptidhormon Adiponektin, möglicherweise weil TNF-α und IL-6 stark hemmend auf die Adiponektinsekretion wirken. Niedrige Adiponektinlevel wiederum sind stark mit Insulinresistenz assoziiert.

Es werden jedoch auch unabhängig von Adipositas Einflüsse von körperlicher Aktivität diskutiert, etwa auf die Immunfunktion, auf DNA-Reparaturmechanismen und oxidativen Stress sowie den Vitamin-D-Spiegel. Zudem hat körperliche Aktivität Auswirkungen auf die Muskelmasse und die Muskelkraft. Die damit verbundenen Effekte auf die Tumorgenese wurden bislang weit weniger erforscht als die Prozesse im Fettgewebe. Jedoch deuten neuere Ergebnisse darauf hin, dass in den Muskelzellen viele bedeutsame metabolische Prozesse stattfinden. Analog zu dem Begriff »Adipokine« wurde der Begriff »Myokine« eingeführt, der die von den Muskelfasern freigesetzten Zytokine und andere Peptide umfasst. Bisher wurden in Studien u.a. IL-6, IL-8, IL-15 und der neutrophe Wachstumsfaktor BDNF als Myokine identifiziert (Brandt u. Pedersen 2010).

Die potentielle Rolle der unterschiedlichen Faktoren als Wirkmechanismus zwischen körperlicher Aktivität und Karzinogenese wird im Folgenden beschrieben und die Evidenzlage in ❏ Tab. 5.1 zusammengefasst.

> ❯ **Krebs ist ein heterogenes Krankheitsbild mit unterschiedlichsten Ätiologien. Über welche Mechanismen körperliche Aktivität protektiv in die Krebsätiologie eingreift, ist noch unzureichend belegt.**

Diskutierte Mechanismen umfassen Sexualhormone, Insulin/Insulinresistenz/IGF, Adipokine, Myokine und inflammatorische Prozesse, Immunfunktionen, oxidativen Stress, DNA-Reparaturmechanismen und Vitamin D.

5.1.1   Sexualhormone

Östrogene können über mitogene und anti-apoptotische Effekte, Androgene über einen direkten Einfluss auf das Zellwachstum zur Tumorgenese beitragen (Yager u. Davidson 2006). Für die Entstehung von Brust- und Endometriumkarzinomen gilt es als gesichert, dass Sexualhormone eine wichtige Rolle spielen. Höhere Östrogen- und

◘ **Tab. 5.1** Mögliche physiologische Mechanismen: Übersicht der Evidenz mit körperlicher Aktivität und mit dem Krebsrisiko

Biomarker	Assoziation mit körperlicher Aktivität	Assoziation des Biomarkers mit dem Krebsrisiko
Sexualhormone	wahrscheinlich	Brust postmenopausal (überzeugend) Endometrium (überzeugend)
SHBG	wahrscheinlich	Brust postmenopausal (überzeugend) Endometrium (überzeugend) Prostata (wahrscheinlich)
Insulin, Insulinresistenz	überzeugend	Brust postmenopausal (wahrscheinlich) Kolon (wahrscheinlich) Pankreas (wahrscheinlich) Prostata (möglich) Endometrium (möglich)
IGF, IGFBP	unklar	Brust prämenopausal (überzeugend) Prostata (überzeugend)
TNF-α	wahrscheinlich	Brust postmenopausal (wahrscheinlich) Vermutlich bei den meisten Krebsentitäten beteiligt
IL-6	wahrscheinlich	
CRP	überzeugend	
Adiponektin	wahrscheinlich	Brust postmenopausal, Kolon, Prostata, Endometrium (möglich)
Leptin	möglich	Brust postmenopausal, Kolon, Prostata, Lunge (möglich)
Immunfunktion	unklar	Noch zu geringe Datenlage
Oxidativer Stress	möglich	Prostata (möglich)
DNA Reparaturmechanismen	unklar	Noch zu geringe Datenlage, vermutlich bei den meisten Krebsentitäten beteiligt
Vitamin D	wahrscheinlich (Kausalität aber unklar)	Kolon (überzeugend) Brust (möglich)

Androgenspiegel sowie erniedrigte SHBG-Spiegel (Sexualhormon-bindendes Globulin) sind mit erhöhtem Risiko von postmenopausalem Brustkrebs und Endometriumkrebs assoziiert (Kaaks et al. 2002; Hankinson u. Eliassen 2007; Fortunati et al. 2010). Bei Prostatakrebs wurde ein inverser Zusammenhang der Inzidenz mit dem SHBG-Spiegel festgestellt, jedoch kein klarer Zusammenhang mit anderen Sexualhormonen (Roddam et al. 2008).

Epidemiologische Studien (Neilson et al. 2009) und randomisierte Interventionsstudien (Winzer et al. 2011b) beobachteten erniedrigte Sexualhormonspiegel sowie erhöhte SHBG-Level bei körperlicher Aktivität. Jedoch sind die Ergebnisse teilweise inkonsistent. Wahrscheinlich spielt eine Verringerung des Körperfetts durch das körperliche Training bzw. die körperliche Aktivität in diesem Zusammenhang eine wichtige Rolle. Bei postmenopausalen Frauen besteht ein enger Bezug zwischen Körperzusammensetzung und Östrogenspiegeln, da in dieser Gruppe im Fettgewebe die primäre Östrogenproduktion stattfindet. Es gibt jedoch Hinweise, dass körperliche Aktivität auch vom BMI unabhängige Effekte auf Hormone, wie z.B. das Gesamt-Testosteron, haben kann (Liedtke et al. 2011).

5.1.2   Insulin/Insulinresistenz/IGF

Hyperinsulinämie führt zu einer Reduzierung der SHBG-Level, was wiederum die Verfügbarkeit von freien Sexualhormonen erhöht. Insulin stimuliert zudem die Zellproliferation und hemmt die Apoptose. Somit kann Insulin direkt oder indirekt zur Tumorentstehung beitragen. Hyperinsulinämie und Insulinresistenz gelten als wahrscheinliche Risikofaktoren für postmenopausalen Brustkrebs (Neilson et al. 2009), Darmkrebs und Pankreaskrebs (Pisani 2008). Auch eine Assoziation mit Prostata- und Endometriumkarzinomen wird diskutiert (Kaaks 2004; Gunter et al. 2008). Der Zusammenhang zwischen körperlicher Aktivität und Insulinresistenz wurde in aktuellen Reviews als gesichert (»convincing evidence«) eingestuft (Neilson et al. 2009). Bewegung führt hierbei möglicherweise durch erhöhte muskelzelluläre Glukoseaufnahme, Glukosetransport und -verwertung zu einer Abnahme zirkulierender Glukose- und Insulinspiegel. Auch eine randomisierte Interventionsstudie fand kleine bis moderate Effekte auf Insulin und Insulinresistenz in postmenopausalen übergewichtigen Frauen durch ein 12-monatiges Ausdauertraining (Frank et al. 2005).

Die Rolle der IGF und deren Bindungsproteine (IGFBP) als Mediatoren zwischen körperlicher Aktivität und der Krebsentstehung ist weniger klar. Diese Faktoren sind wichtige Regulatoren bei der Zellproliferation, Differenzierung und Apoptose. Es gilt als sicher, dass höhere IGF-Konzentrationen im Blut mit einer Steigerung des Risikos für prämenopausalen Brustkrebses (Renehan et al. 2004) sowie Prostatakrebs (Rowlands et al. 2009) assoziiert sind. Dass körperliche Bewegung über IGFs oder IGFBPs wirkt, scheint zumindest für Brustkrebs derzeit nicht plausibel (Barnes et al. 2009).

5.1.3   Adipokine, Myokine und inflammatorische Prozesse

Adipokine, insbesondere TNF-α, IL-6, Leptin und Adiponektin, sind Polypeptide, die von Adipozyten (Zellen des Fettgewebes) produziert werden. Adiponektin wirkt anti-inflammatorisch und hemmt die Zellproliferation. Leptin ist ein Hormon, das primär für die Regulation der Nahrungsaufnahme, des Körpergewichtes und der Fettspeicher bekannt ist. In-vitro-Studien und Studien an Tieren deuten auf einen multifunktionalen Einfluss von Leptin auf Immunfunktionen hin, etwa auf die Natural-Killercell(NK)-Zytotoxizität, C-reaktives Protein (CRP), IL-6, TNF-α oder Serum Amyloid A (SAA). In einer randomisierten Interventionsstudie mit postmenopausalen übergewichtigen Frauen konnte jedoch kein signifikanter Zusammenhang zwischen Leptin und Immunparametern gefunden werden. Lediglich mit den Inflammationsparametern CRP und SAA wurde eine signifikante Assoziation mit Leptin gesehen, die nur teilweise durch das Fettgewebe bedingt war (Meyers et al. 2008).

TNF-α induziert Apoptose und Nekrose, aber scheint darüber hinaus auch viele weitere Stufen in der Tumorgenese zu fördern, etwa Zelltransformation, Angiogenese und Hemmung von DNA-Reparaturmechanismen. TNF-α stimuliert zudem die IL-6- und die Östrogen-Synthese.

IL-6-Spiegel sind stark mit Adipositas assoziiert. Jedoch stammen vermutlich nur etwa 10% des zirkulierenden IL-6 von Adipozyten, der Rest wird u.a. aus Fibroblasten, Makrophagen, Lymphozyten oder Muskelzellen freigesetzt (Neilson et al. 2009). Der Effekt von körperlicher Bewegung auf die Muskelfasern scheint eine wichtige Rolle für den IL-6-Spiegel zu spielen, wobei man zwischen den akuten Effekten von intensiverem Training und langfristigen Effekten von regelmäßiger moderater körperlicher Aktivität differenzieren muss. Die Auswirkungen von IL-6 sind vielfältig und umfassen Entzündungs- und Immunreaktionen, aber auch Insulinresistenz und Aromataseaktivität.

Ein aktueller Review von Neilson et al. (2009) klassifizierte die Assoziation mit dem postmenopausalen Brustkrebsrisiko als wahrscheinlich für TNF-α, IL-6 und CRP und als möglich für Leptin und Adiponektin. In demselben Review wurde der Zusammenhang von den Adipokinen mit körperlicher Aktivität in postmenopausalen Frauen für CRP als überzeugend, für IL-6, TNF-α und Adiponektin als wahrscheinlich und für Leptin als möglich klassifiziert. Inflammatorische Prozesse kommen also als Wirkmechanismen von körperlicher Aktivität zur Reduzierung des (postmenopausalen) Brustkrebsrisikos in Betracht (◘ Tab. 5.1).

5.1.4 Immunfunktionen

Sowohl das unspezifische (z.B. NK-Zytotoxizität) als auch das spezifische Immunsystem spielen eine zentrale Rolle bei der Erkennung und Elimination von Tumorzellen (Hanahan u. Weinberg 2011). Jedoch bedürfen die genauen Wirkmechanismen in der Tumorgenese noch weiterer Forschung. Auch die Wirkung körperlicher Aktivität auf das Immunsystem ist bislang weitgehend unklar, was an der Komplexität des Immunsystems und der Auswahl und Messbarkeit der bisher untersuchten Parameter liegen mag. In-vitro-Studien und Tierexperimente geben Hinweise auf einen möglichen Zusammenhang zwischen körperlicher Aktivität oder Training und der Immunfunktion. Zudem wurde bei Sportlern beobachtet, dass sich während und kurz nach einer aktiven Trainingsphase die Konzentration verschiedener Immunzellen im Blut (z.B. Lymphozyten und Monozyten) erhöht, mit einer anschließenden mehrstündigen Depression der Zellzahlen. Bisher gibt es wenige randomisierte Studien, meist mit Fallzahlen unter 25 Personen pro Arm, die die längerfristigen Effekte von kontinuierlichem, moderatem Training auf die Immunfunktion untersuchen. Diese Studien, einschließlich einer größeren randomisierten Interventionsstudie in 115 postmenopausalen übergewichtigen Frauen, die ein 12-monatiges Ausdauertraining untersuchte und sehr gute Trainingsteilnahme mit niedrigen Drop-out-Raten hatte, zeigten jedoch keinen Effekt von körperlichem Training auf die Immunfunktion (Campbell et al. 2008).

5.1.5 Oxidativer Stress und DNA-Reparaturmechanismen

Oxidativer Stress entsteht, wenn die Produktion von reaktiven Substanzen (größtenteils von Sauerstoff und Stickstoff) den Abbau durch das antioxidative Verteidigungssystem übersteigt. F2-Isoprostan im Urin zählt derzeit zu den besten Biomarkern für oxidativen Stress (Milne et al. 2007). Krebs-Initiation und Progression wird mit oxidativem Stress in Verbindung gebracht, da oxidativer Stress zu vermehrten DNA-Mutationen oder Schädigungen, Genominstabilität und Zellproliferation führen

kann. Die derzeitige Studienlage zu oxidativem Stress und dem Krebsrisiko ist jedoch noch dünn. Es gibt erste Hinweise auf einen signifikanten Zusammenhang mit Prostatakarzinomen (Barocas et al. 2011) und eine mögliche Assoziation mit Brustkrebs in übergewichtigen Frauen (Dai et al. 2009). Im Allgemeinen haben Übergewichtige hohe oxidative Stresslevel (Fernandez-Sanchez et al. 2011). In einer randomisierten Interventionsstudie zeigten sich keine signifikanten Unterschiede bezüglich F2-Isoprostan zwischen einem einjährigen Ausdauertraining und dem Kontrollarm, jedoch eine signifikante lineare Reduktion der F2-Isoprostan-Level mit Zunahme des VO_{2max} (Campbell et al. 2010). In einer kleineren Studie wurden nach einem zweiwöchigen Sportprogramm Reduktionen des oxidativen Stressmarkers 8-oxo-dG gemessen (Allgayer et al. 2008). Allerdings wurde der Effekt nur in der Gruppe mit moderatem, nicht jedoch in der Gruppe mit intensivem Training gesehen. In mehreren nicht-kontrollierten experimentellen Studien wurden im Prä-post-Interventionsvergleich Reduzierungen um 25–34% der F2-Isoprostanwerte beobachtet (Schmitz et al. 2008).

Für Effekte von körperlicher Aktivität auf DNA-Reparaturmechanismen gibt es bis heute keine Evidenz von randomisierten Studien. Eine Hypothese ist, dass durch aerobe Aktivität Schäden an DNA und anderen Makromolekülen entstehen, wodurch zugleich das DNA-Reparatursystem, speziell das Base Excision Repair System und Double Strand Break Repair System, trainiert werden könnte, um eine raschere Funktionalität bei akuten Schäden zu erreichen.

> Funktionierende DNA-Reparaturkomplexe tragen entscheidend zur Reduzierung des Tumorrisikos bei.

5.1.6 Vitamin D

Vitamin D besitzt zahlreiche regulatorische Funktionen, die mit der zellulären Proliferation, Signaltransduktion und Apoptose zusammenhängen. Es könnte deshalb eine kausale Rolle in der Karzinogenese spielen (Deeb et al. 2007). Höhere 25(OH) D-Spiegel, dem relevanten Biomarker des Vitamin-

D-Status, sind mit einem reduzierten Kolonkrebs-risiko assoziiert (Yin et al. 2011b). Für Ovarialkar-zinome ist eine ähnliche Risikoreduktion möglich (Yin et al. 2011a), mit Prostatakrebs scheint keine Assoziation zu bestehen (Yin et al. 2009), und für Brustkrebs sind die Ergebnisse heterogen (Yin et al. 2010).

Vitamin D wird neben der Aufnahme durch verschiedene Nahrungsmittel (z.B. fettreiche Fische) zu einem sehr großen Teil in der Haut mittels UV-Strahlen synthetisiert. Da körperliche Aktivität (z.B. Gehen, Radfahren, Joggen, Walking, Wandern etc.) häufig im Freien stattfindet, ist es nicht überraschend, dass zahlreiche Studien deutliche bis starke Korrelationen zwischen körperlicher Aktivität und dem Biomarker 25(OH)D zeigen (Hintzpeter et al. 2008; Kluczynski et al. 2011). Ob jedoch Vitamin D nur ein Biomarker für körperliche Aktivität im Freien ist oder kausal in die Tumorgenese eingreift, ist derzeit noch unklar.

5.1.7 Entitätsspezifische Mechanismen

Für Kolonkrebs werden neben den bereits beschriebenen Wirkmechanismen auch Veränderungen der intestinalen Transitzeit, der Prostaglandin- und Gallensäuren-Sekretion und der Profile von gastrointestinalen-pankreatischen Hormonen diskutiert. Es gibt jedoch weiterhin zu wenige empirische Daten, um eine dieser Hypothesen als gesichert zu klassifizieren (Quadrilatero u. Hoffman-Goetz 2003; Winzer et al. 2011a).

Das prämenopausale Brustkrebsrisiko könnte durch körperliche Aktivität auch über eine Veränderung der ovarialen Funktionen gesenkt werden. Studien haben schon früh über menstruelle und hormonelle Veränderungen bei sportlich aktiven Mädchen und Frauen berichtet, etwa das verzögerte Einsetzen der Menstruation, sekundäre Amenorrhea, anovulatorische und unregelmäßige Zyklen, eine verkürzte Lutealphase und geringere Östrogenspiegel. Derartige Veränderungen traten jedoch erst bei einer intensiven körperlichen Aktivität auf (Campbell u. McTiernan 2007).

Ferner werden verschiedene lungenspezifische biologische Mechanismen diskutiert, die eine As-soziation zwischen Lungenkrebs und körperlicher Aktivität begründen könnten:
- eine durch körperliches Training induzierte verbesserte Lungenfunktion,
- geringere Konzentrationen bzw. kürzere Kontaktzeiten des pulmonalen Gewebes mit Karzinogenen und
- mögliche Interaktionen mit Genen.

Allerdings besteht hier noch großer Forschungsbedarf (◘ Abb. 5.1).

5.2 Aktuelle Studienlage

Die Auswirkungen von körperlicher Bewegung für kardiovaskuläre Erkrankungen wurden bereits seit den 1950er Jahren vielfältig untersucht, und der schützende Effekt ist in der Allgemeinbevölkerung mittlerweile gut bekannt. Wesentlich weniger Menschen wissen dagegen, dass sie durch ausreichend Bewegung auch das Risiko für Krebserkrankungen senken können. Epidemiologische Studien zum Zusammenhang zwischen körperlicher Bewegung und dem Risiko, an Krebs zu erkranken, (primärpräventive Effekte) wurden erst ab den 1980er Jahren durchgeführt. Seitdem hat es ca. 200 wissenschaftliche Untersuchungen zu den primärpräventiven Effekten von Bewegung auf das Krebsrisiko gegeben, die meisten für Kolorektalkarzinome und für Brustkrebs. Systematische Übersichtsarbeiten zu den verschiedenen Krebserkrankungen legten u.a. der World Cancer Research Fund (2007) sowie Courneya und Friedenreich (2011) vor. Die aktuellen Ergebnisse sind in ◘ Tab. 5.2 zusammengestellt. Eine Aussage, ob körperliche Bewegung protektiv in die Tumorgenese eingreift, kann nicht global beantwortet werden. Wie bereits im vorangegangenen Abschnitt über die potentiellen Wirkmechanismen körperlicher Aktivität dargelegt, gibt es eine Vielzahl unterschiedlicher Tumorätiologien. Die Effekte körperlicher Aktivität müssen darum differenziert betrachtet werden.

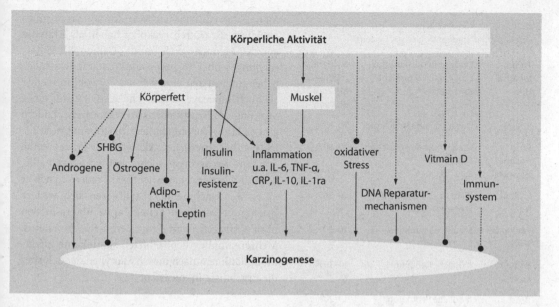

□ **Abb. 5.1** Potentielle Wirkmechanismen von körperlicher Aktivität auf die Karzinogenese. Pfeile zeigen eine positive, runde Ecken eine negative Beziehung an, wobei durchgezogene Linien etablierte Assoziationen und gestrichelte Linien mögliche Assoziationen darstellen

5.2.1 Kolon und Rektum

Seit der ersten Studie (Husemann et al. 1980) zu körperlicher Bewegung als potentiellem Faktor für die primäre Prävention von Kolorektalkarzinomen wurden über 60 Studien zu diesem Thema durchgeführt, darunter ungefähr 30 prospektive Studien zu inzidenten Tumoren. Eine Meta-Analyse über 52 Studien zum Kolonkarzinom ergab eine durchschnittliche relative Risikoreduktion von 24% (Relatives Risiko RR=0.76 [95% Konfidenzintervall: 0.72–0.81]) durch hohe körperliche Aktivität, verglichen mit geringer körperlicher Aktivität (Wolin et al. 2009). Dabei ist hervorzuheben, dass konsistent inverse Assoziationen in Studien mit unterschiedlichsten Erhebungsmethoden für körperliche Bewegung sowie in unterschiedlichen Populationen gefunden wurden.

> Das Kolonkarzinomrisiko sinkt mit steigender Aktivität, sei es durch gesteigerte Intensität, Häufigkeit oder Dauer. Konsequenterweise zeigten sich die größten Risikoverminderungen bei intensiveren Aktivitäten, die zudem regelmäßig über das gesamte Leben ausgeübt wurden.

Ernährung, BMI, Geschlecht und Hormonersatztherapie erbrachten keine wesentliche Modifizierung des Effekts.

Angesichts der überzeugenden Ergebnisse aus diesen zahlreichen Studien gilt es derzeit als hinreichend bewiesen, dass körperliche Aktivität das Risiko reduziert, an einem Kolonkarzinom zu erkranken (World Cancer Research Fund/American Institute for Cancer Research 2007; Wolin u. Tuchman 2011). Das Kolonkarzinom weist unter allen Tumoren dabei den überzeugendsten protektiven Zusammenhang mit körperlicher Aktivität auf.

Für das Rektumkarzinom liegen mit etwa 31 Studien deutlich weniger Untersuchungen vor. Im Gegensatz zu den Studienergebnissen für das Kolonkarzinom zeigen diese Studien konsistent keine Assoziationen zwischen dem Krebsrisiko und dem Bewegungsverhalten (Wolin u. Tuchman 2011).

5.2.2 Brust

Mit derzeit über 70 epidemiologischen Studien, die mit unterschiedlicher Größe und Qualität den Zusammenhang zwischen körperlicher Aktivität und Brustkrebs untersuchten, ist dies die am häufigsten

⬛ **Tab. 5.2**   Körperliche Bewegung und Krebsrisiko: Übersicht der epidemiologischen Evidenz

Tumor-lokalisation	Evidenz für Risikoreduktion durch körperliche Aktivität	Mittlere relative Risikoreduktion
Kolon	Überzeugende Reduktion	20–30%
Brust, postmenopausal	Überzeugende Reduktion	20–30%
Endometrium	Wahrscheinliche bis überzeugende Reduktion	20–30%
Pankreaskrebs	Mögliche Reduktion	20–30%
Lungenkrebs	Mögliche Reduktion	10–30%
Brust, prämenopausal	Mögliche Reduktion	10–20%
Prostatakrebs	Mögliche Reduktion	< 10%
Rektum	Vermutlich kein Zusammenhang	keine
Andere Tumorarten	Keine ausreichende Studienbasis	unklar

untersuchte Entität. Hierbei stellte sich heraus, dass prä- und postmenopausaler Brustkrebs aufgrund unterschiedlicher Ätiologien getrennt betrachtet werden sollten. Insgesamt gilt es nun als erwiesen, dass körperliche Bewegung das Risiko für postmenopausalen Brustkrebs senkt. Die Evidenz für prämenopausalen Brustkrebs ist schlechter, und die potentiellen Effekte sind wahrscheinlich deutlich schwächer (Monninkhof et al. 2007; Friedenreich 2011). Eine quantitative Meta-Analyse über 48 Studien kam zu dem Ergebnis, dass eine Steigerung der mittleren körperlichen Bewegung um eine Stunde pro Woche zu einer relativen Risikoreduktion um 6% (RR=0.94 [0.92, 0.97]) führt, sofern diese Aktivität langfristig durchgehalten wird (Monninkhof et al. 2007). Die Assoziationen waren am stärksten für körperliche Bewegung in der Freizeit. Darüber hinaus scheint die Aktivität nach der

Menopause eine stärkere Relevanz auf das postmenopausale Brustkrebsrisiko zu haben als Aktivität vor der Menopause (Schmidt et al. 2008). Untersuchungen über körperliche Aktivität unterschiedlicher Intensitäten ergaben, dass sowohl moderate als auch intensive körperliche Aktivität mit einer Senkung des Brustkrebsrisikos einhergeht. Zudem gibt es Hinweise auf stärkere risikomindernde Effekte von körperlicher Aktivität bei Frauen ohne familiäre Krebsvorgeschichte, bei Frauen mit Kindern und bei normalgewichtigen Frauen (Lynch et al. 2011). Zunehmend kristallisieren sich weitere Brustkrebs-Subtypen heraus, etwa unterschieden nach Östrogen- und Progesteron-Rezeptorstatus. Mehrere Studien beobachteten signifikante Effektmodifikationen nach diesen Subtypen, jedoch sind die Ergebnisse inkonsistent.

5.2.3   Endometrium

Zu Endometriumkarzinomen liegen über 25 epidemiologische Studien vor, darunter auch neun prospektive Studien zu körperlicher Aktivität in der Freizeit. Eine Meta-Analyse über diese prospektiven Studien fand eine relative Risikoreduktion von 27% (RR=0.73 [0.58–0.93]) bei Frauen mit hoher körperlicher Aktivität gegenüber Frauen mit niedriger Aktivität (Moore et al. 2010). Auch andere Reviews fanden relative Risikoreduktionen über 20% (Cust et al. 2007; Voskuil et al. 2007; Cust 2011). Hervorzuheben ist, dass diese protektiven Effekte auch nach Adjustierung auf anthropometrische Faktoren (z.B. Gewicht, BMI, Körperzusammensetzung) gesehen wurden. Da in der Karzinogenese von Endometriumkrebs die endogenen Sexualhormonspiegel, Insulin-Wirkmechanismen und der Erhalt einer ausgeglichenen Energiebilanz wichtige Rollen spielen, ist ein kausaler Zusammenhang mit körperlicher Aktivität sehr plausibel und wird – basierend auf den epidemiologischen Ergebnissen – als wahrscheinlich bis überzeugend beurteilt. Darüber hinaus zeigte sich, dass Sitzen unabhängig vom Aktivitätslevel einen wesentlichen Einfluss auf das Endometriumkrebsrisiko spielen könnte (Moore et al. 2010; Cust 2011).

5.2.4 Lunge

Die Assoziation zwischen körperlicher Bewegung und dem Lungenkrebsrisiko wurde in über 25 epidemiologischen Studien untersucht, meist in prospektiven Studien. Diese stützen überwiegend die Aussage, dass eine hohe Gesamt- und Freizeitaktivität das Lungenkrebsrisiko bei Frauen um 20–30% und bei Männern um 20–50% senken kann (Emaus u. Thune 2011). Eine Meta-Analyse ergab eine Risikosenkung von 13% (Odds Ratio OR=0.87 [0.79–0.95]) für moderate körperliche Aktivität und von 30% (OR=0.70 [0.62–0.78]) für intensive körperliche Aktivität (Tardon et al. 2005). Unter körperlich Aktiven befinden sich jedoch oft weniger Raucher als unter Inaktiven. Da Rauchen einen enormen Einfluss auf das Lungenkrebsrisiko hat, kann auch bei Adjustierung auf diesen Faktor nicht vollständig ausgeschlossen werden, dass beobachtete inverse Zusammenhänge zwischen körperlicher Aktivität und Lungenkrebs durch residuales Confounding bedingt sind. Darüber hinaus haben Personen mit chronischen Lungenerkrankungen ein erhöhtes Risiko für Lungenkrebs. Da diese Personen aufgrund der Erkrankung oftmals weniger körperlich aktiv sind, ist die Beurteilung der Kausalität der beobachteten Zusammenhänge schwierig und wird derzeit vom WCRF als »limited-suggestive decreased risk« eingestuft.

5.2.5 Prostata und Pankreas

Für Prostatakrebs wurde in über 40 epidemiologischen Studien die Assoziation mit körperlicher Bewegung untersucht. Es zeigten sich eher geringe Effekte mit relativen Risikoverringerungen von weniger als 10% (Leitzmann 2011).

Daten zu einem möglichen Zusammenhang zwischen Bewegung und dem Risiko des Pankreaskarzinoms liegen mittlerweile aus ungefähr 30 Beobachtungsstudien vor. Aktuelle Literaturübersichten zeigen, dass die Ergebnisse im Vergleich zu anderen Tumorentitäten eher uneinheitlich sind und einige Studien auch durch geringe Fallzahlen in ihrer Aussagekraft eingeschränkt sind (O'Rorke et al. 2010). Die beobachteten Risikoreduktionen lagen im Mittel im Bereich von 20–30%. Der Evidenz wird derzeit vom WCRF als »limited-suggestive decreased risk« eingeschätzt.

5.2.6 Bedeutung für die öffentliche Gesundheit

Körperliche Aktivität ist mit einer Risikoreduzierung für häufige Tumorarten (insbesondere Darm- und Brustkrebs, evtl. Lungenkrebs) assoziiert. Jedoch sind etwa 54% der deutschen Männer und 65% der deutschen Frauen unzureichend körperlich aktiv (Sjostrom et al. 2006). Daraus leitet sich ein enormes Potential für die Gesundheitsvorsorge der Allgemeinbevölkerung ab. Friedenreich et al. (2010) kamen zu der Schlussfolgerung, dass zwischen 9% und 19% der häufigsten Tumoren in Europa auf einen Mangel an Bewegung zurückgehen. Eine große deutsche Studie ergab, dass ca. 13% (95% KI 0.06–0.21) aller postmenopausalen Brustkrebsfälle in Deutschland auf Bewegungsmangel zurückzuführen sind (Barnes et al. 2011). Da die meisten anerkannten Risikofaktoren für Brustkrebs nur schwer zu beeinflussen sind, kommt körperlicher Bewegung in der Primärprävention von Brustkrebs eine bedeutende Rolle zu.

> ❯ Körperliche Aktivität ist mit einer Risikominderung für häufige Tumorarten assoziiert und besitzt ein hohes Potential für die Gesundheitsvorsorge der Allgemeinbevölkerung.

5.2.7 Aktuelle Empfehlungen für die Primärprävention

Das American College of Sports Medicine (ACSM) legt gesunden Erwachsenen nahe, mindestens 30 Minuten an 5 Tagen pro Woche moderat körperlich aktiv zu sein, um ihre Gesundheit zu fördern. Die Weltgesundheitsorganisation (WHO) formuliert dagegen in ihrer »Global Strategy on Diet, Physical Activity, and Health«:

❯❯ Mindestens 30 Minuten regelmäßige körperliche Aktivität von moderater Intensität an den meisten Tagen reduziert das Risiko für Herz-Kreis-

5

lauf-Erkrankungen, Diabetes, Darm- und Brustkrebs. Zur Gewichtskontrolle mag mehr Aktivität nötig sein. **«**

Dabei entspricht z.B. schnelles Zufußgehen einer moderaten Aktivität. Andere Fachgremien wie der WCRF und die American Cancer Society empfehlen häufigere und/oder intensivere körperliche Aktivität, wobei die Empfehlung vom WCRF mit mindestens 60 Minuten moderater oder 30 Minuten intensiver Aktivität an jedem Tag am weitreichendsten ist.

Zahlreiche Fragen sind noch offen, die in Beobachtungsstudien und, wenn möglich, randomisierten klinischen Studien gezielt angegangen werden sollten. Den Assoziationen liegen multifaktorielle physiologische Wirkmechanismen zugrunde, deren Komplexität derzeit jedoch unzureichend verstanden ist. Künftige Studien sollten daher auch die biologischen Mechanismen von Bewegung auf die unterschiedlichen Krebsarten und Endpunkte untersuchen. Das große Potential von körperlicher Aktivität für Präventions- und Interventionsmaßnahmen zur Bekämpfung von Krebs und anderen Krankheiten sollte in Zukunft besser genutzt werden.

Körperliche Bewegung und Krebs in der Primärprävention: offene Fragen

- Welcher Umfang (Häufigkeit und Intensität) ist für die protektiven Effekte erforderlich?
- Haben häufig ausgeübte moderate Aktivitäten bezüglich der Risikoreduktion andere Effekte als hochintensive Aktivitäten, die weit seltener ausgeübt werden? Dies wird derzeit vermutet, wurde bislang jedoch wissenschaftlich noch nicht untersucht.
- Gibt es körperliche Aktivitätstypen (z.B. Freizeit vs. Beruf, Innen- vs. Außenaktivitäten; Ausdauer- vs. Krafttraining), die besonders förderlich sind?
- In welcher Lebensperiode muss man aktiv sein, um von den protektiven Effekten am meisten zu profitieren?
- Ist Gewichtsverlust bzw. eine Reduzierung des (viszeralen) Körperfetts notwendig?

- Was sind die biologischen Wirkmechanismen?
- Welche Rolle spielen mit dem Bewegungsverhalten verwandte Faktoren, wie die kardiorespiratorische Fitness oder die Muskelstärke?
- Gibt es auch für seltene, weniger untersuchte Tumoren vergleichbare Effekte?

5.3 Zusammenfassung

Es gilt als wahrscheinlich oder sicher, dass körperliche Aktivität zur Reduktion des Risikos für Kolonkrebs, postmenopausalen Brustkrebs und Endometriumkrebs beiträgt. Eine Assoziation mit prämenopausalem Brustkrebs, Lungenkrebs, Prostatakrebs und Pankreaskrebs wird vermutet. Mit Rektalkrebs besteht vermutlich kein Zusammenhang.

Die Effekte sind auffällig stabil und mit relativen Risikosenkungen von 20–30% für einige der häufigsten Tumoren in einer beachtlichen Größenordnung. Die Abschätzung, dass in Europa zwischen 9% und 19% aller Tumorerkrankungen auf einen Mangel an hinreichender Bewegung zurückgehen, verdeutlicht die große Relevanz für die Primärprävention in der Allgemeinbevölkerung. Körperliche Aktivität wirkt teilweise über eine Veränderung der Körperzusammensetzung und des BMI protektiv, es gibt aber auch vom BMI unabhängige Effekte.

Die biologischen Wirkmechanismen sind noch wenig belegt. Wahrscheinlich wirkt körperliche Aktivität über Sexualhormone, Insulin oder Insulinresistenz protektiv in der Karzinogenese von postmenopausalem Brustkrebs, Endometriumkrebs, Pankreaskrebs und vermutlich Prostatakrebs. Darüber hinaus spielen wahrscheinlich inflammatorische Prozesse eine wichtige Rolle. Ob oxidativer Stress und DNA-Reparatur als Wirkmechanismen von körperlicher Aktivität relevant sind, bedarf noch weiterer Forschung.

Literatur

Allgayer H, Owen RW, Nair J, Spiegelhalder B, Streit J, Reichel C, Bartsch H (2008) Short-Term Moderate Exercise Programs Reduce Oxidative DNA Damage As Determined by High-Performance Liquid Chromatography-Electrospray Ionization-Mass Spectrometry in Patients With Colorectal Carcinoma Following Primary Treatment. Scand J Gastroenterol 43:971–978

Barnes BB, Chang-Claude J, Flesch-Janys D, Kinscherf R, Schmidt M, Slanger T, Bonaterra G, Steindorf K (2009) Cancer Risk Factors Associated With Insulin-Like Growth Factor (IGF)-I and IGF-Binding Protein-3 Levels in Healthy Women: Effect Modification by Menopausal Status. Cancer Causes Control

Barnes BB, Steindorf K, Hein R, Flesch-Janys D, Chang-Claude J (2011) Population Attributable Risk of Invasive Postmenopausal Breast Cancer and Breast Cancer Subtypes for Modifiable and Non-Modifiable Risk Factors. Cancer Epidemiol 35:345–352

Barocas DA, Motley S, Cookson MS, Chang SS, Penson DF, Dai Q, Milne G, Roberts LJ, Morrow J, Concepcion RS, Smith JA, Jr., Fowke JH (2011) Oxidative Stress Measured by Urine F2-Isoprostane Level Is Associated With Prostate Cancer. J Urol 185:2102–2107

Brandt C, Pedersen BK (2010) The Role of Exercise-Induced Myokines in Muscle Homeostasis and the Defense Against Chronic Diseases. J Biomed Biotechnol 2010:520258

Campbell KL, McTiernan A (2007) Exercise and Biomarkers for Cancer Prevention Studies. J Nutr 137:161S–169S

Campbell PT, Gross MD, Potter JD, Schmitz KH, Duggan C, McTiernan A, Ulrich CM (2010) Effect of Exercise on Oxidative Stress: a 12-Month Randomized, Controlled Trial. Med Sci Sports Exerc 42:1448–1453

Campbell PT, Wener MH, Sorensen B, Wood B, Chen-Levy Z, Potter JD, McTiernan A, Ulrich CM (2008) Effect of Exercise on in Vitro Immune Function: a 12-Month Randomized, Controlled Trial Among Postmenopausal Women. J Appl Physiol 104:1648–1655

Courneya KS, Friedenreich CM (2011) Physical Activity and Cancer. Springer, Heidelberg

Cust AE (2011) Physical Activity and Gynecologic Cancer Prevention. Recent Results Cancer Res 186:159–185

Cust AE, Armstrong BK, Friedenreich CM, Slimani N, Bauman A (2007) Physical Activity and Endometrial Cancer Risk: a Review of the Current Evidence, Biologic Mechanisms and the Quality of Physical Activity Assessment Methods. Cancer Causes Control 18:243–258

Dai Q, Gao YT, Shu XO, Yang G, Milne G, Cai Q, Wen W, Rothman N, Cai H, Li H, Xiang Y, Chow WH, Zheng W (2009) Oxidative Stress, Obesity, and Breast Cancer Risk: Results From the Shanghai Women's Health Study. J Clin Oncol 27:2482–2488

Deeb KK, Trump DL, Johnson CS (2007) Vitamin D Signalling Pathways in Cancer: Potential for Anticancer Therapeutics. Nat Rev Cancer 7:684–700

Emaus A, Thune I (2011) Physical Activity and Lung Cancer Prevention. Recent Results Cancer Res 186:101–133

Fernandez-Sanchez A, Madrigal-Santillan E, Bautista M, Esquivel-Soto J, Morales-Gonzalez A, Esquivel-Chirino C, Durante-Montiel I, Sanchez-Rivera G, Valadez-Vega C, Morales-Gonzalez JA (2011) Inflammation, Oxidative Stress, and Obesity. Int J Mol Sci 12:3117–3132

Fortunati N, Catalano MG, Boccuzzi G, Frairia R (2010) Sex Hormone-Binding Globulin (SHBG), Estradiol and Breast Cancer. Mol Cell Endocrinol 316:86–92

Frank LL, Sorensen BE, Yasui Y, Tworoger SS, Schwartz RS, Ulrich CM, Irwin ML, Rudolph RE, Rajan KB, Stanczyk F, Bowen D, Weigle DS, Potter JD, McTiernan A (2005) Effects of Exercise on Metabolic Risk Variables in Overweight Postmenopausal Women: a Randomized Clinical Trial. Obes Res 13:615–625

Friedenreich CM (2011) Physical Activity and Breast Cancer: Review of the Epidemiologic Evidence and Biologic Mechanisms. Recent Results Cancer Res 188:125–139

Friedenreich CM, Neilson HK, Lynch BM (2010) State of the Epidemiological Evidence on Physical Activity and Cancer Prevention. Eur J Cancer 46:2593–2604

Gunter MJ, Hoover DR, Yu H, Wassertheil-Smoller S, Manson JE, Li J, Harris TG, Rohan TE, Xue X, Ho GY, Einstein MH, Kaplan RC, Burk RD, Wylie-Rosett J, Pollak MN, Anderson G, Howard BV, Strickler HD (2008) A Prospective Evaluation of Insulin and Insulin-Like Growth Factor-I As Risk Factors for Endometrial Cancer. Cancer Epidemiol Biomarkers Prev 17:921–929

Hanahan D, Weinberg RA (2011) Hallmarks of Cancer: the Next Generation. Cell 144:646–674

Hankinson SE, Eliassen AH (2007) Endogenous Estrogen, Testosterone and Progesterone Levels in Relation to Breast Cancer Risk. J Steroid Biochem Mol Biol 106:24–30

Hintzpeter B, Mensink GB, Thierfelder W, Muller MJ, Scheidt-Nave C (2008) Vitamin D Status and Health Correlates Among German Adults. Eur J Clin Nutr 62:1079–1089

Husemann B, Neubauer MG, Duhme C (1980) Sitzende Tätigkeit Und Rektum-Sigma-Karzinom. Onkologie 3:168–171

Kaaks R (2004) Nutrition, Insulin, IGF-1 Metabolism and Cancer Risk: a Summary of Epidemiological Evidence. Novartis Found Symp 262:247–260

Kaaks R, Lukanova A, Kurzer MS (2002) Obesity, Endogenous Hormones, and Endometrial Cancer Risk: a Synthetic Review. Cancer Epidemiol Biomarkers Prev 11:1531–1543

Kluczynski MA, LaMonte MJ, Mares JA, Wactawski-Wende J, Smith AW, Engelman CD, Andrews CA, Snetselaar LG, Sarto GE, Millen AE (2011) Duration of Physical Activity and Serum 25-Hydroxyvitamin D Status of Postmenopausal Women. Ann Epidemiol 21:440–449

Leitzmann MF (2011) Physical Activity and Genitourinary Cancer Prevention. Recent Results Cancer Res 186:43–71

Liedtke S, Schmidt ME, Becker S, Kaaks R, Zaineddin AK, Buck K, Flesch-Janys D, Wahrendorf J, Chang-Claude J, Steindorf K (2011) Physical Activity and Endogenous Sex Hormones in Postmenopausal Women: to What Extent

Are Observed Associations Confounded or Modified by BMI? Cancer Causes Control 22:81–89

Lynch BM, Neilson HK, Friedenreich CM (2011) Physical Activity and Breast Cancer Prevention. Recent Results Cancer Res 186:13–42

Meyers JA, Liu AY, McTiernan A, Wener MH, Wood B, Weigle DS, Sorensen B, Chen-Levy Z, Yasui Y, Boynton A, Potter JD, Ulrich CM (2008) Serum Leptin Concentrations and Markers of Immune Function in Overweight or Obese Postmenopausal Women. J Endocrinol 199:51–60

Milne GL, Yin H, Brooks JD, Sanchez S, Jackson RL, Morrow JD (2007) Quantification of F2-Isoprostanes in Biological Fluids and Tissues As a Measure of Oxidant Stress. Methods Enzymol 433:113–126

Monninkhof EM, Elias SG, Vlems FA, van der Tweel I, Schuit AJ, Voskuil DW, van Leeuwen FE (2007) Physical Activity and Breast Cancer, a Systematic Review of Current Evidence. Epidemiology 18:137–157

Moore SC, Gierach GL, Schatzkin A, Matthews CE (2010) Physical Activity, Sedentary Behaviours, and the Prevention of Endometrial Cancer. Br J Cancer 103:933–938

Neilson HK, Friedenreich CM, Brockton NT, Millikan RC (2009) Physical Activity and Postmenopausal Breast Cancer: Proposed Biologic Mechanisms and Areas for Future Research. Cancer Epidemiol Biomarkers Prev 18:11–27

O'Rorke MA, Cantwell MM, Cardwell CR, Mulholland HG, Murray LJ (2010) Can Physical Activity Modulate Pancreatic Cancer Risk? a Systematic Review and Meta-Analysis. Int J Cancer 126:2957–2968

Pisani P (2008) Hyper-Insulinaemia and Cancer, Meta-Analyses of Epidemiological Studies. Arch Physiol Biochem 114:63–70

Quadrilatero J, Hoffman-Goetz L (2003) Physical Activity and Colon Cancer. A Systematic Review of Potential Mechanisms. J Sports Med Phys Fitness 43:121–138

Renehan AG, Zwahlen M, Minder C, O'dwyer ST, Shalet SM, Egger M (2004) Insulin-Like Growth Factor (IGF)-I, IGF Binding Protein-3, and Cancer Risk: Systematic Review and Meta-Regression Analysis. Lancet 363:1346–1353

Roddam AW, Allen NE, Appleby P, Key TJ (2008) Endogenous Sex Hormones and Prostate Cancer: a Collaborative Analysis of 18 Prospective Studies. J Natl Cancer Inst 100:170–183

Rowlands MA, Gunnell D, Harris R, Vatten LJ, Holly JM, Martin RM (2009) Circulating Insulin-Like Growth Factor Peptides and Prostate Cancer Risk: a Systematic Review and Meta-Analysis. Int J Cancer 124:2416–2429

Schmidt ME, Steindorf K, Mutschelknauss E, Slanger T, Obi N, Kropp S, Berger J, Braendle W, Flesch-Janys D, Chang-Claude J (2008) Physical Activity and Postmenopausal Breast Cancer: Effective Periods in Life and Effect Modification by Different Breast Cancer Characteristics. Cancer Epidemiol Biomarkers Prev 17:3402–3410

Schmitz KH, Warren M, Rundle AG, Williams NI, Gross MD, Kurzer MS (2008) Exercise Effect on Oxidative Stress Is Independent of Change in Estrogen Metabolism. Cancer Epidemiol Biomarkers Prev 17:220–223

Sjostrom M, Oja P, Hagstromer M, Smith BJ, Bauman A (2006) Health-Enhancing Physical Activity Across European Union Countries: the EUROBAROMETER Study. J Public Health 14:291–300

Tardon A, Lee WJ, Delgado-Rodriguez M, Dosemeci M, Albanes D, Hoover R, Blair A (2005) Leisure-Time Physical Activity and Lung Cancer: a Meta-Analysis. Cancer Causes Control 16:389–397

Voskuil DW, Monninkhof EM, Elias SG, Vlems FA, van Leeuwen FE (2007) Physical Activity and Endometrial Cancer Risk, a Systematic Review of Current Evidence. Cancer Epidemiol Biomarkers Prev 16:639–648

Winzer BM, Whiteman DC, Reeves MM, Paratz JD (2011a) Physical Activity and Cancer Prevention: a Systematic Review of Clinical Trials. Cancer Causes Control 22:811–826

Winzer BM, Whiteman DC, Reeves MM, Paratz JD (2011b) Physical Activity and Cancer Prevention: a Systematic Review of Clinical Trials. Cancer Causes Control 22:811–826

Wolin KY, Tuchman H (2011) Physical Activity and Gastrointestinal Cancer Prevention. Recent Results Cancer Res 186:73–100

Wolin KY, Yan Y, Colditz GA, Lee IM (2009) Physical Activity and Colon Cancer Prevention: a Meta-Analysis. Br J Cancer 100:611–616

World Cancer Research Fund / American Institute for Cancer Research (2007) Food, Nutrition, Physical Activity, and the Prevention of Cancer: a Global Prospective. AICR, Washington, DC

Yager JD, Davidson NE (2006) Estrogen Carcinogenesis in Breast Cancer. N Engl J Med 354:270–282

Yin L, Grandi N, Raum E, Haug U, Arndt V, Brenner H (2010) Meta-Analysis: Serum Vitamin D and Breast Cancer Risk. Eur J Cancer 46:2196–2205

Yin L, Grandi N, Raum E, Haug U, Arndt V, Brenner H (2011a) Meta-Analysis: Circulating Vitamin D and Ovarian Cancer Risk. Gynecol Oncol 121:369–375

Yin L, Grandi N, Raum E, Haug U, Arndt V, Brenner H (2011b) Meta-Analysis: Serum Vitamin D and Colorectal Adenoma Risk. Prev Med

Yin L, Raum E, Haug U, Arndt V, Brenner H (2009) Meta-Analysis of Longitudinal Studies: Serum Vitamin D and Prostate Cancer Risk. Cancer Epidemiol 33:435–445

Tertiärprävention

Karen Steindorf, Joachim Wiskemann

6.1   (Patho-)Physiologische Zusammenhänge

Über potentielle biologische Mechanismen mit Blick auf den Zusammenhang zwischen körperlicher Aktivität/Training und Krebsprognose ist bislang sehr wenig bekannt. Eine Übersicht der in der Primär- und zum Teil auch in der Tertiärprävention diskutierten biologischen Mechanismen findet sich im vorangegangenen Kapitel zur Primärprävention (▶ Kap. 5). Die bislang im tertiärpräventiven Bereich vorliegenden Studien fokussieren vor diesem Hintergrund nahezu ausschließlich auf postmenopausale Mammakarzinompatientinnen (Winzer et al. 2011). Eine Studie berichtet von Daten zum Kolonkarzinom (Meyerhardt et al. 2009b).

Molekularbiologisch liegt der Untersuchungsschwerpunkt der bislang fünf publizierten Studien beim Mammakarzinom auf dem Einfluss von körperlichem Training auf den Insulinstoffwechsel und den damit verbundenen Wachstumsfaktoren und Bindungsproteinen. Die Studien, welche entweder isoliertes Krafttraining respektive Ausdauertraining oder in Kombination untersuchen, zeigen, dass sowohl der Insulinspiegel (Irwin et al. 2009; Ligibel et al. 2009) als auch die Wachstumsfaktoren IGF-1 (Fairey et al. 2003; Irwin et al. 2009), IGF-2 (Schmitz et al. 2005) und das Bindungsprotein IGFBP-3 (Irwin et al. 2009) signifikant beeinflusst werden können. Darüber hinaus kann die Studiengruppe um Fairey et al. eine signifikante Reduktion des CRP-Levels (Fairey et al. 2005b) und Effekte auf die Zytotoxizität/lytische Aktivität der Natürlichen Killerzellen nachweisen (Fairey et al. 2005a). In zwei Studien wird zudem von einer signifikant erhöhten Lymphozytenproliferationsrate berichtet (Fairey et al. 2005a; Hutnick et al. 2005).

Lediglich in einer Arbeit zu Proben von Patienten mit einem Kolonkarzinom Stage I bis III aus der Nurses Health Study bzw. der Health Professionals Follow-Up Study wurden Ergebnisse von Biomarker-Analysen für Langzeit-Outcomes berichtet (Meyerhardt et al. 2009b). Die Autoren folgerten aus den Analysen, dass die positiven Effekte von körperlicher Aktivität auf das Überleben von Kolonkarzinompatienten durch den p27-Status beeinflusst werden könnten, wohingegen keine Assoziationen mit K-ras, p53, p21, und PI3KCA gefunden

wurden. Bei den untersuchten Markern handelt es sich um tumorrelevante Botenstoffe oder Gene, die maßgeblich für die Regulation des Zellzyklus und damit für die Entartung einer Zelle verantwortlich sind. Je nach Art des Markers kann ein hochregulierter (z.B. p53) bzw. herunterregulierter (z.B. p21, p27, PI3KCA) oder fehlregulierter (z.B. K-ras) Status ungünstig sein. Derartige Einzelergebnisse sind sicherlich in weiteren Studien zu untersuchen (◗ Abb. 6.1).

Insgesamt liegen noch sehr wenige Studien vor, die den potentiellen Mechanismus von körperlicher Aktivität in der Tertiärprävention bei Krebspatienten untersuchen. Mit Blick auf die untersuchten Parameter können manche Studien spezifische Effekte nachweisen, wohingegen andere Studie zu den gleichen Parametern keine Effekte zeigen. So muss zusammenfassend festgehalten werden: Die derzeitige Studienlage lässt zwar erste Einblick in potentielle Mechanismen zu, verlangt aber nach weiteren Studien, die die bislang gefundenen Effekte von körperlicher Aktivität bestätigen und weitere potentielle Wirkmechanismen mit in die Analysen einbeziehen.

> ❭ Insgesamt liegen noch sehr wenige Studien vor, die den potentiellen Mechanismus von körperlicher Aktivität in der Tertiärprävention bei Krebspatienten untersuchen.

6.2   Aktuelle Studienlage

Neben den anerkannten Effekten von körperlicher Aktivität zur Risikoreduzierung von Karzinomen des Kolons, der Mamma und des Endometriums, möglicherweise auch der Lunge und des Pankreas, mehren sich die Hinweise, dass körperliche Bewegung auch nach einer Krebsdiagnose (tertiäre Prävention) ein wichtiger Faktor ist. Die Evidenz verstärkt sich, dass das Befinden der Patienten und die mittel- und langfristige Gesundheit durch Bewegung gesteigert werden. Seit Mitte der 90er Jahre ist daher ein stetiger Paradigmenwechsel bezüglich körperlicher Aktivität in der Prävention, der supportiven Therapie und Rehabilitation von Tumorpatienten zu beobachten. So gibt es mittlerweile

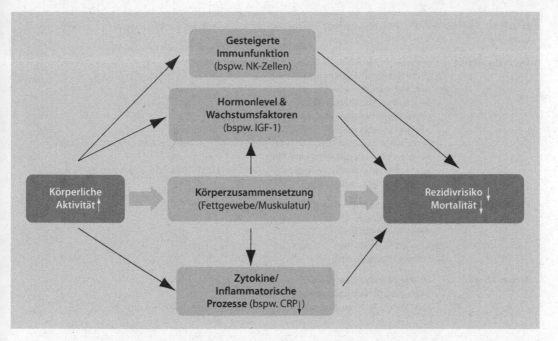

Abb. 6.1 Potentielle biologische Mechanismen von körperlicher Aktivität auf das Rezidivrisiko bzw. die Mortalität

von verschiedenen nationalen sowie internationalen Institutionen und Fachgremien Empfehlungen für Sport und körperliche Aktivität für Tumorpatienten, u.a. von der Kommission »Krebs und Sport« der Deutschen Krebsgesellschaft (Baumann et al. 2009a, 2009b) sowie des American College of Sports Medicine (Schmitz et al. 2010). Das Spektrum der belegten und/oder diskutierten positiven Effekte eines körperlich aktiven Lebensstils im Verlauf und nach einer Krebserkrankung ist breit und umfasst auch einige Symptome/Erkrankungen, die oft sogar noch Jahre nach Therapieende andauern und die Lebensqualität der Betroffenen einschränken. Eine Übersicht findet sich in ☐ Tab. 6.1. Ob körperliche Aktivität zu einer verbesserten Prognose hinsichtlich des Wiederauftretens der Tumorerkrankung und einer höheren Überlebenswahrscheinlichkeit führt, ist bislang noch nicht geklärt. Im Folgenden wird ein erster Überblick über das Thema »Bewegung nach Krebs« gegeben, viele der hier angesprochenen Aspekte werden dann in den folgenden Kapiteln dieses Buchs vertieft.

6.2.1 Erkenntnisse zum Rezidiv- und Mortalitätsrisiko

In diesem Abschnitt wird speziell die Frage nach den Erkenntnissen zum Langzeitnutzen gestellt, den Patienten nach der Krebsdiagnose von einem körperlich aktiven Lebensstil haben. Dabei werden sowohl die rezidivfreie Überlebenszeit, die tumorspezifische Sterblichkeit und die Gesamtmortalität betrachtet. Eine systematische Literatursuche zeigt, dass zu diesen Themen bislang nur epidemiologische Beobachtungsstudien vorliegen. Keine der z.B. in einer aktuellen Übersichtsarbeit (Speck et al. 2010) zusammengestellten 82 kontrollierten Interventionsstudien verfügt über Langzeitdaten bezüglich krankheitsspezifischer Endpunkte oder der Gesamtsterblichkeit. Außerdem wird deutlich, dass erneut eine tumorspezifische Sichtweise angemessen ist und dass es mindestens zwei Zeitfenster gibt, die in diesem Kontext eine Rolle spielen können: zum einen die Zeitperiode nach der Krebsdiagnose, zum anderen könnte natürlich aber auch das Aktivitätsverhalten vor der Krebsdiagnose einen Einfluss auf den weiteren Verlauf der Erkrankung haben.

◘ Tab. 6.1   Belegte und/oder diskutierte Effekte von körperlicher Aktivität im Verlauf und nach einer Krebserkrankung

Physische Effekte	Verbesserte kardiorespiratorische und muskuläre Fitness
	Verbesserte Körperzusammensetzung
	Gestärktes Immunsystem
	Verringerter körperlicher Abbau
	Gestärkte kardiovaskuläre Funktion
	Höhere Lebensqualität
	Verbesserte Prognose hinsichtlich des Wiederauftretens der Tumorerkrankung und einer höheren Überlebenswahrscheinlichkeit
	Veränderung verschiedener biologischer Parameter (z.B. Hormone, inflammatorische Biomarker und Immunparameter)
Psychische Effekte	Gesteigertes Selbstwertgefühl und Wohlbefinden
	Geringere Fatigue
	Bessere Schlafqualität
	Weniger Depressionen
	Höhere Lebensqualität
Andere Effekte	Höhere Therapie-Compliance
	Niedrigere Dosierungen von Krebstherapeutika
	Langfristige Reduzierung anderer bewegungsassoziierter Krankheitsrisiken

> **⟩ Erkenntnisse zum Langzeitnutzen von körperlicher Bewegung für Krebspatienten und -innen liegen bislang nur aus epidemiologischen Beobachtungsstudien und nicht aus kontrollierten Interventionsstudien vor. Die meisten Studien wurden zu Brustkrebs veröffentlicht.**

■ **Brustkrebs**

Brustkrebs ist in Deutschland und vielen anderen Ländern der westlichen Welt eine der häufigsten onkologischen Erkrankungen der Frau. Die Inzidenz ist in den letzten Jahrzehnten um mehr als 65% auf jährlich ungefähr 57.000 neu diagnostizierte Fälle gestiegen. Die Zahl der absoluten Sterbefälle ist mit ca. 18.000 pro Jahr in den letzten Dekaden dagegen weitgehend konstant. Die erste Publikation zu den Auswirkungen von körperlicher Aktivität nach der Krebsdiagnose auf das allgemeine und krankheitsfreie Überleben stammt aus dem Jahr 2004 (Enger u. Bernstein 2004).

Insgesamt 6 der 10 publizierten Studien mit Daten zu insgesamt 12.108 Brustkrebspatientinnen wurden aktuell in einem systematischen Review zusammengefasst (Ibrahim u. Al-Homaidh 2010). Es zeigte sich, dass körperliche Aktivität nach der Erkrankung die krebsspezifische Sterblichkeit um 34% und die Gesamtmortalität um 41% signifikant reduziert, Bewegung vor der Erkrankung verringerte die Gesamtsterblichkeit signifikant um 18% und das Risiko für das Wiederauftreten des Tumors signifikant um 24%, hatte aber keinen Einfluss auf die brustkrebsspezifische Mortalität. Stratifizierte Analysen ergaben, dass körperliche Aktivität nach der Diagnose insbesondere bei Frauen mit Estrogen(ER)-Rezeptor-positiven Tumoren zu signifikanten Risikoreduktionen der brustkrebsspezifischen Mortalität führt, während sich für Frauen mit ER-negativen Tumoren keine Risikoreduktionen ergaben.

Bewegung vor der Krebserkrankung Informationen zu den Auswirkungen des Bewegungsverhaltens für die Zeit vor der Diagnosestellung liegen bislang in vier Studien vor. Abrahamson et al. (2006) berichteten aus einer Patientinnenkohorte von 1.264 Frauen im Alter von 20–54 Jahren bei Diagnosestellung und einer Nachbeobachtungszeit von 8–10 Jahren von einer signifikanten Senkung der Gesamtmortalität um 30% nur für aktive Frauen mit einem BMI über 25 kg/m². In dieser Studie lagen Informationen zur körperlichen Aktivität im

Alter von 13 und 20 Jahren und im Jahr vor der Diagnose vor. Lediglich die Bewegung im Jahr vor der Diagnose führte zu einer Risikoverringerung für die Gesamtsterblichkeit. Ein Follow-up von 717 prämenopausalen Brustkrebspatientinnen im Alter von 21–40 Jahren über durchschnittlich 10,4 Jahre ergab keine Assoziation zwischen der Bewegung vor der Diagnose und der Gesamtmortalität (Enger u. Bernstein 2004). Auch Dal Maso (2008) fanden in ihrer Studie mit 1.453 Brustkrebspatientinnen keine Zusammenhänge zwischen dem Bewegungsverhalten vor der Diagnose und der Gesamtmortalität oder der brustkrebsspezifischen Sterblichkeit.

In einer weiteren Studie wurden 1.231 Frauen mit Brustkrebs untersucht, die mindestens 8,3 Jahre nach der Diagnose standen. Im Gegensatz zu den vorherigen Ergebnissen beobachteten Friedenreich et al. (2009) signifikante Risikoverringerungen bei moderater körperlicher Freizeitaktivität (3. Quartil, verglichen mit dem 1. Quartil und bezogen auf die lebenslange körperliche Freizeitaktivität) für die Gesamtmortalität (Hazard Ratio [HR] = 0.71), für die brustkrebsspezifische Mortalität (HR = 0.65) sowie für das Wiederauftreten, Fortschreiten bzw. Auftreten eines weiteren Primärtumors (HR = 0.71). Lediglich für die brustkrebsspezifische Mortalität zeigten sich signifikante Risikoverringerungen um 44% für intensive körperliche Bewegung (4. Quartil).

Bewegung nach der Krebserkrankung Die Effekte von körperlicher Bewegung nach der Krebserkrankung wurden das erste Mal im Jahr 2005 publiziert. Holmes et al. (2005) folgerten aus den Ergebnissen einer prospektiven Kohortenstudie (2.987 Brustkrebspatientinnen aus der Nurses Health Study), dass durch zusätzliche 9–14 MET-Stunden pro Woche an körperlicher Aktivität in der Zeit nach der Diagnose eine Halbierung des Gesamtmortalitätsrisikos erreicht werden kann (im Vergleich zu Inaktiven mit < 3 MET-Stunden pro Woche). Dabei stellt MET ein übliches Maß für die Intensität einer körperlichen Belastung dar. Ein MET entspricht bei einem Erwachsenen im Durchschnitt dem Verbrauch von 3,5 ml Sauerstoff pro Kilogramm Körpergewicht pro Minute. Der MET-Wert erlaubt es, den Energieverbrauch verschiedener Aktivitäten miteinander zu vergleichen (Ainsworth et al. 1993, 2000). So entsprechen 14 Stunden pro Woche

einem 3- bis 4-stündigen moderaten Ausdauertraining durch Walking pro Woche. Dabei wurden bei hormonsensitiven Brusttumoren die stärksten Effekte beobachtet. Diese Erkenntnisse wurden von einer Studie mit 933 Brustkrebspatientinnen bestätigt. Auch dort wiesen Frauen, die insgesamt 2,5 Stunden pro Woche moderat aktiv waren, nach einer medianen Follow-up-Zeit von sechs Jahren ein um 67% reduziertes Mortalitätsrisiko auf, verglichen mit Frauen, die vornehmlich inaktiv waren (Irwin et al. 2008). In dieser Studie wurde sowohl das Bewegungsverhalten ein Jahr vor der Diagnose als auch das zwei Jahre danach erfasst. Die protektiven Effekte zeigten sich lediglich für Aktivitäten nach der Erkrankung bzw. für Frauen, die vor und nach der Diagnose körperlich aktiv waren.

Eine reduzierte Gesamtmortalität um 34%, nicht aber des brustkrebsspezifischen Mortalitäts- und Erkrankungsrisikos, beobachtete eine Studie mit 1.970 Brustkrebspatientinnen (Sternfeld et al. 2009). Eine andere Studie mit 1.490 Patientinnen berichtete hingegen ein gesenktes Mortalitätsrisiko nur für Patientinnen, die sich zusätzlich zur regelmäßigen Bewegung (z.B. 30 Minuten laufen an 6 Tagen/Woche) auch noch richtlinienkonform bezüglich Obst und Gemüse (5 am Tag) ernährten (Pierce et al. 2007). Nur die Beobachtungsstudie von Holick et al. (2008) mit 4.482 prä- und postmenopausalen Brustkrebspatientinnen zeigte signifikante Reduzierungen der brustkrebsspezifischen und auch der Gesamtmortalität. Zudem konnte eine Dosis-Wirkungs-Beziehung zwischen dem Umfang der körperlichen Aktivität höchstens zwei Jahre nach der Diagnose und dem Risiko an einem Rezidiv zu versterben nachgewiesen werden (◘ Tab. 6.2).

▪ **Darmkrebs**
Ergebnisse zu möglichen Assoziationen zwischen Bewegung und Langzeiteffekten bei Darmkrebs wurden erstmalig im Jahr 2006 publiziert. Bis heute wurden vier Studien veröffentlicht (Haydon et al. 2006; Meyerhardt et al. 2006a, 2006b, 2009a). Eine Meta-Analyse liegt aufgrund der noch geringen Studienanzahl nicht vor. Risikoreduktionen wurden primär für Tumoren der Stadien II und III gefunden, Tumoren der Stadien I und IV waren dagegen nahezu unbeeinflusst.

◻ **Tab. 6.2** Publizierte Beobachtungsstudien zur Assoziation von körperlicher Aktivität mit den Endpunkten Rezidiv- und/oder Mortalitätsrisiko bei Brustkrebs

Publikation	Beschreibung	Anzahl der Patientinnen	Tumorart
Enger u. Bernstein 2004	Frauen mit Diagnose 1983–1989, Follow-up bis Juni 2000	717	Stage I–III, 1% Stage IV
Holmes et al. 2005	Nurses' Health Study (NHS), Diagnose 1984–1998, Follow-up bis Juni 2002	2.987	Stage I–III
Abrahamson et al. 2006	Frauen mit Diagnose 1990–1992, Follow-up bis Januar 2000	1.264	invasive
Pierce et al. 2007	Frauen mit Diagnose 1991–2000, Follow-up bis Dezember 2005	1.490	Stage I–III
Irwin et al. 2008	Health, Eating, Activity, and Lifestyle Study (HEAL), Diagnose 1995–1998, Follow-up bis September 2004	933	Stage I–III
Holick et al. 2008	Collaborative Women's Longevity Study (CWLS), Diagnose 1988–2001, Follow-up bis Dezember 2004	4.482	Stage I–III
Dal Maso et al. 2008	Frauen mit Diagnose 1991–1994, Follow-up bis Juni 2005/November 2006	1.453	Stage I–IV
Friedenreich et al. 2009	Frauen mit Diagnose 1995–1997, Follow-up bis April 2008	1.225	Stage 0–III
Sternfeld et al. 2009	Life after Cancer Epidemiology Study (LACE), Diagnose 1997–2000, Follow-up bis April 2006	1.970	Stage I–III

Bei 573 prospektiv begleiteten Patientinnen aus der Nurses Health Study, die an einem Kolorektalkarzinom Stage I–III erkrankten und über eine mediane Zeit von 9,6 Jahren (95% über 5 Jahre) beobachtet wurden, wurde eine Risikoreduktion von 61% für die krebsspezifische und von 57% für die Gesamtmortalität gefunden, wenn die körperlich Aktivsten mit den körperlich Inaktivsten verglichen wurden. Betrachtet wurden dabei Aktivitäten wie zu Fuß gehen, Sport und andere körperlich anstrengende Freizeitaktivitäten nach der Diagnose, im Median 22 Monate danach (Meyerhardt et al. 2009a). Die körperliche Aktivität vor der Diagnose (im Median 6 Monate davor) zeigte keine Effekte auf das Gesamtsterberisiko. Weitere Analysen berücksichtigten die Verhaltensmuster und -änderungen bezüglich des Aktivitätsverhaltens vor und nach der Diagnose. Es zeigte sich, dass die Frauen, die ihre Aktivität nach der Diagnose im Vergleich zu der Zeit vor der Diagnose gesteigert hatten, eine signifikante Risikoreduktion für die krebsspezifische (HR=0.48) und die Gesamtmortalität

(HR=0.51) hatten, verglichen mit Frauen, die ihr Aktivitätsverhalten nicht verändert hatten. Diese Vergleichsgruppe umfasste somit aber auch Frauen, die durchgehend aktiv waren, was die Interpretationsmöglichkeiten der Ergebnisse einschränkt.

Im Rahmen einer randomisierten Chemotherapiestudie mit 832 Kolonkarzinompatienten (nur Stadium III) ließ sich ebenfalls eine deutlich günstigere Prognose bezüglich des krankheitsfreien Überlebens bei körperlich Aktiven finden (HR=0.55) (Meyerhardt et al. 2006b). Der Referenzzeitpunkt für die körperliche Bewegung war hier die Aktivität ungefähr sechs Monate nach Ende der adjuvanten Therapie, die mediane Follow-up-Zeit lag bei 3,8 Jahren. Für die Gesamtmortalität wurden zwar signifikante Trends berichtet, aufgrund der geringen Nachbeobachtungszeit und der damit verbundenen geringen Anzahl von Ereignissen ist zu hoffen, dass weitere Ergebnisse dieser Studie nach einem längeren Follow-up publiziert werden. Insgesamt war der positive Einfluss der körperlichen Bewegung unabhängig von anderen

◻ Tab. 6.3 Publizierte Beobachtungsstudien zur Assoziation von körperlicher Aktivität mit den Endpunkten Rezidiv- und/oder Mortalitätsrisiko bei Darmkrebs

Publikation	Beschreibung	Anzahl der PatientInnen	Tumorart
Haydon et al. 2006	Melbourne Collaborative Cohort Study, Frauen und Männer, Diagnose 1990–2002, Follow-up bis Juli 2004	526	Stage II–III
Mayerhardt et al. 2006a	Nurses' Health Study (NHS), nur Frauen, Diagnose 1986–2002, Follow-up bis Juni 2004	573	Stage I–III
Mayerhardt et al. 2006b	Cancer and Leukemia Group B (CALCB), Männer und Frauen, Diagnose 1999–2001, mediane Follow-up Zeit 13,4 Monate	832	Stage III
Mayerhardt et al. 2009a	Health Professionals Follow-up Study, nur Männer, Diagnose 1986–2004, Follow-up bis Januar 2006	668	Stage I–III

Faktoren wie Geschlecht, Alter, BMI, Anzahl der befallenen Lymphknoten und Chemotherapiebehandlung. Erreicht werden die berichteten Ergebnisse durch eine zusätzliche körperliche Aktivität von mindestens 18 MET-Stunden pro Woche. Ein Wert von 18 MET-Stunden pro Woche wird z.B. erreicht, wenn eine Person sechs Mal pro Woche für jeweils eine Stunde zügig spazieren geht. Die körperliche Aktivität vor der Diagnose zeigte wenig oder keinen Einfluss auf das Gesamtsterberisiko.

In der Melbourne Collaborative Cohort Study (Haydon et al. 2006) wurden für die körperlich aktivsten Personen einer Kohorte von 526 männlichen und weiblichen Kolorektalkarzinompatienten ein um 27% signifikant reduziertes krankheitsspezifisches Sterberisiko im Vergleich zu den Inaktivsten berichtet. Dabei war die Reduktion der Gesamtsterblichkeit (HR=0,77) nicht signifikant. Die mediane Beobachtungszeit betrug 5,5 Jahre. Stadienspezifische Analysen wiesen Risikoreduktionen primär für Tumoren der Stadien II und III auf (HR=0,49), Tumoren der Stadien I und IV waren dagegen nahezu unbeeinflusst. Diese Ergebnisse beziehen sich auf das nicht-berufliche Bewegungsverhalten der Teilnehmer zur Zeit der Basiserhebung der Kohorte und somit vor der Krebsdiagnose in den Jahren 1990–1994. Angaben zur körperlichen Aktivität vor noch nach der Diagnose gab es in dieser Studie nicht.

Neuere Ergebnisse liegen von einer Kohorte von 668 Männern im Rahmen der Health Professionals Follow-Up Study vor, die an einem Kolorektalkarzinom des Stadiums I bis III erkrankt sind und über einen Zeitraum von 8,6 Jahren im Median nachbeobachtet wurden (Meyerhardt et al. 2009a; ◻ Tab. 6.3). Männer mit der höchsten körperlichen Aktivität (> 27 MET-Stunden Freizeitaktivität pro Woche) nach der Diagnose wiesen sowohl eine gesenkte darmkrebsspezifische Mortalitätsrate (HR=0,47) als auch eine gesenkte Gesamtmortalität (HR=0,59) auf im Vergleich zu den am wenigsten aktiven Männern (< 3 MET-Stunden pro Woche).

▪ Andere Krebserkrankungen

Nach unserem Kenntnisstand liegt bislang nur eine Arbeit zu den Langzeiteffekten von körperlicher Aktivität bei 2.705 Prostatakarzinompatienten aus der Health Professionals Follow-up-Studie vor (Kenfield et al. 2011). Es wurden signifikante Senkungen der tumorspezifischen als auch der Gesamtmortalität für körperlich aktive Männer berichtet, verglichen mit inaktiven. Die stärksten Effekte zeigten sich für Männer, die sowohl vor als auch nach der Diagnose körperlich aktiv waren. Langzeitbeobachtungen zu körperlicher Aktivität bei anderen Tumorerkrankungen, auch zu Tumoren im Kindes- und Jugendalter, wurden bislang nicht publiziert.

6.2.2 Erkenntnisse zu anderen Endpunkten

Während die Erkenntnisse zu möglichen positiven Langzeiteffekten eines aktives Lebensstils vor und nach einer Krebsdiagnose hinsichtlich der Mortalität und dem Wiederauftreten der Erkrankung bislang nur auf Beobachtungsstudien basieren, liegen für andere Endpunkte durchaus höherrangige Studien im Sinne der Evidenzhierarchie vor. So verdichten sich in den letzten Jahren die Hinweise darauf, dass ein individuell auf den Patienten ausgerichtetes Bewegungsprogramm die oft sehr belastenden krankheits- und therapiebedingten Nebenwirkungen lindern kann. Die Behandlung wird besser vertragen und kann somit häufiger leitlinienkonform durchgeführt werden. Konkret berichtete physische und psychische Trainingseffekte im Verlauf einer Krebserkrankung wurden bereits in Tabelle 6.1 aufgeführt. Kontrollierte und randomisierte Interventionsstudien deuten darauf hin, dass negative krankheits- und therapiebedingte Begleiterscheinungen wie Fatigue, Schlafstörungen und Depressionen durch körperliche Aktivität reduziert werden können. Die meisten publizierten randomisierten klinischen Studien beziehen sich dabei auf Brustkrebs, Prostatakrebs und hämatologische Neoplasien, wobei gerade für Brustkrebs die Untersuchung von Ausdauertraining überwiegt. Interessanterweise gibt es nur wenige publizierte randomisierte Interventionsstudien mit Darmkrebspatienten, die meisten davon mit weniger als 100 Personen. Für Patienten in der palliativen Situation, d. h. mit unheilbaren, metastasierten Tumorerkrankungen, gibt es bislang vornehmlich Pilotstudien mit maximal 40 Patienten (Lowe 2011). Diese zeigen, dass zumindest die Patienten, die gewillt sind und denen es möglich ist, körperlich aktiv zu werden, von dieser Aktivität profitieren können. In diesem Bereich sind jedoch weitere zielgerichtete Studien erforderlich. Nachfolgend kann nur ein grober Einblick in den aktuellen Kenntnisstand zu den Effekten von Bewegung nach einer Krebsdiagnose gegeben werden, für weitere Informationen sei auf aktuelle Reviews (Courneya u. Friedenreich 2011; Schmitz et al. 2010) und die nachfolgenden Kapitel in diesem Buch verwiesen.

Für Brustkrebs liegen derzeit ungefähr 60 randomisierte klinische Studien vor. Die untersuchten Interventionen unterscheiden sich nach dem Anwendungszeitraum (während oder nach der Strahlen- und/oder Chemotherapie), nach der Art und Dauer des Trainings und den Zielkriterien.

Jedoch müssen viele der bisherigen Ergebnisse mit Blick auf psychosoziale Outcomeparameter auch kritisch betrachtet werden. Eines der Hauptprobleme stellt dabei die methodische Konzeptionierung der Kontrollgruppeninterventionen dar, welche sich in überwiegender Zahl als eine Standardtherapie (treatment as usual) darstellt. Da körperliche Trainingsinterventionen überwiegend in Gruppen durchgeführt werden, finden teilnehmende Patienten auch hier ein soziales Netzwerk vor. Wissenschaftliche Studien zeigen, dass der mit der Gruppensituation verbundene soziale Kontext bzw. die Stabilität und Sicherheit einer Gruppe von ebenfalls Betroffenen explizit von Krebspatienten gesucht wird (Stevinson u. Fox 2006). Somit wird den entsprechenden Kontrollpatienten nicht nur ein körperliches Training vorenthalten, sondern auch ein vermehrter Sozialkontakt durch Therapeuten oder andere Patienten in einem gruppenorientierten Setting. Dieser gruppendynamische/soziale Aspekt kann jedoch wesentlichen Einfluss auf psychische Outcomeparameter haben (Beasley et al. 2010). Künftige Studien müssen dies bei dem Design von Kontrollgruppeninterventionen berücksichtigen, um den tatsächlichen Mehrwert eines körperlichen Trainings – über den psychosozialen Effekt der Gruppendynamik hinaus – ermitteln zu können.

Eine weitere Limitation für die Interpretation der Ergebnisse ist die Problematik der »Reverse Causation«. Gerade das körperliche Aktivitätsverhalten nach der Diagnose könnte durchaus auch von dem Schweregrad der Erkrankung abhängen und somit die Ergebnisse verfälschen. Allerdings enthalten bisherige Studien bereits Hinweise darauf, dass dieser Mechanismus nicht die alleinige Erklärung für die positiven Effekte darstellt. Ein Beispiel hierfür sind die Ergebnisse für hormonsensitive Mammakarzinome, die dafür sprechen, dass hormonabhängige Regulationswege eine Erklärung für die positiven Effekte von körperlicher Aktivität liefern könnten.

> **Bewegungsprogramme können die oft sehr belastenden krankheits- und therapiebedingten Nebenwirkungen, wie z.B. Fatigue, Schlafstörungen und Depressionen, lindern – die Behandlung wird besser vertragen und kann somit häufiger leitlinienkonform durchgeführt werden.**

Die meisten publizierten randomisierten klinischen Studien beziehen sich dabei auf Brustkrebs, Prostatakrebs und hämatologische Neoplasien.

6.2.3 Aktuelle Empfehlungen für die Tertiärprävention

Verschiedene nationale sowie internationale Organisationen und Fachgremien haben Empfehlungen für Sport und körperliche Aktivität für Tumorpatienten formuliert, u.a. die Kommission »Krebs und Sport« der Deutschen Krebsgesellschaft (Baumann et al. 2009a, 2009b), die Australian Association of Exercise and Sport Science (Hayes et al. 2009) sowie das American College of Sports Medicine (Schmitz et al. 2010). Alle kommen zu der Schlussfolgerung, dass Krebspatienten zwar therapie- und krankheitsbedingt spezifischen Risiken ausgesetzt sind, die zu berücksichtigen sind, dass aber dennoch körperliche Bewegung während und nach einer Krebstherapie sicher ist. Training verbessert die aerobische Fitness, Muskelkraft, Lebensqualität und Fatigue bei Brust- und Prostatakrebs sowie bei hämatologischen Krebserkrankungen. Es ist noch unklar, ob sich diese Ergebnisse auf andere Tumorarten und Endpunkte verallgemeinern lassen. Generell wird empfohlen, dass Krebspatienten täglich 30–40 Minuten körperlich aktiv sind (Ausdauersport täglich, Krafttraining eher 2- bis maximal 3-mal wöchentlich). Patienten sollten gemäß ihres Gesundheits- und Trainingszustands langsam an diese Praxis herangeführt werden.

Im Zusammenhang mit Brustkrebs taucht häufig die Frage auf, ob Lymphödeme als häufige und unangenehme Komplikation der Brustkrebsbehandlung eine Kontraindikation für körperliche Aktivität darstellen. Das American College of Sports Medicine beurteilt es als durch randomisierte Studien hinreichend belegt, dass auch Patientinnen mit Lymphödemen sicher Oberkörpertraining absolvieren können (Schmitz et al. 2010). Die größte Studie zeigte sogar protektive Effekte im Hinblick auf die Lymphödemsymptomatik selbst (Schmitz et al. 2009).

> **Generell wird empfohlen, dass Krebspatienten täglich 30–40 Minuten körperlich aktiv sind, wobei Ausdauersport täglich möglich ist, ein Krafttraining hingegen eher 2- bis maximal 3-mal wöchentlich stattfinden sollte.**

Patienten sollten gemäß ihres Gesundheits- und Trainingszustands langsam an diese Praxis herangeführt werden. Lymphödeme als häufige und unangenehme Komplikation der Brustkrebsbehandlung stellen keine Kontraindikation für körperliche Aktivität dar.

Zur Frage, inwieweit diese Richtlinien derzeit befolgt werden, gibt es nur wenige systematische Untersuchungen, die meisten aus den USA, Kanada und Australien (Courneya et al. 2008; Irwin et al. 2004; Littman et al. 2010). In einer eigenen prospektiven Studie untersuchten wir 1.067 Frauen, die an einem postmenopausalen Brustkrebs erkrankt waren (Huy et al. 2011). Informationen wurden erfasst zu dem körperlichen Bewegungsverhalten bezüglich Sport, Zu-Fuß-Gehen und Fahrradfahren jeweils vor der Diagnose, während der Therapie und ein Jahr nach der Operation. Es zeigte sich, dass die mediane Bewegung während der Therapie stark und statistisch signifikant zurückging. Patientinnen, die zusätzlich zur Operation mit einer Chemotherapie und/oder Strahlentherapie behandelt wurden, wiesen dabei einen stärkeren Aktivitätsrückgang auf als Patientinnen, die nur eine Hormonbehandlung oder keine systemische Behandlung erhielten. Den stärksten Einfluss auf den Aktivitätsrückgang während der Therapie hatten die Faktoren »Körperliche Aktivität vor der Diagnose« und »Medizinische Risikofaktoren«. Im Gegensatz dazu führte die Teilnahme an einer Rehabilitationsmaßnahme zu einem Anstieg der Bewegung nach der Therapie. Führt man diese Ergebnisse mit den oben dargestellten positiven Effekten von körperlicher Aktivität während der Therapie zusammen, so zeigt sich ein großes Potential zur Verbesserung der Nachsorge von Krebspatientinnen, zumindest im Bereich Brustkrebs. Es liegt nahe, dass andere

Krebslokalisationen in mindestens gleicher Weise betroffen sind. Umso mehr ist ein integratives Versorgungskonzept für den Bereich »Bewegung nach Krebs« unter Einbeziehung der Pflegekräfte und der Ärzteschaft zunehmend wünschenswert.

6.3   Zusammenfassung

Bisherige Studien zeigen, dass körperliche Aktivität bis hin zu anstrengendem Training für Krebspatienten eine hochwirksame begleitende Therapiemaßnahme sein kann.

Neben der zum Teil in randomisierten Studien wissenschaftlich gut belegten Wirksamkeit auf physiologischer Ebene können zahlreiche jüngere Studien auch die Wirksamkeit im Hinblick auf psychosoziale Endpunkte wie Depressivität, Ängstlichkeit und Disstress belegen. Besonders die häufig und stark beeinträchtigende Komplikation der Fatigue kann wirksam mithilfe von strukturiertem körperlichem Training bekämpft werden. Zur Bewertung der Langzeiteffekte stehen derzeit lediglich Beobachtungsstudien zur Verfügung, sodass eine abschließende Beurteilung nicht möglich ist.

Die Evidenzlage für kurzfristige und mittelfristige Endpunkte reicht jedoch aus, um alle an der Krankenversorgung beteiligten Personen und natürlich die Patienten und Patientinnen selbst zu ermutigen, Tumorpatienten/innen sich frühzeitig zu mobilisieren und aktiv zu halten.

Es gibt noch viele offene Fragen, die in gezielten klinischen Studien zu untersuchen sind. Dabei ist ein relevantes Forschungsziel, die biologischen Wirkmechanismen zu verstehen, u.a. durch entsprechende Probenasservierung und Biomarkermessungen in den Studien, und somit ein effektives Training zu identifizieren und zu ermöglichen.

Literatur

Abrahamson PE, Gammon MD, Lund MJ, Britton JA, Marshall SW, Flagg EW, Porter PL, Brinton LA, Eley JW, Coates RJ (2006) Recreational Physical Activity and Survival Among Young Women With Breast Cancer. Cancer 107:1777–1785

Ainsworth BE, Haskell WL, Leon AS, Jacobs DR, Montoye HJ, Sallis JF, Paffenbarger RS, Jr. (1993) Compendium of Physical Activities: Classification of Energy Costs of Human Physical Activities. Med Sci Sports Exerc 25:71–80

Ainsworth BE, Haskell WL, Whitt MC, Irwin ML, Swartz AM, Strath SJ, O'Brien WL, Bassett DR, Schmitz KH, Emplaincourt PO, Jacobs DR, Leon AS (2000) Compendium of Physical Activities: an Update of Activity Codes and MET Intensities. Med Sci Sports Exerc 32:S498–504

Baumann F, Dimeo F, Graf C, Jäger E, Klein-Tebbe A, Steindorf K, Tschuschke V (2009a) Für Die Kommission »Krebs Und Sport« Der Deutschen Krebsgesellschaft. Teil I: Richtlinien Für Die Anwendung Von Sport Und Körperlicher Aktivität in Der Prävention, Supportiven Therapie Und Rehabilitation Neoplastischer Erkrankungen. Forum 23:14–17

Baumann F, Dimeo F, Graf C, Jäger E, Klein-Tebbe A, Steindorf K, Tschuschke V (2009b) Für Die Kommission »Krebs Und Sport« Der Deutschen Krebsgesellschaft. Teil II: Richtlinien Für Die Anwendung Von Sport Und Körperlicher Aktivität in Der Prävention, Supportiven Therapie Und Rehabilitation Neoplastischer Erkrankungen. Forum 24:9–12

Beasley JM, Newcomb PA, Trentham-Dietz A, Hampton JM, Ceballos RM, Titus-Ernstoff L, Egan KM, Holmes MD (2010) Social Networks and Survival After Breast Cancer Diagnosis. J Cancer Surviv 4:372–380

Courneya KS, Friedenreich CM (2011) Physical Activity and Cancer. Springer, Heidelberg

Courneya KS, Katzmarzyk PT, Bacon E (2008) Physical Activity and Obesity in Canadian Cancer Survivors: Population-Based Estimates From the 2005 Canadian Community Health Survey. Cancer 112:2475–2482

Dal Maso L., Zucchetto A, Talamini R, Serraino D, Stocco CF, Vercelli M, Falcini F, Franceschi S (2008) Effect of Obesity and Other Lifestyle Factors on Mortality in Women With Breast Cancer. Int J Cancer 123:2188–2194

Enger SM, Bernstein L (2004) Exercise activity, body size and premenopausal breastcancer survival. Br J Cancer 90:2138–2141

Fairey AS, Courneya KS, Field CJ, Bell GJ, Jones LW, Mackey JR (2003) Effects of Exercise Training on Fasting Insulin, Insulin Resistance, Insulin-Like Growth Factors, and Insulin-Like Growth Factor Binding Proteins in Postmenopausal Breast Cancer Survivors: a Randomized Controlled Trial. Cancer Epidemiol Biomarkers Prev 12:721–727

Fairey AS, Courneya KS, Field CJ, Bell GJ, Jones LW, Mackey JR (2005a) Randomized Controlled Trial of Exercise and Blood Immune Function in Postmenopausal Breast Cancer Survivors. J Appl Physiol 98:1534–1540

Fairey AS, Courneya KS, Field CJ, Bell GJ, Jones LW, Martin BS, Mackey JR (2005b) Effect of Exercise Training on C-Reactive Protein in Postmenopausal Breast Cancer Survivors: a Randomized Controlled Trial. Brain Behav Immun 19:381–388

Friedenreich CM, Gregory J, Kopciuk KA, Mackey JR, Courneya KS (2009) Prospective Cohort Study of Lifetime

Physical Activity and Breast Cancer Survival. Int J Cancer 124:1954–1962

Haydon AM, MacInnis RJ, English DR, Giles GG (2006) Effect of Physical Activity and Body Size on Survival After Diagnosis With Colorectal Cancer. Gut 55:62–67

Hayes SC, Spence RR, Galvao DA, Newton RU (2009) Australian Association for Exercise and Sport Science Position Stand: Optimising Cancer Outcomes Through Exercise. J Sci Med Sport 12:428–434

Holick CN, Newcomb PA, Trentham-Dietz A, Titus-Ernstoff L, Bersch AJ, Stampfer MJ, Baron JA, Egan KM, Willett WC (2008) Physical Activity and Survival After Diagnosis of Invasive Breast Cancer. Cancer Epidemiol Biomarkers Prev 17:379–386

Holmes MD, Chen WY, Feskanich D, Kroenke CH, Colditz GA (2005) Physical Activity and Survival After Breast Cancer Diagnosis. JAMA 293:2479–2486

Hutnick NA, Williams NI, Kraemer WJ, Orsega-Smith E, Dixon RH, Bleznak AD, Mastro AM (2005) Exercise and Lymphocyte Activation Following Chemotherapy for Breast Cancer. Med Sci Sports Exerc 37:1827–1835

Huy C, Schmidt M, Flesch-Janys D, Chang-Claude J, Steindorf K (2011) Physical Activity in a German Breast Cancer Patient Cohort: One-Year Trends and Characteristics Associated With Change in Activity Level. Obesity, in revision

Ibrahim EM, Al-Homaidh A (2010) Physical Activity and Survival After Breast Cancer Diagnosis: Meta-Analysis of Published Studies. Med Oncol [Epub ahead of print]

Irwin ML, Alvarez-Reeves M, Cadmus L, Mierzejewski E, Mayne ST, Yu H, Chung GG, Jones B, Knobf MT, DiPietro L (2009) Exercise Improves Body Fat, Lean Mass, and Bone Mass in Breast Cancer Survivors. Obesity (Silver Spring) 17:1534–1541

Irwin ML, McTiernan A, Bernstein L, Gilliland FD, Baumgartner R, Baumgartner K, Ballard-Barbash R (2004) Physical Activity Levels Among Breast Cancer Survivors. Med Sci Sports Exerc 36:1484–1491

Irwin ML, Smith AW, McTiernan A, Ballard-Barbash R, Cronin K, Gilliland FD, Baumgartner RN, Baumgartner KB, Bernstein L (2008) Influence of Pre- and Postdiagnosis Physical Activity on Mortality in Breast Cancer Survivors: the Health, Eating, Activity, and Lifestyle Study. J Clin Oncol 26:3958–3964

Kenfield SA, Stampfer MJ, Giovannucci E, Chan JM (2011) Physical Activity and Survival After Prostate Cancer Diagnosis in the Health Professionals Follow-Up Study. J Clin Oncol 29:726–732

Ligibel JA, Giobbie-Hurder A, Olenczuk D, Campbell N, Salinardi T, Winer EP, Mantzoros CS (2009) Impact of a Mixed Strength and Endurance Exercise Intervention on Levels of Adiponectin, High Molecular Weight Adiponectin and Leptin in Breast Cancer Survivors. Cancer Causes Control 20:1523–1528

Littman AJ, Tang MT, Rossing MA (2010) Longitudinal Study of Recreational Physical Activity in Breast Cancer Survivors. J Cancer Surviv 4:119–127

Lowe SS (2011) Physical Activity and Palliative Cancer Care. Recent Results Cancer Res 186:349–365

Meyerhardt JA, Giovannucci EL, Holmes MD, Chan AT, Chan JA, Colditz GA, Fuchs CS (2006a) Physical Activity and Survival After Colorectal Cancer Diagnosis. J Clin Oncol 24:3527–3534

Meyerhardt JA, Giovannucci EL, Ogino S, Kirkner GJ, Chan AT, Willett W, Fuchs CS (2009a) Physical Activity and Male Colorectal Cancer Survival. Arch Intern Med 169:2102–2108

Meyerhardt JA, Heseltine D, Niedzwiecki D, Hollis D, Saltz LB, Mayer RJ, Thomas J, Nelson H, Whittom R, Hantel A, Schilsky RL, Fuchs CS (2006b) Impact of Physical Activity on Cancer Recurrence and Survival in Patients With Stage III Colon Cancer: Findings From CALGB 89803. J Clin Oncol 24:3535–3541

Meyerhardt JA, Ogino S, Kirkner GJ, Chan AT, Wolpin B, Ng K, Nosho K, Shima K, Giovannucci EL, Loda M, Fuchs CS (2009b) Interaction of Molecular Markers and Physical Activity on Mortality in Patients With Colon Cancer. Clin Cancer Res 15:5931–5936

Pierce JP, Stefanick ML, Flatt SW, Natarajan L, Sternfeld B, Madlensky L, Al-Delaimy WK, Thomson CA, Kealey S, Hajek R, Parker BA, Newman VA, Caan B, Rock CL (2007) Greater Survival After Breast Cancer in Physically Active Women With High Vegetable-Fruit Intake Regardless of Obesity. J Clin Oncol 25:2345–2351

Schmitz KH, Ahmed RL, Hannan PJ, Yee D (2005) Safety and Efficacy of Weight Training in Recent Breast Cancer Survivors to Alter Body Composition, Insulin, and Insulin-Like Growth Factor Axis Proteins. Cancer Epidemiol Biomarkers Prev 14:1672–1680

Schmitz KH, Ahmed RL, Troxel A, Cheville A, Smith R, Lewis-Grant L, Bryan CJ, Williams-Smith CT, Greene QP (2009) Weight Lifting in Women With Breast-Cancer-Related Lymphedema. N Engl J Med 361:664–673

Schmitz KH, Courneya KS, Matthews C, Mark-Wahnefried W, Galvao DA, Pinto BM, Irwin ML, Wolin KY, Segal RJ, Lucia A, Schneider CM, von G, V, Schwartz AL (2010) American College of Sports Medicine Roundtable on Exercise Guidelines for Cancer Survivors. Med Sci Sports Exerc 42:1409–1426

Speck RM, Courneya KS, Masse LC, Duval S, Schmitz KH (2010) An Update of Controlled Physical Activity Trials in Cancer Survivors: a Systematic Review and Meta-Analysis. J Cancer Surviv 4:87–100

Sternfeld B, Weltzien E, Quesenberry CP, Jr., Castillo AL, Kwan M, Slattery ML, Caan BJ (2009) Physical Activity and Risk of Recurrence and Mortality in Breast Cancer Survivors: Findings From the LACE Study. Cancer Epidemiol Biomarkers Prev 18:87 95

Stevinson C, Fox KR (2006) Feasibility of an Exercise Rehabilitation Programme for Cancer Patients. Eur J Cancer Care (Engl) 15:386–396

Winzer BM, Whiteman DC, Reeves MM, Paratz JD (2011) Physical Activity and Cancer Prevention: a Systematic Review of Clinical Trials. Cancer Causes Control 22:811–826

Symptom-spezifische Einflüsse körperlicher Aktivität

Fatigue-Syndrom

Philipp Zimmer, Jens-Ulrich Rüffer

7.1   Einleitung

Die im englischen Sprachraum gebräuchliche Bezeichnung »cancer related fatigue« (CRF) ist weitaus zutreffender als die früher im deutschen Sprachraum genutzten Begriffe »Müdigkeit« und »Erschöpfung«. Definitionsgemäß ist das allgemeine Fatigue-Syndrom von dem Krebs- bzw. dem Krebstherapie-assoziierten Fatigue-Syndrom abzugrenzen, wenngleich Parallelen zu physischer und mentaler Erschöpfungsausprägung zu erkennen sind. Die folgenden Ausführungen beziehen sich auf die krebsinduzierte Erschöpfung und werden daher mit der Abkürzung CRF benannt.

Das CRF ist die häufigste Komplikation, die im Laufe einer Krebserkrankung und deren Therapie auftritt und mitunter noch Jahre nach dem Therapieabschluss die Lebensqualität und die funktionelle Kapazität der Patienten empfindlich einschränken kann. In Abhängigkeit von der Krebsentität und der Art der Behandlung, kann bei 25–99% (Higginson et al. 2004) aller onkologischen Patienten vor und während der Therapie ein CRF diagnostiziert werden; 17–30% aller Patienten leiden auch nach überstandener Krankheit daran (Cella et al. 2001). Besonders häufig tritt das CRF nach Radio- und hochdosierten Chemotherapien auf. Neben der hohen Prävalenz wird das CRF von Patienten subjektiv als schwerste Komplikation der Erkrankung und der Therapie empfunden. Damit übertrifft es in seiner Auswirkung auf die Lebensqualität des Patienten andere, von den Ärzten häufig als besonders schwerwiegend wahrgenommene Nebenwirkungen, wie Schmerzen und Übelkeit (www.ncbi.nlm.nih.gov/pubmed/15263040).

Neben den erheblichen Einschränkungen für die Patienten stellt das CRF eine große Herausforderung für das Gesundheitssystem dar. Versuche der Wiedereingliederung von betroffenen Personen sind auch Jahre nach überstandener Krebskrankheit aufgrund des CRF nicht erfolgreich. Die Patienten benötigen kostenintensive physische und psychische Hilfeleistungen. Genaue sozio-ökonomische Daten liegen diesbezüglich noch nicht vor, wobei in den Niederlanden momentan zwei umfangreiche randomisierte, kontrollierte Studien durchgeführt werden (van Waart et al. 2010; Velthuis et al. 2010).

7.2   Begriffsbeschreibung

Das National Comprehensive Cancer Network (NCCN) definiert das CRF als ein persistierendes Symptom, ein subjektives Gefühl von physischer, emotionaler und kognitiver Müdigkeit und Erschöpfung, das durch die Erkrankung und deren Therapie entsteht und in keiner Relation zu physisch erbrachten Leistung bzw. zur altersentsprechenden funktionellen Kapazität des Patienten steht. Andere Definitionen erweitern diese um den Zusatz, dass der erlebte Erschöpfungszustand auch durch angemessene Schlafphasen nicht kompensiert werden kann.

Die physische Dimension des CRF macht sich durch das vermehrte Bedürfnis nach Ruhe- und Schlafphasen, eine verminderte körperliche Leistungsfähigkeit und ein ungewohntes Müdigkeitsgefühl bemerkbar. Diese physische Komponente verhält sich ähnlich wie eine trainingsinduzierte Erschöpfung. Selbst in körperlicher Ruhe fühlen sich Personen in diesem Zustand müde, schwach und antriebslos (Newsholme et al. 1986).

Emotionale Beeinflussungen lassen sich anhand von Motivationsverlust, Antriebslosigkeit und depressionsähnlichen Verstimmungen erkennen. Diese Auswirkung auf die emotionale Dimension des CRF wird als Reaktion auf den erlebten Verlust der eigenen Funktionalität gesehen. Auf kognitiver Ebene klagen Patienten vor allem über Konzentrationseinschränkungen und Aufmerksamkeitsdefizite sowie Wortfindungsstörungen.

Die beschriebenen Einschränkungen und Defizite können inter- und intraindividuell variieren. Grundsätzlich lässt sich feststellen, dass sich die Symptome in ihrer Ausprägung im Hinblick auf deren Intensität und Zeit mit größer werdendem Zeitabstand zum Therapieabschluss abschwächen.

Neben der Problematik der Multidimensionalität des CRF wird eine klare Definition durch eine unklare Abgrenzung zu ähnlichen Einschränkungen wie Depressionen und dem »post chemotherapy cognitive impairment« (PCCI), das in der Literatur auch als »chemobrain« beschrieben wird, erschwert.

7.3 Diagnose

Das CRF ist in der Regel eine klassische Ausschlussdiagnose. Dabei müssen tumor- bzw. therapieassoziierte Anämien, schmerzbedingte Immobilisation, Infektionen, pulmonale Erkrankungen, Elektrolytstörungen (v.a. Nieren und Leber), Störungen von hormonellen Regelkreisen (z.B. Hypothyreose), Depressionen und medikamentöse Einflüsse ausgeschlossen werden (Schütz 2008). Des Weiteren werden visuelle Analogskalen und Fragebögen zur Evaluation des CRF genutzt. Als geeignetste Fragebögen beschreiben Seyidova-Khoshknabi et al. (2011) den BFI und die Fatiguekomponente des EORTC QLQ C30.

Die beträchtlichen Unterschiede der CRF-Prävalenz in der Literatur sind zum einen auf die unterschiedlichen Erkrankungen und deren Therapien und zum anderen auf die Nutzung verschiedener Instrumente zur Evaluation des CRF zurückzuführen.

7.4 Pathologie

Zytokinprofiländerungen Die prominentesten Zytokine, die in Verbindung mit dem CRF und dem allgemeinen Fatigue-Syndrom stehen, sind Interleukin-1 (IL-1), IL-6, TNF-α und IFN-γ (Seruga et al. 2008; Ryan et al. 2007; Bower et al. 2002). Die Ursache der erhöhten Zytokinwerte wird zum einen mit einer normalen, physiologischen Immunantwort, ähnlich wie bei Infektionen und Gewebeschädigungen, und zum anderen mit der Wirkung ursächlicher Therapien in Verbindung gebracht.

Eine chronische Erhöhung dieser Botenstoffe kann zu Anämie, Kachexie, Infektionskrankheiten, Fieber und Depressionen führen (Kurzrock 2001). Darüber hinaus können sich das Migrationsverhalten sowie die Effektivität von Natürlichen Killerzellen und anderen Immunzellen verändern. Inwieweit die genannten Symptome das CRF beeinflussen bzw. eine gegenseitige Wechselwirkung besteht, ist bisher nur schlecht verstanden (Barsevick et al. 2010). Meyers et al. (2005) konnten zeigen, dass die Plasmakonzentration von IL-1, IL-6 und TNF-α direkt mit der Ausprägung des CRF korrelieren. An-

dere Studien konnten diesen Zusammenhang nicht oder nur partiell bestätigen.

Außerdem können die benannten Zytokine unmittelbar auf das Zentralnervensystem (ZNS) wirken. Sie verändern Gedächtnisleistungen, Stimmungen und ausführende Funktionsleistungen, welche in frontalen, subkortikalen Hirnzentren lokalisiert sind (Chen et al. 2008).

5-Hydroxytryptamin (5-HT/Serotonin) Der Einfluss von Serotonin auf das CRF wird in der Literatur sehr kontrovers diskutiert.

Ryan et al. (2007) vermuten, dass erhöhte Serotonin- und Serotoninrezeptorkonzentrationen im ZNS als Folge einer Krebserkrankung bzw. deren Therapie einen ungünstigen Einfluss auf das CRF haben. Diese Vermutung basiert auf der Tatsache, dass bei Krebspatienten erhöhte Tryptophankonzentrationen im Blut gefunden werden und pro-inflammatorische Zytokine die Indolamin 2,3-Dioxygenase stimulieren (Wicher et al. 2002). Die Kombination aus erhöhtem Tryptophanspiegel und verstärkter Enzymaktivität könnte so die Serotoninkonzentration anheben.

Simultane Zusammenhänge werden u.a. von Fernstrom und Fernstrom (2006) im Hinblick auf eine physische Erschöpfung nach lang anhaltender körperlicher Belastung postuliert. TNF-α und IL-1 können die Ausschüttung von Serotonin in den synaptischen Spalt und dessen Resorption steigern (Zhu et al. 2006). Als negatives Feedback senkt Serotonin die Expremierung von TNF-α. Durch eine Krebserkrankung bzw. Therapie könnte dieser Rückkopplungsmechanismus gestört sein (Morrow et al. 2002).

Zusätzlich konnte bei Patienten, die an einem chronischen Fatigue leiden, erhöhte Werte für 5-HT1A-Rezeptoren und deren Affinität im Hypothalamus nachgewiesen werden (Sharpe et al. 1997). Cleare et al. (2005) postulieren eine verminderte Anzahl und Affinität von Serotonin-1A-Rezeptoren bei CRF-Patienten (www.ncbi.nlm.nih.gov/pubmed?term=Cleare 5HTfatigue).

Eine erhöhte Serotoninkonzentration kann ihrerseits die Sekretion des Corticotropin-Releasing-Hormons (CRH) verändern und somit die Hypothalamus-Hypophysen-Nebennierenrinden-Achse beeinflussen (s.u.). Ähnliche Mechanismen werden auch bei Depressionen beobachtet, was die Hypothese von Bower et al. (2005) unterstützen würde, der zufolge diagnoseassoziierte Depressionen das CRF bedingen oder verstärken. Im Gegensatz dazu konnten in zwei Arzneimittelstudien durch die selektive Hemmung eines Serotoninresorptionshemmers keine Unterschiede im Hinblick auf die CRF-Häufigkeit beobachtet werden (Morrow et al. 2003; Roscoe et al. 2005).

Eine weitere Verbindung zwischen einem erhöhten Serotoninspiegel und dem CRF wird in einer verstärkten Vagusaktivierung gesehen (Konsman et al. 2002).

Hypothalamus-Hypophysen-Nebennierenrinden-Achse (HHNA) Bei CRF-Patienten können erniedrigte Cortisolwerte gemessen werden, was in der Literatur weitläufig mit Störungen HHNA begründet wird (Cleare 2003; Duval et al. 2006). In Tiermodellen wurden nach physischer und psychischer Belastung erhöhte CRH-Werte gemessen, wohingegen chronische Entzündungssituationen mit verminderten Konzentrationen assoziiert waren (Shanks et al. 1998, www.ncbi.nlm.nih.gov/pubmed/9629287). Die resultierenden verminderten Cortisolkonzentrationen weisen wiederum Ähnlichkeiten zu depressiven Zuständen auf (Aguilera 1994; Chappell et al. 1986; Imaki et al. 1991).

Circadiane Rhythmusstörungen Veränderungen des circadianen Rhythmus können insbesondere bei fortgeschrittenen Krebserkrankungen beobachtet werden. In Studien, die das Aktivitätsniveau mit der Intensität des CRF verglichen, konnte eine inverse Beziehung zwischen körperlicher Aktivität und dem CRF während des Tages und eine direkte Beziehung zwischen einem Schlafmangel und dem CRF während der Nacht festgestellt werden (Ryan et al. 2007).

Außerdem scheint die Schlaflosigkeit mit dem Vorhandensein von Depressionen zu korrelieren, was die enge Verbindung von Depressionen und dem CRF bestätigt (www.ncbi.nlm.nih.gov/pubmed/15755997). Als eine mögliche Ursache dieser Störungen werden neben Veränderungen der HHNA, von Tumorzellen und deren Microenviroment produzierte Wachstumsfaktoren wie beispielsweise der Epidermal Growth Factor (EGF) gesehen, die ihrerseits Zellen im Nucleus supra-

chiasmticus beeinflussen. Als Folge können bei fortgeschrittenen Krebserkrankungen veränderte Cortisol- und Melatoninkonzentrationen gemessen werden (Rich 2007).

Muskel/ATP-Stoffwechsel Ein zentraler Aspekt der reduzierten peripheren Belastbarkeit scheint eine verminderte oxidative Regenerationsfähigkeit des ATP zu sein, wodurch auch die Regulation des 2,5-oligodenylat/RNase L-Signalweges beeinträchtigt ist (Forsyth et al. 1999; McCully et al. 1996). Außerdem können als Folge der Krankheit, der Therapie oder diverser Begleiterscheinungen auch der Kreatinphosphatspiegel und die Proteinsynthese im Muskel absinken (Pastoris et al. 1997). Weiterhin sind bei onkologischen Patienten erhöhte Laktatwerte zu beobachten.

In verschiedenen Studien konnte durch die Applikation von ATP und Nikotinamid-Adenin-Dinukleotid (in reduzierter Form als NADH) eine Reduktion einiger Symptome des CRF, wie Muskelschwäche und Müdigkeit, erzielt werden und damit die Lebensqualität der Patienten gesteigert werden (Agteresch et al. 2000).

Vagusstimulation Neben den oben beschriebenen Einflussfaktoren werden auch Dysregulationen vagaler Afferenzen mit dem CRF in Verbindung gebracht. Es wird vermutet, dass pro-inflammatorische Zytokine und Serotonin vagale Afferenzen stimulieren (Blackshaw u. Grundy 1993b; Ryan et al. 2007; Ek et al. 1998). Außerdem konnten Hansen et al. (1997) zeigen, dass der Nervus Vagus als Mediator der IL-1-Produktion im Hirnstamm sowie im Hippocampus und Hypothalamus fungiert. Dysbalancen dieses Systems könnten auch einen negativen Einfluss auf die HHNA haben (s.o.). Die aufgeführten Effekte sind bisher nur in Tiermodellen beschrieben worden. Inwiefern der Nervus Vagus zur Pathogenese des CRF beiträgt ist nicht geklärt.

Oxidativer Stress Bei Patienten, die an einem allgemeinen Fatigue-Syndrom leiden, können erhöhte Peroxidkonzentrationen im Plasma gemessen werden (Maes et al. 2011). Ob und wie dieser veränderte Redoxstatus das Fatigue beeinflusst, ist noch unklar. Den Einfluss des oxidativen Stresses für onkologische Patienten zu definieren ist gleichwohl schwieriger, da beispielsweise Chemotherapeutika wie das Anthracylin Doxorubicin in allen Geweben einen deutlich erhöhten oxidativen Stress generieren (www.ncbi.nlm.nih.gov/pubmed/21310884). Im Skelettmuskel sorgt dieser Stress über noch unbekannte Wege für eine deutliche Reduktion der Muskelmasse. Dieser negative Effekt der Therapie könnte somit einen direkten Einfluss auf das periphere Fatigue haben (Gilliam u. St Clair 2011).

Genetik Inwieweit genetische und epigenetische Veränderungen das CRF beeinflussen, ist noch unklar. Einige wenige Studien konnten zeigen, dass bei CRF-Patienten bestimmte Genpolymorhismen gehäuft zu finden sind. Diese Polymorphismen beziehen sich auf die Gene von IL-1B (511 C/T) und IL-6 (174 G/C) (www.ncbi.nlm.nih.gov/pubmed/18672213; Collado-Hidalgo et al. 2008).

7.5 Therapieoptionen

Aufgrund der nur dürftigen Datenlage bei den medikamentösen Ansätzen sollte eine nicht-medikamentöse Therapie bevorzugt werden, wobei individuelle Faktoren, wie Alter und Krankheitsstadium, berücksichtigt werden müssen.

Lotfi-Jam et al. (2008) verglichen 77 randomisierte, kontrollierte Studien zur nicht-medikamentösen Behandlung des CRF. Entspannungstraining, Sport, kognitive Verhaltenstherapien und Hypnosetherapien wurden dabei als Therapieoptionen beschrieben. Relativ gut untersucht ist auch eine psychotherapeutische Begleitung, die individuell verschiedene Effektstärken von leicht bis moderat bewirken kann. Sport und körperliche Aktivität werden auch von diversen anderen Studien als erfolgreichste nicht-medikamentöse Behandlungsform gesehen. Dass es sich dabei tatsächlich um körperliche Aktivität als wirksamen Ansatz handelt, zeigte die Meta-Analyse von 15 RCT-Studien, die den Einfluss eines Entspannungstrainings auf das CRF untersuchte, wobei kein Effekt auf das CRF nachgewiesen werden konnte (Luebbert et al. 2001).

Falls körperliche Aktivität oder psychoonkologische Interventionen keinen bzw. nur einen eingeschränkten Effekt haben, kann auch ein medikamentöser Therapieversuch, z.B. mit Methylphenidaten, unternommen werden (Bruera et al. 2003). Der Einfluss von Glucocorticoiden und Erythropoetin wird in der Literatur widersprüchlich diskutiert, wobei eine eindeutige Verbesserung des CRF fragwürdig erscheint (Ryan et al. 2007).

7.6 Körperliche Aktivität und CRF

Die Effekte körperlicher Aktivität bei onkologischen Patienten während und nach abgeschlossener Therapie wurden in den letzten Jahren intensiv untersucht. Einige Autoren vertreten die Hypothese, dass die Art der Bewegungsform und deren Intensität eine eher untergeordnete Rolle spielen. Dem gegenüber steht die Vermutung, dass Sport einen weitläufigen Einfluss auf den Organismus hat und dieser ähnlich wie bei medikamentösen Therapieformen eine starke »Dosisabhängigkeit« aufweist.

Sport hat Effekte auf das kardio-vaskuläre System, das Skelett und den Muskelapparat sowie gravierende Einflüsse auf die Zellproliferation, das Zellmigrationsverhalten, die Synthese von diversen Zytokinen, die Beeinflussung von Hormonachsen etc. Im Leistungssport und v.a. im kardioprotektiven Rehasport macht sich die Sportmedizin diese Effekte seit Jahrzehnten zunutze (Walsh et al. 2011a,b).

Cramp und Daniel (2008) konnten in einer Meta-Analyse einen positiven Einfluss körperlicher Aktivität nachweisen, wobei nur wenige Studien, zumeist mit Brustkrebspatientinnen, eingeschlossen wurden, die das CRF als primären Endpunkt definierten. Speck et al. (2010) beschrieben in einer Meta-Analyse mit 66 Studien einen moderaten Einfluss auf das CRF, wobei die gewichtete mittlere Effektstärke bei -0.54 lag ($p=0.003$). Die umfangreichsten Ergebnisse liegen bisher für Brust-, Prostatakrebs und hämato-onkologische Erkrankungen vor. Der Einfluss von körperlichen Interventionen auf das CRF scheint sehr heterogen zu sein und in einer gewissen Abhängigkeit zur Entität, zum Stadium und zum Interventionszeitpunkt zu stehen. McNeely und Courneya (2010) beschreiben größere Effekte von körperlicher Aktivität auf das CRF, wenn diese nach Abschluss der Therapie stattfindet. Dabei werden physiologische Parameter nicht berücksichtigt (▣ Abb. 7.1).

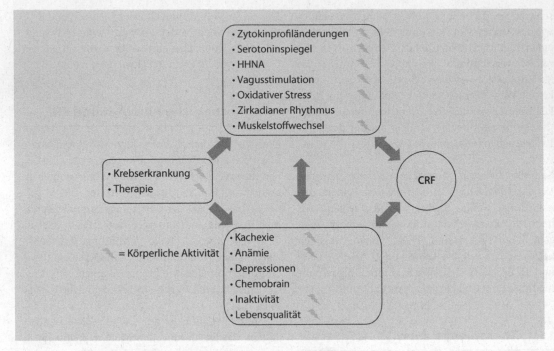

◘ Abb. 7.1   Einfluss körperlicher Aktivität auf die Pathomechanismen des CRF

7.7   Einfluss körperlicher Aktivität auf physiologische Parameter des CRF

Körperliche Aktivität erhöht die Sekretion von IL-6 aus dem Muskelgewebe. Als Folge kann die IL-6-Konzentration im Blut um den Faktor 100 steigen. Da IL-6 lange als rein pro-inflammatorisches Zytokin galt, scheint ein positiver Einfluss auf das CRF zunächst paradox. Es wurde vermutet, dass das IL-6 als Zeichen für eine Muskelschädigung zu werten ist. Später konnte nachgewiesen werden, dass IL-6 ein wichtiger Regulator im Kohlenhydrat, Eiweiß und Fettstoffwechsel ist (Wood et al. 2009).

Febbraio et al. (2003) sowie Pedersen (2006) bzw. Pedersen et al. (2007) konnten zeigen, dass trainingsinduzierte erhöhte IL-6-Werte die TNF-α-Konzentration senken. Darüber hinaus induziert IL-6 die Produktion anti-inflammatorischer Zytokine, wie das IL-10, das seinerseits die Expression von IL-1, TNF-α und IL-6 hemmt. Wood et al. vermuten, dass erhöhte IL-6-Werte während einer Belastung die HHNA beeinflussen und so den Cortisolspiegel anheben. Cortisol übt seine anti-inflam-matorische Wirkung teilweise über die Induktion von IL-1-Rezeptor-Antagonist und IL-10 aus.

Dass durch gezielte Bewegungsprogramme ein anti-inflammatorisches Zytokinprofil geschaffen werden kann, gilt als wahrscheinlich. Dieses könnte dem pathologischen, bei CRF-Patienten beobachteten pro-inflammatorischen Milieu entgegenwirken.

Des Weiteren lässt sich durch körperliche Aktivität eine Veränderung der Expression von Botenstoffen mit Wirkung auf die Neurogenese generieren. Der Anstieg des BDNF wird in der Literatur mit unterschiedlichen Effekten auf die zentrale und periphere Neurogenese bzw. das Überleben von Neuronen in Verbindung gebracht und könnte somit einen Einfluss auf einige CRF-Symptome haben (Chen et al. 2008). Ein trainingsinduzierter Anstieg des VEGF und des IGF-1 kann im ZNS die Proliferation und Differenzierung neuronaler Stammzellen anregen (Grote u. Hannan 2007).

Einer verstärkten Aktivierung vagaler Afferenzen bei CRF-Patienten würde die durch körperliche Aktivität induzierte Sympathikusaktivierung entgegenwirken. Zudem könnte eine Verminderung des pro-inflammatorischen Millieus diese Afferenzen abschwächen. Diese Annahmen, die lediglich auf Tiermodellen beruhen, sind allerdings spekulativ (Barsevick et al. 2010; Ryan et al. 2007).

Im Hinblick auf den erhöhten oxidativen Stress, der sowohl krankheits- als auch therapiebedingt sein kann, ist durch körperliche Aktivität eine Abschwächung möglich. Durch gezieltes Training lässt sich die enzymatische antioxidative Kapazität steigern. Es konnte gezeigt werden, dass so die Nebenwirkungen von diversen Krebstherapien abgeschwächt werden können. Für CRF-Patienten scheint dabei die Protektion der Skelettmuskulatur, die z.B. durch Doxorubicin geschädigt wird, eine wichtige Rolle zu spielen (s.o.). Dem gegenüber steht, dass die Wirkung der Medikamente unter Umständen abgeschwächt wird (D'Andrea 2005; Simone et al. 2007).

Immunologische Veränderungen, wie verminderte Anzahl Natürlicher Killerzellen und deren Effektivität, wurden sowohl bei Patienten mit allgemeinem Fatigue-Syndrom als auch bei CRF-Patienten gefunden (Brenu et al. 2011). In mehreren Studien konnte gezeigt werden, dass durch körperliche Interventionen das Migrationsverhalten und die Effektivität dieser Zellpopulation gesteigert werden kann. Ob ein kausaler Zusammenhang zum CRF besteht, ist allerdings unklar (Walsh et al. 2011b).

Nakajima et al. (2010) konnten zeigen, dass durch körperliche Aktivität eine Demethylierung des ASC-Gens verhindert werden kann. Da dieses Gen für pro-inflammatorische Zytokine kodiert, könnte somit auch ein positiver Einfluss auf das CRF vermutet werden. Um dazu konkrete Aussagen treffen zu können, bedarf es weiterer Studien, die insbesondere den Einfluss körperlicher Aktivität auf epigenetischer Ebene untersuchen.

7.8   Bewegungsempfehlungen

Trainingsprogramme, die explizit auf eine Therapie des CRF abzielen, existieren nicht. Um die funktionelle Kapazität von onkologischen Patienten zu steigern, kann man zum einen ein gezieltes Training bestimmter Muskelgruppen empfehlen, um beispielsweise die Kontinenz nach Prostataopera-

tionen wiederherzustellen. Zum anderen kann man Kraft- und Ausdauertrainingsprogramme empfehlen, um eine ganzheitliche, systemische Wirkung zu erzielen.

Das Bewegungsprogramm sollte sich dabei am individuellen Status eines jeden Patienten orientieren. Bei starken körperlichen Einschränkungen sind zunächst Flexibilitäts- und Dehnungsübungen zu empfehlen, um alltägliche Aufgaben bewältigen zu können.

Wenn die Möglichkeit gegeben ist, können auch intensivere Belastungen durchgeführt werden. Im Ausdauerbereich werden in der Literatur 3–5 Trainingseinheiten pro Woche empfohlen, wobei die Dauer je nach Intensität (40–80% des VO_2-Peaks) zwischen 15 und 30 (NCCN) Minuten betragen sollte. Bei Patienten mit stärkeren Einschränkungen kann zunächst ein Intervalltraining durchgeführt werden, wobei sich z.B. 30 Sekunden andauernde Belastungsphasen mit 60 Sekunden langen Erholungsphasen abwechseln. Nach einer Gewöhnungsphase mit kürzeren Trainingszeiten sollten diese kontinuierlich gesteigert werden.

Um einem therapie- oder krankheitsbedingten Verlust von Muskelmasse entgegenzuwirken (peripheres Fatigue, Kachexie), sollten CRF Patienten auch Krafttraining durchführen. McNeely und Courneya (2010) empfehlen ein mildes Krafttraining noch vor Beginn des aeroben Ausdauertrainings.

Allen gezielten Trainingsinterventionen sollte eine medizinische und sportwissenschaftliche Anamnese und (Leistungs-)Diagnostik zugrunde liegen. Außerdem ist zu beachten, dass bei intensiven Interventionsformen Trainingseinheiten nur supervidiert stattfinden sollten (McNeely et al. 2006).

7.9   Zusammenfassung

Das CRF ist sowohl in seiner Pathologie als auch in seinen Ausprägungen sehr komplex. Diese Tatsache macht die Abgrenzung zu anderen Erkrankungen wie Depressionen und dem »chemobrain« schwierig. Darüber hinaus ist unklar, inwiefern es andere Symptome wie beispielsweise die Kachexie beeinflusst bzw. mit ihnen in einer Wechselwirkung steht. Daher gehören Diagnostik und Behandlung in die Hand von Experten, die sowohl mit dem CRF als auch mit den in Frage kommenden Differentialdiagnosen vertraut sind.

Die Hypothese von Bower (2008), dass diagnose- und krankheitsbedingte Depressionen die Basis der Pathogenese des CRF bilden, lässt sich sowohl auf psychischer als auch auf physischer Ebene nachvollziehen, wenngleich anzumerken ist, dass Depressionen keinesfalls bei allen Patienten zu beobachten sind. Im Hinblick auf den Krankheitsprogress können Depressionen völlig ausbleiben, neu entstehen oder – sofern sie schon vor Therapiebeginn manifest waren – durch die gravierenden therapie- und krankeitsinduzierten Wirkungen auf den gesamten Organismus verstärkt und moduliert werden. Depressionen können somit als prädisponierender Faktor gesehen werden. Die Patienten geraten in einen Teufelskreis aus Unwohlsein, Isolation und Bewegungsmangel, der u.a. die Symptome des CRF weiter verstärkt und zu den bekannten Ausprägungen führt. Die Differenzierung zwischen Depressionen und CRF-bedingten depressionsähnlichen Zuständen stellt zukünftig eine große Herausforderung für die Psychoonkologie dar.

Körperliche Aktivität kann Patienten helfen, den beschriebenen Teufelskreis zu durchbrechen. Dabei bedingen sich die positiven Einflüsse auf physiologischer und psychologischer Ebene gegenseitig. Durch gezieltes Training kann die körperliche Leistungsfähigkeit bei diversen Krebserkrankungen erhalten werden. Darüber hinaus können Schmerzen, Anämie und Kachexie vermindert werden, was mit einer Reduktion des CRF assoziiert wird. Neben diesem indirekten Einfluss hat körperliche Aktivität einen direkten Effekt auf die meisten biochemischen und physiologischen Parameter, die mit der Pathogenese des CRF in Verbindung stehen.

Abschließend lässt sich feststellen, dass das CRF und dessen Pathologie nur unzureichend verstanden sind. Es fehlt an aussagekräftigen Studien, die die Effekte einer körperlichen Intervention auf das CRF als primären Endpunkt untersuchen. Daher ist es bisher nicht möglich, den positiven Einfluss körperlicher Aktivität lückenlos zu begründen. Die aktuelle Studienlage belegt aber, dass es sowohl einen direkten als auch einen indirekten positiven Einfluss körperlicher Aktivität auf das CRF gibt. Die Trainingsempfehlungen sollten sich am individuellen Status von CRF-Patienten orientieren.

Literatur

Agteresch HJ, Dagnelie PC, van der Gaast A, Stijnen T, Wilson JH (2000) Randomized clinical trial of adenosine 5'-triphosphate in patients with advanced non-small-cell lung cancer. Journal of the National Cancer Institute 92(4):321–8

Aguilera G (1994) Regulation of pituitary ACTH secretion during chronic stress. Front Neuroendocrinol 15:321–350

Barsevick A, Frost M, Zwinderman A, Hall P, Halyard M; GENEQOL Consortium (2010) I'm so tired: biological and genetic mechanisms of cancer-related fatigue. Qual Life Res 19(10):1419–1427

Blackshaw LA, Grundy D (1993a) Effects of 5-hydroxytryptamine on discharge of vagal mucosal afferent fibres from the upper gastrointestinal tract of the ferret. J Auton Nerv Syst 45:41–50

Blackshaw LA, Grundy D (1993b) Effects of 5-hydroxytryptamine (5-HT) on the discharge of vagal mechanoreceptors and motility in the upper gastrointestinal tract of the ferret. J Auton Nerv Syst 45:51–59

Bower JE (2008) Behavioral symptoms in patients with breast cancer and survivors. J Clin Oncol 26(5):768–777

Bower JE, Ganz PA, Aziz N, Fahey JL (2002) Fatigue and proinflammatory cytokine activity in breast cancer survivors. Psychosomatic Medicine 64(4):604–11

Bower JE, Ganz PA, Aziz N, Fahey JL, Cole SW, Bower JE, Ganz PA, Aziz N et al. (2003) T-cell homeostasis in breast cancer survivors with persistent fatigue. Journal of the National CancerInstitute 95(15):1165–1168

Bower JE, Ganz PA, Desmond KA (2000) Fatigue in breast cancer survivors: Occurrence, correlates, and impact on quality of life. J Clin Oncol 18:743–753

Brenu EW, van Driel ML, Staines DR, Ashton KJ, Ramos SB, Keane J, Klimas NG, Marshall-Gradisnik SM (2011) Immunological abnormalities as potential biomarkers in Chronic Fatigue Syndrome/Myalgic Encephalomyelitis. J Transl Med 9:81

Bruera E, Driver L, Barnes EA, Willey J, Shen L, Palmer JL et al. (2003) Patient-controlled methylphenidate for the management of fatigue in patients with advanced cancer: a preliminary report. J Clin Oncol 21(23):4439–4443

Cella D, Davis K, Breitbart W et al. (2001) Cancer-related fatigue: Prevalence of proposed diagnostic criteria in a United States sample of cancer survivors. J Clin Oncol 19:3385–3391

Chappell PB, Smith MA, Kilts CD et al. (1986) Alterations in corticotropinreleasing factor-like immunoreactivity in discrete rat brain regions after acute and chronic stress. J Neurosci 6:2908–2914

Chen R, Liang FX, Moriya J, Yamakawa J, Sumino H, Kanda T, Takahashi T (2008) Chronic fatigue syndrome and the central nervous system. J Int Med Res 36(5):867–874, Review

Cleare AJ (2003) The neuroendocrinology of chronic fatigue syndrome. Endocr Rev 24:236–252

Cleare AJ, Miell J, Heap E et al. (2001) Hypothalamo-pituitary-adrenal axis dysfunction in chronic fatigue syndrome, and the effects of low-dose hydrocortisone therapy. J Clin Endocrinol Metab 86:3545–3554

Collado-Hidalgo A, Bower JE, Ganz PA, Irwin MR, Cole SW (2008) Cytokine gene polymorphisms and fatigue in breast cancer survivors: Early findings. Brain, Behavior, and Immunity 22:1197–1200

Cramp F, Daniel J (2008) Exercise for the management of cancer-related fatigue in adults. Cochrane Database Syst Rev 16(2):CD006145

D'Andrea MD (2005) Use of Antioxidants During Chemotherapy and Radiotherapy Should Be Avoided. Cancer Journal for Clinicians 55:319–321

Duval F, Mokrani MC, Monreal-Ortiz JA et al. (2006) Cortisol hypersecretion in unipolar major depression with melancholic and psychotic features: Dopaminergic, noradrenergic and thyroid correlates. Psychoneuroendocrinology 31:876–888

Ek M, Kurosawa M, Lundeberg T et al. (1998) Activation of vagal afferents after intravenous injection of interleukin-1β: Role of endogenous prostaglandins. J Neurosci 18:9471–9479

Febbraio MA, Steensberg A, Keller C, Starkie RL, Nielsen HB, Krustrup P et al. (2003) Glucose ingestion attenuates interleukin-6 release from contracting skeletal muscle in humans. Journal of Physiology 549(2):607–612

Fernstrom JD, Fernstrom MH (2006) Exercise, serum free tryptophan, and central fatigue. J Nutr 136, Suppl):553S–559S

Forsyth LM, Preuss HG, MacDowell AL et al. (1999) Therapeutic effects of oral NADH on the symptoms of patients with chronic fatigue syndrome. Ann Allergy Asthma Immunol 82:185–191

Gilliam LA, St Clair DK (2011) Chemotherapy-Induced Weakness and Fatigue in Skeletal Muscle: The Role of Oxidative Stress. Antioxid Redox Signal 15: 2543–2563

Grote HE, Hannan AJ (2007) Regulators of adult neurogenesis in the healthy and diseased brain. Clin Exp Pharmacol Physiol 34(5–6):533–545

Higginson IJ, Armes J, Krishnasamy M (2004) Introduction, in fatigue in cancer. In: Armes J, Krishnasamy M, Higginson IJ (eds) Fatigue in Cancer. Oxford University Press, Oxford; xvii–xxi

Imaki T, Nahan J-L, Rivier C et al. (1991) Differential regulation of corticotrophin- releasing factor mRNA in rat brain regions by glucocorticoids and stress. J Neurosci 11:585–599

Konsman JP, Parnet P, Dantzer R (2002) Cytokine-induced sickness behaviour: Mechanisms and implications. Trends Neurosci 25:154–159

Kurzrock R (2001) The role of cytokines in cancer-related fatigue. Cancer 92(6 Suppl):1684–1688

Lotfi-Jam K, Carey M, Jefford M, Schofield P, Charleson C, Aranda S (2008) Nonpharmacologic strategies for managing common chemotherapy adverse effects: a systematic review. J Clin Oncol 26(34):5618–5629 [Epub 2008 Nov 3rd. Review]

Luebbert K, Dahme B, Hasenbring M (2001) The effectiveness of relaxation training in reducing treatment-related symptoms and improving emotional adjustment in acute non-surgical cancer treatment: a meta-analytical review. Psychooncology 10(6):490–502

Maes M, Kubera M, Uytterhoeven M, Vrydags N, Bosmans E (2011) Increased plasma peroxides as a marker of oxidative stress in myalgic encephalomyelitis/chronic fatigue syndrome (ME/CFS). Med Sci Monit 17(4):SC11–15

Maes M, Lin A, Bonaccorso S et al. (1998) Increased 24-hour urinary cortisol excretion in patients with post-traumatic stress disorder and patients with major depression, but not in patients with fibromyalgia. Acta Psychiatr Scand 98:328–335

McCully KK, Natelson BH, Iotti S et al. (1996) Reduced oxidative muscle metabolism in chronic fatigue syndrome. Muscle Nerve 19:621–625

McNeely ML, Courneya KS (2010) Exercise programs for cancer-related fatigue: evidence and clinical guidelines. J Natl Compr Canc Netw 8(8):945–953

McNeely ML, Peddle CJ, Parliament M, Courneya KS (2006) Cancer rehabilitation: recommendations for integrating exercise programming in the clinical practice setting. Curr Cancer Therapy Rev 2:351–360

Meyers CA, Albitar M, Estey E (2005) Cognitive impairment, fatigue, and cytokine levels in patients with acute myelogenous leukemia or myelodysplastic syndrome. Cancer 104(4):788–793

Morrow GR, Andrews PLR, Hickok JT et al. (2002) Fatigue associated with cancer and its treatment. Support Care Cancer 10:389–398

Morrow GR, Hickok JT, Roscoe JA et al. (2003) Differential effects of paroxetine on fatigue and depression: A randomized, double-blind trial from the University of Rochester Cancer Center Community Clinical Oncology Program. J Clin Oncol 21:4635–4641

Nakajima K, Takeoka M, Mori M, Hashimoto S, Sakurai A, Nose H, Higuchi K, Itano N, Shiohara M, Oh T, Taniguchi S (2010) Exercise effects on methylation of ASC gene. Int J Sports Med 31(9):671–675

Newsholme EA (1986) Application of principles of metabolic control to the problem of metabolic limitations in sprinting, middle-distance, and marathon running. Int J Sports Med 7, Suppl 1.66–70

Newsholme EA, Blomstrand E (1995) Tryptophan, 5-hydroxytryptamine and a possible explanation for central fatigue. Adv Exp Med Biol 384:315–320

Pastoris O, Aquilani R, Foppa P et al. (1997) Altered muscle energy metabolism in post-absorptive patients with chronic renal failure. Scand J Urol Nephrol 31:281–287

Pedersen BK (2006) The anti-inflammatory effect of exercise: Its role in diabetes and cardiovascular diseasecontrol. Essays in Biochemistry 42:105–117

Pedersen BK, Fischer CP (2007) Physiological roles of muscle-derived interleukin-6 in response to exercise. Current Opinion in Clinical Nutrition and Metabolic Care 10(3):265–271

Rich TA (2007) Symptom clusters in cancer patients and their relation to EGFR ligand modulation of the circadian axis. The Journal of Supportive Oncology 5(4):167–174

Roscoe JA, Morrow GR, Hickok JT et al. (2005) Effect of paroxetine hydrochloride (Paxil) on fatigue and depression in breast cancer patients receiving chemotherapy. Breast Cancer Res Treat 89:243–249

Ryan JL, Carroll JK, Ryan EP, Mustian KM, Fiscella K, Morrow GR (2007) Mechanisms of cancerrelated fatigue. The Oncologist 12, Suppl 1:22–34

Schütz F (2008) Fatigue – ein unterschätztes Symptom bei Krebs. Gynäkologe 41:603–606

Seruga B, Zhang H, Bernstein LJ, Tannock IF (2008) Cytokines and their relationship to the symptoms and outcome of cancer. Nat Rev Cancer 8(11):887–899

Seyidova-Khoshknabi D, Davis MP, Walsh D (2011) Review article: a systematic review of cancer-related fatigue measurement questionnaires. Am J Hosp Palliat Care 28(2):119–119 [Epub 2010 Nov 4th]

Simone CB 2nd, Simone NL, Simone V, Simone CB (2007) Antioxidants and other nutrients do not interfere with chemotherapy or radiation therapy and can increase kill and increase survival, part 1. Altern Ther Health Med 13(1):22–28. Review.

Speck RM, Courneya KS, Mâsse LC, Duval S, Schmitz KH (2010) An update of controlled physical activity trials in cancer survivors: a systematic review and meta-analysis. J Cancer Surviv 4(2):87–100 [Epub 2010 Jan 6]

van Waart H, Stuiver MM, van Harten WH, Sonke GS, Aaronson NK (2010) Design of the Physical exercise during Adjuvant Chemotherapy Effectiveness Study (PACES): a randomized controlled trial to evaluate effectiveness and cost-effectiveness of physical exercise in improving physical fitness and reducing fatigue. BMC Cancer 10:673

Velthuis MJ, May AM, Koppejan-Rensenbrink RA, Gijsen BC, van Breda E, de Wit GA, Schröder CD, Monninkhof EM, Lindeman E, van der Wall E, Peeters PH (2010) Physical Activity during Cancer Treatment (PACT) Study: design of a randomised clinical trial. BMC Cancer 10:272

Walsh NP, Gleeson M, Pyne DB, Nieman DC, Dhabhar FS, Shephard RJ, Oliver SJ, Bermon S, Kajeniene A. Position statement (2011a) Part two: Maintaining immune health. Exerc Immunol Rev 17:64–103. Review

Walsh NP, Gleeson M, Shephard RJ, Gleeson M, Woods JA, Bishop NC, Fleshner M, Green C, Pedersen BK, Hoffman-Goetz L, Rogers CJ, Northoff H, Abbasi A, Simon P (2011b) Position statement. Part one: Immune function and exercise. Exerc Immunol Rev 17:6–63. Review

Wichers M, Maes M (2002) The psychoneuroimmuno-pathophysiology of cytokine-induced depression in humans. Int J Neuropsychopharmacol 5:375–388

Wood LJ, Nail LM, Winters KA (2009) Does muscle-derived interleukin-6 mediate some of the beneficial effects of exercise on cancer treatment-related fatigue? Oncol Nurs Forum 36(5):519–524

Zhu CB, Blakely RD, Hewlett WA (2006) The proinflammatory cytokines interleukin-1beta and tumor necrosis factor-alpha activate serotonin transporters. Neuropsychopharmacology 31:2121–2131

Immunsystem

Elke Jäger, Wilhelm Bloch

8.1 Körperliche Bewegung und Immunsystem

Chronische Inflammationen werden einerseits mitverantwortlich gemacht für die Entstehung von Krebserkrankungen, andererseits kommt es bei diesen in der Regel zu einer inflammatorischen Reaktion, die durch die Therapie noch verstärkt werden kann. Für die Regulation des Immunsystems spielen neben anderen Faktoren, wie z.B. Änderungen der Hormonfreisetzung, pro- und anti-inflammatorische Zytokine eine wesentliche Rolle, da sie an der Regulation der Aktivität des Immunsystems mitwirken. Diese für die Regulation des Immunsystems verantwortlichen Zytokine spielen eine wesentliche Rolle für die inflammatorischen Prozesse bei Krebserkrankungen. Daher werden anti-inflammatorische Therapieansätze zur zusätzlichen Behandlung von Krebserkrankungen getestet, die sich auf die Regulation der Freisetzung von pro- und anti-inflammatorischen Zytokinen beziehen (Aggarwal u. Gehlot 2009). Eine Reihe dieser Zytokine und deren Antagonisten können auch von der Skelettmuskulatur während körperlicher Aktivität gebildet werden, darüber kann die Skelettmuskulatur regulativ auf das Immunsystem einwirken. Es ist daher nicht verwunderlich, dass bei körperlicher Aktivität definierte Veränderungen von pro- und anti-inflammatorischen Faktoren beobachtet werden. Dabei zeigen sich Freisetzungsmuster für die Zytokine, die durchaus gewisse Gemeinsamkeiten mit den Zytokinveränderungen bei entzündlichen Erkrankungen, wie z.B. der Sepsis, aufweisen (Pedersen 2009).

In den letzten Jahren verstärken sich zunehmend die Hinweise, dass körperliche Aktivität nicht nur den physischen und psychischen Allgemeinzustand der Krebspatienten (z.B. Brustkrebspatientinnen, Prostatakrebspatienten und Kolonkarzinompatienten) durch Reduktion von Fatigue, Muskelschwäche und Depressionen und durch aerobe Leistungsfähigkeit und Gewichtsverlust verbessert, sondern auch direkt auf den Verlauf der Krebserkrankung Einfluss nehmen kann (Loprinzi u. Cardinal 2011; Keogh u. Macleod 2011). Das Immunsystem und die Immunabwehr scheinen dabei eine wichtige Rolle zu spielen. Einen wesentlichen Einfluss auf die veränderte Immunabwehr haben dabei Zytokine und deren Antagonisten, die die Aktivität des Immunsystem regulieren und die bei körperlicher Aktivität vor allem von der Skelettmuskulatur ausgeschüttet werden und dadurch das Zytokinprofil bei Krebspatienten verändern können (Allgayer et al. 2004). Darüber hinaus haben diese Zytokine auch Einfluss auf unspezifische Symptome, die bei Krebspatienten beobachtet werden, wie die Tumorkachexie. Daraus ergeben sich mechanistische Erklärungsansätze für die Wirkung von körperlicher Aktivität bei Krebspatienten über eine Veränderung der Zytokinfreisetzung und deren Antagonisten, die zumindest teilweise, aber nicht allein durch die veränderte Immunantwort bedingt sein dürften. Darüber hinaus sind Zytokine mitverantwortlich für die Entstehung von oxidativem Stress, der für einen Teil der Symptome (z.B. Kachexie, Fatigue), die bei Krebspatienten beobachtet werden, verantwortlich gemacht werden kann und ein therapeutischer Ansatzpunkt ist (Silvério et al. 2011). Daher liegt es nahe, den Einfluss von körperlichen Trainingsinterventionen auf das Immunsystem und die das Immunsystem regulierenden Zytokine mit den durch Training zu erzielenden Effekten bei Tumorpatienten in Verbindung zu bringen und unter therapeutischen Aspekten zu betrachten.

8.2 Aktuelle Studienlage

8.2.1 Zelluläre Immunreaktionen

Die häufigsten Krebserkrankungen treten in höherem Lebensalter auf. Neben zahlreichen Risikofaktoren wie Umweltbelastung, Lebensstil, Diäten, Nikotin, Übergewicht und Bewegungsverhalten spielen Veränderungen der Effektorfunktionen des humoralen und zellulären Immunsystems für die höhere Krebsinsidenz möglicherweise eine Rolle (Linton u. Thoman 2001).

Der Begriff »Immunseneszenz« beschreibt eine Reduktion vielfältiger Effektorfunktionen des menschlichen Immunsystems mit zunehmendem Alter. Immunseneszenz ist somit ein wichtiger Faktor für die steigende Inzidenz von Infektionserkrankungen, Viruserkrankungen und Tumorerkrankungen. Immunologische Sofortmechanismen, wie die Aktivierung dendritischer Zellen, Makrophagen, Natürlicher Killerzellen (NK) und neutrophiler Granulozyten sowie molekularer Systeme wie das Komplementsystem, reagieren mit zunehmendem Alter verzögert auf exogene Noxen. Das sogenannte adaptive Immunsystem, welches aus antigenspezifischen B- und T-Zellen besteht und verzögert auf exogene Noxen, wie vor allem Viren und entstehende Tumorzellen, reagiert, zeigt mit zunehmendem Alter ebenfalls eine nachlassende Funktion. Vor allem das Kompartiment der naiven T-Zellen, die auf neue antigene Stimuli reagieren könnten, nimmt im Alter signifikant ab. Diese umfassende Reduktion immunologischer Effektorfunktionen könnte mit der erhöhten Tumorinzidenz im höheren Lebensalter in Zusammenhang stehen (Senchina u. Kohut 2007; Yan et al. 2001).

Zur Prävention und Therapie bestimmter Tumorerkrankungen sind in den letzten 20 Jahren eine Vielzahl von antigenspezifischen Vakzinierungsstudien mit dem Ziel der spezifischen Stimulation des Immunsystems durchgeführt worden. Die zumeist ältere Patientenpopulation zeigte je nach Vakzinekomposition und immunologischer Basiskonstitution unterschiedlich starke humorale und/oder zelluläre Immunantworten auf die Vakzinierung (Schuler et al. 2003). Patienten mit messbarer signifikanter Immunantwort hatten einen verbesserten klinischen Krankheitsverlauf im Hinblick auf verlängerte progressionsfreie Intervalle und die Gesamtüberlebenszeit. Patienten ohne messbare Immunantwort hatten keinen klinischen Vorteil von der Vakzinierungsintervention (Jäger et al. 2006; Odunsi et al. 2007; Rogers et al. 2008).

Der Zusammenhang zwischen regelmäßiger körperlicher Bewegung und der Induktion und Aktivierung antigenspezifischer CD4$^+$- und CD8$^+$-T-Zellen könnte eine wichtige Rolle für die Effektivität von Tumorvakzinierungsstrategien spielen. Im Tiermodell konnte gezeigt werden, dass Mäuse nach regelmäßigem körperlichem Training eine stärkere proliferative Immunantwort antigenspezifischer CD4$^+$-T-Zellen hatten als eine ruhende Kontrollgruppe. Eine spezifische Vakzinierung mit rekombinanten Vaccinia/Fowlpox-NP34-Vektoren führte nach vorbereitendem Training von acht Wochen zu einer gesteigerten Immunantwort (Rogers et al. 2007). Diese Erkenntnisse sollten Anlass zu

klinischen Studien geben, die die Bedeutung von vorbereitendem körperlichem Training und nachfolgender antigenspezifischer Immunisierung im Hinblick auf die Intensität der Immunantwort untersuchen.

Einige klinische Studien deuten darauf hin, dass bewegungstherapeutische Interventionen bei älteren Patienten immunologische Effektorfunktionen verbessern können. In einer großen Studie von Baik et al. (2000) konnte ein reduziertes Pneumonierisiko bei körperlich aktiven Frauen festgestellt werden. Weitere Studien zeigten eine positive Korrelation zwischen physischer Inaktivität und erhöhtem Risiko von Infektionskrankheiten. Altersbedingt reduzierte Antikörper- und T-Zell-Antworten auf Infektionsreize können durch regelmäßige körperliche Aktivität zumindest teilkompensiert werden. So zeigten Studien, dass die T-Zell-Antwort auf Influenza-Viren bei körperlich aktiven Personen signifikant höher war als bei körperlich Inaktiven. Ebenso fanden sich influenzaspezifische Antikörpertiter bei sporttreibenden Probanden signifikant erhöht gegenüber einer inaktiven Kontrollgruppe (Senchina u. Kohut 2007; Rogers et al. 2008; Kohut et al. 2005; Nieman et al. 1995b). Die Aktivität therapeutisch relevanter zytotoxischer T-Zellen ist u.a. durch die Expression des IL-2-Rezeptors (CD25) und von Granzyme B charakterisiert. Körperlich aktive Kollektive zeigten eine deutlich höhere CD25- und Granzyme-B-Expression in influenzaspezifischen CD8 positiven T-Lymphozyten über einer Kontrollgruppe (McElhaney et al. 2001).

Von besonderer Bedeutung scheint die Dauer und Regelmäßigkeit der körperlichen Aktivität im Hinblick auf positive immunologische Effekte zu sein. Einige Studien deuten darauf hin, dass moderate Ausdaueraktivität über zwölf Monate (Akimoto et al. 2003) bzw. zwei Jahre (Drela et al. 2004) mit einer dauerhaft erhöhten antigenspezifischen IgA-Speichelsekretion bzw. lymphozytären IL-2-Produktion assoziiert ist. Darüber hinaus deuten klinische Untersuchungen darauf hin, dass die antigenspezifische Vakzinierung gegen Infektions- und Tumorerkrankungen bei körperlich aktiven Probanden und Patienten häufiger therapeutisch relevante Immunreaktionen generiert als in einer inaktiven Kontrollgruppe (Senchina u. Kohut 2007; Kohut et al. 2005; Kohut u. Senchina 2004; Smith et al. 2004). Die Intensität der antigenspezifischen Immunantwort ist durch eine Hautreaktion auf das Vakzin, die »delayed type hypersensitivity reaction« (DTH-Reaktion), repräsentiert. Körperlich aktive Patienten zeigten deutlich stärkere DTH-Reaktionen als inaktive Kontrollgruppen (Kohut et al. 2002). Möglicherweise ist ein körperliches Training vor geplanter Vakzinierung somit ein geeignetes Mittel, die Immunantwort auf eine geplante Vakzinierung zu steigern.

Die unspezifische zelluläre Immunantwort, welche hauptsächlich dendritische Zellen, Makrophagen, Monozyten und NK-Zellen einbezieht, ist nach den Ergebnissen mehrerer Studien ebenfalls durch regelmäßiges körperliches Training zu aktivieren. Insbesondere in älteren Patientenpopulationen konnte ein deutlich reaktionsbereiteres unspezifisches zelluläres Immunsystem nach stärkerem körperlichem Training beobachtet werden als in inaktiven Kontrollkollektiven (Kappel et al. 1991; Lu et al. 1999; Nieman et al. 1995a; Pedersen et al. 1989; Tvede et al. 1994; Woods et al. 1998).

8.2.2 Immunregulatorische Faktoren

Die Regulation des unspezifischen und des spezifischen zellulären Immunsystems erfolgt im Wesentlichen über inflammatorische Mediatoren, sogenannte Zytokine.

Die unspezifische zelluläre Immunreaktion wird in der Regel durch eine Aktivierung dendritischer Zellen initiiert, welche nach möglichst immunogener Präsentation exogener Antigene eine spezifische B- und T-Zellreaktion stimulieren. Die Aktivierung der dendritischen Zellen und der nachgeschalteten immunologischen Kaskade ist wesentlich abhängig von den Zytokinen Interferon-α, Interferon-γ und Il-2. Die sofort nach Exposition mit einer exogenen Noxe aktivierten Monozyten, Makrophagen und NK-Zellen produzieren ihrerseits inflammatorische Zytokine, wie IL-1, IL-6 und Tumornekrosefaktor-α (TNF-α).

Bei älteren Probanden kann eine durchschnittlich erniedrigte Zytokinproduktion aller in die unspezifische und spezifische Immunantwort einbezogenen Effektorzellen beobachtet werden. Dies führt dazu, dass eine Immunantwort nach Exposi-

tion mit einer exogenen Noxe verzögert oder in reduzierter Intensität abläuft und das Risiko einer Infektions- oder Tumormanifestation ansteigt (Kohut u. Senchina 2004; Zheng et al.1997).

Antigenspezifische zytotoxische CD8$^+$-T-Zellreaktionen haben das größte therapeutische Potential bei der Kontrolle von Tumorerkrankungen. Die Initiierung und Aufrechterhaltung wie auch die Abschaltung einer therapeutisch relevanten CD8$^+$-T-Zellantwort sind abhängig von der Aktivierung modulierender antigenspezifischer CD4$^+$-T-Zellen. Das Kompartiment der CD4$^+$-T-Zellen besteht aus Helferzellen (Th-1) und Suppressorzellen (Th-2). Die dominierende Funktion der CD4$^+$-T-Zellen wird durch Zytokine gesteuert, im Wesentlichen durch IL-2, Interferon-γ, IL-4, IL-6 und IL-10. Klinische Studien zeigen, dass die Produktion Th-1-induzierender Zytokine durch körperliche Aktivität gesteigert werden kann. Damit kommt es zu einer Verschiebung der Th-1/Th-2-Balance zugunsten der Th-1-Immunantwort mit nachfolgender Aktivierung therapeutisch relevanter antigenspezifischer CD8-T-Zellen (Gardner u. Murasko 2002; Hance et al. 2009; McCann et al. 2007).

Auch die Funktion von NK-Zellen ist abhängig von einer suffizienten IL-2-Produktion. Die Induktion spezifischer Antikörper wird gefördert durch aktivierte Zytokin produzierende dendritische Zellen und antigenspezifische CD4$^+$-T-Zellen. Ein Zusammenhang zwischen körperlicher Aktivität und der effektiven Stimulation von NK-Zellen und antigenspezifischen B-Zellen konnte gezeigt werden (Schuler et al. 2003; Smith et al. 2004; Woods et al. 1998).

Klinische Studien sind erforderlich, um in der Prävention und Therapie von Krebserkrankungen relevante Sportarten und die erforderliche Trainingsintensität zu ermitteln, welche einen optimalen Einfluss auf die Regulation immunologischer Abwehrmechanismen zeigen.

8.2.3 Pro- und anti-inflammatorische Zytokine

Das Profil der das Immunsystem regulierenden pro- und anti-inflammatorischen Zytokine kann bei Tumorpatienten durch Training beeinflusst werden.

Bisher existieren jedoch nur wenige Studien mit Patienten verschiedener Krebsentitäten, die sich gezielt mit der Veränderung des Zytokinprofils während und nach einer Trainingsintervention im Rahmen der Akutbehandlung oder der Rehabilitation beschäftigen. Daher verwundert es auch nicht, dass die Studienlage noch uneinheitlich ist, da nicht nur die unterschiedlichen Krebserkrankungen mit definierten Zytokinveränderungen einhergehen und die gewählten Therapieansätze einen Einfluss auf das Zytokinprofil haben dürften, sondern auch die in den Studien gewählte körperliche Aktivität sehr heterogen gestaltet wurde. Untersucht wurden in den wenigen Patientenstudien bisher pro- und anti-inflammatorische Schlüsselzytokine, wie IL-1ß, IL-6 und TNF-α, die durch weitere Zytokine und Zytokinantagonisten (z.B. lösliche TNF-Rezeptoren, IL-1-Rezeptorantagonist) in den Studien unterschiedlich ergänzt wurden (Allgayer et al. 2004; Fairy et al. 2005; Pusztai et al. 2004; Sprod et al. 2010; Gomez et al. 2011). Dabei könnten jedoch auch IL-2 und IL-10 von großem Interesse sein, da es sich um Zytokine handelt, die im Falle von IL-2 die Aktivität von NK-Zellen erhöht, zytotoxische T-Zellen und T-Helferzellen beeinflusst und dies einer potentiellen Steigerung der Immunabwehr gegen die Tumorzellen dient (Foss 2002). IL-10 ruft eine anti-inflammatorische Wirkung hervor (Pedersen 2009), die der inflammatorischen Immunlage bei Krebspatienten entgegenwirken könnte.

Bisher ist jedoch noch keine Untersuchung zur Induktion von IL-2 durch eine Trainingsintervention bei Krebspatienten durchgeführt worden. Für Leukämiepatienten konnte gezeigt werden, dass eine dreimal wöchentliche, zweimal tägliche halbstündige Trainingsintervention, die Ausdauer- und Krafttrainingsanteile enthielt, zu einer Steigerung der IL-6-Konzentration im Blut führt – andere Zytokine, wie IL-10 und Interferon-γ, waren jedoch nicht verändert (Battaglini et al. 2009). Obwohl nur wenige Studien zum Einfluss von körperlichem Training bei Krebspatienten auf pro- und anti-inflammatorische Zytokine durchgeführt wurden und die Ergebnisse auch nur in wenigen Fällen Unterschiede zeigten, ist aufgrund der signifikanten beschriebenen Effekte von Training auf Zytokine, die bei Krebspatienten verändert sind, und der nachfolgend beschriebenen Ergebnisse aus

tierexperimentellen Studien davon auszugehen, dass körperliche Aktivität einen Einfluss auf die Zytokinspiegel mit Auswirkung auf die immunologische Auseinandersetzung mit der Krebserkrankung haben dürfte (Lira et al. 2009).

Neben den wenigen klinischen Studien sind in den letzten Jahren einige tierexperimentelle Studien durchgeführt worden, um mechanistische Hintergründe für die beobachteten positiven Effekte von körperlicher Aktivität und speziellen Trainingsinterventionen bei Tumorpatienten aufzuklären. Dabei befassen sich diese tierexperimentellen Studien auch mit der Bedeutung von pro- und anti-inflammatorischen Faktoren, die für die Immunabwehr eine Rolle spielen, und dem möglichen Einfluss auf die Freisetzung bzw. Bildung dieser Faktoren durch Trainingsintervention. Es existieren mittlerweile jedoch auch tierexperimentelle Studien, die einen direkten Effekt von körperlichem Training auf das Tumorwachstum nahe legen. Eine mögliche Erklärung für die Verbesserung des Überlebens bei Darmkrebspatienten gibt eine tierexperimentelle Studie, die zeigt, dass Lauftraining bei Mäusen mit induziertem Kolonkarzinom zu einer Reduktion der das Tumorwachstum unterstützenden iNOS-Expression führt. Dies wird in Zusammenhang gebracht mir der anti-inflammatorischen Wirkung von Training, die sich in der vorliegenden Studie anhand einer Reduktion der TNF-α-Ausschüttung zeigt (Aoi et al. 2010).

Dass es zu einer breiteren anti-inflammatorischen Zytokinveränderung kommt, die vergesellschaftet ist mit der Reduktion von tumorpromovierenden Faktoren, zeigt eine Studie an Mäusen mit Lymphomen. Die Reduktion von IL-1, IL-4, IL-10, TGF-β und IFN-γ und der Expression von VEGF konnte in dieser Studie beobachtet werden (Verma et al. 2009), was zu einer Veränderung des Lymphomwachstums führte. Dass mithilfe von zusätzlicher Trainingsintervention auch neue Therapieansätze verbessert werden können, die auf einer spezifischen Vakzinierung beruhen, zeigt eine weitere tierexperimentelle Studie an Mäusen, bei der es zu einer Steigerung der Vakzinie-induzierten tumorspezifischen T-Zellen kommt (Rogers et al. 2008). Ähnliche Effekte auf die Effizienz der Vakzinierung zeigt eine Studie an Mäusen von Wang et al. (2010), die bereits an tumortragenden Mäusen durchgeführt wurde. Interessant an dieser Studie ist, dass die Trainingsintensität eine Rolle bei der Veränderung der T-Zell-modulierenden Zytokine, wie dem IL-2, spielt. Moderates Training führt zu einer Steigerung von IL-2, intensives Training jedoch nicht. Die Implikationen aus diesen Beobachtungen für die zu empfehlende Trainingsintensität für eine optimale Regulation der T-Zellfunktion sind noch nicht eindeutig definiert (Wang et al. 2011). Dies macht deutlich, wie wichtig weitere klinische Studien, aber auch tierexperimentelle Untersuchungen sind, um die optimale »Dosis« an körperlichem Training für die jeweilige Krebsentität und den gewünschten therapeutischen Effekt zu identifizieren.

8.3   (Patho-)Physiologische Zusammenhänge

Körperliche Aktivität geht mit Veränderungen der Zytokinfreisetzung einher, dabei sind es pro- und anti-inflammatorische Zytokine, deren Ausschüttungsprofil durch körperliche Aktivität verändert wird (Pedersen 2009). Im Gegensatz zu entzündlichen Prozessen, die z.B. durch eine bakterielle Infektion hervorgerufen werden, kommt es durch körperliche Aktivität zu einer bervorzugten Freisetzung von anti-inflammatorischen und weniger von pro-inflammatorischen Zytokinen. So fehlt z.B. die für Entzündungen typische initiale Erhöhung von TNF-α und IL-1ß (oder ist nur gering ausgeprägt), während IL-6 und nachfolgend das anti-inflammatorische IL-10 dagegen deutlich erhöht sind (Pedersen u. Hoffman-Goetz 2000).

Insbesondere IL-6 ist in den letzten Jahren intensiv untersucht und dabei der Nachweis erbracht worden, dass körperliche Aktivität die IL-6-Ausschüttung kurzfristig und akut steigert, jedoch langfristig eine Veränderung der chronischen IL-6-Ausschüttung hervorruft und dies zu einer Reduktion der basalen IL-6-Spiegel im Blut führt. Kürzlich konnte gezeigt werden, dass eine sechswöchige moderate Trainingsintervention bei zuvor inaktiven Frauen zu einer Steigerung von IL-2 führt, welches die Aktivität der zytotoxischen Zellen reguliert (Leelarungrayub et al. 2011). Frühere Studien mit höheren Trainingsintensitäten zeigten demgegen-

über eher einen Abfall des IL-2 (Gleeson u. Bishop 2005). Dies unterstreicht, wie wichtig bei der Beurteilung des Einflusses von körperlicher Aktivität eine differentielle Betrachtung hinsichtlich Intensität, Volumen und Art der körperlichen Belastung ist und akute sowie chronische Veränderungen des Zytokinprofils im Blut bei der Einschätzung der gesundheitlichen Effekte auch bei Krebspatienten berücksichtigt werden müssen.

Insgesamt kommt es durch körperliche Belastung zu einer ausgeprägten Veränderung der pro- und anti-inflammatorischen Zytokine, die sich in komplexen Veränderungen des Immunsystems widerspiegeln. Allerdings liegen bisher wenige spezifische Informationen zur Bedeutung von trainingsinduzierten Veränderungen auf das Immunsystem bei Krebspatienten vor.

Möglicherweise spielen auch weitere Zytokine eine Rolle, die bisher nur wenig im Zusammenhang mit körperlicher Aktivität untersucht wurden, wie etwa der Makrophagen-migrationsinhibierende Faktor (MIF). MIF unterdrückt nicht nur die Migration von Makrophagen, sondern auch durch Hemmung der akuten Entzündungsreaktion die Killerzellaktivität und übt damit einen Einfluss auf die Tumorabwehr aus (Bach et al. 2009). Wir konnten zeigen, dass eine einmalige Ausbelastung im Rahmen eines Stufentests zu einer Reduktion von MIF führt, was für die Immunabwehr bei Krebspatienten von Bedeutung sein könnte (Schmidt et al. 2009). MIF stimuliert jedoch auch direkt das Tumorwachstum und die Metastasierung (Bach et al. 2009). Die zeigt, dass die Veränderungen von pro- und anti-inflammatorischen Zytokinen durch körperliche Belastung vielfältig sind und nicht nur modulierend auf das Immunsystem wirken.

8.3.1   Nicht-immunologische Effekte von pro- und anti-inflammatorischen Zytokinen bei Krebspatienten

Eine der häufigen und für die Patienten belastenden Nebenwirkungen der Krebserkrankung und deren Behandlung ist das chronische Müdigkeitssyndrom, genannt Fatigue, das häufig zu einer deutlichen Einschränkung der Lebensqualität der

Patienten über Jahre führt. Es ist keine hauptsächliche Ursache für das Fatigue-Syndrom beschrieben worden, meist ist es multifaktoriell begründet. Inflammatorische Zytokine (TNF-α, IL-1β und IL-6), die bei Tumorerkrankungen vermehrt ausgeschüttet werden, werden mitverantwortlich für das Fatigue-Syndrom gemacht. Vor allem verschiedene Interleukine und TNF-α werden in diesem Zusammenhang bei Tumorpatienten beobachtet (Ryan et al. 2007).

Ein weiteres Schlüsselproblem bei Tumorpatienten sind die durch Erkrankung und Therapie induzierte Abnahme der Muskulatur und die daraus resultierende Muskelschwäche. Die Abnahme der Muskulatur wird dabei auch durch Zytokine und andere vom Tumor freigesetzte Faktoren induziert, die durch körperliche Aktivität gegenläufig beeinflusst werden können (Al-Majid u. Waters 2008). Dies sind nur zwei Beispiele für nicht-immunologische Effekte der pro- und anti-inflammatorischen Zytokine. Mechanistisch wird hieraus leicht deutlich, welche Rolle diese Zytokine spielen können, wenn man einerseits ihre Bedeutung für die Induktion von oxidativem Stress betrachtet und andererseits die vielfältigen durch oxidativen Stress ausgelösten oder beeinflussten Erkrankungen, wie Diabetes, Arteriosklerose, Neurodegeneration und Tumorerkrankungen (Leung et al. 2008).

> **Der Einfluss von körperlichem Training auf den oxidativen Stress ist ein wesentlicher Erklärungsansatz für die beschriebenen vielfältigen Effekte von körperlicher Aktivität bei Krebspatienten.**

8.4   Zusammenfassung

Altersbedingte Veränderungen der Effektorfunktionen des humoralen und zellulären Immunsystems spielen für die höhere Krebsinzidenz im Alter möglicherweise eine Rolle. Für die Abnahme der Reaktivität des Immunsystems, vor allem der zellulären Abwehr, spielt Bewegungsmangel eine Rolle. Hinweise aus klinischen und tierexperimentellen Studien zeigen, dass körperliches Training nicht nur die zelluläre Immunfunktion erhalten und fördern kann, sondern auch Therapieansätze, die auf

einer spezifischen Abwehr des Immunsystem gegen den Tumor basieren, unterstützt. Für diese Regulation des Immunsystems sind Zytokine von großer Bedeutung. Die Freisetzung dieser Zytokine kann durch Training beeinflusst werden, woraus neben der Regulation des Immunsystems weitere Auswirkungen auf den Gesundheitszustand von Krebspatienten resultieren, insbesondere auf das Fatigue-Syndrom, die Tumorkachexie und auf weitere tumor- und behandlungsbedingte Nebenwirkungen. Trotz des weiterhin erheblichen Forschungsbedarfs zeigt sich bereits jetzt, dass der Einfluss von körperlichem Training über eine Stärkung zahlreicher Effektorfunktionen des Immunsystems eine eigenständige therapeutische Bedeutung in der Onkologie hat und darüber hinaus die spezifische und unspezifische Tumortherapie unterstützen kann.

Literatur

Aggarwal BB, Gehlot P (2009) Inflammation and cancer: how friendly is the relationship for cancer patients? Curr Opin Pharmacol 9(4):351–369

Akimoto T, Kumai Y, Akama T, Hayashi E, Murakami H, Soma R et al. (2003) Effects of 12 months of exercise training on salivary secretory IgA levels in elderly subjects. Br J Sports Med 37:76–79

Allgayer H, Nicolaus S, Schreiber S (2004) Decreased interleukin-1 receptor antagonist response following moderate exercise in patients with colorectal carcinoma after primary treatment. Cancer Detect Prev 28(3):208–213

Al-Majid S, Waters H (2008) The biological mechanisms of cancer-related skeletal muscle wasting: the role of progressive resistance exercise. Biol Res Nurs 10(1):7–20

Aoi W, Naito Y, Takagi T, Kokura S, Mizushima K, Takanami Y, Kawai Y, Tanimura Y, Hung LP, Koyama R, Ichikawa H, Yoshikawa T (2010) Regular exercise reduces colon tumorigenesis associated with suppression of iNOS. Biochm Biophy Res Commun 413(2):330–335

Bach JP, Deuster O, Balzer-Geldsetzer M, Meyer B, Dodel R, Bacher M (2009) The role of macrophage inhibitory factor in tumorigenesis and central nervous system tumors. Cancer 115(10):2031–2040

Baik I, Curhan GC, Rimm EB, Bendich A, Willett WC, Fawzi WW (2000) A prospective study of age and lifestyle factors in relation to community-acquired pneumonia in US men and women. Arch Intern Med 160:3082–3088

Battaglini CL, Hackney AC, Garcia R, Groff D, Evans E, Shea T (2009) The effects of an exercise program in leukemia patients. Integr Cancer Ther 8(2):130–138

Drela N, Kozdron E, Szczypiorski P (2004) Moderate exercise may attenuate some aspects of immunosenescence. BMC Geriatr 4:8

Fairey AS, Courneya KS, Field CJ, Bell GJ, Jones LW, Mackey JR (2005) Randomized controlled trial of exercise and blood immune function in postmenopausal breast cancer survivors. J Appl Physiol 98(4):1534–1540

Foss FM (2002) Immunologic mechanisms of antitumor activity. Semin Oncol 29(3, Suppl 7):5–11

Gardner E, Murasko D (2002) Age-related changes in Type 1 and Type 2 cytokine production in humans. Biogerontol 3:271–289

Gleeson M, Bishop NC (2005) The T cell and NK cell immune response to exercise. Ann Transplant 10(4):43–48

Gómez AM, Martínez C, Fiuza-Luces C, Herrero F, Pérez M, Madero L, Ruiz JR, Lucia A, Ramírez M (2011) Exercise Training and Cytokines in Breast Cancer Survivors. Int J Sports Med 32(6):461–467

Hance KW, Rogers CJ, Zaharoff DA, Canter D, Schlom J, Greiner JW (2009). The antitumor and immunoadjuvant effects of IFN-alpha in combination with recombinant poxvirus vaccines. Clin Cancer Res 15:2387–2396

Jäger E, Karbach J, Gnjatic S, Neumann A, Bender A, Valmori D et al. (2006) Recombinant vaccinia/fowlpox NY-ESO-1 vaccines induce both humoral and cellular NY-ESO-1-specific immune responses in cancer patients. Proc Natl Acad Sci U S A 103:14453–14458

Kappel M, Tvede N, Galbo H, Haahr PM, Kjaer M, Linstow M et al. (1991) Evidence that the effect of physical exercise on NK cell activity is mediated by epinephrine. J Appl Physiol 70:2530–2534

Keogh JW, Macleod RD (2011) Body Composition, Physical Fitness, Functional Performance, Quality of Life, and Fatigue Benefits of Exercise for Prostate Cancer Patients: A Systematic Review. J Pain Symptom Manage [Epub ahead of print]

Kohut ML, Senchina DS (2004) Reversing age-associated immunosenescence via exercise. Exerc Immunol Rev 10:6–41

Kohut ML, Cooper MM, Nickolaus MS, Russell DR, Cunnick JE (2002) Exercise and psychosocial factors modulate immunity to influenza vaccine in elderly individuals. J Gerontol A Biol Sci Med Sci 57:M557–M562

Kohut ML, Lee W, Martin A, Arnston B, Russell DW, Ekkekakis P et al. (2005) The exercise-induced enhancement of influenza immunity is mediated in part by improvements in psychosocial factors in older adults. Brain Behav Immun 19:357–366

Leelarungrayub D, Saidee K, Pothongsunun P, Pratanaphon S, YanKai A, Bloomer RJ (2011) Six weeks of aerobic dance exercise improves blood oxidative stress status and increases interleukin-2 in previously sedentary women. J Bodyw Mov Ther 15(3):355–362

Leung FP, Yung LM, Laher I, Yao X, Chen ZY, Huang Y (2008) Exercise, vascular wall and cardiovascular diseases: an update (Pt 1). Sports Med 38(12):1009–1024

Linton P, Thoman M (2001) T cell senescence. Front Biosci 6:248–261

Lira FS, Rosa JC, Zanchi NE, Yamashita AS, Lopes RD, Lopes AC, Batista ML Jr, Seelaender M (2009) Regulation of inflammation in the adipose tissue in cancer cachexia: effect of exercise. Cell Biochem Funct 27(2):71–75

Loprinzi PD, Cardinal BJ (2011) Effects of physical activity on common side effects of breast cancer treatment. Breast Cancer 7 [Epub ahead of print]

Lu Q, Ceddia MA, Price EA, Ye SM, Woods JA (1999) Chronic exercise increases macrophage-mediated tumor cytolysis in young and old mice. Am J Physiol 276:R482–R489

McCann DA, Solco A, Liu Y, Macaluso F, Murphy PA, Kohut ML et al. (2007) Cytokine- and interferon-modulating properties of Echinacea spp. root tinctures stored at 20 degrees C for 2 years. J Interferon Cytokine Res 27:425–436

McElhaney JE, Gravenstein S, Upshaw CM, Hooton JW, Krause P, Drinka P et al. (2001) Granzyme B: a marker of risk for influenza in institutionalized older adults. Vaccine 19:3744–3751

Nieman DC, Brendle D, Henson DA, Suttles J, Cook VD, Warren BJ et al. (1995a) Immune function in athletes versus nonathletes. Int J Sports Med 16:329–333

Nieman DC, Cook VD, Henson DA, Suttles J, Rejeski WJ, Ribisl PM, et al (1995b). Moderate exercise training and natural killer cell cytotoxic activity in breast cancer patients. Int J Sports Med 16:334–337

Odunsi K, Qian F, Matsuzaki J, Mhawech-Fauceglia P, Andrews C, Hoffman EW et al. (2007) Vaccination with an NY-ESO-1 peptide of HLA class I/II specificities induces integrated humoral and T cell responses in ovarian cancer. Proc Natl Acad Sci U S A 104:12837–12842

Pedersen BK (2009) The diseasome of physical inactivity – and the role of myokines in muscle-fat cross talk. J Physiol 587(Pt 23):5559–5568

Pedersen BK, Hoffman-Goetz L (2000) Exercise and the immune system: regulation, integration, and adaptation. Physiol Rev 80(3):1055–1081

Pedersen BK, Tvede N, Christensen LD, Klarlund K, Kragbak S, Halkjr-Kristensen J (1989) Natural killer cell activity in peripheral blood of highly trained and untrained persons. Int J Sports Med 10:129–131

Rogers CJ, Hance KW, Zaharoff DA, Perkins SN, Hursting SD, Schlom J et al. (2007) Minimal duration of voluntary exercise training necessary to enhance innate and antigen-specific immune responses. AACR Annual Meeting, 2582

Rogers CJ, Zaharoff DA, Hance KW, Perkins SN, Hursting SD, Schlom J, Greiner JW (2008) Exercise enhances vaccine-induced antigen-specific T cell responses. Vaccine 26(42):5407–5415

Ryan JL, Carroll JK, Ryan EP, Mustian KM, Fiscella K, Morrow GR (2007) Mechanisms of cancer-related fatigue. Oncologist 12, Suppl 1:22–34

Schmidt A, Bierwirth S, Weber S, Platen P, Schinköthe T, Bloch W (2009) Short intensive exercise increases the migratory activity of mesenchymal stem cells. Br J Sports Med 43(3):195–198

Schuler PB, Leblanc PA, Marzilli TS (2003) Effect of physical activity on the production of specific antibody in response to the 1998–99 influenza virus vaccine in older adults. J Sports Med Phys Fitness 43:404

Senchina DS, Kohut ML (2007) Immunological outcomes of exercise in older adults. Clin Interv Aging 2:3–16

Silvério R, Laviano A, Rossi Fanelli F, Seelaender M (2011) l-carnitine and cancer cachexia: Clinical and experimental aspects. J Cachex Sarcopenia Muscle 2(1):37–44

Smith TP, Kennedy SL, Fleshner M (2004) Influence of age and physical activity on the primary in vivo antibody and T cell-mediated responses in men. J Appl Physiol 97:491–498

Sprod LK, Palesh OG, Janelsins MC, Peppone LJ, Heckler CE, Adams MJ, Morrow GR, Mustian KM (2010) Exercise, sleep quality, and mediators of sleep in breast and prostate cancer patients receiving radiation therapy. Community Oncol 7(10):463–471

Tvede N, Kappel M, Klarlund K, Duhn S, Halkjaer-Kristensen J, Kjaer M et al. (1994) Evidence that the effect of bicycle exercise on blood mononuclear cell proliferative responses and subsets is mediated by epinephrine. Int J Sports Med 15:100–104

Verma VK, Singh V, Singh MP, Singh SM (2009) Effect of physical exercise on tumor growth regulating factors of tumor microenvironment: implications in exercise-dependent tumor growth retardation. Immunopharmacol Immunotoxicol 31(2):274–282

Wang J, Song H, Tang X, Yang Y, Vieira VJ, Niu Y, Ma Y (2011) Effect of exercise training intensity on murine T-regulatory cells and vaccination response. Scand J Med Sci Sports [Epub ahead of print]

Woods JA, Evans JK, Wolters BW, Ceddia MA, McAuley E (1998) Effects of maximal exercise on natural killer (NK) cell cytotoxicity and responsiveness to interferon-alpha in the young and old. J Gerontol A Biol Sci Med Sci 53:B430–B437

Yan H, Kuroiwa A, Tanaka H, Shindo M, Kiyonaga A, Nagayama A (2001) Effect of moderate exercise on immune senescence in men. Eur J Appl Physiol 86:105–111

Zheng B, Han S, Takahashi Y, Kelsoe G (1997) Immunosenescence and germinal center reaction. Immunol Rev 160:63–77

Tumorkachexie

Philipp Zimmer, Eva Zopf, Freerk Baumann

9.1   Definition

Das aus dem Griechischen stammende Wort »Kachexie« bedeutet wörtlich übersetzt »schlechter Zustand«. Zugrunde liegt ein gestörter Metabolismus, der mit einer Reduktion der Fett- und Muskelmasse einhergeht, die Lebensqualität von Krebspatienten stark einschränkt und deren Prognose erheblich verschlechtert. Es existiert keine einheitliche Definition einer Kachexie, was deren Klassifikation und Therapie erschwert. Der medizinische Dienst der Krankenversicherungen definiert die Kachexie als einen Body-Mass-Index unter 18.

Evans et al. (2008) formulierten folgende Kriterien, die eine Kachexie definieren (sie sollten in klinischen und epidemiologischen Studien aber nur partiell angewendet werden):
— Gewichtsreduktion um fünf Prozent innerhalb der letzten zwölf Monate

und drei der fünf folgenden Symptome:
— Reduktion der Muskelkraft,
— Fatigue-Syndrom,
— Anorexie,
— erniedrigte Werte der fettfreien Körpermasse,
— veränderte Blutwerte (Hb < 12 g/dl, Serumalbumin < 3,2 g/dl, erhöhte Entzündungsparameter).

Eine Kachexie kann auch bei Patienten mit HIV, COPD und chronischer Herzinsuffizienz sowie bei Patienten mit rheumatoiden Erkrankungen, Essstörungen oder Erkrankungen des Gastrointestinaltraktes auftreten, wenngleich die zugrunde liegenden Pathomechanismen nicht zwingend die gleichen seien müssen.

Je nach Definition steht bei der Tumorkachexie entweder der Verlust von Fett- oder von Muskelmasse im Vordergrund, wobei neuere Definitionen, Änderungen des Metabolismus mit einem Verlust von Muskelmasse hervorheben (Donohoe et al. 2011).

9.2   Epidemiologie

Die starken Schwankungen der Inzidenz sind der Tatsache geschuldet, dass keine einheitliche Definition besteht. Rivadeneira et al. (1998) kommen zu dem Schluss, dass 50% aller Krebspatienten im Laufe ihrer Krankheit an einer manifesten Kachexie leiden. Laviano et al. (2005, www.ncbi.nlm.nih.gov/pubmed/16264909) beschreiben eine Kachexie bei 63% aller Krebspatienten. Die kachexiebedingte Mortalitätsrate variiert in der Literatur. Sie liegt zwischen 20 und 50% und ist somit die zweithäufigste Todesursache nach einer Sepsis. Das Auftreten einer Kachexie ist in hohem Maße von der Tumorentität, dem Stadium der Krankheit und dem Alter des Patienten abhängig, wobei gastrointestinale Tumorerkrankungen die höchsten Inzidenzen aufweisen.

Grundsätzlich kann eine Kachexie in allen Stadien einer neoplastischen Erkrankung auftreten, wobei sie am häufigsten in fortgeschrittenen und terminalen Krankheitsphasen manifest wird und bei Kindern und älteren Menschen eine höhere Inzidenz hat (Tisdale 2002; Inui 2002).

9.3   Diagnose

Die Anamnese mit Angaben über die Gewichtsreduktion gibt wichtige klinische Hinweise. Aufwändigere Verfahren wie die Bioelektrische Impedanzanalyse sind weder validiert noch in allen Kliniken durchführbar. Auch Laborparameter wie die Serumkonzentrationen von Akute-Phase-Proteinen, Albumin und Glycerin sind vor dem Hintergrund des Einflusses der Erkrankung und der Therapie immer kritisch zu betrachten.

9.4   Pathologie

Das komplexe Zusammenspiel verschiedener prokachektischer Faktoren und diverser anderer Zytokine und Mediatoren wird für eine Kachexie verantwortlich gemacht. Die Auswirkung dieser Mediatoren wird auch mit einer Anorexie und dem Fatigue-Syndrom in Verbindung gebracht.

Prokachektische Faktoren Der vom Tumorgewebe produzierte lipid mobilising factor (LMF), ein Homolog zum Zink-α-2-Glykoprotein, wird bei kachektischen Patienten verstärkt exprimiert und trägt über seine lipolytische Wirkung wesentlich zur Reduktion der Fettmasse bei (Tisdale 2010).

Der Verlust der Muskelmasse wird vor allem mit einen verstärkten ATP-ubiquitinabhängigen proteasomalen Abbau von Muskelproteinen assoziiert, der nicht alleine durch eine Nahrungskarenz erklärt werden kann (Dejong et al. 2005; Khal et al. 2005). Außerdem scheinen auch der lysosomale Abbau über Cathepsine sowie der Ca++/Calpain-Signalweg an der Proteindegradation beteiligt zu sein (Bosutti et al. 2002; Busquets et al. 2000).

Neben dem oben genannten LMF wird vom Tumorgewebe auch der Proteolysis-inducing Factor (PIF) produziert (Todorov et al. 1996). Dieses im Urin von kachektischen Patienten nachweisbare Peptid stimuliert über den NFκB- und den STAT3-Signalweg die Aktivität des oben beschriebenen proteasomalen Proteinabbaus in der Muskulatur und induziert in Hepatocyten die Produktion von Akute-Phase-Proteinen wie dem CRP und bestimmten Zytokinen wie dem Interleukin(IL)-6 und dem IL-8 (Watchorn et al. 2001).

Akute-Phase-Proteine (APP) Falconer et al. (1995) beschreiben erhöhte APP-Konzentrationen bei 50% aller Patienten mit soliden Krebserkrankungen. Deans und Wigmore (2005) fanden eine direkte Korrelation zwischen den Serum-CRP-Werten und der Gewichtsreduktion bei Patienten mit Ösophagus und Magenkarzinomen.

Zytokinprofil TNF-α (früher auch als Kachektin bezeichnet), IL-1, IL-6 und INF-γ sind Zytokine, die in einen direkten Zusammenhang mit der Pathogenese einer Kachexie gebracht werden (Donohoe et al. 2011). Dabei scheinen sie zum einen den proteasomalen, ubiquitinabhängigen Proteinabbau zu fördern und zum anderen die Kontraktilität der Muskulatur über eine verstärkte Synthese von Stickstoffmonoxid einzuschränken (Lenk et al. 2010).

In verschiedenen Tiermodellen konnte gezeigt werden, dass beispielsweise eine Injektion von TNF-α eine Reduktion der Fett- und Muskelmasse bewirkt. Dabei induziert das TNF-α eine verstärkte Aktivierung des proteasomalen Proteinabbaus über den NFκB-Signalweg (s.o.), der auch durch einen erhöhten oxidativen Stress stimuliert wird (Tisda-

le 2008). Somit ist TNF-α ein potenter PFI-Agonist. Kachektische Mäuse mit Lungenkarzinomen, denen IFN-γ-Antikörper injiziert worden waren, zeigten eine Reduktion der Kachexie (Matthys et al. 1991). Vergleichbare Ergebnisse konnten durch IL-6-Antikörper bei tumortragenden Mäusen erzielt werden, wobei ein verminderter Abbau der Muskelmasse beobachtet wurde (Zaki et al. 2004).

Eine erhöhte IL-6-Produktion konnte bei Pankreaskrebspatienten auch in Lymphozyten und Monozyten nachgewiesen werden (O'Riordain et al. 1999), wobei Carson und Baltgalvis (2010) im Hinblick auf die Kachexie die Tumorzellen als wichtigstes IL-6 produzierendes Gewebe hervorheben.

Fenton et al. (2006) beschreiben IL-6 als einen potenten Tumorwachstumsfaktor. IL-6 induziert die Produktion von Proteinen, die Entzündungen, Angiogenese, Zellproliferation, Zellüberleben und Transformationen begünstigen und die eigene Produktion über ein negatives Feedback hemmen.

Weiterhin wird ein pro-inflammatorisches Environment mit einer gesteigerten Insulinresistenz in Verbindung gebracht. Einerseits hemmen die genannten Zytokine die Phosphorylierung der Insulinrezeptoren und ihrer Substrate, und andererseits scheinen sie sich negativ auf die Expression der Glukosetransporter GLUT4 und GLUT1 auszuwirken (Feinstein et al. 1993). Die gesteigerte Insulinresistenz senkt somit nicht nur die Glukoseaufnahme in der Muskulatur, sondern wirkt sich auch negativ auf die Fettgewebsbildung und den Proteinaufbau aus. Greenberg et al. (1992) konnten zeigen, dass IL-6 die Lipolyse steigert. Dieser Mechanismus könnte gemeinsam mit dem LMF für den Verlust der Fettmasse verantwortlich sein.

Ob IL-6 als »Kachexieindikator« Sinn macht, wird in der Literatur kontrovers diskutiert (Scheede-Bergdahl et al. 2011). Dies beruht auf der Tatsache, dass Zytokine und somit auch IL-6-Konzentrationen immer im Verbindung mit anderen Zytokinen betrachtet werden müssen und vor allem die Dauer und das Maß der Konzentrationsänderungen sowie die Art der mit dem IL-6 korrespondierenden Zellen einen entscheidenden Einfluss auf die Wirkung haben (Carson u. Baltgalvis 2010). Van Hall et al. (2008) injizierten gesunden männlichen Probanden IL-6 (140 pg/ml für drei Stunden),

9

wobei eine 50%ige Reduktion des Proteinumsatzes beobachtet wurde, die Muskulatur gegenüber dem Normalzustand doppelt so viele Aminosäuren freisetzte und die Konzentration von Aminosäuren im Blut verringert war.

Costelli et al. (2006) konnten zeigen, dass in kachektischen tumortragenden Mäusen die Expression des Insulin-like growth factor 1 (IGF1), einem Wachstumsfaktor, der u.a. den Muskelaufbau und die Neurogenese unterstützt, deutlich vermindert ist. Schmidt et al. (2011) bestätigten diese Ergebnisse, indem sie durch eine IGF1-Substitution bei Tumorratten eine verminderte Gewichtsreduktion feststellten. Des Weiteren werden bei kachektischen Patienten Veränderungen von neuroendokrinen Regelkreisen beschrieben, die kongruent zu denen des tumorbedingten Fatigue-Syndroms sind (▶ Kap. 7).

Oxidativer Stress Reaktive Sauerstoffspezies (ROS) erfüllen im Organismus vielfältige Aufgaben, u.a. bei der Signaltransduktion. Eine Dysbalance zwischen ROS und Antioxidantien führt in Zellen zu einem erhöhten oxidativen Stress, der die DNA, Membranlipide und Proteine beschädigen kann. Diese Schäden werden mit der Pathogenese vieler chronischer Krankheiten in Verbindung gebracht. Darüber hinaus induziert eine dauerhaft erhöhte ROS-Konzentration in der Muskulatur einen Katabolismus, der mit einem Verlust von Muskelproteinen einhergeht (Buck u. Chojkier 1996; Li et al. 1998; Laviano et al. 2007).

Stammzellenaktivität/Apoptose Eine gesteigerte Ubiquitierung von Transkriptionsfaktoren der MyoD-Familie, die für die Differenzierung von Satellitenzellen zuständig sind, wird von Tintignac et al. (2005) als ein Grund für den Verlust von Muskelgewebe bei einer Kachexie beschrieben. Lenk et al. (2010) beschreiben, dass auch Myostatin via Pax7, erniedrigte IGF1-Werte und ein erhöhter oxidativer Stress die Proliferation und Differenzierung von Satellitenzellen negativ beeinflussen. Ob die Hemmung von Myostatin einen Benefit bei kachektischen Patienten hat, ist unklar. Tiermodelle lieferten kontroverse Ergebnisse (Benny et al. 2010; Bonetto et al. 2009).

Die Caspase 3, deren Aktivität auch über den PI3K-Signalweg moduliert wird, ist für die Auflö-

sung von Aktin-Myosin-Komplexen in der Muskulatur zuständig, der letztlich zur Apoptose führt. Argilés et al. (2008) zeigten, dass diese Auflösung der geschwindigkeitsbestimmende Schritt ist, bevor die Proteine proteasomal abgebaut werden. Inwieweit dieser apoptotischer Abbau, der vor allem bei einer katabolen Stoffwechsellage aktiv ist, zum kachexiebedingten Muskelverlust beiträgt, ist noch unklar.

Signalwege Neben dem JAK/STAT-Signalweg, über den das IL-6 seine Wirkung entfaltet und den NFκB-Signalweg, der u.a. durch TNF-α stimuliert wird, scheinen vor allem die Forkhead-Box-O(FoxO)-Transkriptionsfaktoren eine zentrale Rolle beim Abbau der Muskulatur im Rahmen einer Kachexie zu spielen. Sie werden über den PI3/Akt-Signalweg reguliert, der seinerseits durch viele der oben beschriebenen Signalmoleküle (PIF, TNF-α, IGF-1, ROS) beeinflusst wird. FoxO transloziert im unphosphorylierten Zustand in den Nukleus, wo es die Transkription von muskelspezifischen Ubiquitin-Ligasen initiiert (Lenk et al. 2010). Die geringen IGF-1-Konzentrationen (s.o.) führen über eine verminderte Aktivierung von Akt und mTOR zu einer verringerten Proteinsynthese.

9.5   Therapieoptionen

Da die Pathomechanismen, die zu einer Kachexie führen, nur unzureichend bekannt sind, existiert auch keine kausale Therapie. Trotzdem ist, aufgrund des großen Einflusses einer Kachexie auf die Mortalität und die Lebensqualität von Tumorpatienten, eine Therapie von großem Interesse.

Hauptziele der Therapie
- Verhinderung der Gewichtsreduktion
- Erhaltung des Ruheenergieumsatzes
- Verminderung von Fatigue und Anorexie
- Erhaltung der Lebensqualität
- Erhaltung der physischen Leistungsfähigkeit
- Reduktion des (pro-)inflammatorischen Environments

In mehreren Studien konnte gezeigt werden, dass eine energiereiche Ernährung nur einen marginalen Einfluss auf die Kachexie hat (Elia et al. 2006). Die Substituierung von Eicosapentaensäuren, Cyclooxygenase-2-Hemmern, Megestrolacetat und Cannaboiden kann einer Kachexie nur in Ansätzen entgegenwirken (Donohoe et al. 2011)

Kombinationstherapien aus den beschriebenen Präparaten zeigten bisher nur minimale Effekte (Mantovani 2010). Die Gabe von Insulin, ATP, Melatonin und die Blockierung diverser Zytokine und β-adrenerger Rezeptoren werden getestet.

9.6   Körperliche Aktivität

Das Aktivitätsniveau kachektischer Menschen ist so stark reduziert, dass es mitunter dem von Patienten mit schweren Rückenmarksläsionen gleichkommt (Moses et al. 2004). Die körperliche Inaktivität kachektischer Menschen ist somit ein weiterer Faktor, der vor allem den Abbau von Muskelproteinen begünstigt. Folglich verschlechtern sich die Prognose und die Lebensqualität der Patienten weiter.

Inwieweit gezielte körperliche Aktivität den Kachexieprogress beeinflussen kann, ist bislang nur in Ansätzen erforscht worden. Seitdem klar ist, dass körperliche Aktivität einen positiven Einfluss auf diverse Krebsentitäten und krebsspezifische Symptome wie das tumorbedingte Fatigue-Syndrom hat, beziehen auch immer mehr Kachexiestudien diesen Ansatz mit ein. Bislang fehlt es an qualitativ hochwertigen Studien, die die Auswirkungen körperlicher Aktivität auf die Tumorkachexie als primären Endpunkt untersuchen. Bislang überprüften vier Studien den Einfluss von Krafttraining im Hinblick auf die Muskelmasse und die Muskelkraft von Krebspatienten. Wenngleich sich das Krafttraining positiv auf die untersuchten Parameter auswirkte, ist anzumerken, dass zwei der Studien mit Brustkrebspatientinnen durchgeführt wurden, die im Allgemeinen sehr niedrige Kachexieraten aufweisen (Courneya et al. 2007; Schmitz et al. 2005; Segal et al. 2003; Galvao et al. 2006).

Im Fokus der Wissenschaft stehen bezüglich der Kachexie vor allem der Erhalt der Muskelmasse und die Reduktion des (pro-)inflammatorischen

Milieus, das – wie bereits beschrieben – einen empfindlichen Einfluss auf die Pathogenese hat.

Nach körperlicher Belastung können die IL-6-Werte im Blut um den Faktor 100 ansteigen. Dieser enorme Anstieg wird in erster Linie durch IL-6 aus dem Muskelgewebe bewirkt. Wie Pedersen und Febbraio (2008) zeigen konnten, hat dieser akute starke Anstieg von IL-6 im Gegensatz zu einer Infektion einen hemmenden Einfluss auf das pro-inflammatorische Environment. Zum einen werden durch den hohen IL-6-Spiegel anti-inflammatorische Stoffe wie der IL1-Rezeptor-Antagonist und das IL-10 sezerniert, und zum anderen hemmt IL-6 die Produktion von TNF-α und sich selbst.

Wenngleich viele Autoren einen positiven Einfluss körperlicher Aktivität auf die Kachexie vermuten, existieren bislang nur wenige Studien, die einen solchen Zusammenhang belegen. Al-Majid et al. (2008) konnten zeigen, dass bei kachektischen Tumormäusen, die ein einseitiges Krafttraining mittels Elektrostimulation durchführten, der Muskelproteingehalt und die Muskelmasse auf der trainierten Seite signifikant anstieg.

Eine durch Erythropoetingabe simulierte erhöhte Ausdauerleistungsfähigkeit reduzierte bei tumortragenden Mäusen die Gewichtsreduktion und die IL-6-Konzentration im Plasma und wirkte sich positiv auf das Überleben aus (Kanzaki et al. 2005). Carson und Baltgalvis (2010) fanden sowohl bei Mäusen, die auf dem Laufband trainierten, als auch bei denen, die freien Zugang zu Laufrädern hatten, erniedrigte IL-6-Werte. Die Masse des Musculus gastrocnemius war in der Interventionsgruppe höher. Die Autoren folgerten daraus, dass ein moderates Ausdauertraining einen Kachexiepräventiven Effekt hat. Des Weiteren spekulieren sie, dass chronisch erhöhte IL-6-Konzentrationen zu einer IGF-1- und Insulin-Resistenz, erhöhtem oxidativem Stress und einer Dysfunktion der Mitochondrien in der Muskulatur führen.

Lira et al. (2011) untersuchten den Einfluss einer Tumorkachexie auf den Zytokinstatus im Hypothalamus von Ratten. Sie stellten fest, dass die Kachexie zu einem pro-inflammatorischen, IL-1-dominierten Zytokinprofil im Hypothalamus führt, das durch Ausdauertraining vermindert werden kann und eine weniger starke Gewichtsreduktion zur Folge hat. Die gleichen Autoren hatten 2009 fest-

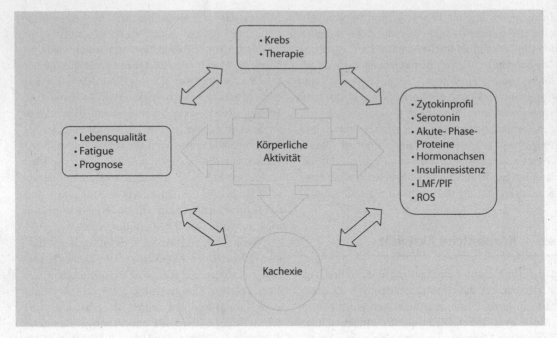

• **Abb. 9.1**   Einfluss von körperlicher Aktivität auf die Tumorkachexie

gestellt, dass sich durch ein Ausdauertraining der IL-10/TNF-α-Quotient bei kachektischen Tieren erhöhen lässt.

Ein weiterer Einfluss körperlicher Aktivität auf die Kachexie wird mit einer erhöhten Produktion des Transkriptionskoaktivators PGC-1α in Verbindung gebracht. Dieser hemmt FoxO-Transkriptionsfaktoren und verhindert so die Induktion von Proteinen, die für den muskelspezifischen, ubiquitinabhängigen, proteasomalen Abbau zuständig sind (Sandri et al. 2006).

Wang et al. (2009) konnten nachweisen, dass sowohl Kraft- als auch Ausdauertraining bei tumortragenden Mäusen einen Muskelproteinabbau verhindert, was die Autoren mit einer verstärkten Phosphorylierung von Akt und FoxO assoziieren. Eine gesteigerte mTor-Aktivierung konnte lediglich für Krafttraining nachgewiesen werden. Darüber hinaus konnte bei den gleichen Mäusen, u.a. über erhöhte MyoD- und Myogenin-Werte, eine verstärkte Satellitenzellaktivität nachgewiesen werden.

Fujita et al. (2007) und Baar und Esser (1999) konnten zeigen, dass Krafttraining u.a. eine Phosphorylierung und somit eine Aktivierung von

mTor bewirkt, woraus eine erhöhte Synthese von Muskelproteinen resultiert.

Letztlich belegten Lenk et al. (2009), dass Ausdauertraining die Myostatinkonzentration senkt. In einer Trainingsstudie mit kachektischen COPD-Patienten fanden Vogiatzis et al. (2010) erhöhte MyoD- und IGF1-mRNA-Konzentrationen, welche einen Muskelzuwachs stimulieren.

Wie von Carson und Baltgalvis (2011) vermutet, scheinen Kombinationstherapien, bestehend aus körperlicher Aktivität und bestimmten Medikamenten bzw. Nahrungsergänzungen, ein vielversprechender Ansatz zu sein, um einer Kachexie entgegenzuwirken (• Abb. 9.1). Penna et al. (2011) substituierten mehrfach ungesättigte Omega-3-Fettsäuren alleine und in Kombination mit einem Ausdauertraining an Tumormäusen. Dabei wiesen die Tiere, welche die Kombination aus Training und Fettsäuren bekamen, einen verminderten Verlust an Muskelmasse und Kraft auf.

9.7　Zusammenfassung

Bei einer Tumorkachexie, die ca. 50% aller Tumorpatienten betrifft und einen erheblichen Einfluss auf die Mortalität und die Lebensqualität hat, kommt es zu einem starken Verlust der Körpermasse. Es handelt sich wie beim tumorbedingten Fatigue-Syndrom um ein systemisches Geschehen. Eine allgemeingültige Definition existiert bislang nicht, was eine Kategorisierung und Behandlung erschwert. Die Gewichtsreduktion ist multifaktoriell bedingt und wird u.a. durch einen veränderten Stoffwechsel begründet, der eine katabole Orientierung aufweist. Diese veränderte Stoffwechsellage kann durch die systemische Wirkung körperlicher Aktivität beeinflusst werden. Genau wie die Pathogenese sind die Auswirkungen auf molekularer Ebene bisher nur rudimentär verstanden. Kausale Therapien existieren bislang nicht. Es konnte gezeigt werden, dass körperliche Aktivität beispielsweise den Proteinabbau verhindert, Satellitenzellen stimuliert, den oxidativen Stress senken und ein (pro-)inflammatorisches Milieu abschwächen kann. Trotz dieser positiven Effekte bedarf es weiterer intensiver Forschung, um die Wirkungsweise verschiedener Trainingsarten ganzheitlich zu verstehen und somit Trainingskonzepte für kachektische Patienten entwickeln zu können. Neben der Trainingsart bleibt auch die Frage offen, ob körperliche Aktivität bei Tumorpatienten im Hinblick auf eine Kachexie eher präventiv eingesetzt werden sollte. Erste Studien zeigen, dass körperliche Aktivität medikamentöse Kachexietherapien, z.B. mit EPS, positiv ergänzt.

Literatur

Al-Majid S, Waters H (2008) The biological mechanisms of cancer-related skeletal muscle wasting: the role of progressive resistance exercise. Biol Res Nurs 10(1):7–20. Review

Argilés JM, López-Soriano FJ, Busquets S (2008) Apoptosis signalling is essential and precedes protein degradation in wasting skeletal muscle during catabolic conditions. Int J Biochem Cell Biol 40(9):1674–1678. Epub 2008 Feb 14

Argilés JM, Moore-Carrasco R, Busquets S, López-Soriano FJ (2003) Catabolic mediators as targets for cancer cachexia. Drug Discov Today 15;8(18):838–844. Review

Baar K, Esser K (1999) Phosphorylation of p70S6k correlates with increased skeletal muscle mass following resistance exercise. Am J Physiol Cell Physiol 276:C120–C127

Benny Klimek ME, Aydogdu T, Link MJ, Pons M, Koniaris LG, Zimmers TA (2010) Acute inhibition of myostatin-family proteins preserves skeletal muscle in mouse models of cancer cachexia. Biochem Biophys Res Commun 15;391(3):1548–1554. Epub 2009 Dec 28

Berenstein EG, Ortiz Z (2005) Megestrol acetate for the treatment of anorexia-cachexia syndrome. Cochrane Database Syst Rev 2:CD004310

Bonetto A, Penna F, Minero VG, Reffo P, Bonelli G, Baccino FM, Costelli P (2009) Deacetylase inhibitors modulate the myostatin/follistatin axis without improving cachexia in tumor-bearing mice. Curr Cancer Drug Targets 5:608–616. Epub 2009 Aug 1

Bosutti A, Toigo G, Ciocchi B, Situlin R, Guarnieri G, Biolo G (2002) Regulation of muscle cathepsin B proteolytic activity in protein-depleted patients with chronic diseases. Clin Nutr 21(5):373–378

Buck M, Chojkier M (1996) Muscle wasting and dedifferentiation induced by oxidative stress in a murine model of cachexia is prevented by inhibitors of nitric oxide synthesis and antioxidants. EMBO J 15(8):1753–1765

Busquets S, García-Martínez C, Alvarez B, Carbó N, López-Soriano FJ, Argilés JM (2000) Calpain-3 gene expression is decreased during experimental cancer cachexia. Biochim Biophys Acta 1475(1):5–9

Carson JA, Baltgalvis KA (2010) Interleukin 6 as a key regulator of muscle mass during cachexia. Exerc Sport Sci Rev 38(4):168–176

Costelli P, Muscaritoli M, Bossola M, Penna F, Reffo P, Bonetto A, Busquets S, Bonelli G, Lopez-Soriano FJ, Doglietto GB, Argilés JM, Baccino FM, Rossi Fanelli F (2006) IGF-1 is downregulated in experimental cancer cachexia. Am J Physiol Regul Integr Comp Physiol 291(3):R674-83. Epub 2006 Apr 13

Courneya KS, Segal RJ, Mackey JR, Gelmon K, Reid RD, Friedenreich CM, Ladha AB, Proulx C, Vallance JKH, Lane K, Yasui Y, McKenzie DC (2007) Effects of aerobic and resistance exercise in breast cancer patients receiving adjuvant chemotherapy: a multicenter randomized controlled trial. J Clin Oncol 25:4396–4404

Deans C, Wigmore SJ (2005) Systemic inflammation, cachexia and prognosis in patients with cancer. Curr Opin Clin Nutr Metab Care 8(3):265–269

DeJong CH, Busquets S, Moses AG, Schrauwen P, Ross JA, Argiles JM, Fearon KC (2005) Systemic inflammation correlates with increased expression of skeletal muscle ubiquitin but not uncoupling proteins in cancer cachexia. Oncol Rep 14(1):257–263

Donohoe CL, Ryan AM, Reynolds JV (2011) Cancer cachexia: mechanisms and clinical implications. Gastroenterol Res Pract 601434. Epub 2011 Jun 13

Elia M, Van Bokhorst-de van der Schueren MA, Garvey J, Goedhart A, Lundholm K, Nitenberg G, Stratton RJ (2006) Enteral (oral or tube administration) nutritional support and eicosapentaenoic acid in patients with cancer: a systematic review. Int J Oncol 28(1):5–23. Review

Evans WJ, Morley JE, Argilés J, Bales C, Baracos V, Guttridge D, Jatoi A, Kalantar-Zadeh K, Lochs H, Mantovani G, Marks D, Mitch WE, Muscaritoli M, Najand A, Ponikowski P, Rossi Fanelli F, Schambelan M, Schols A, Schuster M, Thomas D, Wolfe R, Anker SD (2008) Cachexia: a new definition. Clin Nutr 27(6):793–799. Epub 2008 Aug 21

Falconer JS, Fearon KC, Ross JA, Elton R, Wigmore SJ, Garden OJ, Carter DC (1995) Acute-phase protein response and survival duration of patients with pancreatic cancer. Cancer 75(8):2077–2082

Feinstein R, Kanety H, Papa MZ, Lunenfeld B, Karasik A (1993) Tumor necrosis factor-alpha suppresses insulin-induced tyrosine phosphorylation of insulin receptor and its substrates. J Biol Chem 268(35):26055–26058

Fenton JI, Hursting SD, Perkins SN, Hord NG (2006) Interleukin-6 production induced by leptin treatment promotes cell proliferation in an Apc (Min/+) colon epithelial cell line. Carcinogenesis 27(7):1507–1515. Epub 2006 Apr 5

Fujita S, Abe T, Drummond MJ, Cadenas JG, Dreyer HC, Sato Y, Volpi E, Rasmussen BB (2007) Blood flow restriction during low-intensity resistance exercise increases S6K1 phosphorylation and muscle protein synthesis. J Appl Physiol 103:903–910

Galvao DA, Nosaka K, Taaffe DR, Spry N, Kristjanson LJ, McGuigan MR, Suzuki K, Yamaya K, Newton RU (2006) Resistance training and reduction of treatment side effects in prostate cancer patients. Med Sci Sports Exerc 38:2045–2052

Greenberg AS, Nordan RP, McIntosh J, Calvo JC, Scow RO, Jablons D (1992) Interleukin 6 reduces lipoprotein lipase activity in adipose tissue of mice in vivo and in 3T3-L1 adipocytes: a possible role for interleukin 6 in cancer cachexia. Cancer Res 52(15):4113–4116

Hussey HJ, Tisdale MJ (2000) Effect of the specific cyclooxygenase-2 inhibitor meloxicam on tumour growth and cachexia in a murine model. Int J Cancer 87(1):95–100

Inui A (2002) Cancer anorexia-cachexia syndrome: current issues in research and management. CA Cancer J Clin 52(2):72–91

Kanzaki M, Soda K, Gin PT, Kai T, Konishi F, Kawakami M (2005) Erythropoietin attenuates cachectic events and decreases production of interleukin-6, a cachexia-inducing cytokine. Cytokine 32(5):234–239. Epub 2005 Dec 9

Khal J, Wyke SM, Russell ST, Hine AV, Tisdale MJ (2005) Expression of the ubiquitin-proteasome pathway and muscle loss in experimental cancer cachexia. Br J Cancer 93(7):774–780

Laviano A, Meguid MM, Preziosa I, Fanelli FR (2007) Oxidative stress and wasting in cancer. Curr Opin Clin Nutr Metab Care 10:449–456

Lenk K, Schuler G, Adams V (2010) Skeletal muscle wasting in cachexia and sarcopenia: molecular pathophysiology and impact of exercise training. J Cachex Sarcopenia Muscle 1(1):9–21. Epub 2010 Oct 26

Lenk K, Schur R, Linke A, Erbs S, Matsumoto Y, Adams V, Schuler G (2009) Impact of exercise training on myostatin expression in the myocardium and skeletal muscle in a chronic heart failure model. Eur J Heart Fail 11:342–348

Li YP, Schwartz RJ, Wadell ID, Holloway BR, Reid MB (1998) Skeletal muscle myocytes undergo protein loss and reactive oxygen-mediated NFkB activation in response to tumor necrosis factor a. FASEB J 12:871–880

Lira FS, Yamashita AS, Rosa JC, Tavares FL, Caperuto E, Carnevali Jr LC, Pimentel GD, Santos RV, Batista Jr ML, Laviano A, Rossi-Fanelli F, Seelaender M (2011) Hypothalamic inflammation is reversed by endurance training in anorectic-cachectic rats. Nutr Metab 8(1):60. [Epub ahead of print]

Mantovani G (2010) Randomised phase III clinical trial of 5 different arms of treatment on 332 patients with cancer cachexia. Eur Rev Med Pharmacol Sci 14(4):292–301

Matthys P, Heremans H, Opdenakker G, Billiau A (1991) Anti-interferon-gamma antibody treatment, growth of Lewis lung tumours in mice and tumour-associated cachexia. Eur J Cancer 27(2):182–187

Moses AW, Slater C, Preston T, Barber MD, Fearon KC (2004) Reduced total energy expenditure and physical activity in cachectic patients with pancreatic cancer can be modulated by an energy and protein dense oral supplement enriched with n-3 fatty acids. Br J Cancer 90(5):996–1002

O'Riordain MG, Falconer JS, Maingay J, Fearon KC, Ross JA (1999) Peripheral blood cells from weight-losing cancer patients control the hepatic acute phase response by a primarily interleukin-6 dependent mechanism. Int J Oncol 15(4):823–827

Pedersen BK, Febbraio MA (2008) Muscle as an endocrine organ: focus on muscle-derived interleukin-6. Physiol Rev 88(4):1379–1406. Review

Penna F, Busquets S, Pin F, Toledo M, Baccino FM, López-Soriano FJ, Costelli P, Argilés JM (2011) Combined approach to counteract experimental cancer cachexia: eicosapentaenoic acid and training exercise. J Cachex Sarcopenia Muscle 2(2):95–104. Epub 2011 May 11

Rivadeneira DE, Evoy D, Fahey TJ 3rd, Lieberman MD, Daly JM (1998) Nutritional support of the cancer patient. CA Cancer J Clin 48(2):69–80

Sandri M, Lin J, Handschin C, Yang W, Arany ZP, Lecker SH, Goldberg AL, Spiegelman BM (2006) PGC-1alpha protects skeletal muscle from atrophy by suppressing FoxO3 action and atrophy-specific gene transcription. Proc Natl Acad Sci USA 103(44):16260–16265. Epub 2006 Oct 19

Scheede-Bergdahl C, Watt HL, Trutschnigg B, Kilgour RD, Haggarty A, Lucar E, Vigano A (2011) Is IL-6 the best proinflammatory biomarker of clinical outcomes of cancer cachexia? Clin Nutr … [Epub ahead of print]

Schmidt K, von Haehling S, Doehner W, Palus S, Anker SD, Springer J (2011) IGF-1 treatment reduces weight loss and improves outcome in a rat model of cancer cachexia. J Cachex Sarcopenia Muscle 2(2):105–109. Epub 2011 May 8

Schmitz KH, Ahmed RL, Hannan PJ, Yee D (2005) Safety and efficacy of weight training in recent breast cancer survivors to alter body composition, insulin, and insulin-like growth factor axis proteins. Cancer Epidemiol Biomark Prev 14:1672–1680

Segal RJ, Reid RD, Courneya KS, Malone SC, Parliament MB, Scott CG, Venner PM, Quinney HA, Jones LW, Slovinec D'Angelo ME, Wells GA (2003) Resistance exercise in men receiving androgen deprivation therapy for prostate cancer. J Clin Oncol 21:1653–1659

Tintignac LA, Lagirand J, Batonnet S, Sirri V, Leibovitch MP, Leibovitch SA (2005) Degradation of MyoD mediated by the SCF (MAFbx) ubiquitin ligase. J Biol Chem 280(4):2847–2856. Epub 2004 Nov 5

Tisdale MJ (2002) Cachexia in cancer patients. Nat Rev Cancer 2(11):862–871

Tisdale MJ (2008) Catabolic mediators of cancer cachexia. Curr Opin Support Palliat Care 2(4):256–261

Tisdale MJ (2010) Reversing cachexia. Cell 142(4):511–512

Todorov PT, McDevitt TM, Cariuk P, Coles B, Deacon M, Tisdale MJ (1996) Induction of muscle protein degradation and weight loss by a tumor product. Cancer Res 56(6):1256–1261

van Hall G, Steensberg A, Fischer C, Keller C, Møller K, Moseley P, Pedersen BK. Interleukin-6 markedly decreases skeletal muscle protein turnover and increases nonmuscle amino acid utilization in healthy individuals. J Clin Endocrinol Metab 93(7):2851–2858. Epub 2008 Apr 22

Vogiatzis I, Simoes DCM, Stratakos G, Kourepini E, Terzis G, Manta P, Athanasopoulos D, Roussos C, Wagner PD, Zakynthinos S (2010) Effect of pulmonary rehabilitation on muscle remodelling in cachectic patients with COPD. Eur Respir J 36:301–310

Wang XH, Du J, Klein JD, Bailey JL, Mitch WE (2009) Exercise ameliorates chronic kidney disease-induced defects in muscle protein metabolism and progenitor cell function. Kidney Int 76:751–759

Watchorn TM, Waddell I, Dowidar N, Ross JA (2001) Proteolysis-inducing factor regulates hepatic gene expression via the transcription factors NF-(kappa)B and STAT3. FASEB J 15(3):562–564. Epub 2001 Jan 19

Zaki MH, Nemeth JA, Trikha M (2004) CNTO 328, a monoclonal antibody to IL-6, inhibits human tumor-induced cachexia in nude mice. Int J Cancer 111(4):592–595

Psyche

Volker Tschuschke

10.1   Psyche und Krebsentstehung

Trotz umfangreicher und intensiver Forschungen sind die Ursachen maligner neoplastischer Prozesse bis heute nur zu einem kleinen Teil bekannt. Es gilt heute aber als wenig wahrscheinlich, dass bei vielen Krebserkrankungen lediglich ein einzelner Faktor für den Ausbruch der Erkrankung verantwortlich gemacht werden kann. Dem heutigen Wissensstand gemäß muss meist von einer **multifaktoriellen Genese** ausgegangen werden, bei der Umwelteinflüsse (Strahlen, Viren, Karzinogene), psychosoziale Faktoren (Stress, Fehlverhaltensweisen), immunologische, endokrine und genetische Faktoren auf unbekannte Weise interaktiv oder kumulierend wirken (Tschuschke 2008; Holland et al. 2010).

Die menschliche Persönlichkeit war bislang ein Feld von besonderem Interesse und Diskussion in der **Psychoonkologie**. Die Psychoonkologie ist ein vergleichsweise neues Gebiet mit einer interdisziplinären Kooperation zwischen Onkologen, Immunologen, Endokrinologen, Psychologen und Soziologen (Holland 1998; Larbig u. Tschuschke 2000; Schwarz u. Singer 2008; Dorfmüller u. Dietzfelbinger 2009; Holland et al. 2010; Tschuschke 2011). Eine Abzweigung dieser neuen Disziplin ist – und steht in enger Beziehung zu ihr – die weitere Spezialisierung der **Psychoneuroimmunologie** (Schedlowski u. Tewes 1996), in deren Bezeichnung sich die interdisziplinäre Zusammenarbeit verschiedenster medizinischer Teildisziplinen ausdrückt.

Einen kausalen Zusammenhang zwischen Krebsentstehung und Stress zu verneinen wird immer schwerer. Sowohl die immunologischen und endokrinologischen Forschungsergebnisse als auch die psychoonkologischen Studienerkenntnisse tragen zu einem Gesamtbild bei, dass erlebnisbasierte (also psychologische), belastende Einflüsse Krebserkrankungen auslösen können. Man geht heute von ca. 100 unterschiedlichen Krebserkrankungen aus. Einige Krebsarten werden durch Genmutationen, andere durch exogene Prozesse begünstigt oder ausgelöst. Viele Krebsarten zeigen keine Beziehung zu herabgesetzter Immunaktivität des Organismus. Sie weisen vielmehr genetische Zusammenhänge auf, z.B. über bestimmte Onkogene (Brewer 2008).

Stress bewirkt im menschlichen Organismus eine Beschädigung oder Behinderung der DNA-Reparaturmechanismen. Kommunikationen zwischen dem ZNS (Zentralnervensystem, also hier: psychischen Einflüssen), endokrinen Organen und Immunzellen erfolgen über chemische Substanzen. Psychischer Dauerstress bewirkt eine Aktivierung des Stoffwechsels im Organismus (»oxidativer Stress«) (Cavelius 2011), was die vermehrte Bildung von freien Radikalen fördert, welchen eine krebsauslösende Wirkung zugeschrieben wird. Die Reparaturfähigkeit der Zellen kann durch psychische Stressoren unterbrochen und die Funktion des Immunsystems unterdrückt werden (Reiche et al. 2004). Gemeinsame Signalsysteme und Rezeptoren des endokrinen Systems und immunologischer Effektoren legen den Schluss nahe, dass das Gehirn eine **immunoregulative Funktion** und das Immunsystem eine **signalgesteuerte Effektorfunktion** ausüben können. Dies bedeutet, dass Angst und Stress regulative Einflüsse auf das Immunsystem haben können. Die Ausschüttung verschiedener Zytokine (z.B. IL-1, Tumornekrose-Faktor [TNF] α, Interferon-α und Interferon-γ) aus aktivierten Immunzellen können die Funktion der Hypothalamus-Hypophysen-Nebennierenrinden-Achse (HPA-Achse) verändern.

Cortisol und Prolaktin werden durch Stress erhöht und beeinflussen die Proliferation von Tumorzellen (Kiecolt-Glaser et al. 2002; Lewy et al. 2007). Die Auswirkungen von bestimmten Emotionen auf immunologische Funktionen prädisponieren nach heutiger Erkenntnis wahrscheinlich für eine wachsende Anfälligkeit gegenüber Infektionen und malignen Tumorerkrankungen.

Kiecolt-Glaser und Glaser (1999) bezeichnen die Reaktion des Immunsystems auf Stressoren als »manchmal dramatisch«. Speziell die Natürlichen Killerzellen (NK cells) würden durch Interferon reguliert, das ihr Wachstum und ihre Differenzierung sowie ihre Fähigkeit, bestimmte Zielzellen zu zerstören (z.B. Tumorzellen), stimuliere. Es bestehe kein Zweifel, dass Stress die NK-Zellaktivität beeinflusse. Stress supprimiere die Fähigkeit der NK-Zellen, angemessen auf Zytokine zu reagieren, um eine effektive Zerstörung von Tumorzellen oder von virusinfizierten Zellen vornehmen zu können. Stress müsse in zweierlei Hinsicht bezüglich seiner kanzerogenen Wirkung betrachtet werden. Zum einen behindere er direkt die Fähigkeit zur DNA-Reparatur, zum anderen behindere er den programmierten Abbau entarteter Zellen (Apoptose) oder störe die immunologisch gesteuerte Elimination abnormer Zellen.

Chida et al. (2008) haben in einer neueren, großen Meta-Analyse die Ergebnisse von 165 Studien zusammengefasst und kommen zu dem überzeugenden Ergebnis,

- dass stressbezogene psychosoziale Faktoren zur gesteigerten Krebsinzidenz in initial gesunden Populationen führen (p < 0.005),
- dass zugleich aber auch bei krebserkrankten Patienten aus 330 Studien eine hochsignifikant niedrigere Überlebensrate durch psychosoziale Stressoren resultierte (p < 0.001) und
- dass eine hochsignifikant größere krebsbedingte Mortalitätsrate bei Patienten in 53 Studien feststellbar war (p < 0.001).

Was die Debatte um das selbst verursachte Krebsrisiko – und damit die persönlichkeitsbedingten Aspekte der Krebsentstehung – weiter stimulieren wird, ist die Schlussfolgerung der Autoren, dass eine stressanfällige menschliche Persönlichkeit, ungünstige Bewältigungs- bzw. Lebensführungsstrategien, negative emotionale Erlebens- und Verarbeitungsweisen sowie eine schlechte subjektive Lebensqualität mit einem signifikant erhöhten Erkrankungsrisiko, einer reduzierten Überlebenswahrscheinlichkeit und einer erhöhten Krebsmortalität verbunden seien. Weitere Ergebnisse dieser großen Meta-Analyse erbrachten eine Evidenz, dass psychosoziale Faktoren mit einer erhöhten Lungenkrebs-Inzidenz und bedeutsam verschlechterten Überlebenschancen bei Patienten mit Brust-, Lungen-, Kopf-Hals-Tumoren wie auch bei Patienten mit lymphatischen und hämatopoetischen Krebserkrankungen verbunden waren.

Man weiß heute, dass ein Teil der Krebserkrankungen auf mangelnde **Immunfunktionen** des Organismus zurückzuführen ist; es ist aber davon auszugehen, dass ein Großteil der Erkrankungen seine Ursache in **Karzinogenen** hat, welche die Zell-DNA beschädigen, sodass das Erbgut der Zelle

mutiert und somit Zellteilungen mit beschädigtem Erbgut stattfinden, weil die sogenannte **Apoptose** (programmierter Zelltod) behindert wird oder ausfällt (Kiecolt-Glaser u. Glaser 1999). Die physiologische Apoptose verhindert über ein reguliertes Programm zum Zelltod, dass Fehler in der Zellteilung und -differenzierung zu einer unkontrollierten Vermehrung entarteter Zellen führen. Man vermutet heute mit einiger Verlässlichkeit, dass toxische Einflüsse die Apoptose behindern oder außer Kraft setzen und so zur Krebsentstehung beitragen könnten.

Wie ◘ Abb. 10.1 zeigt, muss für zahlreiche Krebserkrankungen von einer multifaktoriell bedingten Krebsgenese ausgegangen werden. Man schätzt heute, dass ca. 5–10% der Brustkrebserkrankungen auf bekannte genetische Ursachen zurückgeführt werden können. Folglich sind 90–95% aller Brustkrebserkrankungen durch andere Faktoren bzw. durch bisher unbekannte genetische Faktoren verursacht. Dies gilt im Übrigen im vergleichbaren Ausmaß für die übrigen Krebserkrankungen ähnlich.

Die Forschung identifiziert mittlerweile immer mehr Risikofaktoren, die mit bestimmten Krebserkrankungen in Zusammenhang stehen. Hierzu zählen folgende Faktoren:

Risikofaktoren im Zusammenhang mit Krebserkrankungen
- Inadäquate, insbesondere fettreiche Ernährung
- Zu wenig Bewegung
- Rauchen
- Alkohol
- Chemische Substanzen
- Umweltfaktoren (Feinstaub wie z.B. Dieselruß)
- Virusinfektionen

Nach den Ergebnissen wissenschaftlicher Studien aus den USA wird die **Fehlernährung** in der modernen Gesellschaft für ca. 35% aller Krebserkrankungen mitverantwortlich gemacht. Ein großer Katalog an ungünstigen Ernährungsfaktoren mit relativem Krebsrisiko beinhaltet z.B. zu fettreiches Essen (tierisches Fett), zu wenig pflanzliche Ernäh-

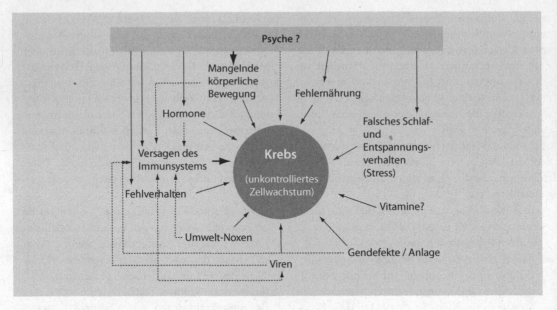

■ Abb. 10.1   Multifaktorielle Krebsgenese und Psyche. (Nach Tschuschke 2008)

10

rung und zu geringen Obst- und Gemüsekonsum (Ballaststoffe), einseitige Ernährung (z.B. zu wenig Vitamine). Als Fazit der derzeitiger Erkenntnisse wird empfohlen (Beuth 2003; Stiefelhagen 2006):

> **Empfehlungen zur Risikoreduktion**
> — Vermeidung von (zu großem) Übergewicht
> — Vermehrte körperliche Aktivität
> — Mehr Gemüse und Obst als Hauptbestand-
>   teile der Nahrung
> — Bevorzugung von Fisch und Geflügel
>   gegenüber »rotem« Fleisch
> — Limitierung des Alkoholkonsum auf 20 g
>   Alkohol/Tag
> — Verzicht auf Rauchen

Bedingt durch die falsche Ernährung entstehen oft Ungleichgewichte, die den menschlichen Stoffwechsel nachhaltig ungünstig beeinflussen, und Übergewicht, das positiv mit dem Krebsrisiko korreliert. Ein großer Teil der neoplastischen Erkrankungen dürfte in den modernen Überflussgesellschaften auf eine Fehlernährung, häufig in Verbindung mit mangelnder körperlicher Aktivität/Bewegung, zurückzuführen sein. Entsprechend hoch fallen die jährlich verursachten volkswirt-

schaftlichen Kosten aufgrund von Fehlernährung/ mangelnder Bewegung aus (Gesundheitsberichterstattung des Bundes 2009).

Die Forschung zur Bedeutung von **Bewegung und Sport** explodiert förmlich seit ca. zehn Jahren. Aufgrund der Studienlage besteht kein Zweifel mehr, dass eine mangelnde körperliche Bewegung ein kausales Risiko für Brust- und Darmkrebserkrankungen darstellt (Kommission »Krebs und Sport« der Deutschen Krebsgesellschaft 2009; West-Wright et al. 2009). Auch zeigen Studien eindrucksvoll, dass bei bestehender Brustkrebserkrankung physische Aktivität signifikant das Sterberisiko senkt (Holick et al. 2008; Speed-Andrews u. Courneya 2009). Weitere Krebserkrankungen könnten durch mangelnde Bewegung ebenfalls mit bedingt sein, der Zusammenhang ist derzeit aber wissenschaftlich noch nicht ausreichend belegt.

Es geht keineswegs um eine leistungsbetonte sportliche Aktivität, der sich der moderne Mensch unterwerfen sollte. Vielmehr geht es um eine regelmäßige körperliche Aktivität mittleren Ausmaßes. Die günstigen Auswirkungen auf Herz und Kreislauf sowie den Stoffwechsel dürften längst im Wissen der Allgemeinheit angelangt sein, für die Bedeutung in der Primär- und Sekundärprävention von Krebserkrankungen muss allerdings auch in

Fachkreisen noch Aufklärungsarbeit geleistet werden. Die Kommission »Sport und Krebs« der Deutschen Krebsgesellschaft sieht »die Risikoreduktion durch Sport bei Kolon und postmenopausalem Mammakarzinom als belegt an (Evidenzgrad 3)«. Weiter schreibt die Kommission:

>> Eine Risikoreduktion bei Prostatakarzinom ist möglich. Es liegen auch Hinweise auf eine Senkung des Rezidivrisikos durch Sport bei Mamma- und Kolonkarzinom vor. Eine Aussage über die Auswirkungen von Sport auf das Risiko anderer neoplastischer Erkrankungen und damit auf das gesamte Krebsrisiko ist derzeit nicht möglich. (Kommission »Krebs und Sport« der Deutschen Krebsgesellschaft 2009, S. 15) <<

Das Krebsrisiko durch **Rauchen** dürfte keine diskutierbare Frage mehr sein. Der Krebsinformationsdienst des Deutschen Krebsforschungszentrums in Heidelberg schätzt, dass weltweit fast jede dritte Krebserkrankung auf Rauchen zurückzuführen sei (2010). Dabei steche insbesondere die enge korrelative Beziehung zwischen Rauchen und Lungenkrebserkrankungen hervor. Allerdings seien auch wesentlich mehr andere Krebserkrankungen zu beobachten.

Das Mortalitätsrisiko wird besonders hoch eingeschätzt, wenn bereits früh mit dem Rauchen begonnen (z.B. Teenageralter) oder viele Jahre regelmäßig geraucht wurde. Weniger die Intensität des Rauchens als vielmehr die Dauer des Rauchens sei entscheidend. Man müsse von einem Viertel der Todesfälle der früh mit dem Rauchen Beginnenden und lange Rauchenden im Alter zwischen 35 und 69 Jahren ausgehen, ein weiteres Viertel der Todesfälle komme ab dem 70. Lebensjahr hinzu. Ein Verlust von bis zu 25 Lebensjahren könne resultieren. Einziger Ausweg: Aufhören mit dem Rauchen. Dies könne zumindest teilweise die Entwicklung rückgängig machen, und zwar umso mehr, je früher im Leben mit dem Rauchen aufgehört werde.

Das kanzerogene Risiko durch den Konsum von **Alkohol** ist belegt und spiegelt sich in vielen alkoholassoziierten Krebserkrankungen (International Agency of Research in Cancer 2007). Demzufolge gibt es ausreichende Evidenz für folgende alkoholassoziierte Krebsarten: Mundhöhle, Rachen, Kehlkopf, Ösophagus (Speiseröhre) und Leber. Darüber hinaus werden noch 27 weitere Krebslokalisationen im Körper festgestellt. Die Volkswirtschaft wurde Mitte der 90er Jahre (die Werte heute dürften weitaus höher liegen) aufgrund von alkoholbedingten Erkrankungen jährlich mit fast 20 Milliarden € belastet (Gesundheitsberichterstattung des Bundes 2002). Alkoholtoxische Leberzirrhose und Alkoholabhängigkeit waren die häufigsten Todesursachen unter den alkoholassoziierten Erkrankungen.

Die Risiken einer Krebserkrankung aufgrund der Exposition gegenüber **chemischen Substanzen** sind im modernen Alltag noch gar nicht in realistischem Umfang abschätzbar. Einige davon befinden sich im Rauch von Tabak und wurden bereits im Zusammenhang mit dem Rauchen aufgezählt. Die moderne Lebensumwelt ist in erheblichem Ausmaß mit chemischen Substanzen und damit potentiell toxischen Materialien belastet: in den Lebensmittelverpackungen, in den Ausdünstungen von Putzmitteln und Heimwerker-Materialien sowie in der Nahrung selbst. Die genauen Auswirkungen der vielfachen Schadstoffbelastung im Hinblick auf die Krebsentstehung sind wissenschaftlich nur ansatzweise belegt und sollten bereits jetzt zu einer grundlegenden Änderung unseres heutigen Lebensstils führen.

Die Gefahr von **Feinstaub** für die Krebsentstehung wurde am Beispiel der Emissionen des Straßenverkehrs der Öffentlichkeit bekannt gemacht. Der größte Emittent von Feinstaub sind der Straßenverkehr und hier speziell Dieselabgase mit ca. 30.000 Tonnen pro Jahr (bei ca. 160.000 Tonnen Feinstaubemissionen insgesamt). Lungenkrebs ist bekanntermaßen die größte Bedrohung, die von Dieselrußpartikeln ausgeht. Laut Greenpeace schätzt die US-Umweltbehörde EPA längerfristige Expositionen gegenüber Dieselrußpartikeln als ein zehnmal höheres Risiko für Lungenkrebs ein als Abgase aus Benzinmotoren. »Der Spiegel« zitierte bereits zu Beginn der 90er Jahre eine unveröffentlichte Studie des Länderausschusses für Immissionsschutz (LAI), wonach in den Ballungsräumen von Städten das größte Krebsrisiko von Stoffen ausgehe, die vom Kfz-Verkehr emittiert würden. Allein 40.000 Krebserkrankungen gingen pro Jahr in Städten auf Dieselruß zurück (Spiegel 1992).

Ein lange Zeit nicht beachtetes Krebsrisiko geht von **Viren** aus. Nach heutigem Wissensstand sind ca. 15% aller Krebserkrankungen viral bedingt. Wie bereits oben im Zusammenhang mit pathogenetischen intrazellulären Veränderungen aufgrund von Karzinogenen diskutiert (häufig als Folge chronischer Stressungen des Organismus), können Viren vielfältige Mechanismen der Zellwachstumsregulation beeinflussen (Krebsinformationsdienst 2010). Virus-assoziierte Krebserkrankungen entstehen nach Infektion mit onkogenen Viren in mehreren Schritten. Zu den bekanntesten krebsauslösenden Viren zählen

- das Epstein-Barr-Virus (Gruppe der Herpes-Viren), das die Entstehung von Lymphomen und Kopf-Hals-Tumoren begünstigen kann,
- Hepatitis-B- und C-Virus, die beide wesentlich an der Entstehung von Leberkrebs beteiligt sind,
- Humanes Immundefizienz-Virus (HI-Virus), das über die Immunschwächung des Organismus das Auftreten bestimmter Krebsarten wie z.B. Lymphome und das Kaposi-Sarkom bewirkt,
- Humane Papillomviren, die vor allem Gebärmutterhalskrebs bewirken.

Viele der genannten Viren werden durch (ungeschützten oder mit unbekannten, wechselnden Partnern betriebenen) Geschlechtsverkehr übertragen.

Zusammenfassend muss man feststellen, dass der größte Teil der Krebserkrankungen auf Auswirkungen der modernen westlichen Konsumgesellschaft zurückzuführen ist. Es ist erschreckend, aber es führt wohl kein Weg an der Erkenntnis vorbei, dass wir für den bequemen modernen Lebensstil einen hohen Preis zahlen. Die Entfremdung des modernen Menschen von seiner natürlichen Lebensumgebung bringt unüberschaubare Risiken mit sich, chronisch und lebensbedrohlich zu erkranken – und dies gilt nicht einmal nur für die Krebserkrankungen.

Die mangelnde körperliche Bewegung, eine womöglich immense Kontamination der Nahrungsmittel mit chemischen Substanzen, entgleiste Ernährungsformen, ein ausuferndes Übermaß an Konsumtion von Genussmitteln, mangelnde psy-

chische Ressourcen zur Stressbewältigung, vergiftete Umwelten – die Krebserkrankungsrate in den westlichen Ländern ist eindeutig auf den Lebensstil und damit im Wesentlichen psychosozial bedingt.

Wie die Aufzählung der kanzerogenen Risiken aufgrund des heutigen Lebensstils zeigt, ist ein Großteil der Risiken individuell beherrsch- oder zumindest reduzierbar, was Stresserleben, Bequemlichkeit und Genussstreben betrifft.

10.2   Was ist dran an der »Krebspersönlichkeit«?

Sehr kontrovers wird das Konzept der »Krebspersönlichkeit« diskutiert. Dieses ursprünglich von Morris (1980) verbreitete und später von Temoshok (1985, 2004) aufgegriffene Konzept – entgegengesetzt dem Typ-A-Konzept der Risikopersönlichkeit (stark emotional, aggressiv) mit einem koronaren Erkrankungsrisiko – ist charakterisiert durch ein Verhalten, das als unterwürfig, angepasst, unsicher, schwach im Ausdruck negativer Emotionen (speziell von Ärger) zu bezeichnen sei (»Typ-C-Verhaltensmuster«). Große Studien wurden prospektiv (an gesunden Personen) mit Persönlichkeitstests durchgeführt, um 15–20 Jahre später zu überprüfen, wer an Krebs erkrankt war. Es resultierten widersprüchliche Ergebnisse, die die These als nicht haltbar erscheinen ließen.

Es wird immer wieder eingewendet, die These der »Krebspersönlichkeit« führe dazu, dass Patienten Schuldgefühle für ihre Erkrankung entwickelten. Dem kann nur entgegengesetzt werden: Ja, es kann sein, es ist sogar in den meisten Fällen nicht auszuschließen, dass die Art der eigenen Lebensführung kausal zur Krebsentstehung (vielleicht sogar entscheidend) beigetragen hat. Angesichts der in diesem Abschnitt aufgezählten kanzerogen wirkenden Aspekte individueller Lebensführungsstile kann die eigenverantwortliche Lebensgestaltung bei der Entstehung einer Krebserkrankung – und damit auch die eigene Verantwortlichkeit – nicht suspendiert werden.

Faktoren des Lebensstils seien bedeutsame Aspekte einer möglichen nachfolgenden späteren Krebserkrankung (z.B. Rauchen), schreiben Watson und Greer (1998), »aber Persönlichkeit ist es nicht« (ebd., S. 96). Dennoch hat sich die zu einer Krebserkrankung neigende Persönlichkeit zu einem populären Mythos ausgewachsen, der sich hartnäckig in der Meinung der Bevölkerung hält.

Eine wie auch immer geartete Beziehung zwischen dem Persönlichkeitsstil und Krebs stelle jedoch keine kausale Erklärung dar, schreiben Spiegel und Kato (2000). In dieser Auffassung – und in der Ablehnung des Konzepts der prädisponierenden Krebspersönlichkeit – war man sich noch weit in die erste Dekade dieses neuen Jahrhunderts hinein einig. Es handelt sich hierbei nach meiner Auffassung allerdings um ein Musterbeispiel dafür, wie in der Humanmedizin und Psychologie Mythen entstehen und aufrechterhalten werden. So entstehen sogenannte **Paradigmata**, die handlungsanleitend für Aktivitäten von Forschern werden, die ihrerseits aufgrund eines solchen Paradigmas bestimmte Fragenstellungen unterlassen und gar nicht mehr wagen, andere Aspekte in den Blick zu nehmen. Die Paradigmata verselbstständigen sich quasi für eine Weile. Dies genau ist dann keine wissenschaftliche Grundhaltung mehr, sondern folgt glaubensbedingten Überzeugungen.

Seriöse Internetforen, wie www.krebsinformationsdienst.de (immerhin Sprachrohr der Deutschen Krebsgesellschaft), oder eher skeptisch zu betrachtende Foren, wie www.esowatch.com (das sich als Kritiker esoterischer Auffassungen geriert), propagieren ein hochkritisches Bild der sogenannten Krebspersönlichkeit und schlussfolgern, dass es keinerlei Grundlagen für die Annahme eines persönlichkeitsgebundenen Krebsrisikos gebe.

Wenn wir aber auf der Basis seriöser und wissenschaftlich offener Herangehensweise die zahlreichen Studien betrachten, die mittlerweile in der Psychoonkologie, Psychoneuroimmunologie, Psychoendokrinologie zum großen Themenkomplex »Psychosoziale Aspekte und Krebsentstehung« durchgeführt werden, dann muss man die Frage stellen, ob psychosoziale Variablen nicht doch den Ausbruch einer Krebserkrankung (mit) beeinflussen? Warum sollten soziale und psychische Einflüsse die Entstehung einer Krebserkrankung nicht nachhaltig (mit) bewirken, wenn sie nachweislich Krankheitsverläufe von bestehenden Krebserkrankungen beeinflussen (Tschuschke 2011)?

Die Hypothese einer durch dauerhaften Stress, durch andauernde Depression und durch die Art einer ungesunden Lebensführung (mangelnde körperliche Bewegung, Fehlernährung, Risikoverhaltensweisen) bedingte Krebserkrankung kann nicht mehr von der Hand gewiesen werden. Eine letztliche wissenschaftliche Abklärung steht in den meisten Fällen zwar noch aus, aber die wissenschaftlichen Nachweise im Sinne der Hypothese sind deutlich stärker als gegenteilige.

Die methodische Erfassung psychosozialer Variablen ist in den meisten Studien sehr schlecht und dürfte mit wenigen Ausnahmen keine valide Erfassung der tatsächlich angezielten Persönlichkeitsmerkmale wie z.B. Stress oder Depression erlauben. Die sehr heterogene Verwendung unterschiedlichster Fragebögen zur Erfassung von Variablen wie Angst, Depression, Stress usw. erlaubt keine Verallgemeinerung der Erkenntnisse. Auch die Skala »Depression« des MMPI zeigt für einen Zusammenhang mit der Überlebenszeit in prospektiven Studien widersprüchliche Ergebnisse. Grundsätzlich ist nicht zu erwarten, dass Fragebögen jemals in ausreichender Validität erlauben werden, Persönlichkeitskonstrukte bzw. -merkmale zu erfassen.

Wenn man heute mit an Sicherheit grenzender Wahrscheinlichkeit davon ausgehen kann (Zahlen der Deutschen Krebsgesellschaft), dass ein erheblicher Anteil der Krebserkrankungen durch Fehlernährung und mangelnde körperliche Bewegung zustande kommt und dass ein weiterer Großteil der Krebserkrankungen durch Rauchen oder unangemessenen Alkoholkonsum bedingt sind, dann scheint die Mehrheit aller Krebserkrankungen als verhaltens- und kulturbedingt mit bedingt zu sein. Unschärfer erscheinen die Ursachen der persönlichen Konstitution, der Bereich psychologischer und verhaltensbestimmender Faktoren. Depressionen z.B. wirken sich in Antriebsarmut aus, in Motivationslosigkeit, in resignativ-passiv-konsumptorischen Verhaltensmustern, die sich in mangelnder körperlicher Bewegung, oraler Regression auf übermäßiges oder unangemessenes Essen und Trinken (Suchtverhalten) manifestieren können. Die meisten Menschen können mit stresshaften Belastungen nicht richtig umgehen und kommen nicht zu einer Entspannung. Sie versuchen häufig, Stress durch konsumptorisches Verhalten (Alkohol, Zigaretten, Drogen, Essen etc.) zu kompensieren.

Zusammenfassend kann festgehalten werden: Psychische Zustände können Fehlverhaltensweisen mit bedingen. Fehlverhalten ist in jedem Fall psychisch oder psychosozial determiniert, sei es einfach nur gelerntes Verhalten, sei es ein eigener, kompromisshaft gefundener Ausweg, Stress, Angst oder Depressionen zu bekämpfen. Zu behaupten, es gebe also keine Krebspersönlichkeit, ist irreführend. Es mag keine so simpel gestrickte Konzeption *der* Krebspersönlichkeit geben, es gibt aber Persönlichkeitsmerkmale, die prädisponierend für Krebserkrankungen sein können, weil sie hinter unangemessenen Konfliktlösestrategien und/oder mangelhaften Antwortmöglichkeiten (mangelnde Bewältigungsstrategien) auf Lebensaufgaben und Lebensschwierigkeiten stehen.

So gesehen könnte die Psyche sehr stark involviert sein in die Krebsentstehung und bestimmte Persönlichkeitsstrukturen begünstigend für Krebsrisiken wirken.

10.3   Krebserkrankung und Psyche

Die Diagnose einer Krebserkrankung wirkt oft wie der Einschlag einer Bombe, die Diagnose ist ein Schock. Zuweilen können panische Ängste, Verwirrung und Verzweiflung ein Zeichen der Krise sein, die durch die Diagnose ausgelöst wird. Loscalzo und Brintzenhofeszoc (1998) sehen in der Konfrontation mit der eigenen Sterblichkeit und den damit verknüpften existentiellen Fragen die Ursachen für Stress, Angst, Depression und die Suche nach Bedeutung, die für einige Patienten auch spirituelle Aspekte aufwerfe. Dennoch vermindere sich das Stressniveau innerhalb von 7 bis 14 Tagen in dem Maße, in dem die Wirklichkeit der Erkrankung in das tägliche Leben integriert und ein Handlungsplan entwickelt werde. Letzteres betont die Bedeutung von **Bewältigungsstrategien** (Coping).

Eine ganze Palette von Anforderungen stürzt auf den Betroffenen – zumeist in sehr kurzer Zeit – wie auch die Angehörigen ein. Die Diagnose zieht in den meisten Fällen die Notwendigkeit schnell einsetzender Behandlungsmaßnahmen nach sich.

Meist bleibt den Patienten nur eine extrem kurze Zeit, den Schock der Diagnose zu verkraften. Behandlungsmaßnahmen werden in der Regel schnell ergriffen, und stationäre Aufenthalte laufen häufig ohne ausreichende Zeit für Reflexion und Entscheidungsfindung ab. Von der Verdachtsdiagnose bis zum chirurgischen Eingriff vergehen oft nur wenige Tage, abschließende Therapieschritte (adjuvante Strahlen- und/oder Chemotherapie) folgen unmittelbar (Dorn et al. 2007). In dieser Zeit müssen sich psychoonkologische Interventionen an den zeitlichen und psychischen Möglichkeiten Betroffener orientieren, selten nur kann eine adäquate psychotherapeutische Maßnahme im engeren Sinne erfolgen. Meist geht es eher um stützende, begleitende Gespräche, um Informationsvermittlung über anstehende mögliche Behandlungsmaßnahmen und Entscheidungshilfen bei zu treffenden Entscheidungen bezüglich möglicher Behandlungen.

Viele Patienten suchen sekundär nach einem Sinn in der Tatsache ihrer Erkrankung. Die Frage »Warum ich?« wird dabei häufig genug zu einer **spirituellen Krise** (Weber u. Frick 2002). Darin könne ein Risiko (Schuldgefühle), aber auch eine Chance für Wachstum liegen. Man schätzt derzeit international, dass zwischen 25 und 40% aller betroffenen Erkrankten professionelle psychoonkologische Unterstützung benötigen.

Es gibt mittlerweile sehr gut beforschte psychologische oder psychotherapeutische Maßnahmen (Angenendt et al. 2010; Tschuschke 2011), die in den unterschiedlichen Belastungen und Phasen der Erkrankung/Behandlung die Bewältigung unterstützen können (Diagnosezeitraum, Remissionsphase, Rezidiv, fortgeschrittene Erkrankungen). Die Verfahren reichen von Kriseninterventionen, Entspannungsverfahren, psychoedukativen Maßnahmen, Einzeltherapien bis hin zu Gruppentherapien. Durch professionelle, psychoonkologisch geschulte Therapeuten werden nachweislich signifikant günstige Effekte mit Nachhaltigkeit erzielt, insbesondere mit dem Ziel der **Steigerung der Lebensqualität:**

> **Nachhaltige Effekte einer psychoonkologisch fundierten Therapie**
> — Reduktion von Depression und Verzweiflung

- Reduktion von Stress
- Reduktion von Angst
- Aufbau bzw. Steigerung aktiven Bewältigungsverhaltens
- Steigerung der Lebensqualität

Körperliche Bewegung und Sport sind bei Krebserkrankten in hohem Maße mit günstigen psychischen Auswirkungen verknüpft (Kommission »Krebs und Sport« der Deutschen Krebsgesellschaft 2009; Courneya 2010). Das Symposium »Sport und Krebs« der Jahrestagung der Deutschen Krebsgesellschaft in Berlin 2008 resümierte die Forschungslage zu den Zusammenhängen zwischen körperlicher Bewegung bzw. sportlicher Aktivität und Krebsentstehung und Krebstod (2008). Demnach ist heute wissenschaftlich gesichert, dass Brustkrebs- und Darmkrebserkrankungen kausal u.a. zurückgeführt werden können auf mangelnde körperliche Bewegung und Aktivität. Bei anderen Krebserkrankungen ist dieser kausal mit bedingende Faktor wahrscheinlich, aber derzeit noch nicht mit letzter Sicherheit geklärt. Ebenfalls gilt als sicher, dass bei bestehenden Brust- oder Darmkrebserkrankungen Sport- und Bewegungsprogramme nicht nur auf die Lebensqualität günstige Einflüsse haben, sondern auch zu besseren Überlebenseffekten (im Sinne von längerem Krebsüberleben oder generellem Krebsüberleben) führen (Symposium »Sport und Krebs« der DKG 2008; Courneya 2010).

Die besten Ergebnisse gegen Fatigue – jenes Erschöpfungssyndrom im Zusammenhang mit Krebserkrankungen und -behandlungen – erzielen Bewegungs- und Sporttherapien (Kommission »Krebs und Sport« der Deutschen Krebsgesellschaft 2009), bessere als jede andere psychoonkologische Maßnahme.

Bewegungsmangel in der modernen Gesellschaft ist sicherlich zu einem großen Teil aus Gründen der Automatisierung und sitzender und bewegungsarmer Tätigkeiten erklärbar. Dennoch ist der psychische Faktor nicht zu vernachlässigen.

> **Hinter vielen Verhaltensweisen – eben auch dem mangelnden Drang, sich zu bewegen – stecken oft genug verkappte psychische Befindenslagen.**

Speziell die Depression führt zu einem eingeschränkten Aktivitätsniveau mit regressiven Rückzügen von körperlicher Aktivität und häufig auch vermehrten oralen Befriedigungsformen (Essen, Naschen, Trinken) aus Depressionsabwehr. Und dauerhafte Depression ist ein mittlerweile anerkannter kanzerogener Faktor (Kissane 2010).

Psychoonkologische Interventionsmaßnahmen sollten unbedingt die Kette Depression–Bewegungsmangel–Krebsmortalität im Auge behalten. Depression ist bei Krebserkrankten mit erhöhter Krebsmortalität verbunden (Kissane 2010); dabei kommt dem Faktor »Mangelnde körperliche Aktivität aufgrund von Depression« eine erhöhte Bedeutung zu, wenn man die oben zitierten günstigen Ergebnisse von gesteigerter physischer Belastung und Aktivität auf die erniedrigte Krebsmortalität mit ins Kalkül zieht. Eine psychoonkologisch-therapeutische Intervention muss demnach larvierte oder offen erkennbare depressive Stimmungslagen anzielen; ein depressiver Mensch wird nicht von sich aus laufen oder sich bewegen. Es liegt ja gerade in der Natur der Depression, sich regressiv von jeglicher Aktivität zurückzuziehen – also kann eine Sport- und Bewegungstherapie bei depressiven Krebserkrankten auch nicht per se eine sinnvolle Maßnahme sein, sondern muss immer auch die Beseitigung der Depression berücksichtigen.

Kardiovaskuläre und andere physiologische Parameter werden durch Sport- und Bewegung günstig beeinflusst, was wiederum zur Lebensqualität von Krebspatienten beiträgt (Courneya 2010). Die derzeitige Studienlage stützt die Annahme, dass durch gezielte Bewegungs- oder Sportprogramme bei Krebspatienten deutlich verbesserte Lebensqualitäten erzielt werden, was durch abgesenkte Depression, Angst und Stress, aber eben auch durch verbesserte physiologische Parameter erreicht wird (Kommission »Krebs und Sport« der Deutschen Krebsgesellschaft 2009; Courneya 2010). Am besten sind die Effekte für Brust- und Darmkrebspatienten dokumentiert. Die Hauptschwierigkeit besteht grundsätzlich darin, Menschen zu Bewegung und Sport zu motivieren; dies gilt in noch höherem Maße für Krebspatienten, die oft langfristig beeinträchtigende medizinische Maßnahmen über sich ergehen lassen müssen, was es noch schwieriger macht, die Kraft und den

Willen aufzubringen, sportlich aktiver zu werden. Die größten Effekte – im Sinne einer Compliance – scheinen erzielt zu werden, wenn der behandelnde Onkologe Bewegungs- bzw. Sportmaßnahmen empfiehlt (Courneya 2010).

Eine sport- bzw. bewegungstherapeutische Interventionsmaßnahme muss selbstverständlich in verschiedenen Stadien der Krebserkrankung und -behandlungen (palliativ versus kurativ, operative versus konservative Therapie etc.) und unter spezifischen Therapiesituationen (Chemo-, Strahlen-, Chirugie) gesehen und jeweils individuell abgestimmt werden. Wie bereits betont, gibt es keine normierte Form der Therapie – weder in sport- und bewegungstherapeutischer noch in psychologisch-psychotherapeutischer Hinsicht. Es handelt sich stets um hochindividuell zu gestaltende Maßnahmen, die sich nach den Möglichkeiten und Erreichbarkeiten der jeweiligen Patienten richten. Hinzu treten – wie erwähnt – die Aspekte einer eventuell gegebenen depressiven Grundstimmung, die berücksichtigt werden müssen.

Es ist hier sicher deutlich geworden, wie komplex die Situation ist, die seitens des psychoonkologischen Behandlers zu berücksichtigen ist: Zeit spielt eine große Rolle (neben dem Beruf, neben der Familie, aufgrund des Stadiums und der Prognose der Erkrankung), das Vorhandensein oder Nicht-Vorhandensein einer Depression, das Verhältnis zum eigenen Körper (sportvertraut oder nicht), die Grundpersönlichkeit des Patienten (Fähigkeit zur tieferen Selbstreflexion gegeben oder nicht), Bereitschaft zur introspektiven Arbeit (gegeben oder nicht), Offenheit oder Nicht-Offenheit gegenüber psychoonkologischer Arbeit usw.

Inwieweit sogar **Auswirkungen auf die Überlebenszeit** durch professionelle psychoonkologische Interventionsmaßnahmen erzielt werden können, ist allerdings höchst umstritten und wissenschaftlich derzeit noch nicht geklärt (Tschuschke 2012). Allerdings deutet sich hier in manchen der neueren Studien und Meta-Analysen an, dass es günstige Effekte durch professionelle psychoonkologische Interventionen auf die Überlebenszeit geben könnte. Die Studienlage ist sehr widersprüchlich und längst nicht abgeklärt.

Literatur

Angenendt G, Schütze-Kreilkamp U, Tschuschke V (2010) Praxis der Psychoonkologie. Psychoedukation – Beratung – Therapie, 2. Aufl. Haug, Stuttgart

Beuth J (2003) Krebs ganzheitlich behandeln. Trias, Stuttgart

Brewer JK (2008) Behavioral genetics of the depression/cancer correlation: a look at the Rasoncogene family and the »cerebral diabetes pardigm«. Journal of Molecular Neuroscience 35:307–322

Cavelius A (2011) 8. Anti-Krebs-Regel: Genieße die Nacht. In: Coy JF, Baumann FT, Spitz J, Cavelius A. Die 8 Anti-Krebs-Regeln. Gesund im Einklang mit unseren steinzeitlichen Genen. Gräfe und Unzer, München, S 153–177

Chida Y, Hamer M, Wardle J, Steptoe A (2008) Do stress-related psychosocial factors contribute to cancer incidence and survival? Nature Clinical Practice Oncology 5:466–475

Courneya KS (2010) Physical activity and exercize interventions in cancer survivors. In: Holland JC, Breitbart WS, Jacobsen PB, Lederberg MS, Loscalzo MJ, McCorkle R (eds) Psycho-Oncology. 2nd ed. Oxford University Press, New York, pp 455–459

Dorfmüller M, Dietzfelbinger H (Hrsg) (2009) Psychoonkologie. Diagnostik – Methoden – Therapieverfahren, 3. Aufl. Urban & Fischer, München

Dorn A, Wollenschein M, Rohde A (2007) Psychoonkologische Therapie bei Brustkrebs. Deutscher Ärzte-Verlag, Köln

Gesundheitsberichterstattung des Bundes 2009 (2009) Krankheitskosten. Robert Koch-Institut (Hrsg), Heft 48. Berlin

Holick CN, Newcomb PA, Trentham-Dietz A, Titus-Ernstoff, Bersch AJ, Stampfer MJ, Baron JA, Egan KM, Willett WC (2008) Physical activity and survival after diagnosis of invasive breast cancer. Cancer Epidemiology and Biomarker Preview 17:379–386

Holland JC (ed) (1998) Psycho-oncology. Oxford Press, New York

Holland JC, Breitbart WS, Jacobsen PB, Lederberg MS, Loscalzo MJ, McCorkle R (eds) (2010) Psycho-Oncology, 2nd ed. Oxford University Press, New York

International Agency Research Cancer (2007) Consumption of Alcoholic Beverages. Monographs Vol. 96

Kiecolt-Glaser JK, Glaser R (1999) Psychoneuroimmunology and cancer: fact or fiction? European Journal of Cancer 35:1603–1607

Kiecolt-Glaser JK, Robles TF, Heffner KL, Loving TJ, Glaser R (2002) Psychooncology and cancer: Psychoneuroimmunology and cancer. Annals of Oncology 13:165–169

Kissane DW (2010). Survival following psychotherapy interventions. In: Holland JC, Breitbart WS, Jacobsen PB, Lederberg MS, Loscalzo MJ, McCorkle R (eds) Psycho-Oncology, 2nd ed. Oxford University Press, New York, pp 479–482

Kommission »Krebs und Sport« der Deutschen Krebsgesellschaft (2009) Teil I: Richtlinien für die Anwendung von

Sport und körperlicher Aktivität in der Prävention, supportiven Therapie und Rehabilitation neoplastischer Erkrankungen. Forum 24:14–17

Deutsches Krebsforschungszentrum. Rauchen und Passivrauchen: Risiko durch blauen Dunst. http://www.krebsinformationsdienst.de/themen/risiken/rauchen-und-passivrauchen.php (29.06.2010)

Larbig W, Tschuschke V (Hrsg) (2000) Psychoonkologische Interventionen. Therapeutisches Vorgehen und Ergebnisse. Reinhardt, München

Lewy H, Haus E, Ashkenazi IE (2007) Possible linkage between the ability to change the period (tau) of the prolactin and cortisol rhythms in women and breast cancer risk. Chronobiology International 24:365–381

Loscalzo M, Brintzenhofeszoc K (1998) Brief crisis counselling In: Holland JC (ed) Psycho-oncology. Oxford University Press, New York, pp 662–675

Morris TA (1980) »Type C« for cancer? Low trait anxiety in the pathogenesis of cancer. Cancer Detection Preview 3:102

Reiche EM, Odebrecht Vargas Nunes S, Morimoto HK (2004) Stress, depression, the immune system, and cancer. The Lancet 5:617–625

Schedlowski M, Tewes U (Hrsg) (1996) Psychoneuroimmunologie. Spektrum Akademischer Verlag, Heidelberg

Schwarz R, Singer S (2008) Einführung in die psychosoziale Onkologie. UTB Ernst Reinhardt, München

Speed-Andrews AE, Courneya KS (2009) Effects of exercise on quality of life and prognosis in cancer survivors. Current Sports Medicine Reports 8:176–181

Spiegel D, Kato PM (2000) Psychosoziale Einflüsse auf Inzidenz und Progression von Krebs. In: Larbig W, Tschuschke V (Hrsg) Psychoonkologische Interventionen. Therapeutisches Vorgehen und Ergebnisse. Reinhardt, München, S 111–150

Der Spiegel (1992). Weit zurück. Der Spiegel 38:76–81

Stiefelhagen P (2006) Ernährung und Krebs – Was ist gesichert? Deutsche Zeitschrift für Onkologie 38:35–38

Symposium »Sport und Krebs« (2008) Jahrestagung der Deutschen Krebsgesellschaft, Berlin 20.–23.02.2008

Temoshok L (1985) Biopsychological studies on cutaneous malignant melanoma: psychosocial factors associated with prognostic indicators, progression, psychophysiology, and tumor-host-response. Social Science in Medicine 20:833–840

Temoshok LR (2004) Type C coping/behavior pattern. In: Christensen AJ, Martin R, Smyth JM (eds) Encyclopedia of Health Ppsychology. Kluwer Academic/Plenum, New York, pp 332–333

Tschuschke V (2008) Psychoonkologie. Zur Bedeutung psychischer Prozesse bei Krebserkrankungen. Nervenheilkunde 27:823–841

Tschuschke V (2011) Psychoonkologie. Psychologische Aspekte der Entstehung und Bewältigung von Krebs, 3. Aufl. Schattauer, Stuttgart

Tschuschke V (2012) Psychoonkologische Interventionen und ihr Einfluss auf die Überlebenszeit bei onkologischen Patienten. Ein aktueller Überblick. Psychotherapeut (im Druck)

Watson M, Greer S (1998) Personality and Coping. In: Holland JC (ed) Psycho-Oncology. Oxford University Press, New York, pp 91–98

Weber S, Frick E (2002) Zur Bedeutung der Spiritualität von Patienten und Betreuern in der Onkologie. In: Tumorzentrum München (Hrsg) Manual Psychoonkologie. Empfehlungen zur Diagnostik, Therapie und Nachsorge. Zuckschwerdt, München, S 106–109

West-Wright CN, DeLellis Henderson K, Sullivan-Halley J, Ursin G, Deapen D, Neuhausen S, Reynolds P, Chang E, Ma H, Bernstein L (2009) Long-term and recent recreational physical activity and survival after breast cancer: the California Teachers Study. Cancer Epidemiology and Biomarker Preview 18:2851–2859

Lebensqualität – Konzepte und Methoden in der Onkologie

Thomas Küchler, Maria Berend, Julia Beulertz, Freerk Baumann

11.1   Lebensqualitätsforschung im Rückblick

Bereits seit ihren Anfängen beschäftigt sich die Psychoonkologie mit der Messung der Effekte ihrer Interventionen. Dabei standen »damals« (1975) zunächst lediglich Instrumente zur Beurteilung der wesentlichen Symptome wie Schmerz oder Emesis zur Verfügung, doch die vermuteten »breiteren« Effekte psychoonkologischer Maßnahmen konnten noch nicht abgebildet werden. 1985 fand sich schließlich aufgrund einer europäischen Initiative (u.a. des deutschen Chirurgen Hans Troidl) eine interdisziplinäre Arbeitsgruppe (Mediziner, Psychologen, Methodiker u.a.m.) zur Erforschung der Lebensqualität zusammen. Die »EORTC Studygroup on Quality of Life« ist noch heute eine hochaktive Arbeitsgruppe der EORTC, einer europäischen multinationalen Organisation zur Erforschung von Tumorleiden. Von besonderer Bedeutung war in diesem Zusammenhang ab 1986 die Entwicklung eines international validierten Lebensqualitätsfragebogens, auf den in ▶ Abschn. 11.3 erneut Bezug genommen wird. Dieser stellt (aus heutiger Sicht) eine der herausragenden Errungenschaften der Arbeitsgruppe dar.

Obwohl der Begriff »Lebensqualität« bereits 1920 erstmals erwähnt wurde, fand er erst in den 70er Jahren Einzug in die Wissenschaft. Während er zunächst im Kontext der Sozialwissenschaft von Bedeutung war, ist er seit ca. 1980 auch ein Begriff in der Medizin. Dabei wurde der Begriff »Lebensqualität« (LQ) zunächst jedoch nur von der WHO in global gesundheitspolitischen Zusammenhängen gesehen. Vorrangiges Ziel der WHO war die Entwicklung eines Indexes, der die gesamte Befindlichkeit des untersuchten Kollektivs in einer Maßzahl zusammenfasst. Doch aufgrund der unstrittigen Mehrdimensionalität des LQ-Konzeptes wurde diese Vorstellung nicht weiter verfolgt. Stattdessen begann die Entwicklung von multidimensionalen Lebensqualitätsfragebögen, die in der Folge zu den drei heute international hauptsächlich verwendeten Fragebögen führte (EORTC-QLQ-C 30, SF 36-John Ware, FACT-David Cella).

11.2   Das Lebensqualitätskonzept

Lebensqualität ist nicht nur ein **philosophischer**, ein **politischer**, ein **ökonomischer** und ein **sozialwissenschaftlicher**, sondern neuerdings eben auch ein **medizinischer** Begriff. Dabei verursacht er in jedem der genannten Bereiche methodische Probleme. Während diese in der Politik und in der Ökonomie am deutlichsten werden, steht beispielsweise in der Philosophie die Abgrenzung zum Glücksbegriff noch aus. Doch hier hat Aristoteles immerhin das zentrale messtheoretische Problem der Lebensqualitätsforschung formuliert:

» Und oft ändert derselbe Mensch seine Meinung. Wird er krank, so ist es Gesundheit, und wenn er gesund ist, so ist es das Geld. «

Anders ausgedrückt bedeutet Lebensqualität für Kranke etwas grundsätzlich anderes als für Gesunde, und die Bedeutung (Bewertung) einzelner Aspekte der Lebensqualität ist individuell höchst unterschiedlich.

Einen weiteren wichtigen Beitrag im Kontext des Lebensqualitätskonzeptes hat Hofstätter mit seiner **Zufriedenheitsformel** geleistet:

Bewertung dessen, was einer hat / Erwartung = Zufriedenheit

In der Onkologie ganz allgemein ist in Bezug auf Lebensqualität – sieht man einmal von der inflationären Handhabung des Begriffs in Publikationsabstracts ab – eine erfreuliche Bescheidenheit festzustellen. Hier wird Lebensqualität in der Regel mit der Abwesenheit wesentlicher Krankheitssymptome und Behandlungsnebenwirkungen gleichgesetzt. Die Kritik an einer solchen Betrachtungsweise ist allerdings dort berechtigt, wo dabei die psychosozialen Aspekte vernachlässigt werden, die ja unstrittig nicht nur bei schweren und/oder chronischen Krankheiten einen wesentlichen Bestandteil des individuellen Befindens darstellen. Bis hierher zusammengefasst, ist es angesichts der angedeuteten Komplexität des Konstrukts »Lebensqualität« verständlich, dass der Philosoph Karl Popper folgenden Rat gibt: »Never try to define Quality of Life!« (mündl. Mitteilung an H. Troidl 1988)

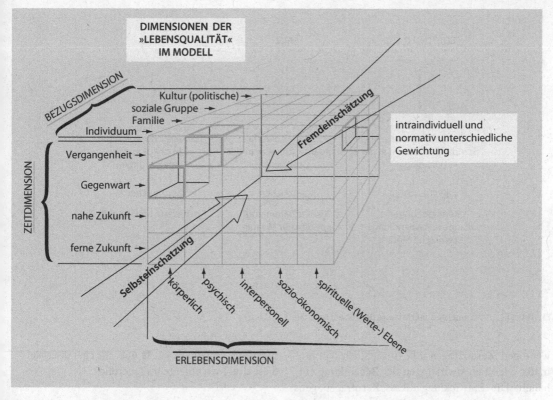

DIMENSIONEN DER »LEBENSQUALITÄT« IM MODELL

BEZUGSDIMENSION

Kultur (politische) →
soziale Gruppe →
Familie →
Individuum →

ZEITDIMENSION

Vergangenheit →
Gegenwart →
nahe Zukunft →
ferne Zukunft →

Fremdeinschätzung

intraindividuell und normativ unterschiedliche Gewichtung

Selbsteinschätzung

körperlich   psychisch   interpersonell   sozio-ökonomisch   spirituelle (Werte-) Ebene

ERLEBENSDIMENSION

◘ Abb. 11.1   Lebensqualitätsmodell. (Nach Küchler u. Schreiber 1989)

Obwohl in den letzten Jahren eine ganze Reihe von Definitionen des Begriffs »Lebensqualität« vorgeschlagen wurden, hat sich bisher keine Formulierung klar durchgesetzt. Dennoch besteht weitgehende Einigkeit über die wesentlichen Domänen der »gesundheitsbezogenen Lebensqualität«, die sich ja letztlich an der WHO-Gesundheitsdefinition orientieren. Hierbei handelt es sich um

— das körperliche Wohlbefinden,
— das seelische Wohlbefinden und
— das soziale Wohlbefinden

in einem spezifischen Behandlungskontext.

Als Küchler und Schreiber 1989 das nachfolgende Lebensqualitätsmodell (◘ Abb. 11.1) vorschlugen, war damit keine Definition angestrebt, sondern lediglich eine **Konzeptualisierung**, die denjenigen, die Lebensqualität untersuchen wollen, eine Orientierung ermöglichen sollte. Die Entwicklung der Lebensqualitätsforschung sowie ihr Niederschlag in verschiedenen Fragebögen hat dieses »alte« Modell wieder neu belebt. Denn sowohl die Ein-

beziehung spiritueller Orientierung als auch die Trennung des sozialen Bereichs (WHO) in soziale und ökonomische Lebensqualität findet sich heute in der Mehrzahl der validen Lebensqualitätsfragebögen wieder.

11.3 Zur Messung von gesundheitsbezogener Lebensqualität (»Health related Quality of Life«)

Im Folgenden soll eine der am weitesten fortgeschrittenen Forschungsansätze zur Erhebung von Lebensqualität kurz vorgestellt werden. Es handelt sich hierbei um den Ansatz der »EORTC Studygroup on Quality of Life«. Ziel dieser Arbeitsgruppe war die Entwicklung eines Kernfragebogens, eines sogenannten »Core Questionnaires«, der für die meisten Tumorerkrankungen anwendbar sein sollte. Dieser Kernfragebogen wird heute durch diagnose- und/oder behandlungsspezifische Module ergänzt, welche die für spezielle Situationen not-

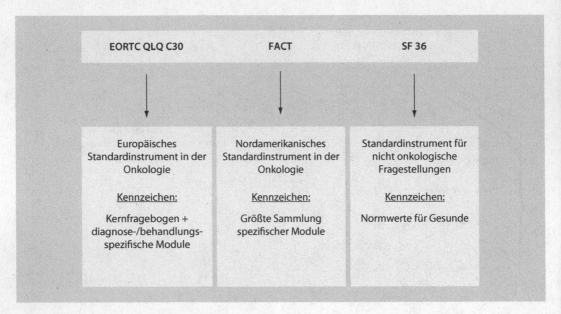

▣ Abb. 11.2   Instrumente zur Erfassung der Lebensqualität

wendigen Zusatzfragen z.B. hinsichtlich Symptomatik oder Nebenwirkungen der Behandlung enthalten. Die Entwicklung dieses Kernfragebogens wurde in den 90er Jahren abgeschlossen, und inzwischen liegt er in fast allen europäischen Sprachen in einer überprüften Form vor. Im Verlauf der Fragebogenkonstruktion wurden zwei größere Feldstudien mit jeweils ca. 900 Patienten, verteilt auf fast alle europäischen Länder, durchgeführt. Inhaltlich enthält der Bogen Fragenkomplexe zu den drei wichtigen Kernbereichen der Lebensqualität:

- dem körperlichen Bereich,
- dem psychisch-seelischen Bereich,
- dem sozialen Bereich.

Des Weiteren sind im Kernfragebogen Fragen zu häufig auftretenden Symptomen und allgemeinen Beschwerden enthalten. Insgesamt umfasst der Fragebogen 30 Fragen und wird von den Patienten in 10 bis maximal 20 Minuten ausgefüllt. Der EORTC QLQ C30 (Version 2.0 und höher) stellt heute in Europa das Standardinstrument zur Lebensqualitätserfassung in der Onkologie dar. Ähnliche Standards gelten für den FACT (Functional Assessment of Cancer Therapy) in Nordamerika sowie den SF 36 (Short Form 36), der insgesamt weniger krebs-

spezifisch konzipiert ist. ▣ Abb. 11.2 charakterisiert diese drei Instrumente im Überblick.

11.4   Lebensqualität und körperliche Aktivität

Das Thema »Lebensqualitätsforschung« ist in den Köpfen der allermeisten onkologisch tätigen Medizinern präsent. Lebensqualitätsdaten sind in klinischen Phase-III-Studien inzwischen Standard, und es gibt eine Vielzahl von validierten Instrumenten zur Erfassung der Lebensqualität von Tumorpatienten. Dabei ist die Verwendung von Fragebögen, die von Patienten selbst ausgefüllt werden (PBOs = patient based outcome) heute nahezu selbstverständlich. Im Rahmen dieser Entwicklung wurden auch zunehmend mehr Studien zur körperlichen Aktivität generiert, die den Einfluss von Bewegung und Sport auf die Lebensqualität von Krebspatienten untersuchten. Inzwischen existiert nach Hayes et al. (2009) eine große Anzahl an Studien, die den Effekt von körperlicher Aktivität auf die Lebensqualität überprüfen. Denn mit der verbesserten Überlebensrate und der dadurch erreichten Quantität an Lebensjahren liegt der Fokus inzwischen zunehmend auf der Verbesserung der Qualität der Lebensjahre.

Dazu sind supportive Therapiemodalitäten notwendig, welche die psychischen, physischen und sozialen Einschränkungen des Erkrankten mindern, Begleiterkrankungen vermeiden und auf diese Weise die Lebensqualität verbessern. Bis dato existiert eine Fülle von Studien zum Thema »Lebensqualität«, und es ist vermutlich der Parameter, der am häufigsten im Kontext von Sportprogrammen bei Krebspatienten untersucht wurde. Nach Hayes et al. (2009) konnte in über 70 Trainingsinterventionsstudien gezeigt werden, dass nicht nur die körperliche Leistungsfähigkeit verbessert und Nebenwirkungen wie Übelkeit, Fatigue und Schmerzen verringert, sondern auch positive Effekte in Bezug auf das Immunsystem, das Selbstbewusstsein, die Compliance und die Krankheitsbewältigung sowie Depression und Angst, welche alle zur Verbesserung der Lebensqualität beitragen, erzielt werden können.

In einer der ersten Untersuchungen zum Thema »Körperliche Aktivität und Lebensqualität« beobachtete Schüle (1983) einen positiven Einfluss eines Bewegungsprogramms bei Patienten mit gynäkologischen Krebserkrankungen im Rahmen eines Kuraufenthaltes. Zur Evaluierung der Lebensqualität wurden teilstandardisierte Fragebögen verwendet. Nach den therapeutischen Interventionen konnten Verbesserungen in der Mobilität und der Lebensqualität beobachtet werden.

In einer weiteren Untersuchung mit 100 Tumorpatienten in einer Rehabilitationsbehandlung erkannten Schmelzle et al. (1991) zwar Verbesserungen der Lebensqualität und von Bewältigungsstrategien, aber keine Verbesserungen aus physischer Sicht. Ähnliche Ergebnisse erzielte auch Schwibbe (1991), der bei 98 Tumorerkrankten nach einer Rehabilitationsbehandlung feststellte, dass sich zwar die Lebensqualität signifikant verbesserte, kaum aber die körperliche Funktionalität. Später untersuchten Gärtner et al. (1997) den Einfluss von rehabilitativen Maßnahmen auf die Lebensqualität von 93 Mamma-CA-Patientinnen mit dem EORTC QLQ-C30-Fragebogen. Die Ergebnisse zeigten auch hier, dass die Entwicklung in Bezug auf die Lebensqualität positiv war, sodass sich diese innerhalb der stationären Rehabilitation signifikant verbesserte.

Doch nicht nur körperliche Aktivität im Rahmen der Nachsorge zeigt einen positiven Effekt auf die Lebensqualität. So hoben Drake et al. (2004) in einer retrospektiven Studie mit 54 Krebspatienten die Wichtigkeit von gezieltem körperlichem Training nicht nur in der Langzeitbehandlung, sondern auch in der Akutbehandlung hervor. Bewegungsmangel rief bei diesen Patienten eine Verschlechterung der physischen Fitness, einen reduzierten physischen Status, verminderte kognitive Fähigkeiten und eine verschlechterte Lebensqualität hervor. Gezielte Bewegungstherapie ist bis heute jedoch keine standardisierte Behandlung für Krebspatienten. Ein gezieltes Fitnessprogramm unter Anleitung von geschultem Personal wäre wünschenswert um den individuellen Dispositionen onkologischer Patienten zu begegnen (Drake et al. 2004).

Inzwischen wurden in verschiedenen Studien positive Effekte auf die Entwicklung der Lebensqualität während des stationären Aufenthalts, im ambulanten Setting und im Rahmen eines Home-based-Sportprogramms ermittelt. Nach Wiskemann und Huber (2008) zeigten einige Studien eine signifikante Verbesserung der Lebensqualität – unabhängig vom Zeitpunkt der Intervention. Weiterhin konnte gezeigt werden, dass eine verbesserte Lebensqualität mit einer Steigerung der körperlichen Leistungsfähigkeit (und umgekehrt) korreliert. Die Autoren nehmen außerdem an, dass insbesondere das Krafttraining aufgrund der erwarteten therapeutischen Effekte wie Verbesserung der Muskelkraft und Zunahme der Knochendichte in Bezug auf die Lebensqualität von Bedeutung ist.

Den Zusammenhang zwischen Lebensqualität und körperlicher Aktivität untersuchten auch Courneya et al. (2000), die im Jahre 2000 in Kanada 25 Krebserkrankte, die eine autologe Stammzelltransplantation erhalten hatten, in ein unstrukturiertes Trainingsprogramm einbanden. Es wurde der Zusammenhang zwischen physischem Training und der Lebensqualität während des stationären Aufenthalts untersucht. Die Probanden wurden in die Studie eingewiesen, aufgeklärt und konnten zwischen Walking und Fahrradfahren wählen. Das Training mussten sie allerdings alleine durchführen. Es zeigte sich, dass das Ausmaß an körperlicher Aktivität und Bewegung während des stationären Aufenthalts positiv mit der Lebensqualität korrelierte. Je besser die Patienten ihre Lebensqualität bewerteten, desto mehr und länger haben sie schließlich von sich aus trainiert. Körperliches Wohlgefühl, psychisches Wohlbefinden, Reduktion von Depression und Angst korrelierten demnach mit körperlicher Aktivität.

In einer weiteren Studie untersuchten Courneya et al. (2007) spezifische Trainingsformen und deren Einfluss auf die Lebensqualität. In einer multizentrischen, randomisiert-kontrollierten Studie verglichen sie den Einfluss eines überwachten Ausdauertrainings, eines überwachten Krafttrainings und der üblichen Behandlung (usual care) auf die Lebensqualität von Brustkrebspatientinnen (n=242) während der Chemotherapie. Das Ausdauer- und das Krafttraining fand 2- bis 3-mal wöchentlich während der Chemotherapie statt, die Kontrollgruppe wurde gebeten, während der Chemotherapie kein Training zu absolvieren. Dabei konnte sowohl durch das Ausdauertraining als auch durch das Krafttraining eine positive Entwicklung auf die Lebensqualität, auf das Fatigue-Syndrom, auf Depressionen und Angst gezeigt werden. Weiterhin wurde in beiden Trainingsgruppen neben trainingsspezifischen Verbesserungen (z.B. Ausdauerleistungsfähigkeit, Muskelkraft etc.) eine signifikante Steigerung des Selbstbewusstseins beobachtet. Zudem kann davon ausgegangen werden, dass eine verbesserte Körperkomposition einen positiven Einfluss auf das psychosoziale Wohlbefinden und damit die Lebensqualität hat.

Zusammenfassend kann festgehalten werden, dass bereits viele Studien positive Effekte von körperlicher Aktivität auf die gesundheitsbezogene Lebensqualität zeigen. Dies wird durch Schmitz et al. (2010) gestützt, die im Rahmen eines Reviews viele qualitativ hochwertige Studien zum Einfluss von körperlicher Aktivität auf die Ausdauerleistungsfähigkeit, die Muskelkraft, die subjektiv empfundene Gesundheit, die Lebensqualität und das psychosoziale Wohlbefinden bei Brustkrebs-, Prostatakrebs- und Leukämiepatienten identifizieren konnten.

Während sich bislang viele Instrumente zur Messung der Lebensqualität auf allgemeine krebsbezogene Aspekte und Nebenwirkungen der Therapie beziehen, gibt es inzwischen auch einige Fragebögen, die entitätsspezifische Aspekte berücksichtigen. Neben den von Schmitz et al. (2010) untersuchten Studien zu entitätsspezifischen Effekten von körperlicher Aktivität auf die Lebensqualität wurden beispielsweise für Prostatakrebspatienten spezifische Fragebögen bzw. Zusatzmodule zu bereits bestehenden allgemeinen Fragebögen entwickelt (UCLA-PCI: UCLA Prostata Cancer Index; EPIC: EPIC-26 short form; EORTC-QLQ C30: Symptom Index). Mithilfe dieser entitätsspezifischen Fragebögen konnten spezifische Aspekte der gesundheitsbezogenen Lebensqualität von Prostatakrebspatienten identifiziert werden. Nach Dandapani und Sander (2008) beeinflussen beispielsweise die Harninkontinenz bzw. Blasenentleerungsstörungen sowie die erektile Dysfunktion die gesundheitsbezogene Lebensqualität von Prostatakrebspatienten und finden in den spezifischen Fragebögen Beachtung.

11.5   Zusammenfassung

Krebspatienten fragen heute nicht mehr ausschließlich nach Überlebenschancen, sie fragen auch nach ihrer in Abhängigkeit von Diagnose und Behandlung zu erwartenden Lebensqualität. In diesem Zusammenhang wünschen Patienten ein ganzheitliches Behandlungsprogramm, das auf eine Verbesserung oder Stabilisierung ihrer Lebensqualität abzielt. Darüber hinaus fragen Patienten auch nach Möglichkeiten, einen eigenen Beitrag zum Genesungsprozess zu leisten (Empowerment). Hier stellt körperliche Aktivität eine wichtige Möglichkeit dar, durch eigene Disziplin und sportliche Leistung die Lebensqualität zu verbessern. Die Studienlage ist überzeugend, dass Bewegung und Sport zahlreiche positive Effekte im Kontext onkologischer Therapieansätze haben.

Derzeit bleiben zwei Herausforderungen bestehen:
- die bisherige Datenlage durch systematische konfirmatorische Studien zu sichern,
- körperliche Aktivität und Sport bereits jetzt in onkologische Behandlungskonzepte zu integrieren und möglichst viele Patienten zur Teilnahme zu motivieren.

Literatur

Aaronson NK, Ahmedzai S, Bergman B, Bullinger M, Cull A, Duez NJ, Filiberti A, Flechtner H et al. (1993) The European Organization for Research and Treatment of Cancer QLQ-C30: a quality-of-life instrument for use in international clinical trials in oncology. Journal of the National Cancer Institute 85(5):365–376

Blazeby JM, Brookes ST, Alderson D (2001) The prognostic value of quality of life scores during treatment for oesophageal cancer. Gut 49(2):227–230

Chiarion-Sileni V, Del Bianco P, De Salvo GL, Lo Re G, Romanini A, Labianca R, Nortilli R, Corgna E et al. (2003) Quality of life evaluation in a randomised trial of chemotherapy versus bio-chemotherapy in advanced melanoma patients. European Journal of Cancer 39(11):1577–1585

Courneya KS, Keats MR, Turner AR (2000) Physical exercise and the quality of life in cancer patients following high dose chemotherapy and autologous bone marrow transplantation. Psycho-Oncology 9(2):127–136

Courneya K, Segal R, Mackey J, Gelmon K, Reid R, Friedenreich C, Ladha A, Proulx C et al. (2007) Effect of Aerobic and Resistance Exercise in Breast Cancer patients receiving adjuvant chemotherapy: A Multicenter randomized controlled trial. Journal of Clinical Oncology 25(28):4396–4404

Dancey J, Zee B, Osoba D, Whitehead M, Lu F, Kaizer L, Latreille J, Pater, JL (1997) Quality of life scores: an independent prognostic variable in a general population of cancer patients receiving chemotherapy. Quality of Life Research 6(2):151–158

Dandapani S, Sander M (2008) Measuring health-related quality of life consequences from primary treatment for early stage prostate cancer. Seminars in Radiation Oncology 18(1):67–72

Drake D, Falzer P, Xistris D, Robinson G, Roberge M (2004) Physical fitness training: outcomes for adult oncology patients. Clinical nursing research 13(3):245–264

Efficace F, Bottomley A, Coens C, Van Steen K, Conroy T, Schöffski P, Schmoll H, Van Cutsem E, Köhne CH (2006) Does a patient's self-reported health-related quality of life predict survival beyond key biomedical data in advanced colorectal cancer? European Journal of Cancer 42(1):42–49

Efficace F, Osoba D, Gotay C, Sprangers M, Coens C, Bottomley A (2007) Has the quality of health-related quality of life reporting in cancer clinical trials improved over time? Towards bridging the gap with clinical decision making. Annals of Oncology 18(4):775–781

Egberts JH, Schniewind B, Bestmann B, Schafmayer C, Egberts F, Faendrich F, Kuechler T, Tepel J (2007) Impact of the Site of Anastomosis after Oncologic Esophagectomy on Quality of Life – A Prospective, Longitudinal Outcome Study. Annals of Surgical Oncology 15(2):566–575. Epub 2007 Oct 11th.

Feinstein AR (1983) An additional basic science for clinical medicine: IV. The development of clinimetrics. Annals of Internal Medicine 99(6):843–848

Gärtner U, Biskup M, Schröck R, Muthny M (1997) Krankheitsbewältigung bei Mammakarzinom – Einfluss von stationärer Rehabilitation. Münchner medizinische Wochenschrift 139:261–265

Gotay C (2004) The prognostic value of quality of life (QOL) ratings of cancer patients: a comprehensive review Quality of Life Research 13:1506 (Abstr 1394)

Hayes S, Spence R, Galvao D, Newton R (2009) Australian Association for Exercise and Sport Science position stand: Optimising cancer outcomes through exercise. Journal of Science and Medicine in Sport 12(4):428–434

Socinski MA, Crowell R, Hensing TE, Langer CJ, Lilenbaum R, Sandler AB, Morris D; American College of Chest Physicians (2007) Treatment of non-small cell lung cancer, stage IV: ACCP evidence-based clinical practice guidelines, 2nd ed. Multidisciplinary Thoracic Oncology Program, Lineberger Comprehensive Cancer Center, University of North Carolina

Kramer JA, Curran D, Piccart M, De Haes JC, Bruning P, Klijn J, Van Hoorebeeck I, Paridaens R (2000) Identification and interpretation of clinical and quality of life prognostic factors for survival and response to treatment in first-line chemotherapy in advanced breast cancer. European Journal of Cancer 36(12):1498–1506

Küchler T, Flechtner H, Herschbach P (2000) Zum Stand der Lebensqualitätsmessung in der Onkologie. Forum 5/2000:34–39

Küchler T, Schreiber HW (1989) Lebensqualität in der Allgemeinchirurgie – Konzepte und praktische Möglichkeiten der Messung. HÄB 43:246–250

Montazeri A, Milroy R, Hole D, McEwen J, Gillis CR (2001) Quality of life in lung cancer patients: an important prognostic factor. Lung Cancer 31:233–240

Otto S, Berend M, Küchler T, Kremer B, Hartmann JT (2011) Anspruch und Wirklichkeit der Sporttherapie in der Onkologie – Beobachtungen aus der Praxis. Bewegungstherapie und Gesundheitssport 27(4):156–162

Schmelzle M, Schwarz R, Fellhauer S, Schlag P (1991) Zum Stellenwert von Nachsorgekuren in der Krankheitsbewältigung von Tumorpatienten. Onkologie 14(1):61–65

Schmitz, K, Courneya K, Matthews C, Demark-Wahnefried W, Glavao D, Pinto B, Irwin M, Wolin K et al. (2010) American College of Sports Medicine: Roundtable on Exercise Guidelines for Cancer Survivors. Medicine & Science in Sports & Exercise 42(7):1409–1426

Schüle K (1983) Zum Stellenwert der Sport- und Bewegungstherapie bei Patientinnen mit Brust- oder Unterleibskrebs. Die Rehabilitation 22(1):36–39

Schwibbe G (1991) Veränderungen der Lebensqualität onkologischer Patienten im Verlauf einer stationären Nachsorgekur. Die Rehabilitation 30(2):55–62

Wiskemann J, Huber G (2008) Physical exercise as adjuvant therapy for patients undergoing hematopoietic stem cell transplantation. Bone Marrow Transplantation 41(4):321–329

Yeo W, Mo FKF, Koh J, Chan ATC, Leung T, Hui P, Chan L, Tang A et al. (2006) Quality of life is predictive of survival in patients with unresectable hepatocellular carcinoma. Annals of Oncology 17(7):1083–1089

11

Ausgewählte therapeutische Trainingsmethoden in der Onkologie

Ausdauertraining

Ruud Knols

12.1   Grundlagen

Der Aspekt Ausdauer ist aus sportwissenschaftlicher und onkologischer Perspektive die Form motorischer Beanspruchung, deren Erforschung in den letzten Jahren große Fortschritte gemacht hat (Baumann u. Schüle 2008). Das Ausdauertraining ist ein fundamentaler Baustein des körperlichen Trainings und hat während der letzten Jahre einen wichtigen Stellenwert in der (Früh-) Rehabilitation onkologischer Patienten erhalten. Ausdauertraining ist effektiv und umsetzbar, und die Belastungskontrolle kann bei onkologischen Patienten genau gesteuert werden (ebd.). In Übersichtsarbeiten wurde in den letzten Jahren mehrfach dokumentiert, dass Ausdauertraining eine effektive Methode ist, um die aerobe Kapazität bei Patienten mit onkologischen Erkrankungen zu verbessern (McNeely et al. 2006; Wiskemann u. Huber 2008; Lowe et al. 2010; Speck et al. 2010; Granger et al. 2011; Keogh u. Macleod 2011). Dies ist für die Patienten von Bedeutung, weil eine Zunahme der aeroben Kapazität mit einer Abnahme des berüchtigten Fatigue-Syndroms assoziiert ist, aber auch mit einer Zunahme der Lebensqualität während und nach der onkologischen Therapie (Speck et al. 2010). Die Effektivität des Ausdauertrainings bei onkologischen Patienten wird jedoch durch mehrere Faktoren beeinflusst, z.B. den Zeitpunkt der Durchführung des Ausdauertrainings (während oder nach der onkologischen Therapie), das Krankheitsstadium der Krebserkrankung, die Art und den Schweregrad der onkologischen Behandlung oder den Lebensstil des Patienten (Knols et al. 2005).

Der Leser findet in diesem Kapitel Informationen über die patho-physiologischen Grundlagen des Ausdauertrainings bei onkologischen Patienten (► Abschn. 12.2) und die aktuelle Studienlage zur Effektivität und Anwendbarkeit des Ausdauertrainings bei unterschiedlichen Krankheitstypen und Stadien (► Abschn. 12.3). Abschließend folgt eine Übersicht über erkrankungsspezifische Aspekte des Ausdauertrainings bei Patienten, die an Krebs leiden (► Abschn. 12.4).

12.2   (Patho-)Physiologische Zusammenhänge

Durch die Grunderkrankung Krebs und/oder durch onkologische Therapiemaßnahmen werden viele Patienten mit schwerwiegenden Folgeerscheinungen konfrontiert (Crevenna et al. 2003). Diese Folgeerscheinungen sind auf direkte und indirekte Wirkungen der Toxizität in den Organen zurückzuführen und umfassen u.a. Blutbildveränderungen, z.B. Anämie, Leukopenie mit Immunsupression und Thrombozytopenie (Schneider et al. 2003). Anämie ist durch niedrige Hämoglobin- und Hämatokritwerte gekennzeichnet, welche die Ausdauerleistung signifikant reduzieren. Zudem tritt bei einer Mehrzahl der Patienten körperliche Dekonditionierung auf, aber auch Durchfall und Mukositiden sind häufig vorkommende Nebenerscheinungen nach onkologischer Therapie (Crevenna et al. 2003).

Bestimmte onkologische Behandlungen erfordern Chemotherapie in hohen Dosierungen, z.B durch Doxorubicin, 5-Fluorouracil, das zu einer Kardiomyopathie führen und das Herz beschädigen kann (Schneider et al. 2003). Gelegentlich treten bei Patienten im Verlauf der onkologischen Behandlung psychische Probleme auf, z.B. Angst- und Insuffizienzgefühle, Schlafstörungen sowie Störungen des Selbstkonzeptes und reaktive depressive Verstimmungszustände (Crevenna et al. 2003).

Eine Mehrzahl der onkologischen Patienten ist während und nach Abschluss der Krebsbehandlung von einer Dekonditionierung, kombiniert mit Erschöpfung (Fatigue), betroffen (McNeely u. Courneya 2010; Wiskeman et al. 2011; Lowe et al. 2010; Speck et al. 2010; Granger et al. 2011; Keogh u. Macleod 2011). Dieser Zustand kann Monate bis Jahre nach Abschluss der onkologischen Therapie anhalten und zu einer verminderten körperlichen Leistungsfähigkeit bei alltäglichen Aufgaben führen. Die dadurch erlebten Insuffizienzerlebnisse verursachen bei den Patienten eine weitere Verminderung der körperlichen Aktivitäten und Reduktion der Ausdauer, sodass sie unter Umständen auf Hilfe angewiesen sind (Crevenna et al. 2003). Außerdem können Patienten im Gesellschaftsleben durch die Folgeerscheinungen der onkologischen Therapie eingeschränkt werden; dadurch wird die

Lebensqualität der Patienten insgesamt stark beeinträchtigt (Knols et al. 2005).

Immer mehr Studien dokumentieren die positive Wirkung des aeroben Ausdauertrainings, sowohl während als auch nach der onkologischen Behandlung (Speck et al. 2010).

Ausdauertraining

Ausdauertraining wird als Training mit einer trainingswirksamen Belastungsintensität definiert, bei der die Veränderung des inneren Milieus (Katecholaminanstieg, Laktatanstieg) jedoch so gering ist, dass die trainierenden Patienten nicht gefährdet werden (Crevenna et al. 2003).

Ausdauertraining kann therapeutisch zur Behandlung von gestörten Organen und Stoffwechselfunktionen genutzt werden, wobei die dabei auftretenden Veränderungen der Morphologie und die Funktion von Organsystemen mit medizinischen Messmethoden erfassbar sind (Crevenna et al. 2003). Hierbei ist es wichtig, dass zuerst die allgemeine aerobe Ausdauer aufgebaut wird, da sie als Basis für die Ausprägung aller anderen Arten der Ausdauer (z.B. Intervallmethode) mitbestimmend ist (Baumann u. Schüle 2008).

Als Maß für die aerobe Ausdauer kann die sogenannte spezifische maximale Sauerstoffaufnahme (VO_{2max}) angewendet werden. Diese stellt dar, wie viele Milliliter Sauerstoff der Organismus in einer Minute pro Kilogramm Körpergewicht verarbeiten kann (Baumann u. Schüle 2008). Funktionelle Tests, in denen man die Gehstrecke in Metern erfasst, z.B. mittels 6-Minuten-Gehtest (Knols et al. 2011), oder die körperliche Leistung mittels Fahrradergometrie in Watt können ebenfalls zum Festhalten der Ausdauerleistung angewendet werden (Dimeo et al. 2004). Aerobes Ausdauertraining führt, neben einer Reihe weiterer Anpassungsreaktionen des Körpers, insbesondere zu einer Vergrößerung des Herzmuskels, einer Steigerung des Herzkammervolumens und der Bildung von Herzkranzgefäßen (Schneider et al. 2003). Diese physiologischen Anpassungen haben zur Folge, dass pro Herzschlag eine größere Menge Blut ausgestoßen wird. Dies ist gleichbedeutend mit einer höheren

Menge Sauerstoff, weil eine größere Menge an Erythrozyten zu den Muskeln und Organen transportiert wird (ebd.).

Das Ausdauertraining beginnt, falls möglich, bereits während oder direkt nach der ersten onkologischen Therapiephase im stationären Behandlungskontext. Die Behandlung kann entweder zu Hause mittels eines Heimprogramms, unter Aufsicht in einer ambulanten Physiotherapiepraxis, in einem Fitnesszentrum oder in einer Rehabilitationsklinik durchgeführt werden (Knols 2010).

12.3 Aktuelle Studienlage

In diesem Abschnitt wird eine Übersicht über die aktuelle Studienlage gegeben. Dabei haben wir uns auf Studien mit genügender statistischer Aussagekraft beschränkt. Somit sind Pilotprojekte, Machbarkeitsstudien oder Studien, die keinen statistischen Bezug auf Ergebnisse eines Ausdauertrainings nehmen, in dieser Übersicht nicht aufgeführt. Seit der Anwendung von Kriterienlisten für die Erhebung der methodologischen Qualität von randomisierten Studien, z.B. der Delphi-Liste, hat sich die Qualität der Trials maßgeblich verbessert (Verhagen et al. 1998). Deshalb werden keine Studien, die vor dem Jahr 2000 publiziert wurden, berücksichtigt.

Bewertet man die methodische Qualität der verarbeiteten Studien mithilfe der Delphi-Liste, so muss diese insgesamt als »moderate« bewertet werden; die meisten Studien machen keine Aussage über wichtige methodologische Qualitätskriterien wie z.B. die Verblindung der Untersucher bzw. Therapeuten, die Verdeckung der Gruppenzuordnung sowie die Durchführung einer Intention-to-treat-Analyse. Bei der Durchführung zukünftiger bewegungstherapeutischer Interventionsstudien ist es relevant, Aspekte der methodischen Qualität zu berücksichtigen und einzuplanen (Knols et al. 2005).

Die Evidenz der dargestellten spezifischen Ausdauer-Interventionsstudien anhand des Oxford Levels of Evidence, eines Bewertungssystems des Oxford Centre für Evidence-Based-Medicine (CEBM), muss größtenteils mit dem Level »2b« (randomisierte Studien mit niedriger methodologischer Qualität) bewertet werden. Ferner wurde

◨ **Tab. 12.1**   Kontrollierte randomisierte Studien zum Ausdauertraining in verschiedenen Krankheitsphasen

Interventionszeitpunkt Ausdauertrainingsphase	Intervention	Interventionsaufbau	Anzahl der Studien	Ergebnisse hinsichtlich Ausdauer
Patienten in einem Frühstadium - adjuvante Therapie im Akutkrankenhaus	Fahrradergometrie Laufbandtraining, evtl. kombiniert mit Aktivitäten des täglichen Lebens (ATL), oder Krafttraining	tägliche Aktivierung Dauer (pro Einheit): bis zu 20 Min. zu Beginn, eher Intervall-Training Intensität: Moderate körperliche Aktivität: 50–75% der max. Herzfrequenz, Borg-Skala 12–14	5	eher eine stabilisierende Wirkung der Ausdauer
Patienten in einem Frühstadium - adjuvante Therapie in der Ambulanz	Fahrradergometrie Laufbandtraining Walking-Outdoor Kombiniert mit Krafttraining	Ausdauertraining (3 x pro Woche), Dauer (pro Einheit): 15–30 Min. mit 60–75% der max. Herzfrequenz	6	eher eine Verbesserung der Ausdauer
Patienten in der Rehabilitation	Fahrradergometrie Laufbandtraining Walking-Outdoor Kombiniert mit Krafttraining	Ausdauertraining wie bei Ambulanz Dauer: 30–45 Min. oder evtl. Steigerung der Herzfrequenz	9	Verbesserung der Ausdauer
Patienten in fortgeschrittenem Krebsstadium - palliative Phase	Armstuhl-Fitnessgerät	moderate körperliche Aktivität (Borg-Skala 13–15, bis zu 80% der max. Herzfrequenz)	1	Effekt auf Ausdauer noch ausstehend

12

eine Meta-Analyse (Level »1a«, Meta-Analyse mit Homogenität der Studien) publiziert (Jones et al. 2011), welche den Effekt von Ausdauertraining auf die aerobe Kapazität darstellte. Das Resultat dieser Meta-Analyse wurde durch die zusätzliche Variabilität (Heterogenität) der mitberücksichtigten Studien beeinflusst. Gründe für die daraus folgende Heterogenität liegen zumeist im unterschiedlichen Forschungsdesign, in unterschiedlichen Therapiedosierungen bzw. -anwendungen usw. (Mittlböck u. Heinzl 2006).

Die Ergebnisse der Studien-Analyse hinsichtlich der Effekte bei Ausdauertraining lassen sich wie in ◨ Tab. 12.1 zusammenfassen.

12.3.1 Ausdauertraining im stationären Behandlungskontext.

Im Akutkrankenhaus wurden Effekte des Ausdauertrainings bei folgenden Patientengruppen festgestellt:

Patienten nach einer hämatologischen Stammzelltransplantation Die Auswirkungen eines Ausdauertrainings auf die aerobe Kapazität bei Patienten nach einer hämatologischen Stammzelltransplantation im Akutkrankenhaus wurden durch Baumann et al. (2010), Jarden et al. (2009) und Wiskemann et al. (2011) untersucht. Die Trainingsgruppe mit 64 Teilnehmern (5-mal pro Woche, 10–20 Minuten, 80% des maximalen Fahrradtests) konnte die Belastungsintensität nach einem begleiteten

Ausdauertraining (auf dem Fahrradergometer) und Aktivitäten des täglichen Lebens (ATL-Programm) stabilisieren. Im Vergleich dazu erzielten die Teilnehmer in der nicht-aktiven Kontrollgruppe niedrigere Werte bei der Belastungsintensität als am Anfang der Studie (Baumann et al. 2010). Diese Ergebnisse wurden durch eine Arbeit von Jarden et al. (2009) bestätigt. Patienten erhielten ein kombiniertes Programm zur Ausdauer (5-mal pro Woche, 15–30 Min., 50–75% der maximalen Herzfrequenz) sowie ein Kraft-, Dehnungs- und Muskelentspannungsprogramm.

In der Studie von Wiskemann et al. (2011) verbesserte sich die Gehstrecke bei Patienten nach einem kombinierten Ausdauer- und Kraftprogramm, das 1–4 Wochen vor der Transplantation begann und 6–8 Wochen nach der Entlassung endete (3–5 mal pro Woche Ausdauer, 20–40 Min. Gehen vor und nach dem Krankenhausaufenthalt, selbstständig Fahrrad fahren und Gehen während des Krankenhausaufenthalts, Borg-Skala 12–14), im Vergleich zu Patienten in der nicht-aktiven Kontrollgruppe.

Lungenkrebspatienten 58 Patienten mit einem nicht-kleinzelligen Lungenkarzinom erhielten 1–5 Tage nach einer Thorakotomie im Krankenhaus ein kombiniertes Mobilisations- (maximale Herzfrequenz: 220 minus Alter) und Kraftübungsprogramm, mit anschließendem Heimprogramm (12 Wochen, Inhalt und Intensität des Programms sind unklar beschrieben). Die Kontrollgruppe erhielt keine Intervention. Patienten in beiden Gruppen erzielten fünf Tage nach der Operation beim 6-Minuten-Gehtest im Vergleich zur Basismessung vor der Operation schlechtere Ergebnisse. Nach 12 Wochen war die 6-Minuten-Gestrecke in beiden Gruppen wieder auf dem Niveau wie vor der Operation. In dieser Studie konnte von diesem Trainingsprogramm kein Effekt auf die aerobe Kapazität nachgewiesen werden (Arbane et al. 2011).

Patienten mit Lymphomen Eine kanadische Studie (Courneya et al. 2009) gilt als gutes Beispiel dafür, dass aerobes Training bei Patienten während der adjuvanten Chemotherapie sicher durchführbar und effektiv ist. Lymphompatienten absolvierten ein aerobes Ausdauertrainingsprogramm zwischen den Chemotherapiezyklen (12-wöchiges Trainings-

programm, 3-mal pro Woche, Fahrradergometer, allgemeine Ausdauer, 60–75% von VO_{2max}). Während der ersten vier Wochen wurde 15–20 Minuten auf dem Fahrradergometer trainiert. Dann wurde die Zeit pro Woche um 5 Minuten erhöht, bis die Patienten 40–45 Minuten trainieren konnten. In Woche 7 und Woche 9 wurde ein Intervalltraining (über den geschätzten 75% von VO_{2max}) zum aeroben Training hinzugefügt. Die chemotherapeutische Behandlung wurde während des Ausdauertrainings nicht gestört. 3 von 60 Patienten in der Ausdauergruppe entwickelten jedoch muskuloskelletale Beschwerden (Rücken, Hüfte oder Knie) und mussten daher ein leichteres Training durchführen. Die Sauerstoffaufnahmekapazität in der Ausdauergruppe (n=60) war nach dem 12-wöchigen Trainingsprogramm erhöht, während die Patienten in der Kontrollgruppe (n=62) eine Abnahme zeigten.

12.3.2 Während einer adjuvanten Therapie in der Ambulanz

Diese Phase wurde vor allem bei Patienten mit Brust- und Prostatakrebs dokumentiert.

Brustkrebs Die Auswirkungen eines Ausdauertrainings auf die aerobe Kapazität bei Brustkrebspatientinnen (Courneya et al. 2007) während adjuvanter Therapie (Chemotherapie, Radiotherapie, Hormontherapie) ergab gute Ergebnisse nach einem begleiteten Fahrradergometrie-Ausdauerprogramm bei 78 Teilnehmerinnen über 18 Wochen (3-mal pro Woche, 15–45 Min., bei 70% bis mehr als 80% der maximalen Sauerstoffaufnahmekapazität).

In einer Studie von Segal et al. (2001) konnte jedoch kein Unterschied in der aeroben Kapazität zwischen einem begleiteten Laufprogramm (33 Teilnehmerinnen), einem Heim-Laufprogramm (32 Teilnehmerinnen) und einer Kontrollgruppe (34 Teilnehmerinnen) festgestellt werden. Die Programme liefen über 26 Wochen und umfassten ein Training, das 3- bis 5-mal pro Woche stattfand, mit einer Intensität von 50–60% der maximalen Sauerstoffaufnahmekapazität.

Prostatakrebs Die Auswirkungen eines Ausdauertrainings auf die aerobe Kapazität bei Prostatapatienten während ambulanter Radiotherapie ergab gute Ergebnisse nach einem begleiteten Fahrradergometrie-Ausdauerprogramm mit 40 Teilnehmern über 24 Wochen (3-mal pro Woche, 15–45 Minuten, bei 50–75% der maximalen Sauerstoffaufnahmekapazität (Segal et al. 2009).

In einer Studie (Windsor et al. 2004) gab es eine Zunahme des modifizierten Shuttle Run Tests in der Ausdauergruppe mit 33 Teilnehmern nach einem 26 Wochen dauernden Heimprogramm (Laufen, 3- mal pro Woche, bei 50–60% der maximalen Herzfrequenz). Zudem konnte eine Verbesserung der Lebensqualität, des Wohlbefindens und der Flexibilität infolge eines betreuten Ausdauertrainings beobachtet werden (Segal et al. 2009; Windsor et al. 2004).

Auch bei Prostatakrebspatienten, die eine Hormonbehandlung erhielten, zeigte sich im Rahmen zweier Studien mit kombinierten Kraft- und Ausdauertrainingsinterventionen, dass sowohl ein zu Hause durchgeführtes Wanderprogramm (16 Wochen, 3- bis 5-mal pro Woche) als auch ein betreutes Ausdauertraining (Fahrrad fahren oder Walking/ Laufen, 2-mal pro Woche, 15–20 Minuten, bei 65–80% der maximalen Herzfrequenz) möglich ist (Culos-Reed et al. 2010; Galvao et al. 2010). Diese kombinierten Bewegungsprogramme führen u.a. zu Verbesserungen im Bereich der körperlichen Leistungsfähigkeit, der Lebensqualität sowie der Fatigue-Symptomatik von Prostatakrebspatienten während der Hormonbehandlung. Die Studien zeigen, dass Prostatakrebspatienten sowohl in der medizinischen Behandlungsphase als auch in der Rehabilitation ein aerobes Ausdauertraining mit möglichst zyklischen Bewegungsformen durchführen sollten (▶ Kap. 17).

12.3.3 Rehabilitation

Brustkrebs Ein Ausdauertraining bei Brustkrebspatientinnen nach adjuvanter Therapie ergab gute Ergebnisse nach einem begleiteten Fahrradergometrie-Ausdauerprogramm mit 25 Teilnehmerinnen auf die aerobe Kapazität (15 Wochen 3-mal pro Woche, bis zu 35 Minuten, bei 70–75% der maximalen Sauerstoffaufnahmekapazität (Courneya et al. 2003). Daley et al. (2007) untersuchten in einer

randomisierten Studie den Effekt eines begleiteten Laufprogramms (8 Wochen, 3-mal pro Woche, bei 60–85% dem Alter angepasster maximaler Herzfrequenz) auf die Gehstrecke. Die Messung nach Abschluss des Laufprogramms zeigte eine Zunahme der Gehstrecke, welche im Vergleich zur Placebo- und Kontrollgruppe signifikant höher war. In einer weiteren nordamerikanischen Studie gab es keinen signifikanten Unterschied zwischen 21 Patienten mit einem Lauf-Heimprogramm (12 Wochen, 150 Minuten pro Woche bei 85% der maximalen Herzfrequenz) und 21 Patienten in der Kontrollgruppe beim Naughton-Laufbandtest (Rogers et al. 2009). In einem kombinierten Ausdauer- und Kraftprogramm (cross-over trial) bei 58 Patienten (bis zu zwei Jahre nach adjuvanter Therapie) konnte ein signifikanter Unterschied hinsichtlich der maximalen Sauerstoffaufnahmekapazität zwischen den Teilnehmenden eines begleiteten Fahrradergometrie-Programms (während 12 Wochen, 3-mal pro Woche, während 20 Minuten, bis zu 75% der maximalen Herzfrequenz) und der Kontrollgruppe festgestellt werden (Milne et al. 2008).

Darmkrebs Courneya et al. (2003) prüften die Wirkung eines selbstständigen Laufprogramms bei 102 Darmkrebspatienten nach chirurgischen Eingriffen. Die Forscher stellten eine Zunahme der Gehstrecke in der Lauf- und der Kontrollgruppe fest, wobei der Unterschied in der Gehstrecke zwischen beiden Gruppen nicht signifikant unterschiedlich war (Dauer des Laufprogramms 15 Wochen, 3- bis 5-mal pro Woche, minimale Belastungsdauer 20–30 Minuten, 60–75% der maximalen Herzfrequenz).

Patienten mit Anämie Courneya et al. (2008) prüften ebenfalls die Wirkung eines begleiteten Fahrradergometrie-Programms (12 Wochen, 20–45 Minuten, 3- bis 5-mal pro Woche, 60–100% der maximalen Sauerstoffaufnahmekapazität) bei 55 non-myeloischen, anämischen Krebspatienten nach Chemotherapie. Die Trainings- und die Kontrollgruppe erhielten die Substanz Darbepoetin-Alfa. Nach dem Training konnte ein signifikanter Unterschied zwischen der Trainingsgruppe und der Kontrollgruppe bei der Sauerstoffaufnahmekapazität festgestellt werden. Obwohl die Verbesserung der Sauerstoffaufnahmekapazität in der Trainingsgruppe größer war, konnte kein Unterscheid bezüglich Fatigue oder Lebensqualität zwischen beiden Gruppen aufgezeigt werden.

Patienten nach einer hämatologischen Stammzelltransplantation Die Gehstrecke (6-Minuten-Gehtest) bei 131 allogenen und autologen Patienten nach einer Stammzelltransplantation, die ein kombiniertes Ausdauer- und Kraftprogramm erhielten (12 Wochen, 2-mal pro Woche Ausdauer, minimal 20 Minuten Gehen oder Fahrrad fahren nach der Krankenhausaufnahme, bis 75% der maximalen Herzfrequenz), verbesserte sich in der Sportgruppe im Vergleich zur Kontrollgruppe signifikant (Knols et al. 2011).

Patienten mit verschiedenen Krebserkrankungen Dimeo et al. (2004) dokumentierten einen signifikanten Anstieg der Belastungsintensität in der Ausdauertrainingsgruppe (Fahrradergometrie während 3 Wochen, 5-mal pro Woche, bis zu 30 Minuten, 50 Umdrehungen pro Minute, bei 80% der maximalen Herzfrequenz) im Vergleich zur Kontrollgruppe, welche Muskelrelaxation nach Jacobson erhielten. Diese Studie wurde postoperativ bei 51 Patienten mit Lungen-, Rektum-, Kolon-, Magen- und Sigmoidkrebs im Krankenhaus durchgeführt. In einer Studie von Thorsen et al. (2005) wurde eine Zunahme der maximalen Sauerstoffaufnahmekapazität von 23% in der Ausdauertrainingsgruppe bei einer gemischten Krebspopulation, welche aus 111 Lymphoma-, Brustkrebs-, Hodenkrebs- und Gynäkologiepatienten zusammengesetzt war und sich einer Chemotherapie unterziehen mussten, festgestellt. Das Lauf- und Heimprogramm dauerte 14 Wochen (2-mal pro Woche, minimale Belastungsdauer 30 Minuten, 60–70% der maximalen Herzfrequenz, bei einer Borg-Skala von 13 [»etwas anstrengend«] bis 15 [»anstrengend«]). Die maximale Sauerstoffaufnahmekapazität der Kontrollgruppe verbesserte sich ohne Training (10%).

In einer Meta-Analyse wurde der Effekt eines begleiteten Ausdauer- und Trainingsprogramms auf die maximale Sauerstoffaufnahmekapazität bei onkologischen Patienten untersucht. Sechs Studien mit 571 Patienten wurden in die Analyse einbezogen (Ausdauergruppe: 344 Patienten, Kontrollgruppe:

227 Patienten). Die gemeinsam analysierten Daten zeigten in der Ausdauertrainingsgruppe eine Verbesserung der maximalen Sauerstoffaufnahmekapazität. Die Schlussfolgerung dieser Meta-Analyse lautet, dass onkologische Patienten, welche sich in einem Frühstadium der Erkrankung befinden, von einem Ausdauertraining profitieren können (Jones et al. 2011).

12.3.4 Effekt von Ausdauertraining bei fortgeschrittenen Krebserkrankungen in einer palliativen Situation

Headley et al. (2004) untersuchten die Wirkung eines Armstuhl-Fitnessgeräts (Fitness im Sitzen, 12 Wochen, 3-mal pro Woche) im Vergleich zu einer nicht-aktiven Kontrollgruppe auf die Erschöpfung (Fatigue) bei 38 Brustkrebspatientinnen in Stadium IV. Das Resultat dieser Studie war, dass die Fatigue-Symptomatik in der Trainingsgruppe signifikant langsamer zunahm als in der Kontrollgruppe.

12.4 Empfehlungen für ein erkrankungsspezifisches Training

Ausgehend von der aktuellen Studienlage können folgende Empfehlungen für die Durchführung eines Ausdauertrainings abgegeben werden:

Ein aerobes Ausdauertraining sollte bei Patienten im Akutkrankenhaus nach Möglichkeit täglich durchgeführt werden (15–30 Minuten, bei 50–75% der maximalen Herzfrequenz).

Patienten, welche in der ambulanten Phase mit einer adjuvanten Therapie behandelt werden, oder Patienten, die an einer Rehabilitation teilnehmen, sollten regelmäßig, d.h. mindestens 2- bis 3-mal pro Woche, ein Ausdauertraining betreiben. Eine Belastungsdauer von 15–45 Minuten sollte angestrebt werden. Um ein sicheres und effektives Training zu erreichen, sollte eine Trainingsintensität von 60–80% der maximalen Herzfrequenz bzw. 50–75% der maximalen Sauerstoffaufnahmekapazität angestrebt werden.

Das Ausdauertraining wird mithilfe eines Fahrradergometers oder Laufbandes durchgeführt, da die körperliche Leistung stets kontrolliert und beobachtet werden kann.

Gehen im Freien kann hilfreich sein, um die Ausdauerleistung zu verbessern. In diesem Fall ist zu empfehlen, dass der Patient einen Pulsmesser oder einen Schrittzähler trägt, damit die körperliche Leistung während des Trainings überwacht werden kann.

Patienten, die keine Erfahrung mit Ausdauertraining haben, sollten zu Beginn eines Sportprogramms unter Anleitung trainieren, sodass im Anschluss ein selbstständiges Training zu einer Verbesserung der Ausdauerleistung führt.

Bei leistungsschwächeren Patienten ist ein tägliches Training mit geringerer Intensität und kürzerer Dauer oder ein Intervalltraining als Einstieg zu wählen. Aus der Praxis heraus, und von generellen Bewegungsempfehlungen für Krebspatienten abgeleitet, empfiehlt es sich bei dieser Patientengruppe oder bei Patienten, die schwere Therapienebenwirkungen oder eine zusätzliche chronische Erkrankung haben, gegebenenfalls ein tägliches Training mit niedrigerer Intensität (über 10–15 Minuten) durchzuführen oder anhand eines extensiven Intervalltrainings die gewünschte Gesamtdauer zu erreichen (Hayes et al. 2009; ► Kap. 17).

Ausdauertraining kann laut der aktuellen Studienlage sehr gut in Kombination mit Krafttraining durchgeführt werden. Empfohlen wird, dass das Ausdauertraining jeweils an einem Tag und das Krafttraining am darauf folgenden Tag durchgeführt wird, um einer Überbelastung vorzubeugen (Schneider et al. 2003).

Ausdauertraining ist bei Komplikationen wie akute Blutung und Thrombozytenabfall unter 10.000 pro Mikroliter (µl) Blut, bei starken Schmerzen, bei Kreislaufbeschwerden oder Schwindel, bei einem Hämoglobinwert unter 8 g/dl, bei Fieber über 38°C, bei Übelkeit und Erbrechen sowie an Tagen, bei welchen der Patient kardio- oder nephrotoxische Chemotherapie verabreicht bekommen hat, kontraindiziert. Zudem muss das Ausdauertraining bei Symptomen wie Blässe, Übelkeit, Erbrechen, Kopfschmerzen, Schwindel, Hyperventilation etc. sofort abgebrochen werden (Baumann u. Schüle 2008).

12.5   Zusammenfassung

Begleitetes Ausdauertraining ist eine sichere und effiziente Maßnahme, um die aerobe Kapazität bei Krebserkrankten mit verschiedenen Diagnosen zu verbessern. Ausdauertraining kann während der adjuvanten Therapie im Akutkrankenhaus und in der Ambulanz angewendet werden, um die aerobe Kapazität zu stabilisieren. In der Rehabilitationsphase (nach Abschluss der adjuvanten Therapie) nimmt die aerobe Kapazität nach einem Ausdauertraining von 12–15 Wochen bei einer Frequenz von 2- bis 3-mal pro Woche zu. Ausdauertraining (evtl. kombiniert mit Krafttraining) kann bei Prostata- und Brustkrebspatienten eine Verbesserung der Lebensqualität sowie eine Verbesserung der Fatigue-Symptomatik bewirken.

Die positiven Resultate eines Ausdauertrainings wurden vor allem bei Patienten in einem Frühstadium der Krankheit dokumentiert. Es gibt momentan noch wenige Informationen aus randomisierten Studien, welche den Effekt von Ausdauertraining bei Patienten in fortgeschrittenen Stadien der Krebserkrankung dokumentieren. Weitere Studien müssten abklären, welches die geeignete Trainingsweise ist, um die aerobe Kapazität bei palliativen Patienten zu verbessern.

Literatur

Arbane G, Tropman D, Jackson D et al. (2011) Evaluation of an early exercise intervention after thoracotomy for non-small cell lung cancer (NSCLC), effects on quality of life, muscle strength and exercise tolerance: randomised controlled trial. Lung Cancer 71:229–234

Baumann FT, Schüle K (2008) Bewegungstherapie und Sport bei Krebs; Leitfaden für die Praxis. Deutscher Ärzte Verlag GmbH, Köln, S 33–55

Baumann FT, Kraut L, Schüle K et al. (2010) A controlled randomized study examining the effects of exercise therapy on patients undergoing haematopoietic stem cell transplantation. Bone Marrow Transplant 45:355–362

CEBM: Centre for evidenced based medicine. http://www.cebm.net/index.aspx?o=1025 (15 April 2011)

Courneya KS, Mackey JR, Bell GJ et al. (2003) Randomized controlled trial of exercise training in postmenopausal breast cancer survivors: cardiopulmonary and quality of life outcomes. J Clin Oncol 21:1660–1668

Courneya KS, Friedenreich CM, Quinney HA et al. (2003) A randomized trial of exercise and quality of life in colorectal cancer survivors. Eur J Cancer Care 12:347–357

Courneya KS, Segal RJ, Mackey JR et al. (2007) Effects of aerobic and resistance exercise in breast cancer patients receiving adjuvant chemotherapy: a multicenter randomized controlled trial. J Clin Oncol 25:4396–4404

Courneya KS, Jones LW, Peddle CJ et al. (2008) Effects of aerobic exercise training in anemic cancer patients receiving darbepoetin alfa: a randomized controlled trial. Oncologist 13:1012–1020

Courneya KS, Sellar CM, Stevinson C et al. (2009) Randomized controlled trial of the effects of aerobic exercise on physical functioning and quality of life in lymphoma patients. J Clin Oncol 20:4605–4612

Crevenna R, Zielinski C, Keilani MY et al. (2003) Aerobic endurance training for cancer patients. Wien Med Wochenschr 153:212–216

Culos-Reed SN, Robinson JW, Lau H, Stephenson L et al. (2010) Physical activity for men receiving androgen deprivation therapy for prostate cancer: benefits from a 16-week intervention. Support Care Cancer 18:591–599

Daley AJ, Crank H, Saxton JM et al. (2007) Randomized trial of exercise therapy in women treated for breast cancer. J Clin Oncol 25:1713–1721

Dimeo FC, Thomas F, Raabe-Menssen C et al. (2004) Effect of aerobic exercise and relaxation training on fatigue and physical performance of cancer patients after surgery. A randomised controlled trial. Support Care Cancer 12:774–779

Galvao DA, Taaffee DR, Spry N et al. (2010) Combined resistance and aerobic exercise program reverses muscle loss in men undergoing androgen suppression therapy for prostate cancer without bone metastases: a randomized controlled trial. Journal of clinical oncology 28:340–347

Granger CL, McDonald CF, Berney S et al. (2011) Exercise intervention to improve exercise capacity and health related quality of life for patients with non-small cell lung cancer: a systematic review. Lung Cancer 72:139–153

Hayes SC, Spence R, Galvao D, Newton R (2009) Australian Association for Exercise and Sport Science position stand: Optimising cancer outcomes through exercise. Journal of Science and Medicine in Sport 12:428–434

Headley JA, Ownby KK, John LD. (2004) The effect of seated exercise on fatigue and quality of life in women with advanced breast cancer. Oncol Nurs Forum 31:977–983

Jarden M, Baadsgaard MT, Hovgaard DJ et al. (2009) A randomized trial on the effect of a multimodal intervention on physical capacity, functional performance and quality of life in adult patients undergoing allogeneic SCT. Bone Marrow Transplant 43:725–737

Jones LW, Liang Y, Pituskin EN et al. (2011) Effect of exercise training on peak oxygen consumption in patients with cancer: a meta-analysis. Oncologist 16:112–120

Keogh JW, Macleod RD (2011) Body composition, physical fitness, functional performance, quality of life, and

fatigue benefits of exercise for prostate cancer patients: A systematic review. J Pain Symptom Manage, June 1 [Epub ahead of print]

Knols R (2010) Medizinische Trainingstherapie bei Krebspatienten. Physioactive 4:13–19

Knols R, Aaronson NK, Uebelhart D et al. (2005) Physical exercise in cancer patients during and after medical treatment: a systematic review of randomized and controlled clinical trials. J Clin Oncol 23:3830–3842

Knols RH, de Bruin ED, Uebelhart D et al. (2011) Effects of an outpatient physical exercise program on hematopoietic stem-cell transplantation recipients: a randomized clinical trial. Bone Marrow Transplant 46:1245–1255

Lowe SS, Watanabe SM, Baracos VE et al. (2010) Physical activity interests and preferences in palliative cancer patients. Support Care Cancer 18:1469–1475

McNeely ML, Campbell KL, Rowe BH et al. (2006) Effects of exercise on breast cancer patients and survivors: a systematic review and meta-analysis. CMAJ 175:34–41

Milne HM, Wallman KE, Gordon S et al. (2008) Effects of a combined aerobic and resistance exercise program in breast cancer survivors: a randomized controlled trial. Breast Cancer Res Treat 108:279–288

Mittlböck M, Heinzl H (2006) Quantifying heterogeneity in a meta-analysis. Stat Med 25:4321–4333

Rogers LQ, Hopkins-Price P, Vicari S et al. (2009) A randomized trial to increase physical activity in breast cancer survivors. Med Sci Sports Exerc 41:935–946

Schneider C, Dennehy C, Carter S (2003) Exercise and cancer recovery. Human Kinetics Publishers, Leeds, United Kingdom, pp 11–42

Segal R, Evans W, Johnson D et al. (2001) Effects of aerobic and resistance exercise in breast cancer patients receiving adjuvant chemotherapy: a multicenter randomized controlled trial. Structured exercise improves physical functioning in women with stages I and II breast cancer: Results of a randomized controlled trial. J Clin Oncol 19:657–665

Segal RJ, Reid RD, Courneya KS et al. (2009) Randomized controlled trial of resistance or aerobic exercise in men receiving radiation therapy for prostate cancer. J Clin Oncol 27:344–351

Speck RM, Courneya KS, Mâsse LC et al. (2010) An update of controlled physical activity trials in cancer survivors: a systematic review and meta-analysis. J Cancer Surviv 4:87–100

Thorsen L, Skovlund E, Strømme SB et al. (2005) Effectiveness of physical activity on cardiorespiratory fitness and health-related quality of life in young and middle-aged cancer patients shortly after chemotherapy. J Clin Oncol 23:2378–2388

Verhagen AP, de Vet HC, de Bie RA et al. (1998) The Delphi list: a criteria list for quality assessment of randomized clinical trials for conducting systematic reviews developed by Delphi consensus. J Clin Epidemiol 51:1235–1241

Windsor PM, Nicol KF, Potter J (2004) A randomized, controlled trial of aerobic exercise for treatment-related fatigue

in men receiving radical external beam radiotherapy for
localized prostate carcinoma. Cancer 101:550–557

Wiskemann J, Huber G (2008) Physical exercise as adjuvant
therapy for patients undergoing hematopoietic stem
cell transplantation. Bone Marrow Transplant 41:321–329

Wiskemann J, Dreger P, Schwerdtfeger R et al. (2011) Effects
of a partly self-administered exercise program before,
during, and after allogeneic stem cell transplantation.
Blood 117:2604–2613

Krafttraining

Joachim Wiskemann, Christiane Hedrich, Marcel Bannasch

Systematisches Krafttraining stellt eine anerkannte Methode in der begleitenden bewegungstherapeutischen Behandlung zahlreicher chronischer Erkrankungen dar. Erst mit Beginn des Jahres 2003 wurden vermehrt Untersuchungen zur Machbarkeit und Wirksamkeit von Krafttraining bei onkologischen Erkrankungen veröffentlicht. Heute liegen mehr als 25 randomisierte, kontrollierte Untersuchungen vor, welche die Wirkung von Krafttraining als ausschließliche Intervention, in Kombination mit Ausdauertraining oder innerhalb eines multimodalen Therapieansatzes, bei Krebspatienten untersuchen.

13.1   (Patho-)Physiologische Zusammenhänge

Kraft ist definiert als die Fähigkeit des Nerv-Muskel-Systems, mittels Innervations- und Stoffwechselprozessen durch Muskelkontraktionen Widerstände zu überwinden (konzentrische Arbeit), diesen entgegenzuwirken (exzentrische Arbeit) oder sie halten zu können (statische bzw. isometrische Arbeit). Neben diesen funktionalen Aspekten stellt die Muskulatur zudem ein wichtiges endokrines Organ dar, welches eine bedeutende Funktion mit Blick auf wichtige endogene Prozesse haben kann (Thews et al. 1999).

Zahlreiche wissenschaftliche Studien außerhalb des onkologischen Settings haben bereits die multimodale Wirksamkeit von systematischem Krafttraining belegt (Koutroumpi et al. 2008; Latham et al. 2004; Layne u. Nelson 1999; Strasser et al. 2010). Der Einsatz von Krafttraining als begleitende Therapie im onkologischen Therapieansatz kann dabei aus einer multifaktoriellen Perspektive als adäquat und indiziert angesehen werden. Der erste Faktor geht dabei auf den in der Literatur häufig berichteten **Rückgang der körperlichen Aktivität infolge der Diagnose einer Krebserkrankung** zurück (NCCN 2011). In manchen Fällen verlangt die Therapie des Tumors zudem einen langen Krankenhausaufenthalt, der wiederum häufig mit Bettlägerigkeit verbunden sein kann, was einen massiven Verlust an Muskelmasse, körperlicher Leistungsfähigkeit und Beweglichkeit nach sich zieht (McGuire et al. 2001). Dies wiederum äußert sich

nach Abschluss der onkologischen Behandlung in einer eingeschränkten Teilhabe am täglichen Leben (ADL) und einer geringeren Lebensqualität (Ulander et al. 1997). Da Krebs in überwiegender Anzahl bei älteren Menschen diagnostiziert wird, kommt zusätzlich noch der altersbedingte Funktions- und Leistungsrückgang hinzu, der insbesondere für diese Patientengruppe zusätzlich belastend ist (Sweeney et al. 2006). Entsprechend reduzierte körperliche Fitness und Aktivität werden zudem als Risikofaktoren für Osteoporose (Schwartz 2004) und erhöhte Mortalität nach einer Krebsbehandlung gesehen (▶ Kap. 6).

Ein weiteres zentrales Problem stellen die **Nebenwirkungen** bestimmter **Krebsmedikamente** und onkologischer **Therapieverfahren** dar. So wirken sich beispielsweise hormonmanipulierende Präparate wie Aromatasehemmer, die zur Standardbehandlung des hormonsensitiven Mammakarzinoms gehören, negativ auf die Knochenstrukturen aus. Ebenso erhöhen Chemotherapie und Strahlentherapie an sich das Risiko einer Entmineralisierung (Saad et al. 2008). Einen weiteren problematischen Therapieansatz stellt die androgen-suppressive Behandlung von Prostatakarzinompatienten dar. Die in der Regel viele Monate andauernde Behandlung führt dabei sowohl zu einem Verlust an Muskelkraft und Knochensubstanz als auch zu ungünstigen Veränderungen in der Körperkomposition mit Blick auf den prozentualen Körperfettanteil (Lee et al. 2005). Des Weiteren berichten Beobachtungsstudien von einem erhöhten Risiko, einen Diabetes Typ II oder eine kardiovaskuläre Erkrankung zu entwickeln (Keating et al. 2010). Wechselt man die Betrachtungsweise hin zu situationsabhängiger Bedarfsmedikation, so stellt sich insbesondere die Gabe von Glukokortikoiden (z.B. Prednison, Dexamethason), beispielsweise zur Immun-/Entzündungssuppression nach allogener Stammzelltransplantation, als problematisch dar. Bekannte Nebenwirkungen dieser Medikamentenklasse sind wiederum der Verlust von Muskelmasse und der Abbau von Knochensubstanz (Ratcliffe et al. 1992).

Die Knochenbruchgefahr ist jedoch nicht nur durch medikamenten- und altersinduzierte Osteoporose gegeben, sondern auch wenn **Knochenmetastasen** vorliegen. Entsprechende Instabilitäten werden je nach Lokalisation neben einer medikamentösen Therapie (Bisphosphonate) oder Strahlenbehandlung mit Stützkorsetten bzw. der Empfehlung zu Schonung versorgt. Eine Stabilisierung der betroffenen Knochenstrukturen könnte durch Muskeltraining, welches Scher- und Rotationbelastung im betroffenen Areal vermeidet (z.B. isometrisches Krafttraining), erfolgen. Entsprechende Ansätze sind jedoch wissenschaftlich noch nicht untersucht.

Ein weiterer potentieller Ansatzpunkt für Krafttraining im onkologischen Setting stellt die **Auszehrungserscheinung** (Tumorkachexie) dar, welche besonders häufig bei gastrointestinalen Tumorarten im fortgeschrittenen Stadium der Erkrankungen auftritt. Das Ziel von Muskelaufbautraining könnte hier in der Stabilisierung und Verlangsamung der Auszehrung durch den Aufbau von Muskelmasse sein (Al Majid u. Waters 2008). Weiterführende Aspekte zu diesem Thema befinden sich in einem gesonderten Kapitel in diesem Buch (▶ Kap. 9).

Darüber hinaus ergibt sich zudem die Indikation für ein Krafttraining mit Blick auf insulin-, hormon- und entzündungsparameterregulierende Prozesse, die bei Krebspatienten meist beeinträchtigt sind und das **Risiko für Sekundärerkrankungen** wie Diabetes mellitus (Typ II), Metabolisches Syndrom oder Herz-Kreislauf-Erkrankungen erhöhen (Hanson u. Hurley 2011).

> **Potentielle Ansatzpunkte von Krafttraining im Kontext onkologischer Erkrankungen/Therapieansätze**
> - Erkrankungsbedingte Inaktivität/Bettlägerigkeit führt zu Kraft-/Fitnessverlust und Beweglichkeitsverlust
> - Gesteigertes Osteoporoserisiko und Verlust von Muskelmasse aufgrund von Medikamentennebenwirkungen (z.B. Aromatasehemmer, Androgentherapie, Glukokortikoide)
> - Prävention von Sekundärerkrankungen wie Diabetes mellitus, Metabolisches Syndrom oder Herz-Kreislauf-Erkrankungen
> - Verlust von Muskelmasse und Körpergewicht durch tumorbedingte Auszehrung (Kachexie)

> - Erhöhte Knochenbruch-/Instabilitätsgefahr durch Konchenmetastasen (Cave!)

13.2 Diagnostische Verfahren zur Messung der Kraftleistungsfähigkeit

Um wissenschaftliche Trainingsstudien mit Krebspatienten durchzuführen, bedarf es reliabler Messmethoden, die die Erhebung valider Untersuchungswerte ermöglichen. Diese Messmethoden sollten sich idealerweise durch ein hohes Maß an Durchführungs-, Auswertungs- und Interpretationsobjektivität auszeichnen. Nur so ist gewährleistet, dass wissenschaftliche Interventionen zielgerichtet geplant (im Sinne einer Trainingsplanung) und evaluiert (Ergebnisevaluation) werden können. Nachfolgend werden Messmethoden zur Erfassung der motorischen Fähigkeit Kraft erläutert, die im onkologischen Setting bereits Anwendung gefunden haben. Die diagnostischen Verfahren ermitteln in der Regel die Maximalkraft und dienen somit der Bestimmung eines gegenwärtigen Leistungszustandes bzw. der Bestimmung einer Veränderung des Leistungszustandes, etwa nach einer mehrwöchigen Trainingsintervention. Die Maximalkraft ist dabei definiert als die höchstmögliche Kraft, die das Nerv-Muskel-System bei einer maximalen und willkürlichen Kontraktion ausüben kann. Sie ist abhängig vom Muskelquerschnitt, der Muskelzusammensetzung sowie der inter- und intramuskulären Koordination (Weineck 2007).

13.2.1 Der One-Repetition-Maximum-Test (1 RM-Test)

Das One-Repetition-Maximum-Testverfahren (1 RM-Test) gehört zu den Standardmessmethoden und wird eingesetzt, um die maximale dynamisch-konzentrische Kraft eines Probanden zu ermitteln. Bei diesem Test ist das Ziel, unter Berücksichtigung der richtigen Technik bzw. Übungsausführung und unter Ausschluss einer Verletzung des Probanden eine Wiederholung mit dem höchstmöglichen Gewicht (Widerstand) auszuführen. Der 1 RM-Test wird sowohl für die Ermittlung von Kraftzuwächsen über einen bestimmten Zeitraum als auch als zentrale Richtgröße für die Planung eines Krafttrainings angesehen und gilt für die meisten Populationen als eine sichere Messmethode, wenn sie seitens des Testpersonals richtig instruiert und überwacht wird (Fleck u. Kraemer 2004). Neben der guten Anwendbarkeit für untrainierte Erwachsene mittleren Alters (Levinger et al. 2009) zeichnet sich der 1 RM-Test auch als zuverlässige Messmethode für ältere (Shaw et al. 1995) und erkrankten Personen aus (Barnard et al. 1999).

Im onkologischen Setting wurde in einer Studie von Schmitz et al. (2009) an der Beinpresse und beim Bankdrücken das 1 RM ermittelt. Nach 4–6 »Aufwärm«-Wiederholungen (40 lbs für die Beinpresse bzw. 5 lbs für das Bankdrücken) wurde von den Probanden anhand einer Skala von 1 bis 10 die Schwierigkeit des »Aufwärmens« bewertet. Mittels dieser Bewertung wurde das Startgewicht für den 1 RM-Test ausgewählt und ggf. so lange erhöht, bis die Probanden eine einmalige korrekte und vollständige Wiederholung nicht mehr ausführen konnten. Bestand für die Probanden aufgrund einer mangelhaften Übungsausführung eine Verletzungsgefahr, wurde der 1 RM-Test ebenfalls abgebrochen.

Trotz seiner beliebten Anwendung bietet der 1 RM-Test jedoch auch Raum für Messfehlerquellen. So ermüdet bei der Durchführung mit jedem erneuten 1 RM-Versuch das neuromuskuläre System. Sind nach der Einschätzung des Startgewichts viele weitere Versuche notwendig bzw. möglich, ist es schwierig, das für den Probanden momentan optimale Kraftmaximum zu ermitteln. Idealerweise ist nach dem Aufwärmen nur eine 1 RM-Messung notwendig, nach der das gewählte Gewicht nicht mehr erhöht werden kann bzw. muss. Sollten weitere Steigerungen notwendig sein, bedarf es einer ausreichenden Pausenzeit (ca. 3–5 Minuten), um dem Probanden eine Regeneration zu ermöglichen.

13.2.2 Geschätztes One-Repetition-Maximum

Sehr häufig wird in Studien eine Prognose des 1 RM vorgenommen, basierend auf mehreren Wiederholungen (z.B. 8 RM) einer Übung (Alberga et al. 2011). Diese Möglichkeit der Vorhersage wird im Krafttrainingsbereich seit vielen Jahren praktiziert und wurde in der Vergangenheit immer wieder evaluiert (Mayhew et al. 1995). Im onkologischen Setting (Adamsen et al. 2003; De Backer et al. 2007, 2008) wird für die Vorhersage des 1 RM oft die Bryzcki-Formel angewendet (Brzycki 1993). Darüber hinaus gibt es eine Vielzahl anderer Formeln zur Prognose des 1 RM (LeSuer et al. 1997), die aber bei den derzeit vorliegenden Studien im onkologischen Setting keine Berücksichtigung finden. Die Schätzung des 1 RM hat gegenüber der direkten Methode den Vorteil, dass die Patienten, welche häufig noch keine Erfahrungen mit Krafttraining besitzen, nicht gleich zu Beginn des Trainings mit höchsten Lasten konfrontiert werden.

13.2.3 Mobile Dynamometerverfahren

Zu den mobilen Dynamometerverfahren gehören z.B. Handheld-Dynamometer (HHD) oder das Hand-Grip-Verfahren. Beide Verfahren finden im onkologischen Setting Anwendung, wobei die Handkraftmessung meist zur ein- oder mehrmaligen Statuserhebung (Alibhai et al. 2010; Smoot et al. 2010) und das Handheld-Dynamometer meist zur Interventionsbegleitung und -evaluation (Mello et al. 2003; Wiskemann et al. 2011) eingesetzt wird. Beide Verfahren weisen eine zufriedenstellende Retest-Reliabilität bei Einhalt definierter Durchführungsstandards auf (Bohannon 2006; Knols et al. 2009).

13.2.4 Stationäre Dynamometerverfahren

Stationäre Dynamometermessstationen gibt es von diversen Herstellern wie Biodex Systems, Cybex oder Ferstl. Diese Geräte zeichnen sich durch eine hohe Reliabilität (z.B.:.89 bis.97 für das Biodex 1 bei

60°/s.; Gross et al. 1991) und Flexibilität für Messungen aus. In wissenschaftlichen Studien wurden entsprechende Verfahren eingesetzt, beispielsweise von Waltman et al. (2003), die die Flexion und Extension von Knie, Hüfte und Handgelenk mit einem Biodex System 2 Multi-joint testeten. Das jeweils höchste Drehmoment von vier Wiederholungen wurde dabei gewertet. Die Gruppe um Kilbreath erhob mit einem standardisierten Protokoll die maximale isometrische Kraft der rechten und linken Schulter aus 90° Armhebung. Es wurden jeweils Flexion, Abduktion sowie horizontale Abduktion und Adduktion dreimal ausgeführt, wobei der höchste Wert dokumentiert wurde (Kilbreath et al. 2006). Auch wenn der Einsatz stationärer Dynamometerverfahren die Qualität der Messergebnisse erhöht, muss ein Datenvergleich zwischen unterschiedlichen Systemen als kritisch angesehen werden. Dies berichtet eine Studie, die die Dynamometer Cybex 6000 und Biodex 3 im Rahmen von isokinetischen Kraftmessungen an den Extensoren und Flexoren des Kniegelenks verglich. Die ermittelten Werte zeigten zwar eine starke Korrelation zwischen beiden Dynamometern, aber die mittels Cybex erhobenen Werte waren signifikant niedriger als jene, die mit Biodex gemessen worden waren. Die Autoren schlossen daraus, dass die erhobenen Messwerte nicht miteinander vergleichbar sind und in der klinischen Praxis sowie für wissenschaftliche Studien jeweils nur eines der beiden Dynamometer verwendet werden sollte (Keilani et al. 2007).

13.2.5 Messmethoden zur Feststellung der Kraftausdauer

Zum Teil wird in Studien auch die Kraftausdauer untersucht, da manche Wissenschaftler argumentieren, dass die maximale dynamische Kraft für untrainierte, ältere Erwachsene, postmenopausale Frauen oder auch Krebspatienten keine praktische Relevanz im Alltag besitzt (Herrero et al. 2006, 2007). Statt dem 1 RM-Test ließen beispielsweise oben genannte Autoren ihre Probanden mit 30–35% bzw. 100–110% ihres Körpergewichts im Bankdrücken bzw. an der Beinpresse Wiederholungen bis zur muskulären Erschöpfung ausführen. Auch Sprod et al. (2010) ermittelten nach dem gleichen

◻ Tab. 13.1 Eingesetzte diagnostische Verfahren zu Evaluation der Effektivität von Krafttraining im onkologischen Setting

Kraftdiagnostik	One-Repetition-Maximum (1 RM) Geschätztes One-Repetition-Maximum Hand-Held-Dynamometer Stationäre Dynamometerverfahren Kraftausdauer (RM)
Surrogatparameter	Knochendichte, Körperzusammensetzung, Zytokine, Proteine, Umfangmessungen (z.B. bei Lymphödem), ROM (Range of Motion), QoL (Quality of Life), Fatigue, Depressivität, Ängstlichkeit

Verfahren die maximale Wiederholungsanzahl bei den Übungen Bankdrücken, Latissimus-Zug und Schulterpresse. Die Gewichte für die Repetition-Maximum-Tests wurden dabei altersbezogen und prozentual am Körpergewicht der Probanden bestimmt. Wichtig für die Beurteilung der Trainingseffekte ist, dass die Gewichte zu jedem Messzeitpunkt gleich bleiben.

13.2.6 Surrogatparameter

Einige Krafttrainingsstudien evaluieren oder berichten jedoch keine Kraftmesswerte. Diese Studien zielen mit dem Training in der Regel auf Surrogatparameter ab, die potentiell durch ein entsprechendes Training beeinflussbar sind. Häufige Surrogatparameter stellen die Lebensqualität, Fatigue-Symptomatik, Knochendichtemessungen und Messungen zur Körperzusammensetzung dar (◻ Tab. 13.1).

13.3 Methodik des Krafttrainings in der Onkologie

Die Trainingswissenschaft unterscheidet vier Kraftarten: die Maximal-, Schnell- und Reaktivkraft sowie die Kraftausdauer, die durch verschiedene Methoden trainiert werden können (Weineck 2007). Daneben definiert die Literatur verschiedene muskuläre Kontraktionsformen: statische und dynamisch-konzentrische bzw. -exzentrische. Relevanz für die gesundheitsorientierte Prävention und Rehabilitation haben hauptsächlich die spezifischen Effekte des Hypertrophie- und des Kraftausdauertrainings (Boeckh-Beherens u. Buskies 2009), mit höheren bzw. moderaten Intensitäten von ca. 40–85% des 1 RM. Lediglich für ein Krafttraining bei Osteoporose werden Lasten bis zu 92,5% und andere methodische Besonderheiten empfohlen (Kemmler et al. 2007).

Durch Krafttraining werden auf struktureller und metabolischer Ebene physiologische Anpassungsprozesse ausgelöst, wie z.B. die Hypertrophie (Muskelquerschnittvergrößerung), die zu einer Muskelvolumenzunahme sowie zu einer Steigerung der Kraft führt. Dadurch kann nach posttraumatischen oder -operativen Phasen der Immobilität und Inaktivität dem atrophierten Zustand direkt entgegengewirkt werden. Neben der Zunahme der kontraktilen Elemente (Aktin und Myosin) spielt die Verbesserung neuromuskulärer Prozesse (inter- und intramuskuläre Koordination) eine Rolle für den erwünschten Kraftzuwachs (Boeckh-Beherens u. Buskies 2009; Weineck 2007). Ein erhöhtes Kraftlevel ist ein entscheidender Faktor, da er eine Erleichterung der Alltagsaktivitäten und somit eine Steigerung der Lebensqualität darstellen kann. Die Zunahme des Muskelvolumens bei unveränderter Fettmasse führt automatisch zu einer Veränderung der Körperzusammensetzung, indem es zu einer Verschiebung zugunsten der fettfreien Masse kommt. Zudem bewirkt eine Vergrößerung der Skelettmuskelmasse, die ohnehin das größte Stoffwechselorgan des Körpers darstellt, eine Erhöhung der Stoffwechselaktivität und somit auch des Grundumsatzes (Campbell et al. 1994; Hauner 2003; Hunter et al. 2000). Ein weiterer Effekt liegt in der Erhöhung der Knochendichte durch die Druck-, Zug- und Scherbelastungen auf die verschiedenen Knochenstrukturen (Kemmler et al. 2007; Siegrist et al. 2006). Daneben sollten die psychischen Auswirkungen wie ein gestärktes Selbstwertgefühl sowie ein positives Körperselbstbild nicht außer Acht gelassen werden (Gottlob 2001).

13.3.1 Trainingssteuerung

Um einen gezielten Effekt des Trainings hervorzurufen und gleichzeitig eine Überlastung – gerade bei Trainingseinsteigern – zu verhindern, müssen bestimmte Grundsätze eingehalten werden. Auch wenn bei untrainierten Personen bereits ein einmaliges Training pro Woche ausreichen würde, um Leistungsverbesserungen zu erzielen, wird für den Muskelaufbau ein zweimaliges Training empfohlen (Boeckh-Beherens et al. 2009). Im fortgeschrittenen und geübten Bereich sollte je nach individueller Zielstellung ein zwei- bis dreimaliges Training pro Woche stattfinden, um die Leistung weiter zu steigern bzw. zu erhalten (Fröhlich u. Schmidtbleicher 2008; Ratamess et al. 2009). Dabei spielen Aspekte wie Alter, Geschlecht, Trainingszustand und sportliche Vorerfahrung eine entscheidende Rolle für die Planung.

Während Anfänger bereits in moderaten Intensitätsbereichen von 45–50% der Maximalkraft Verbesserungen zeigen (Weineck 2007), benötigen Fortgeschrittene und Geübte Lasten bis zu 95% der Maximalkraft, um ihren Trainingszustand zu halten oder noch weiter zu steigern.

Um die geeignete Intensität für die jeweilige Zielsetzung zu erhalten, richtet sich die moderne Trainingswissenschaft nach den sogenannten **Repetition Maxima** (RM), d.h., das Gewicht wird in Abhängigkeit von einer bestimmten maximalen Wiederholungszahl pro Satz ausgerichtet. Um einen Hypertrophieeffekt zu erreichen, sollten 8–12 RM pro Satz absolviert werden. Die Gewichtshöhe wird dabei so gewählt, dass die vorgegebene Wiederholungszahl bei der jeweiligen Übung technisch sauber bewältigt werden kann. Die Pausenlänge zwischen den Sätzen beträgt dabei 60–120 Sekunden (Ratamess et al. 2009).

13.3.2 Krafttraining in der onkologischen Rehabilitation und Tertiärprävention

Auch wenn die Studienzahl mit Ausdauertrainingsinterventionen in der onkologischen Rehabilitation und Tertiärprävention noch größer ist (▶ Kap. 12), ist die Aufmerksamkeit für die Thematik »Krafttraining« seit Anfang des Jahres 2000 in der Wissenschaft deutlich gestiegen.

Die bisher publizierten Studien wenden ein Krafttraining häufig in Kombination mit Ausdauertraining, aber auch zusammen mit Beweglichkeits- und Koordinationsprogrammen an (De Backer et al. 2009). In der überwiegenden Anzahl an Studien wurde ein gerätegestütztes Training durchgeführt bzw. freie Gewichte genutzt und klar definierte und steuerbare Intensitäten vorgegeben (Adamsen et al. 2009b; Alberga et al. 2011; Jones et al. 2010; Ligibel et al. 2008; Rahnama et al. 2010; Schmitz et al. 2009; Winzer et al. 2010). Die genutzten Maschinen waren in der Regel die Brustpresse, der Latzug, die Überkopfstemme und die Beinpresse. Zudem wurden eine Art von Rudern eingesetzt sowie Geräte für die Knie- und die Rumpfflexion und -extension. Die Anzahl der Übungen in einer Trainingseinheit lag zwischen sechs und zehn, und es wurden meist gleichmäßig alle Körperbereiche trainiert. McNeely et al. (2004) untersuchten die Effekte eines gezielten Arm-Schulter-Trainings bei Läsion des N. accessorius und berichteten, dass trotz einer solchen Beeinträchtigung die Durchführbarkeit eines Krafttrainings möglich ist. Winters-Stone et al. (2011) beschreiben neben der Durchführung spezieller Sprungübungen auch den Einsatz von Gewichtswesten und Langhanteln zur Durchführung eines moderat-intensiven Ganzkörpertrainings im Intensitätsbereich von 60–70% des 1 RM bei 1–3 Sätzen und 8–12 Wiederholungen. Flexibänder und Kleinhanteln werden vor allem in Studien angewendet, in denen ein Home-based-Training oder ein Training direkt im Krankenzimmer stattfindet (Coleman et al. 2003; Wiskemann et al. 2011).

Die Dauer der Interventionen lag im Schnitt bei 8–12 Wochen, wobei Brustkrebspatientinnen die am häufigsten untersuchte Patientengruppe darstellt. Die Trainingsintensitäten lagen meist in dem Intensitätsbereich, dem die Trainingswissenschaft die beschriebenen Hypertrophie-Effekte zuordnet. Die Angabe der Trainingsintensität erfolgte dabei mal in Relation zum prozentualen Anteil der Maximalkraft (Battaglini et al. 2007), andere geben den Intensitätsbereich im Bezug zum 1 RM an (Courneya et al. 2004; De Backer et al. 2007). Adamsen et al. (2009a) trainierten mit ihren Patienten sogar unter 8 RM. Studien, die primär mit Flexibändern arbeiteten, gaben ebenfalls Wiederholungszahlen an. Jedoch lassen diese nur schwer Rückschlüsse auf die Intensität des genutzten Widerstandes zu, da dieser massiv von der jeweiligen Vorspannung des Bandes abhängig ist. Gesteuert werden entsprechende Trainingseinheiten dann meist über den Einsatz der Borg-Skala (Wiskemann et al. 2011). Die Variation des Intensitätsniveaus wird in solchen Studien meist durch unterschiedlich dehnungsfähige Flexibänder realisiert.

Einen neuen Ansatz des Krafttrainings im Setting der Onkologie stellen die Untersuchungen von Lastayo et al. (2011) dar. Die Wissenschaftler untersuchten die Durchführbarkeit von exzentrischem Training bei älteren (das Durchschnittsalter lag bei 75 bzw. 74 Jahren!) onkologischen Patienten (Lastayo et al. 2010, 2011). Zwölf Wochen lang absolvierten die 20 bzw. 40 Teilnehmer drei Mal pro Woche ein spezielles Training bei ansteigender Dauer (3–15 bzw. 20 Minuten) und Intensität (»sehr leicht« bis »einigermaßen hart«). Die Aufgabe bestand dabei darin, elektronisch angetriebene, rückwärts laufende Pedale eines Step-Gerätes mit maximaler Kraft abzubremsen.

Verschiedene Autoren untersuchten zudem die Effekte eines möglichen Krafttrainings der oberen Extremität bei bestehendem oder drohendem Lymphödem. Das Assessment der Armsymptomatik erfolgte dabei hauptsächlich durch Umfang- und Volumenmessungen (Kilbreath et al. 2006; McKenzie u. Kalda 2003; Schmitz et al. 2009; Swenson et al. 2009b). Im Training kamen dabei sowohl Flexibänder und spezifische Übungen für die Beweglichkeit (Kilbreath et al. 2006), ein maschinengestütztes Training der oberen Extremität (McKenzie et al. 2009; Schmitz et al. 2009) als auch Rumpfstabilisations- und Körperwahrnehmungsübungen und freie Gewichte (Schmitz et al. 2009) zum Einsatz. Das Training wurde im Schnitt 2- bis 3-mal pro Woche mit 2–3 Sätzen und 8–12 Wiederholungen durchgeführt. In allen Fällen wurde das Training als sicher mit Blick auf die Lymphödementwicklung beschrieben.

Zusammenfassend lässt sich sagen, dass alle Studien, die ein Krafttraining im onkologischen Kontext durchführten, von einer in der Regel unproblematischen und sicheren Durchführbarkeit berichten (◘ Tab. 13.2). Keine der Studien dokumentierte schwerwiegende Zwischenfälle, die durch das Krafttraining verursacht worden wären. Lediglich manche Untersuchungen berichteten von leichten Zwischenfällen (z.B. Übelkeit nach dem Training, leichte Verletzungen am Bewegungsapparat), die aber zu keinem Studienabbruch für die betroffenen Teilnehmer führten (Cramp et al. 2010).

Bislang nur theoretisch vorgebrachte Unsicherheiten werden mit Blick auf ein intensiviertes Krafttraining während der Chemotherapie geäußert. So besteht laut der Autoren Clarkson und Kaufmann (2010) potentiell die Gefahr, dass Satellitenzellen der Muskulatur leichter durch eine Chemotherapie angegriffen werden können, wenn sie sich (ausgelöst durch ein intensives Krafttraining) im Zellteilungszyklus befinden. Ob dies jedoch tatsächlich der Fall ist, konnte bislang nicht belegt werden. Courneya et al. (2007) zeigen beispielsweise, dass ein 12-wöchiges Krafttraining bei Brustkrebspatientinnen unter Chemotherapie möglich ist. Sie führten ein Krafttraining mit einer Intensität von 60–70% des geschätzten 1 RM durch und berichteten von keinen »adverse events«.

13.4 Effekte von Krafttraining im onkologischen Kontext

Zur Thematik »Krafttraining mit Krebspatienten« liegen derzeit verschiedene Übersichtsarbeiten mit unterschiedlichen Schwerpunkten vor (Cheema et al. 2008; Cramp et al. 2010; De Backer et al. 2009). Die überwiegende Anzahl der Studien wurde dabei an Mammakarzinompatientinnen durchgeführt, gefolgt von Prostatakarzinompatienten. Weitere Studien fokussieren meist auf hämatologische Krankheitsbilder oder gemischte Populationen. Mehr als 25 Studien liegen dabei als randomisierte

◘ Tab. 13.2 Methodisches Vorgehen im onkologischen Krafttraining

Trainingshäufigkeit	
Oft berichtet	2- bis 3-mal pro Woche
Selten berichtet	1- bis 3-mal pro Woche oder mehr
Trainingsintensität	
Oft berichtet	60–85% RM/2–3 Serien
Selten berichtet	< 60, > 90% RM/1 Serie, > 3 Serien
Trainingsdauer	
Oft berichtet	60–75 Minuten
Selten berichtet	< 30 Minuten, > 90 Minuten
Trainingsart	
Oft berichtet	Maschinen, Kleingewichte
Selten berichtet	Therabänder

kontrollierte Studien vor. Häufig wird das Krafttraining mit einem Ausdauertraining kombiniert. Zwölf Studien untersuchen den Effekt von isoliertem Krafttraining entweder gegen »Usual Care« oder gegen eine Kontrollintervention ohne Krafttrainingskomponente.

Nahezu alle Studien, die die Auswirkung des Trainings auf die Steigerung der Muskelkraft untersuchten, konnten zeigen, dass eine Kraftsteigerung in einer Bandbreite zwischen 11% und 110% möglich ist (verglichen mit dem Ausgangswert). Manche Untersuchungen konnten zudem eine Steigerung der maximalen Sauerstoffaufnahme zeigen (De Backer et al. 2009).

Neben der Evaluation der Kraftentwicklung zählen die Untersuchungen des Einflusses von körperlichem Training auf die Fatigue-Symptomatik und die Quality of Life (QoL) zu den am meisten untersuchten Komponenten. Auch wenn die Kraftinterventionsstudien nicht in allen Untersuchungen die Eindeutigkeit aufwiesen, wie sie Ausdauerinterventionsstudien zahlreich zeigen, beschreiben einige Autoren positive Veränderungen der Fatigue nach Krafttraining (De Backer et al. 2007; Galvao et al. 2010; Herrero et al. 2006; Milne et al. 2008; Noble et al. 2011; Sprod et al. 2010). Ein Review aus dem

Jahr 2011 konnte zudem zeigen, dass eine Dosiswirkungsbeziehung zwischen der Intensität von Krafttraining und der Reduktion der Fatigue-Symptomatik vorliegt. So erzielte ein moderat-intensives Krafttraining deutlich bessere Effekte im Vergleich zu wenig intensiven Kraft- oder Ausdauerinterventionen (Brown et al. 2011).

Ähnlich sieht das Ergebnis für die Lebensqualität aus. Auch hier zeigen einige reine Krafttrainingsstudien eine positive Auswirkung auf die Lebensqualität, wobei eine Meta-Analyse aus dem Jahr 2010 den Effekt eher als klein beschreibt (Cramp et al. 2010). Effektiver scheint vor diesem Hintergrund eher eine Kombination aus Kraft- und Ausdauertraining zu sein (De Backer et al. 2009).

Ein vor allem nach Brustkrebs bedeutender Faktor stellt die hormontherapiebedingte Knochendichteminderung und das damit assoziierte erhöhte Osteoporoserisiko dar. Einige Autoren untersuchten speziell diese Thematik und berichten von ersten positiven Ergebnissen hinsichtlich des potentiellen Einflusses von Krafttraining. Eine 2010 veröffentlichte Übersicht der bis dahin durchgeführten Studien merkt dabei jedoch kritisch die meist limitierte Aussagekraft der Studien an, beispielsweise aufgrund fehlender Kontrollgruppen (Winters-Stone et al. 2010). Nichtsdestotrotz berichten die vorliegenden Studien von höchst spannenden Ergebnissen. So zeigte beispielsweise die Studie von Waltman et al. (2010), dass ein zusätzliches Krafttraining die Ergebnisse einer Bisphosphonatbehandlung möglicherweise verbessert. Ersetzt werden kann die Bisphosphonattherapie jedoch nicht (Swenson et al. 2009a). Eine jüngst publizierte randomisierte, kontrollierte Studie, die den Effekt eines intensivierten Krafttrainings (inkl. Sprungübungen) gegenüber Dehnungsübungen evaluierte, zeigte jedoch nochmals eindeutig die Wichtigkeit eines entsprechenden Trainings für postmenopausale Brustkrebspatientinnen (Winters-Stone et al. 2011). So konnten die Autoren belegen, dass sich die Krafttrainingsgruppe mit Blick auf die Knochendichte im Lendenwirbelbereich signifikant besser entwickelte. Ebenso konnte das Knochenprotein Osteokalzin positiv beeinflusst werden. Die größten Effekte wurden dabei bei Patientinnen beobachtet, die zur Interventionszeit einen Aromatasehemmer einnahmen.

Weitere Studien konnten zeigen, dass Krafttraining zudem einen positiven Einfluss auf Körperkomposition (Schmitz et al. 2005), Körperselbstbild (Speck et al. 2010) und endokrine Faktoren (Ligibel et al. 2008, 2009) hat. Die derzeitige Studienlage zeigt des Weiteren, dass Krafttraining Lymphödeme weder negativ beeinflusst noch das Risiko für die Inzidenz steigert (Schmitz 2010). Epidemiologische Daten suggerieren darüber hinaus einen Zusammenhang zwischen Kraftniveau und Sterblichkeit bei krebskranken Männern (Ruiz et al. 2009).

Der Erfolg eines Krafttrainings steht in direkter Abhängigkeit zu seiner Regelmäßigkeit und Dauerhaftigkeit. Studien, die Daten zur Adherence berichteten konnten, zeigen, dass größere Therapieeffekte bei höheren Adherence-Quoten erzielt wurden. Dabei können Rückmeldungen durch die Trainer und Therapeuten während des Trainings einen verstärkenden Einfluss auf die Adherence haben (Courneya et al. 2004; McGuire et al. 2011; Waltman et al. 2010).

> **Effekte von Krafttraining im onkologischen Setting**
>
> Häufiger berichtet:
> - Steigerung der Muskelleistungsfähigkeit (Maximalkraft, Kraftausdauer)
> - (Verbesserung der kardiorespiratorischen Leistungsfähigkeit)[1]
> - Steigerung der Lebensqualität
> - Verbesserung der Fatigue-Symptomatik
>
> Selten berichtet:
> - Zunahme an Knochendichte/positive Beeinflussung des Knochenstoffwechsels
> - Positiver Einfluss auf endokrine Faktoren (z.B. insulinabhängige Faktoren)
> - Körperzusammensetzung/Körperselbstbild
> - Ängstlichkeit und Depressivität
> - Selbstwirksamkeit

---

[1] Viele Studien untersuchen Interventionen die Kraft- und Ausdauertrainingskomponenten enthalten. Damit kann nicht geklärt werden, ob der Effekt tatsächlich auf dem Krafttraining beruht.

13.5 Empfehlungen für ein Krafttraining mit onkologischen Patienten

In Abhängigkeit des tumor- und behandlungsspezifischen Settings können die Ziele des Krafttrainings durchaus variieren. Während in manchen Situationen ein behutsamer Aufbau der Muskelmasse nach einer langen Inaktivitätsphase (z.B. nach längerem Krankenhausaufenthalt) indiziert ist, kann in anderen Situationen ein hochintensives Krafttraining, um beispielsweise dem beschleunigten Abbau von Knochensubstanz während einer Aromatasehemmerbehandlung entgegenzuwirken, das Mittel der Wahl sein. Die folgenden Zusammenstellungen versuchen beide Aspekte zu berücksichtigen.

> **Hauptziele des Krafttrainings**
> - Muskelaufbau/Kraftzuwachs
> - Beweglichkeitsverbesserung
> - Verbesserung der Lebensqualität und Fatigue-Symptomatik
> - Verbesserung der körperlichen Funktionsfähigkeit (Alltagsfunktion)
> - Verbesserung der Körperkomposition
> - Verlangsamung des Knochenabbaus unter Aromatasehemmer-Behandlung/Aufbau von Knochensubstanz
> - Positive Beeinflussung von endokrinen Mechanismen
> - Prävention von inaktivitätsassoziierten Sekundärerkrankungen

Gleiches gilt für die Zusammenfassung der Trainingsempfehlungen. Unten aufgeführt finden sich die aus der gegenwärtigen Literatur abgeleiteten Empfehlungen, die je nach Trainingsziel (z.B. Stabilisierung der Knochendichte) und auch Art des Krafttrainings (Gerätetraining vs. spezielle Trainingsformen wie Schließmuskeltraining) variieren können. Folgende Empfehlungen gelten vor allem für ein gerätegestütztes (Maschinen und Kleingeräte) Training.

> **Empfehlungen für ein Krafttraining mit Krebspatienten**
> - 2- bis 3-mal pro Woche
> - 6–10 verschiedene Übungen (Ganzkörpertraining)
> - 2–3 Sätze à 8–15 Wiederholungen (je nach Zielsetzung)
> - 60–85% des 1 RM (höhere Intensitäten mit Blick auf Osteoporoseprävention)
> - Pausen zwischen 60 und 180 Sekunden

Mit Blick auf Kontraindikationen für das Krafttraining mit Krebspatienten müssen insbesondere Faktoren rund um eine mögliche Knochenbruchgefahr bei vorliegenden Metastasen oder reduzierter Knochendichte berücksichtigt werden. Darüber hinaus zählen in akuten Behandlungssituationen die Thrombozytopenie und noch nicht ausreichend verheiltes Narbengewebe zu den in der Literatur genannten Kontraindikationen.

> **Wichtige Maßnahmen, bevor ein Krafttraining mit onkologischen Patienten begonnen wird**
> - Knochenmetastasen ausschließen (ggf. Rücksprache mit behandelndem Arzt)
> - Osteoporose/Bruchgefahr ausschließen (ggf. Rücksprache mit behandelndem Arzt)
> - Thrombozytopenie (> 20.000/µl moderates Krafttraining möglich; > 50.000/µl = intensives Krafttraining möglich)
> - Keine Zugbelastungen auf eventuell vorhandenes Narbengewebe (mindestens 4–6 Wochen nach OP)
> - Weitere orthopädische Begleiterkrankungen abklären (Fehlstellungen etc.)

13.6 Zusammenfassung

Krebspatienten weisen aufgrund der Erkrankung an sich, den therapiebedingten Nebenwirkungen und gegebenenfalls längeren Krankenhausaufenthalten meist eine reduzierte Kraftleistungsfähigkeit auf. Nebenwirkungen von Medikamenten (z.B.

Aromatasehemmer) führen zu einem beschleunigten Abbau von Knochendichte/-substanz.

Bei der Berücksichtigung von definierten Kontraindikationen (z.B. akute Knochenbruchgefahr, Thrombozytopenie) ist ein Krafttraining mit Krebspatienten sicher möglich.

Die derzeitige Studienlage belegt die multidimensionale Wirksamkeit von Krafttraining mit Effekten auf physiologischer (z.B. Kraftzuwachs, Erhalt von Knochendichte) und psychosozialer Ebene (z.B. Verbesserung der Lebensqualität, Reduktion von Fatigue). Eine überwiegende Anzahl der Studien untersuchte dabei eine Kombination aus Kraft- und Ausdauertraining. Studien, die isoliert die Effekte eines Krafttrainings untersuchen, sind bislang deutlich weniger durchgeführt worden.

Die aktuelle Studienlage unterstreicht nichtsdestotrotz eindeutig die zentrale Bedeutung von Krafttraining in der sport- und bewegungstherapeutischen Betreuung von Krebspatienten. So sollte ein Krafttraining neben einem Ausdauertraining zur Standardbehandlung gehören. In Situationen mit drohender Osteoporosegefahr ist ein Krafttraining dem Ausdauertraining vorzuziehen.

Literatur

Adamsen L, Midtgaard J, Rorth M, Borregaard N, Andersen C, Quist M, Moller T, Zacho M, Madsen JK, Knutsen L (2003) Feasibility, physical capacity, and health benefits of a multidimensional exercise program for cancer patients undergoing chemotherapy. Support Care Cancer 11:707–716

Adamsen L, Andersen C, Midtgaard J, Moller T, Quist M, Rorth M (2009a) Struggling with cancer and treatment: young athletes recapture body control and identity through exercise: qualitative findings from a supervised group exercise program in cancer patients of mixed gender undergoing chemotherapy. Scand J Med Sci Sports 19:55–66

Adamsen L, Quist M, Andersen C, Moller T, Herrstedt J, Kronborg D, Baadsgaard MT, Vistisen K, Midtgaard J, Christiansen B, Stage M, Kronborg MT, Rorth M (2009b) Effect of a multimodal high intensity exercise intervention in cancer patients undergoing chemotherapy: randomised controlled trial. BMJ 339:b3410

Al Majid S, Waters H (2008) The biological mechanisms of cancer-related skeletal muscle wasting: the role of progressive resistance exercise. Biol Res Nurs 10:7–20

Alberga AS, Segal RJ, Reid RD, Scott CG, Sigal RJ, Khandwala F, Jaffey J, Wells GA, Kenny GP (2011) Age and androgen-deprivation therapy on exercise outcomes in men with prostate cancer. Support Care Cancer

Alibhai SM, Breunis H, Timilshina N, Johnston C, Tomlinson G, Tannock I, Krahn M, Fleshner NE, Warde P, Canning SD, Klotz L, Naglie G (2010) Impact of androgen-deprivation therapy on physical function and quality of life in men with nonmetastatic prostate cancer. J Clin Oncol 28:5038–5045

Barnard KL, Adams KJ, Swank AM, Mann E, Denny DM (1999) Injuries and muscle soreness during the one repetition maximum assessment in a cardiac rehabilitation population. J Cardiopulm Rehabil 19:52–58

Battaglini C, Bottaro M, Dennehy C, Rae L, Shields E, Kirk D, Hackney AC (2007) The effects of an individualized exercise intervention on body composition in breast cancer patients undergoing treatment. Sao Paulo Med J 125:22–28

Boeckh-Beherens W-U, Buskies W (2009) Fitness-Krafttraining. Die besten Übungen und Methoden für Sport und Gesundheit. Rowohlt, Reinbek

Bohannon RW (2006) Test-retest reliability of the MicroFET 4 hand-grip dynamometer. Physiother Theory Pract 22:219–221

Brown JC, Huedo-Medina TB, Pescatello LS, Pescatello SM, Ferrer RA, Johnson BT (2011) Efficacy of exercise interventions in modulating cancer-related fatigue among adult cancer survivors: a meta-analysis. Cancer Epidemiol Biomarkers Prev 20:123–133

Brzycki M (1993) Strength testing: predicting a one-rep max from a repsto-fatigue. J Phys Educ Recreation Dance 64:88–90

Campbell WW, Crim MC, Young VR, Evans WJ (1994) Increased energy requirements and changes in body composition with resistance training in older adults. Am J Clin Nutr 60:167–175

Cheema B, Gaul CA, Lane K, Fiatarone Singh MA (2008) Progressive resistance training in breast cancer: a systematic review of clinical trials. Breast cancer research and treatment 109:9–26

Clarkson PM, Kaufman SA (2010) Should resistance exercise be recommended during breast cancer treatment? Med Hypotheses 75(2):192–195

Coleman EA, Coon S, Hall-Barrow J, Richards K, Gaylor D, Stewart B (2003) Feasibility of exercise during treatment for multiple myeloma. Cancer Nurs 26:410–419

Courneya KS, Segal RJ, Reid RD, Jones LW, Malone SC, Venner PM, Parliament MB, Scott CG, Quinney HA, Wells GA (2004) Three independent factors predicted adherence in a randomized controlled trial of resistance exercise training among prostate cancer survivors. J Clin Epidemiol 57:571–579

Courneya KS, Segal RJ, Mackey JR, Gelmon K, Reid RD, Friedenreich CM, Ladha AB, Proulx C, Vallance JK, Lane K, Yasui Y, McKenzie DC (2007) Effects of aerobic and resistance exercise in breast cancer patients receiving adjuvant chemotherapy: a multicenter randomized controlled trial. J Clin Oncol 25:4396–4404

Cramp F, James A, Lambert J (2010) The effects of resistance training on quality of life in cancer: a systematic literature review and meta-analysis. Supportive care in cancer : official journal of the Multinational Association of Supportive Care in Cancer 18:1367–1376

De Backer IC, Schep G, Backx FJ, Vreugdenhil G, Kuipers H (2009) Resistance training in cancer survivors: a systematic review. International journal of sports medicine 30:703–712

De Backer IC, Van Breda E, Vreugdenhil A, Nijziel MR, Kester AD, Schep G (2007) High-intensity strength training improves quality of life in cancer survivors. Acta Oncol 46:1143–1151

De Backer IC, Vreugdenhil G, Nijziel MR, Kester AD, van Breda E, Schep G (2008) Long-term follow-up after cancer rehabilitation using high-intensity resistance training: persistent improvement of physical performance and quality of life. Br J Cancer 99:30–36

Fleck SJ, Kraemer WJ (2004) Designing resistance training programs. Human Kinetics, Champaign, Illinois

Fröhlich M, Schmidtbleicher D (2008) Trainingshäufigkeit im Krafttraining – ein metaanalytischer Zugang. Deutsche Zeitschrift für Sportmedizin 58:4–12

Galvao DA, Taaffe DR, Spry N, Joseph D, Newton RU (2010) Combined resistance and aerobic exercise program reverses muscle loss in men undergoing androgen suppression therapy for prostate cancer without bone metastases: a randomized controlled trial. J Clin Oncol 28:340–347

Gottlob A (2001) Differenziertes Krafttraining mit Schwerpunkt Wirbelsäule. Urban & Fischer, Jena

Gross M, Huffman GM, Phillips CN, Wray JA (1991) Intra-Machine and inter-Machine reliability of Biobex and Cybex II for knee flexion and extension peak torque and angular work. J Orthop Sports Phys Ther 13:329–335

Hanson ED, Hurley BF (2011) Intervening on the side effects of hormone-dependent cancer treatment: the role of strength training. J Aging Res 2011:903291

Hauner H (2003) Adipositas – Klinik und Ernährungstherapie. Enährungsmedizin. Urban & Fischer, München

Herrero F, San Juan AF, Fleck SJ, Balmer J, Perez M, Canete S, Earnest CP, Foster C, Lucia A (2006) Combined aerobic and resistance training in breast cancer survivors: A randomized, controlled pilot trial. Int J Sports Med 27:573–580

Herrero F, San Juan AF, Fleck SJ, Foster C, Lucia A (2007) Effects of detraining on the functional capacity of previously trained breast cancer survivors. Int J Sports Med 28:257–264 .

Hunter GR, Wetzstein CJ, Fields DA, Brown A, Bamman MM (2000) Resistance training increases total energy expenditure and free-living physical activity in older adults. J Appl Physiol 89:977–984

Jones LW, Eves ND, Kraus WE, Potti A, Crawford J, Blumenthal JA, Peterson BL, Douglas PS (2010) The lung cancer exercise training study: a randomized trial of aerobic

training, resistance training, or both in postsurgical lung cancer patients: rationale and design. BMC Cancer 10:155

Keating NL, O'Malley AJ, Freedland SJ, Smith MR (2010) Diabetes and cardiovascular disease during androgen deprivation therapy: observational study of veterans with prostate cancer. J Natl Cancer Inst 102:39–46

Keilani MY, Posch M, Zorn C, Knötig M, Pircher M, Quittan M, Fialka-Moser V, Jirasek U, Crevenna R (2007) Vergleichende Analyse der Messwertergebnisse von zwei Dynamometern zur Messung der isokinetischen Kraft der kniegelenksbewegenden Muskulatur. Phys Rehab Kur Med 17:327–333

Kemmler W et al. (2007) Umsetzung leistungssportlicher Prinzipien in der Osteoporose-Prophylaxe – Zusammenfassende Ergebnisse der Erlanger Fitness- und Osteoporose Präventions-Studie (EFOPS). Deutsche Zeitschrift für Sportmedizin 58:427–432

Kilbreath SL, Refshauge KM, Beith JM, Ward LC, Simpson JM, Hansen RD (2006) Progressive resistance training and stretching following surgery for breast cancer: study protocol for a randomised controlled trial. BMC Cancer 6:273

Knols RH, Aufdemkampe G, de Bruin ED, Uebelhart D, Aaronson NK (2009) Hand-held dynamometry in patients with haematological malignancies: measurement error in the clinical assessment of knee extension strength. BMC Musculoskelet Disord 10:31

Koutroumpi M, Pitsavos C, Stefanadis C (2008) The role of exercise in cardiovascular rehabilitation: a review. Acta Cardiol 63:73–79

Lastayo PC, Larsen S, Smith S, Dibble L, Marcus R (2010) The feasibility and efficacy of eccentric exercise with older cancer survivors: a preliminary study. Journal of geriatric physical therapy 33:135–140

Lastayo PC, Marcus RL, Dibble LE, Smith SB, Beck SL (2011) Eccentric exercise versus usual-care with older cancer survivors: the impact on muscle and mobility – an exploratory pilot study. BMC Geriatrics 11:5

Latham NK, Bennett DA, Stretton CM, Anderson CS (2004) Systematic review of progressive resistance strength training in older adults. The journals of gerontology Series A, Biological sciences and medical sciences 59:48–61

Layne JE, Nelson ME (1999) The effects of progressive resistance training on bone density: a review. Medicine and science in sports and exercise 31:25–30

Lee S, Kuk JL, Katzmarzyk PT, Blair SN, Church TS, Ross R (2005) Cardiorespiratory fitness attenuates metabolic risk independent of abdominal subcutaneous and visceral fat in men. Diabetes Care 28:895–901

LeSuer D, McCormick J, Mayhew J, R.L W, Arnold MD (1997) The accuracy of prediction equations for estimating 1-RM performance in the bench press, squat, and deadlift. Journal of Strength and Conditioning Research 11:211–213

Levinger I, Goodman C, Hare DL, Jerums G, Toia D, Selig S (2009) The reliability of the 1RM strength test for untrained middle-aged individuals. J Sci Med Sport 12:310–316

Ligibel JA, Campbell N, Partridge A, Chen WY, Salinardi T, Chen H, Adloff K, Keshaviah A, Winer EP (2008) Impact of a mixed strength and endurance exercise intervention on insulin levels in breast cancer survivors. J Clin Oncol 26:907–912

Ligibel JA, Giobbie-Hurder A, Olenczuk D, Campbell N, Salinardi T, Winer EP, Mantzoros CS (2009) Impact of a mixed strength and endurance exercise intervention on levels of adiponectin, high molecular weight adiponectin and leptin in breast cancer survivors. Cancer causes & control : CCC 20:1523–1528

Mayhew JL, Prinster JL, Ware JS, Zimmer DL, Arabas JR, Bemben MG (1995) Muscular endurance repetitions to predict bench press strength in men of different training levels. J Sports Med Phys Fitness 35:108–113

McGuire DK, Levine BD, Williamson JW, Snell PG, Blomqvist CG, Saltin B, Mitchell JH (2001) A 30-year follow-up of the Dallas Bedrest and Training Study: I. Effect of age on the cardiovascular response to exercise. Circulation 104:1350–1357

McGuire R, Waltman N, Zimmerman L (2011) Intervention Components Promoting Adherence to Strength Training Exercise in Breast Cancer Survivors With Bone Loss. West J Nurs Res 33(5):671–689

McKenzie DC, Kalda AL (2003) Effect of upper extremity exercise on secondary lymphedema in breast cancer patients: a pilot study. J Clin Oncol 21:463–466

McKenzie F, Jeffreys M (2009) Do lifestyle or social factors explain ethnic/racial inequalities in breast cancer survival? Epidemiol Rev 31:52–66

McNeely ML, Parliament M, Courneya KS, Seikaly H, Jha N, Scrimger R, Hanson J (2004) A pilot study of a randomized controlled trial to evaluate the effects of progressive resistance exercise training on shoulder dysfunction caused by spinal accessory neurapraxia/neurectomy in head and neck cancer survivors. Head Neck 26:518–530

Mello M, Tanaka C, Dulley FL (2003) Effects of an exercise program on muscle performance in patients undergoing allogeneic bone marrow transplantation. Bone Marrow Transplant 32:723–728

Milne HM, Wallman KE, Gordon S, Courneya KS (2008) Effects of a combined aerobic and resistance exercise program in breast cancer survivors: a randomized controlled trial. Breast Cancer Res Treat 108:279–288

NCCN (2011) National Comprehensive Cancer Network. Clinical Practice Guidelines in Oncology. Cancer-Related Fatigue. Version 1.2011 (www.nccn.org)

Noble M, Russell C, Kraemer L, Sharratt M (2011) UW WELL-FIT: the impact of supervised exercise programs on physical capacity and quality of life in individuals receiving treatment for cancer. Support Care Cancer, May 2 [Epub ahead of print]

Rahnama N, Nouri R, Rahmaninia F, Damirchi A, Emami H (2010) The effects of exercise training on maximum aerobic capacity, resting heart rate, blood pressure and anthropometric variables of postmenopausal women with breast cancer. J Res Med Sci 15:78–83

Ratamess NA, Alvar BA, Evetoch TK, Housh TJ, Kibler.WB, Kraemer WJ, Triplett NT (2009) American College of Sports Medicine position stand. Progression models in resistance training for healthy adults. Medicine and science in sports and exercise 41:687–708

Ratcliffe MA, Lanham SA, Reid DM, Dawson AA (1992) Bone mineral density (BMD) in patients with lymphoma: the effects of chemotherapy, intermittent corticosteroids and premature menopause. Hematol Oncol 10:181–187

Ruiz JR, Sui X, Lobelo F, Lee DC, Morrow JR, Jr., Jackson AW, Hebert JR, Matthews CE, Sjostrom M, Blair SN (2009) Muscular strength and adiposity as predictors of adulthood cancer mortality in men. Cancer epidemiology, biomarkers & prevention : a publication of the American Association for Cancer Research, cosponsored by the American Society of Preventive Oncology 18:1468–1476

Saad F, Adachi JD, Brown JP, Canning LA, Gelmon KA, Josse RG, Pritchard KI (2008) Cancer treatment-induced bone loss in breast and prostate cancer. J Clin Oncol 26:5465–5476

Schmitz KH (2010) Balancing lymphedema risk: exercise versus deconditioning for breast cancer survivors. Exerc Sport Sci Rev 38:17–24

Schmitz KH, Ahmed RL, Hannan PJ, Yee D (2005) Safety and efficacy of weight training in recent breast cancer survivors to alter body composition, insulin, and insulin-like growth factor axis proteins. Cancer epidemiology, biomarkers & prevention: a publication of the American Association for Cancer Research, cosponsored by the American Society of Preventive Oncology 14:1672–1680

Schmitz KH, Troxel AB, Cheville A, Grant LL, Bryan CJ, Gross C, Lytle LA, Ahmed RL (2009) Physical activity and lymphedema (the PAL trial): Assessing the safety of progressive strength training in breast cancer survivors. Contemp Clin Trials 30(3):233–245

Schwartz AL (2004) Physical activity after a cancer diagnosis: psychosocial outcomes. Cancer Invest 22:82–92

Shaw CE, McCully KK, Posner JD (1995) Injuries during the one repetition maximum assessment in the elderly. J Cardiopulm Rehabil 15:283–287

Siegrist M et al. (2006) Krafttraining an konventionellen bzw. oszillierenden Geräten und Wirbelsäulengymnastik in der Prävention der Osteoporose bei postmenopausalen Frauen. Deutsche Zeitschrift für Sportmedizin 57:182–187

Smoot B, Wong J, Cooper B, Wanek L, Topp K, Byl N, Dodd M (2010) Upper extremity impairments in women with or without lymphedema following breast cancer treatment. J Cancer Surviv 4(2):167–178

Speck RM, Gross CR, Hormes JM, Ahmed RL, Lytle LA, Hwang WT, Schmitz KH (2010) Changes in the Body Image and Relationship Scale following a one-year strength training trial for breast cancer survivors with or at risk for lymphedema. Breast Cancer Res Treat 121:421–430

Sprod LK, Hsieh CC, Hayward R, Schneider CM (2010) Three versus six months of exercise training in breast cancer survivors. Breast Cancer Res Treat 121:413–419

Strasser B, Siebert U, Schobersberger W (2010) Resistance training in the treatment of the metabolic syndrome: a systematic review and meta-analysis of the effect of resistance training on metabolic clustering in patients with abnormal glucose metabolism. Sports medicine 40:397–415

Sweeney C, Schmitz KH, Lazovich D, Virnig BA, Wallace RB, Folsom AR (2006) Functional limitations in elderly female cancer survivors. J Natl Cancer Inst 98:521–529

Swenson KK, Nissen MJ, Anderson E, Shapiro A, Schousboe J, Leach J (2009a) Effects of exercise vs bisphosphonates on bone mineral density in breast cancer patients receiving chemotherapy. J Support Oncol 7:101–107

Swenson KK, Nissen MJ, Leach JW, Post-White J (2009b) Case-control study to evaluate predictors of lymphedema after breast cancer surgery. Oncol Nurs Forum 36:185–193

Thews G, Mutschler E, Vaupel P (1999) Anatomie, Physiologie, Pathophysiologie des Menschen. Wissenschaftliche Verlagsgesellschaft, Stuttgart

Ulander K, Jeppsson B, Grahn G (1997) Quality of life and independence in activities of daily living preoperatively and at follow-up in patients with colorectal cancer. Supportive care in cancer: official journal of the Multinational Association of Supportive Care in Cancer 5:402–409

Waltman NL, Twiss JJ, Ott CD, Gross GJ, Lindsey AM, Moore TE, Berg K (2003) Testing an intervention for preventing osteoporosis in postmenopausal breast cancer survivors. J Nurs Scholarsh 35:333–338

Waltman NL, Twiss JJ, Ott CD, Gross GJ, Lindsey AM, Moore TE, Berg K, Kupzyk K (2010) The effect of weight training on bone mineral density and bone turnover in postmenopausal breast cancer survivors with bone loss: a 24-month randomized controlled trial. Osteoporosis international : a journal established as result of cooperation between the European Foundation for Osteoporosis and the National Osteoporosis Foundation of the USA 21:1361–1369

Weineck J (2007) Optimales Training. Spitta Verlag, Balingen

Winters-Stone KM, Schwartz A, Nail LM (2010) A review of exercise interventions to improve bone health in adult cancer survivors. J Cancer Surviv 4:187–201

Winters-Stone KM, Dobek J, Nail L, Bennett JA, Leo MC, Naik A, Schwartz A (2011) Strength training stops bone loss and builds muscle in postmenopausal breast cancer survivors: a randomized, controlled trial. Breast Cancer Res Treat 127:447–456

Winzer BM, Paratz JD, Reeves MM, Whiteman DC (2010) Exercise and the Prevention of Oesophageal Cancer (EPOC) study protocol: a randomized controlled trial of exercise versus stretching in males with Barrett's oesophagus. BMC Cancer 10:292

Wiskemann J, Dreger P, Schwerdtfeger R, Bondong A, Huber G, Kleindienst N, Ulrich CM, Bohus M (2011) Effects of a partly self-administered exercise program before, during, and after allogeneic stem cell transplantation. Blood 117:2604–2613

Sensomotorik-Training

Fiona Streckmann

14.1   (Patho-)Physiologische Zusammenhänge

Eine Krebserkrankung selbst sowie deren intensive medizinische Behandlung haben einen enormen, häufig lang anhaltenden Einfluss auf das körperliche, funktionale, emotionale und soziale Wohlbefinden des Krebspatienten (Courneya 2003). Die meist lange Behandlung führt oft zu einer reduzierten Mobilität, die eine Minderung der körperlichen Leistungsfähigkeit nach sich zieht. Wie diverse »Bed-rest«-Studien zeigen, sind u.a. Muskelatrophie (20–30% nach sieben Tagen), Abnahme der Knochendichte, Abnahme des Herzvolumens, Erhöhung der Ruhepulsfrequenz, erhöhtes Thrombose- und Pneumonierisiko sowie eine reduzierte Koordination und Sensomotorik Folgen der Immobilität (Bühring et al. 2011; Rittweger et al. 2010; Ferrando et al. 2002; Hollmann u. Hettinger 2000). Die psychische und psychosoziale Belastung sowie mögliche physische Nebenwirkungen der Behandlung tragen zusätzlich zur körperlichen Leistungsminderung bei (Newton u. Galvao 2008; Dimeo 2002). Kortikosteroide, ein beschleunigter Abbau von Muskelproteinen, pro-inflammatorische Zytokine sowie eine reduzierte Energieaufnahme führen neben der Immobilität zur Muskelatrophie (Al-Majid u. McCarthy 2001; Lucia et al. 2003; Oldervoll et al. 2004). Insbesondere die Atrophie der Hauptmuskelgruppen wie des Quadrizeps resultiert in einer verminderten Gleichgewichtskontrolle und führt somit zur Gangunsicherheit. Der Circulus vitiosus der Immobilität und Leistungsminderung ist beschritten. Die Inaktivität hat zur Folge, dass die körperliche Leistungsfähigkeit immer weiter abnimmt und auch Alltagsbelastungen erschwert durchzuführen sind (Humpel u. Iverson 2005).

Neurotoxische Bestandteile der Chemotherapie (insbesondere Platin-Derivate, Vinca-Alkaloide und Taxane) können periphere Polyneuropathien (PNP) verursachen. Die langen, peripheren und motorischen Nervenfasern sind besonders sensibel für Toxine. In der Regel verursachen die Toxine eine Demyelinisierung des Axons (besonders Vinca-Alkaloide und Taxane), seltener Ganglionopathien der Spinalganglien (Platinderivate) oder Ionenkanalstörungen (nur bei Oxaliplatin) (Grisold 2007).

Dies kann bei betroffenen Patienten sowohl zu sensorischen als auch zu motorischen Symptomen führen: Taubheitsgefühle und Kribbeln in Händen und Füßen, gestörtes Vibrationsempfinden sowie abgeschwächte oder erloschene Muskeleigenreflexe (besonders der Achillessehne), Schwäche insbesondere der distalen Muskeln und des Fußhebers. Die Neurotoxizität stellt hinsichtlich des Therapieplans und der Dosierung einen limitierenden Faktor dar.

Die Krebserkrankung selbst sowie deren Therapie haben somit einen starken Einfluss auf das sensomotorische System, welches für die Integration der komplex strukturierten Bewegungsregulation verantwortlich ist (■ Abb. 14.1).

Sensomotorik-Training zielt auf die Anpassung an eine verbesserte Aufnahme, Weiterleitung, Verarbeitung und Umsetzung sensorischer Informationen im Zentralnervensystem (Granacher et al. 2006). Bisherige Studien (an nicht-onkologischen Probanden) konnten zahlreiche positive Effekte des Sensomotorik-Trainings aufzeigen. Der vermutlich bedeutendste Effekt beruht auf der neuronalen Plastizität, welche durch Sensomotorik-Training angeregt wird.

Sensomotorik-Training
- führt zur Adaptation des neuromuskulären Systems,
- kann neuromuskuläre Strukturen regenerieren (Eils u. Rosenbaum 2001; Henriksson et al. 2001),
- reduziert Reflexantworten (Taube et al. 2006; Maurer et al. 2006; Solopova et al. 2003; Gruber et al. 2007),
- verbessert die Wahrnehmung für Gelenkfehlstellungen, welche Auslöser wichtiger Reflexe zum Erhalt der Gleichgewichtskontrolle sind, und
- stellt eine zentrale Rolle in der Verletzungsprophylaxe sowie der Rehabilitation von Gelenkverletzungen dar (Verhagen et al. 2004; McGuine u. Keene 2006; Mynark u. Koceja 2002).

Aufgrund der veränderten neuronalen Kontrollfunktionen können sowohl die sensomotorischen Qualitäten als auch die posturale Stabilität (Taube et al. 2007) über modifizierte intramuskuläre Koordination verbessert werden. In den meisten Studien

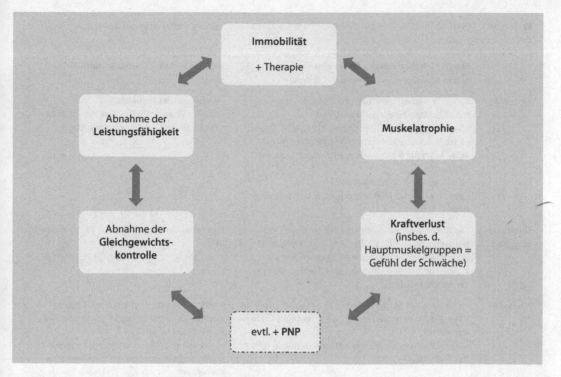

Abb. 14.1 Circulus vitiosus der Immobilität und Leistungsminderung

wurden darüber hinaus eine verbesserte Gleichgewichtskontrolle sowie ein schnellerer Kraftanstieg erzielt und somit auch Verletzungen vorgebeugt.

In Kombination mit Krafttraining konnten positive Effekte des Sensomotorik-Trainings erzielt werden, wenn dieses vor dem Krafttraining absolviert wurde. Die Effektivität des Krafttrainings profitiert von der verbesserten intramuskulären Koordination und Anregung der neuromuskulären Adaptation durch das Sensomotorik-Training (Bruhn et al. 2006). Die körperliche Leistungsfähigkeit, insbesondere die Gleichgewichtskontrolle, wird zusätzlich durch Chemotherapie induzierte Polyneuropathie deutlich vermindert und spielt eine wesentliche Rolle für die Lebensqualität der Patienten. Es gilt daher, die positiven Einflüsse zu nutzen (Tab. 14.1).

14.2 Aktuelle Studienlage

Sensomotorik-Training wird bisher primär im Leistungssport sowie in der Geriatrie eingesetzt. Die Hauptanwendungsfelder sind Rehabilitation, Verletzungsprophylaxe (insbesondere der Fuß- und Kniegelenke) und Sturzprophylaxe (Granacher et al. 2007). Granacher et al. (2006) konnten zeigen, dass Sensomotorik-Training sowohl die posturale Kontrolle als auch die Gleichgewichtskontrolle verbessert und somit bei alten Menschen eine verletzungsprophylaktische Wirkung hat, indem die Zahl der Stürze minimiert wird. Die positiven Effekte des Sensomotorik-Trainings konnten mit Krafttraining nicht erzielt werden (Gollhofer et al. 2006).

Bisher kaum untersucht ist die Anwendung von Sensomotorik-Training bei Patienten mit Chemotherapie-induzierter peripherer Polyneuropathie (PNP). Es gibt bisher nur wenige Studien an Diabetikern, die zeigen, dass Neuropathien die

◨ **Tab. 14.1**   Einfluss von Chemotherapie einerseits und Sensomotorik-Training andererseits auf den Körper onkologischer Patienten

	Mögliche Nebenwirkungen der Krebserkrankung selbst oder der einhergehenden Therapie	Mögliche Effekte des Sensomotorik-Trainings
Mobilität	Lange Therapiephasen bringen oft lange Liegezeiten mit sich. Diese führen zu Immobilität: - Muskelatrophie: 20–30% Kraftverlust (nach 7 Tagen) - Einschränkung/Abnahme der Proteinbiosynthese - Erhöhung der Ruhepulsfrequenz um 22% (nach 4 Wochen) - Knochen- und Knorpelabbau - Verschlechterung der Sensomotorik und Koordination	- Reduktion der Immobilität - In allen Phasen der Therapie durchführbar - Erhält die Muskel-Proteinbiosynthese
Leistungs-fähigkeit	Die Abnahme kann durch eine Inaktivität des Patienten aufgrund von Angst, Depressionen, Fatigue und Unwohlsein oder aber auch durch die Nebenwirkungen der Chemo-, Immun- oder Strahlentherapie verursacht werden	Erhöhung der körperlichen Leistungsfähigkeit
Muskula-tur	- Abnahme der Muskelkraft ist eine Folge der progressiven Muskelatrophie, die bei ca. 50% der Krebspatienten auftritt - Schwäche insbesondere der distalen Muskeln und des Fußhebers	- Kraftanstieg durch deutliche Erhöhung der Aktivierungsamplituden zu Beginn der muskulären Aktion - Die neuronale Ansteuerung der agonistischen und synergistischen Muskulatur wird verbessert - Verbesserte intramuskuläre Koordination
Knochen	Viele Chemotherapeutika - beeinflussen die Homöostase sowie den Stoffwechsel der Knochen - inhibieren die Genese der Osteoklasten - supprimieren die Gonaden - reduzieren die Knochendichte - erhöhen das Risiko für Frakturen	Ausreichender Belastungsreiz zur Anregung des Knochenstoffwechsels
Neuronal	Neuronale Läsionen führen zu einer - Demyelinisierung der Axone - reduzierten Reizweiterleitung - Radikulopathie - Ganglionopathie der Spinalganglien Chemotherapie-induzierte periphere Polyneuropathie führt zu den folgenden sensorischen Symptomen: - Taubheitsgefühle und Kribbeln in Händen und Füßen - Gestörtes Vibrationsempfinden - Abgeschwächte oder erloschene Muskeleigenreflexe (besonders der Achillessehne) Sie sind Dosis limitierender Faktor vieler Chemotherapien	- Neuronale Adaption, insbesondere der spinalen und supraspinalen Strukturen - Verbesserung der neuronal gesteuerten Koordination für die Bewegung der Muskeln und Gelenke - Regeneration neuromuskulärer Strukturen
Gleich-gewichts-kontrolle	Gleichgewichtskontrolle verschlechtert sich, je länger die stationären Phasen andauern	Verbesserung der Koordination und Gleichgewichtskontrolle: - Reduktion der Schwankwege und Fehlversuche - Verkürzung der Reflexantworten - Verbesserte posturale Kontrolle

14

◘ Tab. 14.1 Fortsetzung

	Mögliche Nebenwirkungen der Krebserkrankung selbst oder der einhergehenden Therapie	Mögliche Effekte des Sensomotorik-Trainings
Sturz- und Verletzungsrisiko	Erhöhtes Verletzungsrisiko aufgrund - eines Kraftverlustes bedingt durch die Muskelatrophie - von Sensibilitätsstörungen, insbesondere der Fußsohlen - von Beeinträchtigungen des Achillessehnenreflexes - von Beeinträchtigungen des Fußhebers - von Gleichgewichts- und Koordinationsproblemen	Sturz- und verletzungsprophylaktische Wirkung: - Verkürzte Reflexantworten - Sensibilisierung der Wahrnehmung für Gelenkfehlstellungen - Verbesserung der muskulären Kontrolle: muskuläre Stabilisierung der Gelenke (Fuß- und Kniegelenke)
Lebensqualität	Der Tumor selbst sowie die Nebenwirkungen der Therapie führen oft zu zahlreichen Symptomen und Einschränkungen, welche zu einer Minderung der Lebensqualität führen.	Verbesserte Gleichgewichtskontrolle, mehr Mobilität, weniger Stürze sowie die Kompensation der peripheren Polyneuropathie – all dies kann zu einer verbesserten Lebensqualität beitragen.

Mobilität einschränken und die Leistungsfähigkeit beeinträchtigen. Die Gleichgewichtskontrolle nimmt immer weiter ab, je dynamischer die Anforderungen werden (Cimbiz u. Cakir 2005). Sensomotorik-Training ist trotz der PNP durchführbar und führt zu einer verbesserten Propriorezeption sowie zu einer verbesserten posturalen Kontrolle und Gleichgewichtskontrolle (Song et al. 2010; Richardson et al. 2001).

Bei Krebspatienten wurde der Einfluss von Sensomotorik-Training bislang nur bei Lymphompatienten unter Therapie eingesetzt. In der Studie von Streckmann et al. (in Vorb.) konnte gezeigt werden, dass Sensomotorik-Training in allen Phasen der Therapie gut durchführbar ist, die Interventionsgruppe eine Reduktion der Schwankwege und Fehlversuche erreicht hat und somit ihre Gleichgewichtskontrolle verbessern konnte. Die Kontrollgruppe (ohne Intervention) hingegen zeigte eine progressive Verschlechterung der Gleichgewichtskontrolle. Darüber hinaus konnte ein positiver Zusammenhang zwischen der verbesserten Gleichgewichtskontrolle und dem Aufkommen der PNP festgestellt werden (◘ Tab. 14.2).

14.3 Trainingsziele und Trainingsempfehlungen

Sensomotorik-Training hat zum Ziel, die Reizaufnahme zu verbessern, die zentralnervösen Verarbeitungsprozesse zu aktivieren sowie die dadurch hervorgerufene neuromuskuläre Antwort zu beschleunigen, um primär das Gleichgewichtsvermögen und die Standstabilität zu verbessern.

Um die Patienten an die neuromuskulär sehr anspruchsvolle Belastung hinzuführen sowie die korrekte Ausführung und Haltung (Knie gebeugt [ca. 30°C], kurzer Fuß [Zehen nach hinten ziehen – nicht Krallen], Blick fixiert gegebenen Punkt) zu gewährleisten, sollte das Training progressiv, d.h. vom Einfachen zum Komplexen, aufgebaut werden. Dies kann durch eine kontinuierliche Verkleinerung der Unterstützungsfläche unter dem Körperschwerpunkt (von zunächst stabilem Untergrund zu instabilem [z.B. weiche Kissen, Therapie-Kreisel, Kippbretter], vom bipedalen zum monopedalen Stand) oder die Entziehung weiterer Reize (z.B. der optischen Kontrolle) erreicht werden. Der Körper ist stets bestrebt, ein Gleichgewicht herzustellen. Die gezielten Irritationen und die resultierende Instabilität veranlassen den Körper zu stabilisierenden Prozessen. Die progressiven neuen Reizsetzungen führen zu neuromuskulären Adaptationen und einer Verbesserung der intramuskulären Koordination.

☐ Tab. 14.2 Kontrollierte randomisierte Studie zum Sensomotorik-Training bei Krebspatienten

Interventionszeitpunkt	Entität	Anzahl der Studien	Ergebnisse
Vor Therapiebeginn, begleitend und nach Abschluss der Therapie (Dauer: 36 Wochen)	Lymphompa-tienten	1	Nur in der Interventionsgruppe: Reduktion der kumulativen Schwankwege und der Fehlversuche Verkürzte Reaktionszeit Zusammenhang einer Verbesserung der PNP mit verkürzten Schwankwegen und einer Reduktion der Fehlversuche

Abgeleitet von den spezifischen Beschwerden onkologischer Patienten und den durch die medizinische Therapie verursachten Nebenwirkungen und Folgeerkrankungen sowie den zuvor dargestellten Effekten von Sensomotorik-Training können folgende Hauptziele formuliert werden:

Hauptziele des Trainings
- Verbesserung der Gleichgewichtskontrolle
- Verletzungsprophylaxe durch verkürzte Reflexantworten
- Steigerung der Körperwahrnehmung und Koordination
- Erhöhung der Mobilität
- Prävention der Muskelatrophie
- Verbesserung der durch periphere Polyneuropathie bedingten Einschränkungen
- Verbesserung des Wohlbefindens und der Lebensqualität

Ausgehend von der aktuellen Studienlage und Erkenntnissen können folgende Empfehlungen für körperliche Aktivitäten gegeben werden.

Empfehlungen
- Das Training sollte schnellst möglich (am besten schon vor Therapiebeginn) begonnen und therapiebegleitend fortgeführt werden.
- Die Übungen sollten progressiv gesteigert werden, um neue Belastungsreize zu gewährleisten. Dies kann erreicht werden, indem die Unterstützungsfläche unter dem Körperschwerpunkt kontinuierlich verkleinert und progressiv instabiler gemacht wird. Durch den Entzug der optischen Kontrolle kann eine weitere neue Reizsetzung erreicht werden.
- Die effektivste Belastungsdauer beträgt 20 Sekunden.
- Übungen sollten 3-mal wiederholt werden.
- Pro Einheit sollten nicht mehr als 3–5 Übungen angestrebt werden.
- Auf Regenerationspausen achten, um Fatigue zu vermeiden: zwischen jeder Wiederholung mindestens genauso lange wie der Reiz (hier: 20 Sekunden) und mindestens 1 Minute zwischen jeder Übung.
- Empfohlen werden 2–4 Trainingseinheiten pro Woche.

Für den stationären Gebrauch, insbesondere in Isolationszimmern, sollte aufgrund der besonderen hygienischen Anforderungen auf die Auswahl der Geräte geachtet werden.

> Balance Pads und Kippbretter mit flacher, nicht-poriger Oberfläche sollten einer strukturierten Oberfläche vorgezogen werden. Die Gegenstände müssen gut zu reinigen und desinfizieren sein. Auf Puder zur Pflege der Geräte sollte aufgrund möglicher Sporen verzichtet werden.

14.4 Zusammenfassung

Viele Krebspatienten leiden aufgrund der Erkrankung selbst oder der oft lang andauernden Therapie – wie beispielsweise bei Leukämie- und Lymphompatienten sowie Patienten mit fortgeschrittenen soliden Tumoren – unter erheblichen Störungen des sensomotorischen Systems und empfinden dies meist als eine gravierende Einschränkung ihrer Lebensqualität. Sensomotorik-Training kann den Störungen entgegenwirken, indem es zu neuronalen Adaptionen führt, neuromuskuläre Strukturen regenerieren kann, der Muskelatrophie entgegenwirkt sowie durch verkürzte Reflexantworten und einer Sensibilisierung der Wahrnehmung für Gelenkfehlstellungen verletzungs- und sturzprophylaktisch wirkt. Die verbesserte Gleichgewichtskontrolle erhöht die Mobilität und vermindert somit die Einschränkungen. Bei Lymphompatienten konnten trotz PNP die Schwankwege und Fehlversuche reduziert werden und ein Zusammenhang zwischen diesen Ergebnissen und dem Aufkommen der PNP festgestellt werden.

Im Gegensatz zum Ausdauer- und Krafttraining ist Sensomotorik-Training mit wenig. Aufwand und geringen Kosten in allen Therapiephasen gut durchführbar. In den sonst problematischen Phasen der Blutstammzell- und Knochenmarktransplantation während der Isolation lassen sich die Materialen gut transportieren und entsprechen den strengen Hygienestandards. Die geringe Belastungsintensität führt zu keinerlei »adverse events« und erzielt dennoch eine hohe Wirkung.

Literatur

Al -Majid S, McCarthy DO (2001) Cancer-induced fatigue and skeletal muscle wasting: the role of exercise. Biol Res Nurs 2(3):186–97

Bühring B, Belavy DL et al. (2011) Changes in lower extremity muscle function after 56 days of bed rest. J Appl Physiol 111(1):87–94

Bruhn S, Kullmann N, Gollhofer A (2006) Combinatory effects of high-intensity strength training and sensorimotor training on muscle strength. Int J Sports Med 27:401–406

Cimbiz A, Cakir O (2005) Evaluation of balance and physical fitness in diabetic neuropathic patients. J Diabetes Complications 19(3):160–164

Courneya KS (2003) Exercise in cancer survivors: an overview of research. Med Sci Sports Exerc 35(11):1846–1852

Dimeo F (2002) Radiotherapy-related fatigue and exercise for cancer patients: a review of the literature and suggestions for future research. Front Radiat Ther Oncol 37:49–56

Eils E, Rosenbaum D (2001) A multi-station proprioceptive exercise program in patients with ankle instability. Med Sci Sports Exerc 33:1991–1998

Ferrando AA, Paddon-Jones D et al. (2002) Alterations in protein metabolism during space flight and inactivity. Nutrition 18(10):837–841

Gollhofer A, Granacher U, Taube W, Melnyk M, Gruber M (2006) Bewegungskontrolle und Verletzungsprophylaxe. Deutsche Zeitschrift für Sportmedizin 11/12

Granacher U, Gollhofer A et al. (2006) Training induced adaptations in characteristics of postural reflexes in elderly men. Gait Posture 24(4):459–466

Granacher U, Gruber M, Strass D, Gollhofer A (2007) Auswirkungen von sensomotorischem Training im Alter auf die Maximal-und Explosivkraft. Deutsche Zeitschrift für Sportmedizin 12

Grisold W (2007) State of the art: Onkologie und Polyneuropathie. Österreichische Ärztezeitung 22 (25. Nov.)

Gruber M, Taube W, Gollhofer A, Beck S, Amtage F, Schubert M (2007) Training-specific adaptations of H- and stretch reflexes in human soleus muscle. J Mot Behav 39:68–78

Henriksson M, Ledin T, Good L (2001) Postural control after anterior cruciate ligament reconstruction and functional. Am J Sports Med 29:359–366

Hollmann W, Hettinger T (2000) Sportmedizin. Grundlagen für Arbeit, Training und Präventivmedizin, 4. Aufl. Schattauer, Stuttgart

Humpel N, Iverson DC (2005) Review and critique of the quality of exercise recommendations for cancer patients and survivors. Support Care Cancer 13(7):493–502

Lucia A, Earnest C et al. (2003) Cancer-related fatigue: can exercise physiology assist oncologists? Lancet Oncol 4(10):616–625

Maurer C, Mergner T, Peterka RJ (2006) Multisensory control of human upright stance. Exp Brain Res 171:231–250

McGuine TA, Keene JS (2006) The effect of a balance training program on the risk of ankle sprains in high school athletes. Am J Sports Med 34:1103–1111

Mynark RG, Koceja DM (2002) Down training of the elderly soleus H reflex with the use of a spinally induced balance perturbation. J Appl Physiol 93:127–133

Newton RU, Galvao DA (2008) Exercise in prevention and management of cancer. Curr Treat Options Oncol 9(2–3):135–146

Oldervoll LM, Kaasa S et al. (2004) Physical exercise results in the improved subjective well-being of a few or is effective rehabilitation for all cancer patients? Eur J Cancer 40(7):951–962

Richardson JK, Sandman D et al. (2001) A focused exercise regimen improves clinical measures of balance in patients with peripheral neuropathy. Arch Phys Med Rehabil 82(2):205–209

Rittweger J, Beller G et al. (2010) Prevention of bone loss during 56 days of strict bed rest by side-alternating resistive vibration exercise. Bone 46(1):137–147

Solopova IA, Kazennikov OV, Deniskina NB, Levik YS, Ivanenko YP (2003) Postural instability enhances motor responses to transcranial magnetic stimulation in humans. Neurosci Lett 337:25–28

Song CH, Petrofsky JS et al. (2011) Effects of an exercise program on balance and trunk proprioception in older adults with diabetic neuropathies. Diabetes Technol Ther 13(8):803–811

Streckmann F et al. (in Vorb.) ⊠

Taube W, Schubert M et al. (2006) Direct corticospinal pathways contribute to neuromuscular control of perturbed stance. J Appl Physiol 101(2):420–429

Taube W, Kullmann N, Leukel C, Kurz O, Amtage F, Gollhofer A (2007) Differential reflex adaptations following sensorimotor and strength training in young elite athletes. Int J Sports Med 28:1748

Verhagen E, van der Beek A, Twisk J, Bouter L, Bahr R, Van Mechelen W (2004) The effect of a proprioceptive balance board training program for the prevention of ankle sprains: a prospective controlled trial. Am J Sports Med 32:1385–1393

14

Körperliche Aktivität und Sport bei ausgewählten Entitäten

Gastrointestinale Tumoren

Wiebke Jensen, Karin Oechsle

15.1   Inzidenz

Die häufigsten gastrointestinalen Tumoren sind das Magenkarzinom und die Karzinome des Kolon oder Rektums. Seltener sind Ösophagus-, Analkarzinome und Tumoren des Dünndarms. Zu den Tumoren der Verdauungsorgane gehören außerdem das Pankreaskarzinom sowie Leberzell- und Gallenwegskarzinome.

In Deutschland stellen kolorektale Karzinome die jeweils zweithäufigste Krebserkrankung nach dem Prostatakarzinom beim Mann bzw. dem Mammakarzinom bei Frauen dar. Die Inzidenz nimmt in der Wohlstandsgesellschaft der westlichen Welt kontinuierlich zu und liegt in Deutschland bei etwa 30–35 je 100.000 Einwohner pro Jahr. Das Risiko, an einem kolorektalen Karzinom zu erkranken, steigt mit zunehmendem Alter und hat seinen Häufigkeitsgipfel bei einem Alter von etwa 65 Jahren.

Auch das Magenkarzinom gehört zu den zehn häufigsten Krebstodesursachen in Deutschland. Die Inzidenz des Magenkarzinoms zeigt durch die verbesserte Nahrungsmittelqualität in den westlichen Industrieländern eine rückläufige Tendenz und liegt derzeit in Deutschland bei etwa 10–20 je 100.000 Einwohner pro Jahr (Jemal et al. 2011).

Die Ätiologie von gastrointestinalen Tumoren ist multifaktoriell. Neben prädisponierenden Erkrankungen und genetischen Prädispositionen spielen ernährungs- und umweltassoziierte Faktoren eine entscheidende Rolle. Vor allem Essgewohnheiten, wie fett-, protein-, fleischreiche und ballaststoffarme Ernährung, mangelnde körperliche Aktivität, Übergewicht und der Konsum von Alkohol und Tabak sind entscheidende Risikofaktoren (Chan u. Giovannucci 2010).

15.2   Medizinische Behandlungsstandards

Die Prognose des kolorektalen Karzinoms hat sich trotz steigender Inzidenz in den letzten Jahren deutlich verbessert.

> **Wesentliche Gründe für die verbesserte Prognose des kolorektalen Karzinoms**
> - Diagnosestellung in früheren Tumorstadien
> - Exaktes prätherapeutisches Staging
> - Signifikante Qualitätssteigerung in der Chirurgie
> - Einsatz verschiedener Kombinationschemotherapien und neuer zielgerichteter Substanzen, wie die monoklonalen Antikörper
> - Zunehmend leitlinienkonforme, multimodale Behandlung der Patienten in einem interdisziplinären Behandlungskonzept

Entscheidend für die kurative Therapie des Kolonkarzinoms ist eine rechtzeitige und exakte chirurgische Resektion inklusive einer Lymphadenektomie. Je nach Lokalisation des Primärtumors kann dabei eine vorübergehende oder selten dauerhafte Anlage eines künstlichen Darmausgangs (Anus praeter/Stoma) erforderlich sein. Um die Rezidivrate zu reduzieren, wird bei Patienten mit Lymphknotenbefall im Stadium III bzw. im Stadium II mit Risikofaktoren eine adjuvante Chemotherapie angeschlossen, in der Regel mit 5-Fluorouracil bzw. einem oralen Derivat wie Capecitabin in Kombination mit Oxaliplatin. Die kurative Therapie des Rektumkarzinoms beinhaltet derzeit eine neoadjuvante Vorbehandlung durch eine alleinige Bestrahlung oder eine kombinierte Radio- und Chemotherapie, gefolgt von einer radikalen Resektion als sogenannte totale mesorektale Exzision und einer adjuvanten chemotherapeutischen Nachbehandlung (Schmiegel et al. 2010).

Liegen bei kolorektalen Karzinomen zum Zeitpunkt der Diagnosestellung bereits Fernmetastasen, also ein Tumorstadium IV vor, kann häufig keine Heilung mehr durch eine Resektion des Primärtumors erreicht werden, sodass nur bei obstruierenden Karzinomen eine operative Resektion durchgeführt wird, gegebenenfalls mit Anlage eines künstlichen Darmausgangs. Nur bei Patienten mit Kolonkarzinomen und begrenzter Metastasierung in Leber oder Lunge kann heute durch eine Kombination aus intensiver Chemotherapie und Operation aller Tumormanifestationen in etwa 40–

50% der Fälle noch eine Heilung erreicht werden. Patienten in unheilbarer Erkrankungssituation erhalten eine palliative Chemotherapie, mit der heute das mediane Überleben auf etwa 35 Monate verlängert werden kann. In der palliativen Therapie der kolorektalen Karzinome werden je nach klinischer Situation und Zielsetzung sequentiell oder kombiniert die Chemotherapeutika 5-Fluoruracil bzw. seine oralen Derivate, wie Capecitabin, sowie Oxaliplatin und Irinotecan gegebenenfalls plus monoklonale Antikörper, wie Bevacizumab, Cetuximab oder Panitumumab, eingesetzt (Schmiegel et al. 2010).

Auch beim Magenkarzinom bietet die radikale Resektion die alleinige Chance auf Heilung. Bei lokal fortgeschrittenem Tumor gilt heute eine perioperative Chemotherapie als Standard. Bei metastasierter Erkrankung werden palliative Chemotherapien mit 5-Fluorouracil durchgeführt, häufig in Kombination mit Platinderivaten und/oder Taxanen (Jackson et al. 2009).

15.3 (Patho-)Physiologische Zusammenhänge

Tumorerkrankungen des Magen-Darm-Traktes und ihre Behandlung verursachen eine Vielzahl an Symptomen, die die Lebensqualität der Patienten deutlich einschränken können. Oft haben diese Einschränkungen einen lange anhaltenden Einfluss auf das körperliche, funktionale, emotionale und soziale Wohlbefinden der Patienten (Courneya et al. 2003).

Häufige krankheitsbedingte Symptome bei Patienten mit kolorektalen Karzinomen sind Übelkeit, Erbrechen, Verstopfung, Durchfall und Bauchschmerzen. Auch Schwäche und eine mangelnde körperliche Leistungsfähigkeit gehen mit der Erkrankung einher. Im Verlauf der Erkrankung entwickeln über 80% der Patienten mit kolorektalen Karzinomen Zeichen einer Mangelernährung. Ursachen sind meist eine eingeschränkte Nahrungsaufnahme durch Stenosierungen im Verdauungstrakt durch den Tumor selbst oder Symptome wie Übelkeit, Erbrechen oder Durchfälle sowie bei fortgeschrittener Erkrankung die sogenannte Tumorkachexie. Bei der Tumorkachexie entsteht

durch Ausschüttung von Zytokinen und systemischen Entzündungsreaktionen beim Tumorwachstum eine katabole Stoffwechsellage mit erhöhter Mobilisierung von Fetten, einem verstärkten Abbau bzw. einem reduzierten Aufbau von Proteinen in der Skelettmuskulatur sowie einem erhöhten Energieverbrauch der Tumorzellen (Tisdale 2002). Dieses Phänomen wird zudem verstärkt, wenn durch Nebenwirkungen der onkologischen Behandlung die Nahrungsaufnahme weiter eingeschränkt wird. Die Tumorkachexie wirkt sich nachweislich negativ auf die Prognose und Lebensqualität der Patienten aus (Andreyev et al. 1998; Bachmann et al. 2008).

Auch das Fatigue-Syndrom, an dem etwa 70% aller Tumorerkrankten leiden, ist multifaktorieller Genese und wird durch Faktoren der Tumorerkrankung selbst, wie Anämie, Mangelernährung, psychische Belastung, und durch die Tumorbehandlung mit Strahlen- oder Chemotherapie ausgelöst. Sie äußert sich in anhaltender Müdigkeit, Erschöpfung und erheblichem Schwächegefühl (Dimeo et al. 1999; Mock et al. 2001). Patienten mit Kolonkarzinom klagen während einer adjuvanten Chemotherapie vermehrt über Fatigue-Symptome, wie Müdigkeit und Schlafstörungen, was zu einer geringen Tagesaktivität und einem gestörten Tag-Nacht-Rhythmus führt (Berger et al. 2010).

Nicht nur die Erkrankung selbst, sondern auch die Nebenwirkungen der onkologischen Behandlung können die Patienten erheblich beeinträchtigen. Nach operativer Entfernung des Magens oder größerer Darmabschnitte kann die Aufnahme und Resorption der Nahrung eingeschränkt sein. Ist bei der operativen Entfernung eines betroffenen Darmabschnitts die Anlage eines künstlichen Darmausgangs erforderlich, stellt dies eine zusätzliche erhebliche physische und psychische Belastung für die Patienten dar.

Eine Strahlentherapie des Magen-Darm-Traktes kann Übelkeit, Erbrechen und teils heftige Durchfälle auslösen. Insbesondere nach Bestrahlung beim Rektumkarzinom können diese Durchfälle lange über das Therapieende hinaus anhalten.

Typische Nebenwirkungen der bei Patienten mit gastrointestinalen Tumoren eingesetzten Zytostatika sind Übelkeit, Erbrechen, schmerzhafte Mundschleimhautentzündungen und Durchfälle. Zusätzlich kommt es durch die Knochenmarktoxi-

zität zu Anämie mit Schwäche, Müdigkeit und Einschränkungen der Leistungsfähigkeit sowie seltener
zu Infektneigung oder Blutungskomplikationen.
Eine Einschränkung der Immunfunktion entsteht
nicht nur als Nebenwirkung der Chemotherapie
im Sinne einer Neutropenie durch Knochenmark-
toxizität, sondern auch durch immunologische
Prozesse bei der Tumorprogression (Schmiegel et
al. 2010).

Platinderivate und Taxane führen zudem typischerweise zu einer peripheren Polyneuropathie
mit Sensibilitätsstörungen der Finger und Füße bis
in Extremfällen zu Lähmungserscheinungen, die
die motorischen Fähigkeiten der Patienten erheblich einschränken können. Bei Therapie mit monoklonalen Antikörpern treten häufig akneiforme
Hautveränderungen auf, die bei vielen Patienten
zum Rückzug aus sozialen Kontakten aus Scham-
gefühl führen (Schmiegel et al. 2010).

Tumoren des Gastro-Intestinal-Traktes und
ihre Behandlung verursachen bei den Patienten
häufig auch auf psychosozialer Ebene vielfältige belastende Probleme. Es entstehen psychische
Symptome wie Scham, Angst, Panik, Trauer oder
Depressionen. Dazu kommt die Reduktion der
Leistungsfähigkeit auf körperlicher, aber auch auf
kognitiver und sozialer Ebene, die zu Einschränkungen bei der Verrichtung alltäglicher Verpflich-
tungen und der Pflege persönlicher Kontakte führt.
In der Folge ziehen sich viele Patienten aus ihrem
Alltagsleben in eine soziale Isolation zurück (Daudt
et al. 2011).

15.4   Aktuelle Studienlage

Aufgrund von zahlreichen Studien und epidemiologischen Untersuchungen gilt es heute als gesichert, dass körperlich aktive Menschen ein vermin-
dertes Risiko für die Entstehung eines kolorektalen
Karzinoms haben (Chao et al. 2004; Mai et al. 2007;
Nilsen et al. 2008).

Neben den positiven Effekten körperlicher Aktivität in der Primärprävention weisen körperlich
aktive Patienten mit einem kolorektalen Karzinom
aber auch eine verbesserte krankheitsspezifische
und Gesamtüberlebensrate in den lokalisierten
Stadien auf (Haydon et al. 2006; Meyerhardt et al.

2006a, 2006b, 2009a, 2009b). Dennoch wird die
Empfehlung von körperlicher Aktivität und den
sogenannten Lifestyle-Veränderungen, wie Um-
stellung der Ernährungsgewohnheiten und des
Konsums von Alkohol und Nikotin, nur von einem
geringen Teil der Patienten angenommen. Zusätzlich zu dieser fehlenden persönlichen Bereitschaft
werden aber derzeit z.B. nur gut ein Viertel der Patienten mit kolorektalen Karzinomen über die positiven Effekte von körperlicher Aktivität informiert
(Bellizzi et al. 2005).

Einen Überblick über die wichtigsten Studien,
die die positiven Effekte von körperlicher Aktivität bei Patienten mit gastrointestinalen Tumoren
aufzeigen, sind in ◻ Tab. 15.1 dargestellt. Die hier
vorgestellten Kohortenstudien, die sich hauptsächlich auf die Mortalität von kolorektalen Karzinomen beziehen, werden in diesem Abschnitt nur
kurz erläutert. Für weitere Details verweisen wir
auf das ▸ Kap. 6.

Im Rahmen der Melbourne Colloborate Cohort Study wurden Patienten nach Diagnosestellung mit Kolonkarzinom anhand von Befragungen
einer Gruppe der »Exerciser« oder der »Non-Exer-
ciser« zugeordnet. Für die regelmäßig körperlich
aktiven Patienten im Stadium II oder III war das
krankheitsspezifische Mortalitätsrisiko signifikant
um 27% geringer als bei den weniger aktiven. Bei
Patienten im Stadium I und mit Metastasierung
wurden dagegen keine signifikanten Unterschiede festgestellt. Übergewicht und Inaktivität waren
verbunden mit einem schlechteren gesamten und
krankheitsspezifischen Überleben. Trotz der signifikanten Verbesserung des krankheitsspezifischen
Überlebens wurde in dieser Studie nicht dargestellt,
mit welcher Häufigkeit und Dauer die körperlichen Aktivitäten ausgeführt wurden (Haydon et al.
2006).

Auch in den Studien von Meyerhardt et al.
(2006a, 2006b, 2009a, 2009b) wurden »aktive«
und »nicht-aktive« Patienten mit kolorektalem
Karzinom der Stadien I–III verglichen. Diese »Aktivität« wurde über das Metabolische Äquivalent
(MET) ihrer wöchentlichen körperlichen Bewegung definiert: Patienten mit ≥ 18 MET-Stunden
pro Wochen Aktivität (entsprechend z.B. 4 Stunden
zügiges Sparzieren pro Woche) wurden mit Patienten verglichen, die < 3 MET-Stunden pro Woche

◻ **Tab. 15.1** Ausgewählte Studien zur körperlichen Aktivität bei gastrointestinalen Tumoren

Studie/	Patienten/Tumorentität/Interventionszeitpunkt	Methodik/Intervention	Ergebnisse
Kohortenstudien			
Haydon et al. 2006	**Patienten:** 526 Exerciser: 194 Non-Exerciser: 249 **Tumorentität:** CRC/ Stadium I–IV **Follow-up-Zeit:** 5,5 Jahre	Vergleich »Exerciser« (≥ 1x/ pro Woche 20 min. körperliche Aktivität) vs »Non-Exerciser« Keine genaue Erfassung der körperlichen Aktivität	Verbessertes krankheitsspezifisches Überleben in der »Exerciser«-Gruppe (HR 0,77; 95% CI: 0,54–1,00) Krankheitsspezifisches Überleben verbessert für Tumoren der Stadien II–III (HR 0,49; 95% CI: 0,30–0,79) Übergewicht und Inaktivität, verbunden mit einem schlechteren gesamten und krankheitsspezifischen Überleben
Meyerhardt et al. 2006a	**Patienten:** 573 **Tumorentität:** CRC/ Stadium I–III **Follow-up-Zeit:** 9,6 Jahre	Vergleich der körperlich Aktivsten (≥ 18 MET/h pro Woche) mit den körperlich Inaktivsten (< 3 MET/h pro Woche) Aktivitäten z.B. Walken, Joggen, Fahrrad fahren, Tennis, Yoga, Stretching etc.	HR für das tumorfreie Überleben von 0,39 (95% CI: 0,18–0,82) bei ≥ 18MET/h pro Woche Risikoreduktion von 57% (HR 0,43; 95% CI: 0,25–0,74) bei ≥ 18MET/h pro Woche für die Gesamtmortalität Geringerer BMI und Konsum von Zigaretten bei den Aktiven
Meyerhardt et al. 2006b	**Patienten:** 832 **Tumorentität:** CC/ Stadium III **Follow-up-Zeit:** 3,8 Jahre	Vergleich der körperlich Aktivsten (≥ 27 MET/h pro Woche) mit Aktiven und weniger Aktiven (18–26,9; 9–17,9 ; 3–8,9 und < 3 MET/h pro Woche) Aktivitäten z.B: Walken, Joggen, Fahrrad fahren, Tennis, Yoga, Stretching etc.	HR für das krankheitsfreie Überleben von 0,51 (95% CI: 0,26–0,97) bei 18–26,9 MET/h pro Woche und 0,55 (95% CI: 0,33–0,91) bei ≥ 27MET/h pro Woche Ergebnisse nicht beeinflusst von Geschlecht, BMI, Krankheitsausbreitung, Alter und Art der Chemotherapie sowie vorheriger körperlicher Aktivität
Meyerhardt et al. 2009a, 2009b	**Patienten:** 668 **Tumorentität:** CRC/ Stadium I–III **Follow-up-Zeit:** 8,6 Jahre	Vergleich der körperlich Aktivsten (≥ 27 MET/h pro Woche) mit den körperlich Inaktivsten (< 3 MET/h pro Woche) Aktivitäten z.B.: Walken, Joggen, Fahrrad fahren, Tennis, Yoga, Stretching etc.	Gesenkte darmkrebsspezifische Mortalitätsrate (HR 0,47; 95% CI: 0,24–0,92) bei ≥ 27 MET/h pro Woche Gesenkte Gesamtmortalitätsrate (HR 0,59; 95% CI: 0,41–0,86) bei ≥ 27 MET/h pro Woche
Meyerhardt et al. 2009a, 2009b	**Patienten:** 484 **Tumorentität:** CC/ Stadium I–III **Follow-up-Zeit:** 9,6 Jahre	Vergleich der körperlich Aktivsten (≥ 18 MET/h pro Woche) mit den weniger Aktiven (< 18 MET/h pro Woche)	Gesenkte darmkrebsspezifische Mortalitätsrate (HR 0,64; 95% CI: 0,33–1,23) bei ≥ 18 MET/h pro Woche Gesenkte Gesamtmortalitätsrate (HR 0,60; 95% CI: 0,41–0,86) bei ≥ 18 MET/h pro Woche Positive Effekte durch den p27-Status beeinflussbar, keine Assoziationen mit K-ras, p53, p21 und PI3KCA

◪ Tab. 15.1 Fortsetzung

Studie/	Patienten/Tumorentität/Interventionszeitpunkt	Methodik/Intervention	Ergebnisse
Randomisierte Studien			
Courneya et al. 2003	**Patienten**: 102 TG: 62 KG: 31 **Tumorentität**: CRC **Interventionszeitpunkt/-dauer:** während adjuvanter Therapie (16 Wochen)	Personalisiertes Heimtraining (bestehend aus Ausdauer- und Flexibilitätstraining) 3–5 Tage/pro Woche, 20–30 min. (65–75% MHF), bzw. 10–15 min. bei 50–60% der MHF Durften die Art der Ausübung frei wählen (Schwimmen, Fahrrad fahren etc.)	Kein signifikanter Unterschied zwischen TG und KG im FACT-C-Score Nebenanalyse mit erhöhter Fitness- vs. verminderter Fitness: Verbesserung der FACT-C-Score (p = 0,038, 95% CI: 0,4–12,6)
Allgayer et al. 2004	**Patienten**: 23 TG1 (mittlere Intensität): 13 TG2(niedrige Intensität):10 **Tumorentität**: CRC/ Stadium II und III **Interventionszeitpunkt/-dauer:** nach Therapie (2 Wochen)	Tägl. 30–40 min. körperliche Aktivität bei 30–40% (TG2) oder 50–60% (TG1) der maximalen Leistung Keine Angabe zur Art des Trainings (Leistungsdiagnostik auf einem Fahrradergometer)	TG1: Reduktion der anti-inflammatorischen Reaktion
Allgayer et al. 2008	**Patienten**: 53 TG1 (hohe Intensität): 62 TG2 (moderate Intensität): 19 **Tumorentität**: CRC/ Stadium IV **Interventionszeitpunkt/-dauer:** nach Therapie (2 Wochen)	Tägl. 30–40 min. körperliche Aktivität bei 30–40% (TG2) oder 50–60% (TG1) der maximalen Leistung Keine Angabe zur Art des Trainings (Leistungsdiagnostik auf einem Fahrradergometer)	TG2: Verringerte oxidative DNA-Schäden
Na et al. 2000	**Patienten**: 35 TG: 17 KG: 18 **Tumorentität**: Magenkarzinom **Interventionszeitpunkt/-dauer:** 2 Tage postoperativ (2 Wochen)	**Stationär:** tägl. Kräftigungsübungen im Bett (Becken-Kipp-Bewegung, Kräftigung Quadrizeps) über 30 min./3-mal pro Tag/5-mal die Woche **Ambulant:** 30 min. Ausdauertraining (Arm- und Fahrradergometer) bei 60% der MHF, 2-mal pro Tag/5-mal pro Woche	Verringerung der zytotoxischen Aktivität der Natürlichen Killerzellen in der TG

TG = Trainingsgruppe, KG = Kontrollgruppe, CC = colon cancer, CRC = colorectal cancer, MHF = Maximale Herzfrequenz, FACT-C = Functional Assessment of Cancer Therapy-Colon Cancer, MET = Metabolisches Äquivalent

15

körperlich aktiv waren. Dabei wurden Aktivtäten wie z.B. Walken, Joggen, Fahrrad fahren, Tennis, Yoga und Stretching berücksichtigt. Anhand dieser Daten konnte gezeigt werden, dass auch das Ausmaß und die Intensität der körperlichen Aktivität das Überleben von Patienten mit kolorektalen Karzinomen entscheidend beeinflusst. Diese positiven Ergebnisse waren nicht beeinflusst von Geschlecht, BMI, Krankheitsausbreitung, Alter und Art der Chemotherapie. Interessanterweise beeinflusste auch die vorherige körperliche Aktivität nicht die Ergebnisse.

Eine randomisierte Studie von Courneya et al. (2003) schloss Patienten mit kolorektalem Karzinom während adjuvanter Therapie in eine Trainings- und eine Kontrollgruppe randomisiert ein. Die Trainingsgruppe führte 3- bis 5-mal pro Woche für 20–30 Minuten ein personalisiertes Heimtraining durch, bestehend aus Ausdauer- und Flexibilitätstraining. Diese Analyse ergab keine signifikanten Unterschiede zwischen der Trainings- und der Kontrollgruppe. In einer Nebenanalyse zeigten sich unter laufender Chemotherapie aber signifikante Unterschiede in der Lebensqualität der Patienten, deren Fitness sich verbesserte, im Vergleich zu jenen, deren Fitness abnahm ($p = 0,038$). Erfasst wurde die Lebensqualität über den »Functional Assessment of Cancer Therapy-Colorectal«-Scale (FACT-C).

> **Verschiedene Studien legen nahe, dass eine Bewegungstherapie bei Tumorpatienten in Abhängigkeit von Art, Dauer und Intensität auch zu einer Verbesserung der Immunabwehr führen kann.**

Dies geschieht, indem die Bewegungstherapie die zytotoxische Aktivität von NK-Zellen erhöht, die Monozyten- und Lymphozytenfunktion verbessert und die Anzahl zirkulierender neutrophiler Granulozyten erhöht (Fairey et al. 2003).

Inwieweit dies auch für Patienten mit kolorektalem Karzinom gilt, ist noch nicht abschließend geklärt. Allgayer et al. (2004) wiesen beispielsweise eine Reduktion der anti-inflammatorischen Reaktion im Blut (IL-1-Rezeptorantagonist, sTNF-Rezeptoren I und II) bei Patienten mit kolorektalem Karzinom nach, die bei moderater Intensität (55–65% der maximalen Leistungsfähigkeit) ein zwei-

wöchiges Fahrradergometertraining über 40 Minuten durchführten, verglichen mit Patienten, die bei einer niedrigeren Intensität (30–40%) trainierten.

Die einzige Studie zur Bewegungstherapie bei nicht-kolorektalen, gastrointestinalen Tumoren zeigte bei Patienten nach kurativer Resektion eines Magenkarzinoms eine deutliche Steigerung der Aktivität der Natürlichen Killerzellen in der Trainingsgruppe, verglichen mit der Kontrollgruppe (Na et al. 2000).

Neben den Effekten von Bewegungstherapie auf die körperliche Leistungsfähigkeit und Lebensqualität konnte bei unterschiedlichen Tumorentitäten nachgewiesen werden, dass durch körperliche Aktivität auch krankheits- oder therapiebedingte Symptome, wie Schmerzen, Übelkeit oder Fatigue, reduziert werden können (Knols et al. 2005; Dimeo et al. 1999). Leider existieren bisher keine Studien, die sich mit den Auswirkungen von körperlicher Aktivität auf krankheits- oder therapiebedingte Symptome speziell bei Patienten mit gastrointestinalen Tumoren beschäftigen. Eine Studie von Courneya et al. (2003) deutet aber an, dass auch bei kolorektalen Karzinomen körperliche Aktivität Einfluss auf die Symptomatik nehmen kann, da die untersuchten Faktoren zur Lebensqualität relevante körperliche Symptome einschlossen.

Während zu Patienten in früheren Stadien gastrointestinaler Karzinome mit kurativer Therapie bereits zahlreiche Untersuchungen vorliegen, wurde der Stellenwert von Trainingsprogrammen bei Tumorpatienten mit unheilbarer Erkrankung unter palliativer Chemo- oder Strahlentherapie bislang kaum untersucht (Lowe et al. 2009). Erste Untersuchungen und Fragebogenerhebungen weisen aber darauf hin, dass auch Patienten in palliativer Situation noch eigenständig körperlich aktiv sind, Interesse an bewegungstherapeutischen Trainingsmaßnahmen haben und davon profitieren können (Oechsle et al. 2011; Maddocks et al. 2011). Prospektive und kontrollierte Studien zur Effektivität von Bewegungstherapie sollten daher zukünftig nicht nur in der kurativen, sondern auch in der palliativen Erkrankungssituation durchgeführt werden.

15.5 Trainingsziele und Trainingsempfehlungen

Entsprechend den positiven Ergebnissen der oben genannten Studien und den pathophysiologischen Zusammenhängen sollte auch Patienten mit gastrointestinalen Tumoren eine regelmäßige körperliche Aktivität empfohlen werden.

Spezifische Empfehlungen zur Belastungsart und -dosierung für Patienten mit gastrointestinalen Tumoren können aber aufgrund der eingeschränkten Datenlage derzeit noch nicht ausgesprochen werden. Die formulierten Empfehlungen basieren größtenteils auf Erfahrungen aus der Praxis bzw. Expertenwissen oder sind aus tumorunspezifischen Trainingsempfehlungen abgeleitet.

Bei der Planung einer Bewegungstherapie ist es wichtig zu unterscheiden, in welcher Erkrankungsphase sich der Patient gerade befindet. Während einer kurativen Therapie und im Anschluss an diese stehen die Rehabilitation und die Verbesserung bzw. Wiederherstellung der Leistungsfähigkeit im Vordergrund. Bei Patienten mit unheilbarer Erkrankung geht es vornehmlich darum, ihnen in der verbleibenden Zeit eine möglichst hohe Lebensqualität zu erhalten, d.h. krankheits- oder therapiebedingte Symptome, wie z.B. Schmerzen, zu lindern und die Mobilität bzw. Selbstständigkeit der Patienten aufrechtzuerhalten. Nur so kann der Patient von diesen Trainingsmaßnahmen adäquat profitieren und auch Freude und Spaß an der Bewegung haben.

Ein körperliches Training sollte insbesondere bei unheilbar erkrankten Patienten und während einer onkologischen Therapie immer in enger Absprache mit dem behandelnden Onkologen und nach Untersuchung der aktuellen Leistungsfähigkeit und Belastbarkeit des Patienten durchgeführt werden. Dabei müssen eventuelle Kontraindikationen, wie unzureichende Blutwerte (Thrombozyten unter 20 µ/l, Hämoglobin unter 8 g/dl), instabile Knochenmetastasen, Bewusstseinseinschränkungen, Fieber oder starke Infekte und akute Blutungen ausgeschlossen werden. Vor Beginn des Trainings ist eine ausführliche »Beratungssprechstunde« zu empfehlen, in der der Patient Wünsche und Vorstellungen zum Training äußert und der Therapeut individuelle Möglichkeiten bespricht.

> ❯ In der Praxis haben sich Ausdauersportarten wie z.B. Fahrrad fahren und (Nordic-) Walking bewährt. Auch Geräte wie z.B. Ruderergometer oder Crosstrainer können in der Trainingstherapie hinzugezogen werden, um eine Abwechslung zu gewährleisten und um die Motivation der Patienten zu steigern.

Neben einem Ausdauertraining sollte aber auch dem Verlust der Muskelkraft entgegengewirkt werden. Durch ein kontrolliertes, submaximales Muskelaufbautraining kann die Atrophie der Muskulatur deutlich vermindert werden, was sich auch im Körpergewicht widerspiegelt. Weber et al. (2009) stellten eindeutig fest, dass innerhalb kürzester Zeit die Muskelkraft von Patienten mit gastrointestinalen Tumoren und tumorbedingter Kachexie um 20% zunimmt.

Unter Berücksichtigung der Einschränkungen kann ein körperliches Training auch bei Patienten mit einem Stomabeutel sehr gut durchgeführt werden. Um den Patienten eine Sicherheit bei der körperlichen Aktivität zu geben, hat sich in der Praxis der Stomagürtel bewährt, der keine weiteren Einschränkungen fordert.

Die positiven Einflüsse von körperlicher Aktivität wirken sich nicht nur auf den Körper aus, sondern auch auf das seelische und soziale Befinden. Die hier aufgeführten Empfehlungen haben sich in der Praxis bei gastrointestinalen Tumoren gut bewährt, auch wenn sie durch weitere Studien noch gestützt werden müssen.

15.5.1 Hauptmerkmale/-ziele des Trainings

Verbesserung der Leistungsfähigkeit durch aerobes Ausdauertraining (physiologische Ebene)
- Sportmedizinische Untersuchung und Leistungsdiagnostik vor Beginn der Intervention
- Strukturiertes und überwachtes Trainingsprogramm 2- bis 3-mal pro Woche über 20–45 Minuten (mindestens 12 Wochen)

Tab. 15.2 Empfehlungen zur Durchführung eines Krafttrainingsprogramms bei gastrointestinalen Tumoren. (In Anlehnung an Froböse u. Lagerstrøm 1991 sowie Schwan 2010)

Trainingsaufbau	Trainingsziel	Trainingsinhalt	Intensität
Vortraining/Senso-motorisches Training Stufe 1	Erlernen einer korrekten Bewegungsausführung Propriorezeption Verbesserung der intermuskulären Koordination	Kennenlernen der Trainingsgeräte Vibrationstraining (z.B. Galileo, Posturomed u.Ä.) Training auf instabilem Untergrund (Aero Steps)	<30% der Maximalkraft 5–10 Wiederholungen
Kraftausdauertraining Stufe 2	Verbesserung des aeroben Stoffwechsels und der intermuskulären Koordination	Übungen an Sequenztrainingsgeräten/Seilzügen, Hanteln, Thera-Band	30–50% der Maximalkraft 15–25 Wiederholungen/1–2 Serien
Muskelaufbautraining Stufe 3	Vergrößerung des Muskelquerschnitts (Hypertrophie), Verbesserung der intramuskulären Koordination	Übungen an Sequenztrainingsgeräten/Seilzügen	60–80% der Maximalkraft 12–15 Wiederholungen/1–3 Serien

- Kann eine Belastung in Form einer Dauermethode nicht durchgeführt werden, wählt man eine Intervallmethode
- Trainingsintensität bei 50–75% der maximalen Herzfrequenz
- Berücksichtigung des subjektiven Belastungsempfinden (z.B. Borg-Skala)
- Blutdruckkontrolle am Anfang und Ende der Intervention
- In der Akutklinik haben sich Geräte wie z.B. Fahrradergometer, Laufbänder, Crosstrainer und Handkurbelergometer bewährt, in der Nachsorge können Sportarten wie (Nordic-)Walking, Fahrrad fahren, Schwimmen und Wandern durchgeführt werden

- vorsichtig mit Bauchmuskelübungen für Patienten nach einer frischen Bauchoperation, langsame Steigerung des Gewichte
- Blutdruckkontrolle am Anfang und Ende der Intervention
- Krafttraining sollte mit einer Trainingsfrequenz 2- bis 3-mal pro Woche (im Wechsel mit Ausdauertraining) durchgeführt werden
- Isokinetische Kraftdiagnostik oder submaximale Krafttests bevorzugt
- Dynamisches Krafttraining sollte dem statischen Training vorgezogen werden
- Zur Schulung der Eigenwahrnehmung Kontrolle der Herzfrequenz und der RPE-Werte der Borg-Skala
- Pressatmung vermeiden und gezielte Atemhinweise geben

Steigerung der Muskelkraft

- Standardisierte Mobilisations- und Dehnungsübungen als Aufwärmung, Vorbereitung und Nachbereitung
- Besonderer Schwerpunkt soll auf das Erlernen einer korrekten Bewegungsdurchführung gelegt werden
- Beim Training sollten möglichst große Muskelgruppen beansprucht werden (vor allem Stärkung der Rumpfmuskulatur),

In **Tab. 15.2** sind Empfehlungen zur Durchführung eines Krafttrainings aufgeführt.

Abhängig vom Gesundheitszustand der Patienten müssen Intensität und Dauer der Trainingsphasen an die individuelle körperliche Leistungsfähigkeit angepasst werden. Patienten, die mit einer verminderten Fitness ein Training beginnen, werden langsam mit einem Vortraining an die Stufen 2 und

3 herangeführt, während Patienten mit einer höheren Fitness schneller zu einem Muskelaufbautraining gelangen können. Die Trainingsstufen müssen also abhängig vom Gesundheitszustand der Patienten individuell und mit unterschiedlicher Dauer durchgeführt werden.

Ein weiterer Eckpfeiler der Trainingsprogramme sollte ein Koordinationstraining sein, das die koordinativen Fähigkeiten der Patienten gezielt verbessert. Durch das Training wird erreicht, dass die Alltagshandlungen erleichtert, die Mobilität erhalten, Kraftverluste ausgeglichen sowie eine Bewegungsökonomisierung erreicht werden (Baumann u. Schüle 2008).

Das Koordinationstraining sollte beim Ausdauer- und Krafttraining berücksichtigt werden. Vornehmlich steht das Koordinationstraining in den ersten Therapieeinheiten im Vordergrund (z.B. Geräte wie Posturomed®, Therapiekreisel®, Galileo® u.Ä.).

Hauptmerkmale/-ziele des Trainings (psychologische Ebene)

- Wiedererlangung des Selbstvertrauens in den eigenen Körper
- Durch körperliche Aktivität aktiv gegen die Erkrankung ankämpfen
- Durch körperliche Aktivität den eigenen Körper positiv wahrnehmen
- Abbau von Ängsten
- Steigerung der Motivation

In der palliativen Phase besonders:
- Langer Erhalt einer hohen Lebensqualität
- Abbau von Ängsten
- Aufrechterhaltung der Mobilität und Selbstständigkeit

Hauptmerkmale/-ziele des Trainings (soziale Ebene)

- Förderung von Kontakten zu anderen Betroffenen
- Austausch von Erfahrungen und Informationen
- Gruppenerleben

- Spaß und Freude an der Bewegung mit anderen

15.6   Zusammenfassung

Die Prognose des kolorektalen Karzinoms hat sich in den letzten Jahren trotz steigender Inzidenz durch Optimierung der onkologischen Therapie deutlich verbessert. Die Behandlungen und die Tumorerkrankung selbst können beträchtliche Einschränkungen in der körperlichen Leistungsfähigkeit verursachen.

Darmkrebspatienten leiden häufig unter Verstopfung, Durchfall und Bauchschmerzen, aber auch an unspezifischen Nebenwirkungen, wie dem Fatigue-Syndrom, Übelkeit, Erbrechen und Schlafstörungen.

Bewegungstherapien sollten auch bei gastrointestinalen Tumoren ein wichtiger additiver Bestandteil der Behandlung sein, da sie die Leistungsfähigkeit und die Lebensqualität der Patienten verbessern und Symptome bzw. Nebenwirkungen lindern können.

Aufgrund der derzeit noch eingeschränkten Datenlage kann keine exakte Trainingsempfehlung für Patienten mit gastrointestinalen Karzinomen gegeben werden. Die Empfehlungen zur Art der Belastung, der Belastungsdosierung und Intensität basieren daher größtenteils auf Erfahrungen aus der Praxis und Expertenwissen. Aus Ausdauer-, Kraft- und Koordinationsübungen bestehende Trainingsprogramme scheinen nach aktueller Datenlage am effektivsten.

Die Zusammenarbeit zwischen dem behandelnden Onkologen, Sportwissenschaftlern und Physiotherapeuten ist unbedingt erforderlich, um eine konkrete und individuelle Bewegungstherapie durchführen zu können.

Literatur

Andreyev HJN, Norman AR, Oates J, Cunningham D (1998) Why do patients with weight loss have a worse outcome when undergoing chemotherapy for gastrointestinal malignancies? Eur J Cancer 34:503–509

Bachmann J, Heiligensetzer M, Krakowski-Roosen H, Büchler MW, Friess H, Martignoni ME (2008) Cachexia worsens prognosis in patients with resectable pancreatic cancer. J Gastrointest Surg 12:1193–1201

Baumann F, Schüle K (2008) Bewegungstherapie und Sport bei Krebs. Deutscher Ärzte-Verlag, Köln

Bellizzi KM, Rowland JH, Jeffery DD, McNeel T (2005) Health behaviors of cancer survivors: examining opportunities for cancer control intervention. J Clin Oncol 23:8884–8893

Berger AM, Grem JL, Visovsky C, Marunda HA, Yurkovich JM (2010) Fatigue and other variables during adjuvant chemotherapy for colon and rectal cancer. Oncol Nurs Forum 37:E359–369

Chan AT, Giovannucci EL (2010) Primary prevention of colorectal cancer. Gastroenterology 138:2029–2043

Chao A, Connell CJ, Jacobs EJ, McCullough ML, Patel AV, Calle EE, Cokkinides VE, Thun MJ (2004) Amount, type, and timing of recreational physical activity in relation to colon and rectal cancer in older adults: the Cancer Prevention Study II Nutrition Cohort. Cancer Epidemiol Biomarkers Prev 13:2187–2195

Courneya KS (2003) Exercise in Cancer Survivors: An Overview of Research. Medicine and Science in Sports and Exercise 35:1846–1852

Courneya K, Friedenreich CM, Quinney HA, Fields AL, Jones LW, Fairey AS (2003) A randomized trial of exercise and quality of life in colorectal cancer survivors. Eur J Cancer Care 12:347–357

Daudt HM, Cosby C, Dennis DL, Payeur N, Nurullah R (2011) Nutritional and psychosocial status of colorectal cancer patients referred to an outpatient oncology clinic. Support Care Cancer [Epub ahead of print]

Dimeo F, Stieglitz R, Novelli-Fischer U, Fetscher S, Keul J (1999) Effects of physical activity on the fatigue and psychologic status of cancer patients during chemotherapy. Cancer 85:2273–2277

Fairey AS, Courneya KS, Field CJ, Bell GJ, Jones LW, Mackey JR (2003) Effects of exercise training on fasting insulin, insulin resistance, insulin-like growth factors, and insulin-like growth factor binding proteins in postmenopausal breast cancer survivors: a randomized controlled trial. Cancer Epidemiol Biomarkers Prev 12:721–727

Froböse I, Lagerstrøm D (1991) Muskeltraining in Prävention und Rehabilitation nach modernen trainingswissenschaftlichen Prinzipien, Teil 1 u. 2. Gesundheitssport und Sporttherapie 1:12–13; 2:9–11

Haydon AM, Macinnis RJ, English DR, Giles GG (2006) Effect of physical activity and body size on survival after diagnosis with colorectal cancer. Gut 55:62–67

Jackson C, Cunningham D, Oliveira J (2009) ESMO Guidelines Working Group. Gastric cancer: ESMO clinical recommendations for diagnosis, treatment and follow-up. Ann Oncol 20, Suppl 4:34–36

Jemal A, Bray F, Center MM, Ferlay J, Ward E, Forman D (2011) Global cancer statistics. CA Cancer J Clin 61:69–90

Knols R, Aaronson NK, Uebelhardt D et al. (2005) Physical excercise in cancer patients during and after medical treatment. A systematic review of randomized and controlled trials. J Clin Oncol 23:3830–3842

Lowe SS, Watanabe SM, Courneya KS (2009) Physical Activity as a Supportive Care Intervention in Palliative Cancer Patients: A Systematic Review. J Support Oncol 7:27–34

Maddocks M, Armstrong S, Wilcock A (2011) Exercise as a supportive therapy in curable cancer: exploring patient preferences. Psychooncology 20:173–178

Mai PL, Sullivan-Halley J, Ursin G, Stram DO, Deapen D, Villaluna D, Horn-Ross PL, Clarke CA, Reynolds P, Ross RK, West DW, Anton-Culver H, Ziogas A, Bernstein L (2007) Physical activity and colon cancer risk among women in the California Teachers Study. Cancer Epidemiol Biomarkers Prev 16:517–525

Meyerhardt JA, Giovannucci EL, Holmes MD et al. (2006a) Physical activity and survival after colorectal cancer diagnosis. J Clin Oncol 24:3527–3534

Meyerhardt JA, Heseltine D, Niedzwiecki D, Hollis D, Saltz LB et al. (2006b) Impact of physical activity on cancer recurrence and survival in patients with stage III colon cancer: findings from CALGB 89803. J Clin Oncol 24:3535–3541

Meyerhardt JA, Giovannucci EL, Ogino S, Kirkner GJ, Chan AT et al. (2009a) Physical activity and male colorectal cancer survival. Arch Int Med 169:2102–2108

Meyerhardt JA, Ogino S, Kirkner GJ, Chan AT, Wolpin B et al. (2009b) Interaction of molecular markers and physical activity on mortality in patients with colon cancer. Clin Cancer Res 15:5931–5936

Mock V, Pickett M, Ropka ME, Muscari LinE, Stewart KJ, Rhodes VA et al. (2001) Fatigue and quality of life outcomes of exercise during cancer treatment. Cancer Pract 9:119–127

Na YM, Kim MY, Kim YK, Ha YR, Yoon DS (2000) Exercise therapy effect on natural killer cell cytotoxic activity in stomach cancer patients after curative surgery. Arch Phys Med Rehabil 81:777–779

Nilsen TI, Romundstad PR, Petersen H, Gunnell D, Vatten LJ (2008) Recreational physical activity and cancer risk in subsites of the colon (the Nord-Trondelag Health Study). Cancer Epidemiol Biomarkers Prev 17:183–188

Oechsle K, Jensen W, Schmidt T, Reer R, Braumann KM, de Wit M, Bokemeyer C (2011) Physical activity, quality of life, and the interest in physical exercise programs in patients undergoing palliative chemotherapy. Support Care Cancer 19:613–619

Schmiegel W, Pox C, Reinacher-Schick A et al. (2010) S3 guidelines for colorectal carcinoma: results of an evidence-based consensus conference on February 6/7, 2004 and June 8/9, 2007. Z Gastroenterol 48:65–136

Schwan U (2010) Krafttraining in der kardiologischen Sporttherapie. Bewegungstherapie und Gesundheitssport 26:104–107

Tisdale MJ (2002) Cachexia in cancer patients. Nat Rev Cancer 862–871

Weber MA, Krakowski-Roosen H, Schröder L, Kinscherf R, Krix M, Kopp-Hildebrandt W (2009) Morphology, metabolism, microcirculation and strength of skeletal muscles in cancer related cachexia. Acta Oncol 48:116–124

15

Brustkrebs

Freerk Baumann, Eva Zopf

16.1 Inzidenz

Jedes Jahr erkranken weltweit fast eine Millionen Frauen an Brustkrebs. In Deutschland erkrankt zurzeit jede neunte Frau an Brustkrebs. Mit 57.970 registrierten Erkrankungsfällen ist das Mammakarzinom die häufigste Krebserkrankung der Frau. Das mittlere Erkrankungsalter liegt bei 63,4 Jahren, und die 10-Jahres-Überlebensrate bei nicht-metastasiertem Brustkrebs beträgt 62%. Die meisten Frauen erkranken nach dem 50. Lebensjahr (Robert Koch-Institut 2010). Während die Inzidenz für Brustkrebs stetig ansteigt, nehmen die Mortalitätsraten seit Mitte der 1990er Jahre leicht ab. Grund hierfür ist eine frühzeitige Diagnose und somit frühzeitige Behandlung mit verbesserten medizinischen Möglichkeiten (Kirshbaum 2005). Berücksichtigt man alle Stadien, liegt die relative 5-Jahres-Überlebensrate derzeit bei mehr als 80%. Die Heilungsaussichten des Mammakarzinoms hängen vom Stadium der Erkrankung zum Zeitpunkt der Ersttherapie ab. Hierbei sind Tumorgröße, axillärer Lymphknotenbefall und der Hormonrezeptorstatus die Prognosefaktoren mit der größten Bedeutung. Die Ätiologie von Brustkrebs ist noch relativ unbekannt, dennoch gibt es eine Reihe von nachgewiesenen Risikofaktoren. Neben dem Alter werden eine frühe Menarche (unter 12 Jahren), Kinderlosigkeit, ein Alter über 30 Jahren bei der ersten Geburt und eine spät einsetzende Menopause (über 55 Jahre) als Risikofaktoren betrachtet (Sauer u. Janni 2007). Alkohol und Übergewicht zeigen ebenfalls eine Korrelation zur Entstehung von Brustkrebs (Lof 2009). Die Einnahme von Hormonen aufgrund von Wechseljahrbeschwerden bedeutet ebenfalls ein geringfügig erhöhtes Risiko. Letztlich lässt auch eine familiäre Disposition (Schwester, Mutter) das Risiko zur Entstehung von Brustkrebs um 5–7% erhöhen (Sauer u. Janni 2007).

16.2 Medizinische Behandlungsstandards

Die medizinische Therapie bei Brustkrebs basiert auf verschiedenen Säulen. Als Standardtherapieverfahren gelten die Operation, die (neo-)adjuvante Chemotherapie und die Bestrahlung. Ergänzt werden diese drei Komponenten durch die (Anti-) Hormontherapie. Mit gutem Erfolg werden in jüngster Zeit auch vermehrt Antikörpertherapien durchgeführt.

16.2.1 Operative Therapie

Im kurativen Ansatz erfolgt zur Behandlung von Brustkrebs immer eine Operation, um das primäre Ziel, die komplette Entfernung des Tumors, zu erreichen. Bei der Operation sind grundsätzlich zwei Vorgehensweisen möglich:

- Brusterhaltende Therapie (BET) mit Sentinel-Node-Biopsie (SNB) bzw. Axilladissektion,
- Mastektomie mit SNB oder Axiladissektion.

Die Operation erfolgt abhängig von Histologie und Stadium und mit ausreichendem Sicherheitsabstand. In über zwei Drittel aller Fälle ist eine brusterhaltende Operation möglich (BET). Die mit der Operation einhergehende (oder vorab durchgeführte) Lymphknotenresektion hat prognostische Bedeutung und gibt die weitere Therapie vor (Regierer u. Possinger 2005; Jonat u. Maass 2005).

16.2.2 Strahlentherapie

Durch die ionisierende Radiotherapie wird die DNS (Desoxyribonukleinsäure) der bösartigen Zellen geschädigt, sodass sich diese nicht mehr teilen und vermehren können. Ermöglicht wird dies durch die unterschiedliche Empfindlichkeit von Tumorgewebe und umgebendem Normalgewebe auf ionisierende Strahlung. Da Tumorzellen ein bestimmtes Reparatursystem fehlt, sind entsprechende Veränderungen durch die Strahlentherapie irreparabel und führen zum Zelltod. Ziel der postoperativen Strahlentherapie ist die Senkung des Lokalrezidivrisikos. Da das Mammakarzinom meist brusterhaltend operiert wird, ist eine Radiotherapie obligatorisch. In den meisten Fällen schließt die Bestrahlung an die Chemotherapie an. Durch die Bestrahlung kann das Risiko eines Lokalrezidivs so um mindestens 60% verringert werden (Jonat u. Maass 2005; Regierer u. Possinger 2005).

16.2.3 (Neo-)Adjuvante Chemotherapie

Die Chemotherapie hat in der onkologischen Behandlung den breitesten Anwendungsbereich. Es werden in der Regel per Infusion Zellgifte (Zytostatika) appliziert, die aus chemischen, mineralischen oder pflanzlichen Substanzen generiert wurden. Zumeist werden mehrere Zytostatika kombiniert, um alle Teilungsstadien der Tumorzelle zu erfassen. In Abhängigkeit von der histopathologischen Diagnose wird entschieden, ob eine Chemotherapie vor oder nach der Operation erfolgen soll. Meist wird die neo-adjuvante Chemotherapie bei inflammatorischen oder weit vorgeschrittenen Mammakarzinomen durchgeführt. Auf diese Weise soll der Tumor so weit verkleinert werden, dass er mittels einer brusterhaltende Operation vollständig entfernt werden kann. Vor allem im Frühstadium der Erkrankung reagieren die Tumorzellen sehr sensibel auf die Chemotherapie (Beyersdorff 2002, S. 40f). Beim Mammakarzinom sind dies die häufigsten Zytostatika: Cyclophosphamid, Methotrexat und Fluorouracil. Die Chemotherapie wird individuell auf die Patientin abgestimmt und hängt u.a. vom Alter, dem Hormonrezeptorstatus des Tumors, dem Nodalstatus (axillärer Lymphknotenbefall) und dem Malignitätsgrad ab (Kahlert et al. 2005).

16.2.4 (Anti-)Hormontherapie

Einige Tumoren besitzen Hormonrezeptoren für Östrogen und/oder Progesteron. Diese sind für eine gesteigerte Wachstumsrate der Tumorzellen verantwortlich. Werden diese hormonaktiven Tumoren mit Antihormonen behandelt, so können diese die Rezeptoren blockieren und die weitere Stimulation des Tumors vermeiden. Es wird die Ausschaltung der Ovarien mittels GnRH-Analoga (GnRH = Gonadotropin-releasing hormone) erreicht, die die Freisetzung von LHRH (Luteinizing-hormone-releasing hormone) aus der Hirnanhangsdrüse hemmen. Hierbei handelt es sich vor allem um das Antihormon Tamoxifen und um Aromatasehemmer (z.B. Aromasin, Arimidex und Femara). Anhand dieser Methode kann der Öst-

rogenspiegel abgesenkt und die Prognose deutlich verbessert werden (Barth u. Barth 2003).

16.2.5 Antikörper-Therapie

Bei etwa jeder vierten Brustkrebspatientin wird auf der Krebszelloberfläche der Wachstumsfaktor-Rezeptor HER2/neu nachgewiesen, der einen aggressiven Krankheitsverlauf sowie eine ungünstige Prognose bedeuten. Durch eine Behandlung mit einem monoklonalen Antikörper gegen den Rezeptor (Trastuzumab [Herceptin]) kann das Rezidivrisiko um etwa 50% gemindert werden.

16.3 (Patho-)Physiologische Zusammenhänge

Allgemeine Folgen der Brustkrebsdiagnose Die Diagnose »Brustkrebs« ist für jede Frau zunächst ein tiefer Schock. Viele Patientinnen erleben hochgradige Existenzängste und einen Rollenverlust als Frau (Kirshbaum 2005). Sie entwickeln Ängste und Unsicherheiten, die zunächst in einem Rückzugsverhalten aus dem Sozialleben münden. Die operationsbedingte Veränderung des Erscheinungsbildes der Frau bedeutet eine hohe psychische Belastung, die durch die Nebenwirkung der medizinischen Therapie, wie Haarausfall, Narbenbildung oder Gewichtszunahme, verstärkt wird. Die Alltags- und Freizeitaktivitäten werden zurückgefahren, was wiederrum eine Abnahme der körperlichen Leistungsfähigkeit bedeutet. Auch das Fatigue-Syndrom ist bei fast allen Brustkrebspatientinnen während der Chemotherapie zu beobachten. Die tatsächliche Ursache ist nicht eindeutig geklärt, es werden jedoch aktuell auch psychische Ursachen diskutiert. Die genannten, allgemeinen Folgeerscheinungen der Brustkrebserkrankung schränken die Lebensqualität der Frauen enorm ein und sind häufig noch Jahre nach Therapieende existent (Kirshbaum 2005).

Operation Nach der Operation erfahren viele Patientinnen eine eingeschränkte Beweglichkeit im Schulter-Arm-Bereich. Nach Entfernung der Lymphknoten oder im Zuge einer Bestrahlung kann es zudem zu einem Lymphödem kommen (Bennett Britton u. Purusgitham 2009). Etwa 20–30% aller Brustkrebspatientinnen entwickeln ein solches Ödem (Francis et al. 2006), welches jedoch ganz unterschiedlich ausgeprägt sein kann. Manche Patientinnen spüren es nicht einmal, während andere über Schmerzen, Spannungen der Haut und Kribbeln bzw. Taubheitsgefühlen in den Fingern klagen (Reinhardt 2006). Zurzeit gibt es keine Möglichkeiten, ein Lymphödem erfolgreich zu heilen.

Strahlentherapie Die Strahlentherapie kann eine Rötung, Schuppung oder ein Jucken der Haut verursachen. In dieser Zeit der Bestrahlung ist die Haut infektionsanfälliger und muss besonders geschont werden. Weitere Folgen können Müdigkeit oder Schluckbeschwerden sein, die jedoch in der Regel nach einigen Tagen oder Wochen wieder verschwinden (Reinhardt 2006). Die Bestrahlung kann auch ein Lymphödem oder als Spätfolge sogar Osteoporose hervorrufen (Hinrichs et al. 2004). Langfristig kann auch die Haut in Mitleidenschaft gezogen werden, welches sich in einer Braunfärbung oder in seltenen Fällen auch in einer Sklerosierung äußert (Sauer u. Janni 2007).

Chemotherapie Zu den häufigsten Nebenwirkungen der Chemotherapie zählen Blutbildveränderungen, Immunsuppression, Übelkeit und Erbrechen, Verdauungsstörungen, Haarausfall, Blutungsneigungen, Körpergewichtsveränderungen, Schleimhautentzündungen (v.a. der Mundschleimhaut), psychische Beeinträchtigungen und Fatigue (Vehlinger-Kaiser 2008; Reinhardt 2006). Die Chemotherapie verursacht wahrscheinlich auch eine Abnahme der Knochenmineraldichte (Swenson 2005) und kann langfristig auch zu Polyneuropathien, Schädigungen an den Eierstöcken, an der Lunge und am Herzmuskel führen (Stricker u. Jakobs 2008).

Hormontherapie Typische Beschwerden bei Frauen unter Hormontherapie sind u.a. Hitzewallungen, Fatigue, Osteoporose, Gewichtszunahme und trockene Schleimhäute (◘ Tab. 16.1). Das Medikament Tamoxifen ist verantwortlich für Blutgerinnungsstörungen (Thrombosen) sowie manchmal auch

◘ **Tab. 16.1** Die häufigsten Symptome, Nebenwirkungen und Folgeerscheinungen einer Brustkrebserkrankung und ihrer medizinischen Therapie auf physischer, psychischer und sozialer Ebene

Physische Ebene	Lymphödem Fatigue Schlafstörungen Hitzewallungen Einschränkung der Arm- und Schulterbeweglichkeit Gewichtszunahme Abnahme der Muskelkraft und Knochendichte Schmerzen
Psychische Ebene	Depressionen Ängste Antriebsarmut Geschwächtes weibliches Selbstwertgefühl und Selbstvertrauen
Soziale Ebene	Reduzierte Teilnahme am Sozialleben und Freizeitaktivitäten Beziehungsprobleme Reduzierte Erwerbstätigkeit
Folge	Abnahme der Lebensqualität

für Wucherungen an der Gebärmutterschleimhaut. Bei Aromatasehemmern können vermehrt Gelenkbeschwerden und Knochenschwächen (Osteoporose) beobachtet werden (Zivian u. Salgado 2008).

16.4   Aktuelle Studienlage

16.4.1 Allgemein

Im Forschungsfeld »Körperliche Aktivität bei Krebs« besteht die größte Studienlage mit Brustkrebspatientinnen, sodass der Erkenntnisstand bei dieser Entität aktuell am fundiertesten ist. Bereits 1980 demonstrierte Klaus Schüle an der Deutschen Sporthochschule Köln, dass ein bewegungsorientiertes Rehabilitationsprogramm für Brustkrebspatienten machbar und effektiv ist (Schüle 1983). Es folgten zahlreiche weitere Studien und positive Praxiserfahrungen, sodass die Deutschen Rentenversicherung 2007 erstmals »Leitlinien für die Rehabilitation von Patientinnen mit Brustkrebs« erstellte (Deutsche Rentenversicherung 2007). In der

◘ Tab. 16.2 Kontrollierte randomisierte Studien zur körperlichen Aktivität während verschiedener Phasen einer Brustkrebserkrankung

Interventionszeitpunkt	Intervention	Anzahl der Studien	Ergebnisse
Während der medizinischen Behandlung (Chemotherapie, Bestrahlung, Hormontherapie)	Krafttraining	5	Verbesserung von Muskelkraft, Lebensqualität, Selbstwertgefühl, Körperkomposition Reduktion von Fatigue
	Ausdauertraining	16	Verbesserung von aerober Fitness, Körperkomposition, Lebensqualität, Selbstwertgefühl, Muskelkraft, Aktivitätsniveau, Stimmung, Knochenmineraldichte, rotem Blutbild Reduktion von Fatigue, Ängsten, Depressionen, Schlafstörungen, Übelkeit, Blutdruck, Ruhe-Herzfrequenz
	Kombiniertes Ausdauer- und Krafttraining	7	Verbesserung von Muskelkraft, Körperkomposition, aerober Fitness, Aktivitätsniveau, Beweglichkeit, Lebensqualität Reduktion von Fatigue, Schmerzen
Nach Abschluss der medizinischen Behandlung	Krafttraining	5	Verbesserung von Muskelkraft, Körperkomposition, Lebensqualität, selbst wahrgenommenes Körperbild/Körpererleben
	Ausdauertraining	16	Verbesserung von aerober Fitness, Körperkomposition, Lebensqualität, Wohlbefinden, Selbstwertgefühl, Aktivitätsniveau, Vitalität, NK-Zell-Aktivität Reduktion von Fatigue, Depressionen, Ängste, Insulin, IGF-1
	Kombiniertes Ausdauer- und Krafttraining	8	Verbesserung von aerober Fitness, Körperkomposition, Aktivitätsniveau, Muskelkraft, Lebensqualität, Immunfunktion Reduktion von Fatigue, Ruhe-Herzfrequenz, Blutdruck

Praxis, d.h. in Akutkliniken, Rehabilitationszentren und Vereinen, haben sich körperliche Aktivitäten und Bewegungsangebote für Brustkrebspatientinnen fest etabliert und werden gut angenommen. In den ca. 950 Krebssportgruppen in Deutschland sind ca. 90% der Teilnehmer Brustkrebspatientinnen (► Kap. 22).

Die Vielzahl an positiven Effekten von regelmäßiger körperlicher Aktivität auf die Neben- und Auswirkungen einer Brustkrebserkrankung und ihrer medizinischen Therapie werden deutlich, wenn man die aktuelle Studienlage zusammenfasst. Betrachtet man ausschließlich die qualitativ hochwertigen Studien, d.h. solche, die ein randomisiertes und kontrolliertes Studiendesign und über 20 Probanden eingeschlossen haben, so finden sich aktuell 57 bewegungstherapeutische Interventionsstudien mit Brustkrebspatientinnen. Dabei wurden nur Studien berücksichtigt, die ein Ausdauertraining, ein Krafttraining oder ein kombiniertes Kraft- und Ausdauertraining untersucht haben. Unterteilt man die Studien in ihre Interventionszeitpunkte, so konnten 28 Studien ermittelt werden, die während der medizinischen Therapie (Chemotherapie, Bestrahlung, Hormontherapie) durchgeführt wurden, und 29, die nach Abschluss der medizinischen Behandlung stattfanden. In ◘ Tab. 16.2 sind zudem die physischen und psychischen Parameter aufgeführt, bei denen bereits signifikante Veränderungen durch körperliche Aktivität nachgewiesen werden konnten.

Sowohl während der medizinischen Therapie als auch in der Nachsorge wurden bisher vornehmlich die körperliche Leistungsfähigkeit (aerobe Fitness, Muskelkraft), das Fatigue-Syndrom, die Lebensqualität und die Körperkomposition untersucht, während Studien zur Immunfunktion, zur Knochendichte, Beweglichkeit, Symptomatik oder ausgewählten psychischen Parametern (u.a. Stimmung, Ängste) trotz erster positiver Ergebnissen nur vereinzelnd aufzufinden sind.

Obwohl die Studienanzahl relativ groß ist, bleibt zu vermerken, dass die methodische Qualität der Studien sowie die durchgeführten Bewegungsformen und deren Belastungsdosierungen stark variieren. Im Schnitt trainierten die Patientinnen 3-mal pro Woche, 20–50 Minuten bei einer moderaten Intensität. Die Interventionslänge betrug durchschnittlich 12–24 Wochen. Übereinstimmend mit anderen Übersichtsarbeiten kann festgehalten werden, dass sowohl ein Ausdauertraining als auch ein Krafttraining für Brustkrebspatientinnen während und nach der medizinischen Therapie sicher, effektiv und machbar ist (Kirshbaum 2006; Hayes et al. 2009; Courneya et al. 2002; Schmitz et al. 2010). Bewertet man die Evidenz der aktuellen Studienlage, so lässt sich feststellen, dass die höchste Evidenz im Bereich der physischen Parameter liegt. Sowohl während der Akutphase als auch in der Nachsorge kann durch körperliche Aktivität die körperliche Funktionsfähigkeit, aerobe Fitness und/oder Muskelkraft verbessert werden. Eine Reihe von Studien zeigen, dass sowohl durch ein aerobes Ausdauertraining über 12–15 Wochen als auch ein kombiniertes Training aus Kraft- und Ausdauerkomponenten über sechs Monate die kardiovaskuläre Fitness von Brustkrebspatientinnen gesteigert werden kann (Courneya et al. 2003; Daley et al. 2007; Fairey et al. 2005; Hutnick et al. 2005; Nikander et al. 2007; Pinto et al. 2003, 2005). Auch eine Zunahme an wöchentlicher körperlicher Aktivität im Alltag konnte durch bewegungstherapeutische Interventionen bei Brustkrebspatientinnen, über den Zeitraum der Intervention, verzeichnet werden (Irwin et al. 2008; Ligibel et al. 2008; Matthews et al. 2007; Pinto et al. 2005; Vallance et al. 2007). In diesem Zusammenhang weisen erste Untersuchungen darauf

hin, dass ein höheres körperliches Aktivitätsniveau auch das Mortalitätsrisiko senken kann (Holmes et al. 2005). Studien, bei denen die Teilnehmerinnen eine Zunahme der Muskelkraft verzeichneten, boten als Bewegungsintervention vornehmlich ein isoliertes Krafttraining (Ohira et al. 2006; Schmitz et al. 2005) oder ein kombiniertes Training aus Kraft- und Ausdauerelementen zwischen 7 und 24 Wochen an (Ligibel 2009; Hutnick 2005; Heim et al. 2007). Die Evidenz – bezogen auf Körperkomposition, Lebensqualität, Fatigue, Angst und Depressionen – ist etwas schwächer, jedoch wurden bereits positive Einflüsse durch einige randomisiert-kontrollierte Studien nachgewiesen (Schmitz .et al. 2010). So konnten beispielsweise positive Auswirkung auf den Fatigue-Zustand (Milne et al. 2008; Daley et al. 2007; Heim et al. 2007; Pinto et al. 2005; Courneya et al. 2003) und die Lebensqualität (Milne et al. 2008; Daley et al. 2007; Vallance et al. 2007; Heim et al. 2007; Ohira et al. 2006; Courneya et al. 2003) durch ein isoliertes Ausdauertraining, Krafttraining oder auch ein gemischtes Kraft- und Ausdauertraining aufgezeigt werden. Neben den beschriebenen Interventionen gibt es mittlerweile auch eine Reihe von Studien zum Tanzen, Yoga oder Tai Chi, die sowohl positive physische als auch positive psychische Effekte nachweisen konnten (Mustian et al. 2006; Sandel et al. 2005; Culos-Reed et al. 2006). Welche Bewegungsformen und Belastungsdosierungen in welchen Therapiephasen am effektivsten sind, bleibt noch zu klären. In jedem Fall sollte Inaktivität vermieden werden, um u.a. eine Abnahme der körperlichen Leistungsfähigkeit und letztlich eine Reduktion der Lebensqualität zu vermeiden (Baumann u. Schüle 2008).

16.4.2 Metastasen

Die positive medizinische Entwicklung hat auch bei Frauen mit einer fortgeschrittenen Brustkrebserkrankung Einzug erhalten, sodass die Betroffenen mit ihrer Erkrankung immer länger leben. Eine Quantität muss jedoch auch immer mit einer Qualität einhergehen, daher sind supportive Maßnahmen in diesem Kontext unumgänglich. Bis dato gibt es dagegen so gut wie keine Studien, die das Potential körperlicher Aktivitäten und seiner Effekt bei metastasierten Mammakarzinomerkrankungen evaluiert haben. Demnach tendiert die aktuelle wissenschaftliche Aussagekraft zu körperlicher Aktivität bei fortgeschrittenem Brustkrebs gegen null. In einigen Studien wurden unterschiedliche Krebsentitäten, u.a. Patienten mit metastasiertem Mammakarzinom, involviert und die positiven Effekte auf Fatigue, Angstzustände, psychischen Stress und somatische Beschwerden nachgewiesen (Dimeo et al. 1999). Die senkenden Einflüsse auf das Fatigue-Syndrom konnten durch Kräftigungsübungen im Sitzen bei Patientinnen mit fortgeschrittenen Brustkrebserkrankungen bestätigt werden. Die 38 Probandinnen in einer RCT-Studie führten ihre Intervention als Home-based-Programm während der Chemotherapie durch (Headley et al. 2004). In einzelnen Case Reports wurden die Effekte von körperlichem Training bei Frauen mit Knochenmetastasen untersucht und festgestellt, dass gezielte Bewegungsprogramme machbar, sicher und leistungssteigernd sind (Crevenna et al. 2003).

Die Praxis zeigt, dass körperliche Aktivitäten bei fortgeschrittenem Mammakarzinom notwendige Maßnahmen zur Vermeidung von Bewegungsmangelerkrankungen, zum Erhalt der Mobilität und zur Stabilisierung der Lebensqualität sind. Lange Zeit ist man von einer negativen Wirkung durch Bewegung und Sport bei Metastasen ausgegangen. Zahlreiche Erfahrungsberichte von Betroffenen deuten jedoch auf eine gute Machbarkeit und Effektivität hin.

Die Bewegungsempfehlung bei fortgeschrittenen Brustkrebserkrankungen wird sehr individuell definiert. Diese hängen von der Lokalisation und Ausprägung der Metastasen ab. Entsprechend dieser wichtigen ärztlichen Diagnostik können dann gezielte Bewegungsempfehlungen definiert werden. Bei Knochenmetastasen wurde lange Zeit aufgrund eines möglichen Frakturrisikos vor körperlicher Aktivität gewarnt, doch kann sich die Bewegungstherapie den spezifischen Gegebenheiten der Metastasierung anpassen. Die nicht betroffene Knochenstruktur sollte nicht durch Bewegungsmangel einem osteoporotischen Prozess ausgesetzt werden; körperliche Aktivität kann eine zusätzliche Stabilität des Knochens erreichen. Auch bei Lebermetastasen sind moderate körperliche Aktivitäten machbar. Ist der Metastasierungsstatus sehr ausge-

prägt, sollten niedrige Intensitäten gewählt werden, um eine übermäßige Durchblutung der Leber zu verhindern. Auch bei Lungenmetastasen hängt die Belastbarkeit von der Metastasierung ab. Patientinnen mit Hirnmetastasen können ebenfalls körperlich aktiv sein; in diesem Fall sind Bewegungsform und Trainingsintensitäten von der Lokalisation der Tochtergeschwulste abhängig. Denn manche Patientinnen neigen zu epileptischen Anfällen, die etwa im Schwimmbad lebensgefährlich sein könnten. Auch hier sind sanfte Bewegungsformen zu empfehlen, die im Idealfall im Schutz der Gruppe erlebt werden. Bei einer eingeschränkten Motorik werden Koordinationsspiele in den Bewegungsplan eingebunden, und zur Verbesserung der kognitiven Fähigkeiten werden Bewegungseinheiten mit Gedächtnisübungen kombiniert (▶ Kap. 20).

16.4.3 Ausdauertraining

Das aerobe Ausdauertraining ist die Bewegungsform, die bei Brustkrebspatientinnen derzeit am umfangreichsten untersucht wurde und ausgeprägte positive Effekte aufweist (◘ Tab. 16.2). Sowohl während als auch nach der medizinischen Behandlung kann es primär empfohlen werden. In den meisten Studien wurde als Intervention ein Walkingprogramm oder ein Fahrradergometertraining durchgeführt (Kirshbaum 2006).

Die meisten Frauen bevorzugen ein moderates Training wie Walking, welches sich auch aufgrund der direkten Auswirkung auf die Aktivitäten des täglichen Lebens anbietet (Courneya et al. 2002; Pinto u. Maruyama 1999). Zudem eignen sich moderate körperliche Aktivitäten für die meisten Krebspatienten, weil sie eher beibehalten werden und ein geringeres Verletzungsrisiko als intensive körperliche Aktivitäten aufweisen (Pinto u. Maruyama 1999). Die Beweglichkeitseinschränkungen und reduzierte Muskelausdauer des Schultergürtels bei Brustkrebspatienten können durch den Stockeinsatz beim Nordic-Walking, im Vergleich zu einer normalen Walkinggruppe, deutlich verbessert werden (Sprod et al. 2005). Aber auch Wandern, Laufen, Schwimmen, Skilanglauf etc. sind mögliche Bewegungsformen für Brustkrebspatientinnen (Hayes et al. 2009; Baumann 2008). Beachtet werden muss jedoch das erhöhte Infektionsrisiko für Patientinnen in Schwimmbädern und öffentlichen Einrichtungen sowie die erhöhte Frakturgefahr bei Patientinnen mit Knochenmetastasen oder Osteoporose (Hayes et al. 2009; Schmitz et al. 2010).

Die bisher durchgeführten Studien zum aeroben Ausdauertraining mit Brustkrebspatientinnen wählten im Schnitt eine Belastungsdauer von 15–45 Minuten in drei Trainingseinheiten pro Woche und als Belastungsintensität vornehmlich moderate Intensitäten, die 60–85% der maximalen Herzfrequenz oder ca. 50–75% der maximalen Sauerstoffaufnahmefähigkeit entsprechen. Als subjektiver Anhaltspunkt kann zudem die Borg-Skala genutzt werden, bei der die Belastung als »etwas anstrengend« empfunden werden sollte (11–14) (Hayes et al. 2009). Die zu wählende Trainingsintensität ist abhängig vom aktuellen Leistungsstand und von der medikamentösen Behandlung der Patientin und sollte mit steigender Fitness erhöht werden (Hayes et al. 2009; Courneya et al. 2002). Untrainierte oder leistungsschwächere Patientinnen profitieren bereits von einem Training mit niedrigen Intensitäten oder einem Intervalltraining.

> **Empfehlungen für das Ausdauertraining**
> - Basis des aeroben Ausdauertrainings bildet die Dauermethode
> - Ein aerobes Ausdauertraining sollte regelmäßig, mindestens 2- bis 3-mal pro Woche, durchgeführt werden
> - Eine Belastungsdauer von 15–45 Minuten sollte angestrebt werden
> - Eine Trainingsintensität von 60–80% der maximalen Herzfrequenz bzw. 50–75% der maximalen Sauerstoffaufnahmefähigkeit ermöglicht ein sicheres und effektives Training
> - Bei leistungsschwächeren Patienten ist ein tägliches Training mit geringerer Intensität und kürzerer Dauer oder ein Intervalltrainings als Einstieg zu wählen
> - Nordic-Walking stellt eine sehr effektive Bewegungsform dar

16.4.4 Krafttraining

Immer mehr Studien untersuchen die Auswirkungen eines Krafttrainings bei Brustkrebspatientinnen in der Akutphase und Nachsorge. Aktuell existieren zehn qualitativ hochwertige Krafttrainingsstudien, die auf positive Veränderungen im Bereich Muskelkraft, Lebensqualität, Körperkomposition, Fatigue und Selbstwertgefühl hindeuten (Headley et al. 2004; Courneya et al. 2007; Schwartz et al. 2007, 2009; Sagen et al. 2009; Schmitz et al. 2005, 2009; Ahmed et al. 2006; Ohira et al. 2006; Speck et al. 2009). Die Bedenken, dass Bewegung, vor allem Krafttraining, die Entwicklung eines Lymphödems begünstigen könnte, wurden durch erste Studien widerlegt. So beschrieben u.a. McKenzie et al. (2003) und Schmitz et al. (2005, 2009), dass durch kräftigende oder gymnastische Übungen des Oberkörpers keine signifikanten Veränderungen des Armvolumens entstehen, auch nicht bei Patienten, die bereits ein Lymphödem entwickelt haben.

> **⟩** Hervorzuheben ist, dass Patientinnen mit einem Lymphödem unter körperlicher Schonung ein doppelt so hohes Risiko haben, den Zustand ihres Ödems (Schmerzen, Schweregefühl etc.) zu verschlimmern (Schmitz et al. 2009).

Die bisher durchgeführten Studien mit Krafttrainingskomponenten wurden sowohl »home-based« als auch als betreutes Bewegungsprogramm angeboten. Um Verletzungen zu vermeiden und eine korrekte Bewegungsausführung zu schulen, sollten jedoch die ersten Trainingseinheiten betreut werden (Courneya u. Friedenreich 2011; Courneya et al. 2002). In der Praxis durchgesetzt hat sich ein dynamisches Krafttraining, das möglichst viele Muskelgruppen anspricht. Im Schnitt wurden in den bisher veröffentlichten Studien 8–12 Übungen pro Trainingseinheit durchgeführt, wobei jede Übung in 1–3 Sätzen 8- bis 12-mal wiederholt wurde. Die Belastungsintensität lag dabei zwischen 60 und 85% des 1-RM. Eine progressive Steigerung des Krafttrainings ist notwendig, um die Leistungsfähigkeit zu steigern. Dabei wird zunächst eine Steigerung der Wiederholungszahlen und der Serien angestrebt, bevor der Widerstand erhöht wird (Hayes et al. 2009; Courneya u. Friedenreich 2011). Vor allem bei Bewegungen im Schulter-Arm-Bereich kann es zu Verletzungen kommen, wenn die Schmerzgrenze nicht eingehalten wird. Leichte Schmerzen können toleriert werden, jedoch sollte eine Übung bei zunehmendem Schmerz oder Symptomen eines Lymphödems in ihrer Intensität reduziert oder abgebrochen werden (Baumann 2008; Courneya u. Friedenreich 2011). Auch im Bereich des Krafttraining muss auf eine erhöhte Frakturgefahr bei Risikopatienten geachtet werden (Schmitz et al. 2010; Courneya u. Friedenreich 2011).

> **Empfehlungen für das Krafttraining**
> - Ein dynamisches Krafttraining mit Brustkrebspatientinnen hat bereits in der Behandlungsphase positive physische und psychische Effekte.
> - Um die gewünschten Trainingseffekte zu erzielen, wird eine Trainingsdauer von mindestens zwölf Wochen mit 2–3 Trainingseinheiten pro Woche empfohlen.
> - Das Training sollte möglichst viele und große Muskelgruppen ansprechen, sodass ein Ganzkörpertraining garantiert ist.
> - In 2–4 Sätzen mit jeweils 8–12 Wiederholungen sind Belastungsintensitäten zwischen 60 und 85% des 1-RM machbar.
> - Um eine korrekte Bewegungsausführung zu schulen und Verletzungen zu vermeiden, sollte das Training zunächst unter Anleitung und Betreuung erfolgen.

16.5 Trainingsziele und Trainingsempfehlungen

Regelmäßige körperliche Aktivität hat eine Vielzahl von positiven Effekten.

> **Positive Effekte körperlicher Aktivität**
> - Verbesserung der kardiovaskulären oder kardiorespiratorischen Fitness
> - Verbesserung des körperlichen Aktivitätsniveaus
> - Verbesserung des Wohlbefindens und der psychischen Gesundheit

> - Verminderung der Fatigue-Symptomatik
> - Zunahme der Muskelkraft
> - Verbesserung der Gelenkbeweglichkeit
> - Verbesserung der Immunfunktion
> - Verbesserung der Überlebenswahrscheinlichkeit

> **Hauptziele für das Training**
> - Verbesserung der muskulären und aeroben Fitness
> - Steigerung der Körperwahrnehmung und Koordination
> - Reduktion der Fatigue-Symptomatik
> - Verbesserung des Wohlbefindens und der Lebensqualität
> - Vermeidung von Folgeerkrankungen (u.a. Übergewicht, Diabetes, kardiovaskuläre Erkrankungen)

Ausgehend von der aktuellen Studienlage und Erkenntnissen können folgende Empfehlungen für körperliche Aktivitäten gegeben werden.

Aus der Praxis und von generellen Bewegungsempfehlungen für Krebspatienten abgeleitet, empfiehlt es sich dabei bei leistungsschwächeren Patienten oder bei denen, die schwere Therapienebenwirkungen oder eine chronische Erkrankung haben, gegebenenfalls ein tägliches Training mit niedrigeren Intensitäten über 10–15 Minuten durchzuführen oder anhand eines extensiven Intervalltrainings die gewünschte Gesamtdauer zu erreichen (Hayes et al. 2009).

> **Empfehlungen für das Training mit einem Lymphödem**
> - Grundsätzlich sind körperliche, auch armbelastende Bewegungsformen mit einem Lymphödem zu machbar und zu empfehlen.
> - Was ein Ödem vermindert oder verstärkt, kann sehr unterschiedlich sein!
> - Zur muskulären Stabilisierung ist zu Beginn ein 8- bis 12-wöchiges Krafttrainingsprogramm zu empfehlen, ehe die Patientin

schließlich mit Ihrer bevorzugten Bewegungsform beginnt.

- Zunächst muss sich die Patientin neu kennenlernen, um dahingehend herauszufinden, welche Bewegungsformen individuell gut tun.
- Mit kurzen, sanften Belastungen anfangen und nachspüren.
- Falls sich das Lymphödem »nicht meldet«, können die Belastungen langsam gesteigert werden.

! **Entwickelt sich unter körperlicher Aktivität ein Lymphödem, so sollte die Patientin zur Akutbehandlung in den folgenden zwei Tagen einen Physiotherapeuten mit Zusatzqualifikation »Lymphdrainage« aufsuchen.**

16.6   Zusammenfassung

Die aktuelle Studienlage verdeutlicht, dass körperliche Aktivität in der Rehabilitation von Brustkrebspatientinnen nicht nur machbar und sicher, sondern auch sehr effektiv sein kann. Die meisten wissenschaftlichen Untersuchungen zu körperlicher Aktivität bei Krebs wurden mit Brustkrebspatienten durchgeführt. Sie bilden daher die Grundlage der meisten Bewegungsempfehlungen für Krebspatienten.

Durch ein regelmäßiges Ausdauer- und Krafttraining können die Belastbarkeit erhöht, die Beschwerden und Nebenwirkungen der Therapie reduziert und die Lebensqualität gesteigert werden. Patientinnen mit einem Lymphödem haben unter körperlicher Schonung ein doppelt so hohes Risiko, den Zustand ihres Ödems (Schmerzen, Schweregefühl etc.) zu verschlimmern.

Zu körperlicher Aktivität mit Metastasen gibt es bislang kaum Studien.

Literatur

Ahmed RL, Thomas W, Yee D, Schmitz KH (2006) Randomized controlled trial of weight training and lymphedema in breast cancer survivors. J Clin Oncol 24:2765–2772

Barth V, Barth A (2003) Brustkrebs: schnell verstehen – richtig behandeln. Trias-Verlag, Stuttgart

Baumann FT (2008) Bewegungstherapie und Sport bei Mamma- und Prostatakarzinom: ein Überblick. Bewegungstherapie und Gesundheitssport 24(5):182–185

Baumann FT, Schüle K (Hrsg) (2008) Bewegungstherapie und Sport bei Krebs-Leitfaden für die Praxis. Deutscher Ärzte-Verlag, Köln

Bennett Britton TM, Purusgitham AD (2009) Understanding breast cancer-related lymphoedema. The Surgeon 7(2):120–124

Beyersdorff D (2002) Ganzheitliche Krebs-Behandlung. Trias-Verlag, Stuttgart

Courneya KS, Friedenreich CM (2011) Physical Activity and Cancer. Springer, Berlin Heidelberg New York Tokyo

Courneya KS, Mackey JR, McKenzie DC (2002) Exercise for Breast Cancer Survivors. The Physician and Sportsmedicine 30(8)

Courneya KS, Mackey JR, Bell GJ, Jones LW, Field CJ, Fairey AS (2003) Randomized Controlled Trial of Exercise Training in Postmenopausal Breast Cancer Survivors: Cardiopulmonary and Quality of Life Outcomes. Journal of Clinical Oncology 21(9):1660–1668

Courneya KS, Segal RJ, Mackey JR et al. (2007) Effects of aerobic and resistance exercise in breast cancer patients receiving adjuvant chemotherapy: a multicenter randomized controlled trial. J Clin Oncol 25:4396–4404

Crevenna R, Schmidinger M, Keilani M, Nuhr M, Fialka-Moser V, Zettinig G, Quittan M (2003) Aerobic exercise for a patient suffering from metastatic bone disease. Supportive Care in Cancer 11(2):120–122

Culos-Reed SN, Carlson LE, Daroux LM, Hately-Aldous S (2006) A Pilot Study of Yoga for Breast Cancer Survivors: Physical and Psychological Benefits. Psycho-Oncology 15(10):891–897

Daley AJ, Crank H, Saxton JM, Mutrie N, Coleman R, Roalfe A (2007) Randomized Trial of Exercise Therapy in Women Treated for Breast Cancer. Journal of Clinical Oncology 25(13):1713–1721

Deutsche Rentenversicherung (2007) Leitlinien für die Rehabilitation von Patientinnen mit Brustkrebs – Pilotversion

Dimeo F, Stieglitz RD, Novelli-Fischer U, Fetscher S, Keul J (1999) Effects of physical activity on the fatigue and psychologic status of cancer patients during chemotherapy. Cancer 85(10):2273–2277

Fairey AS, Courneya KS, Field CJ, Gordon JB, Jones LW, Mackey JR (2005) Randomized Controlled Trial of Exercise and Blood Immune Function in Postmenopausal Breast Cancer Survivors. Journal of Applied Physiology 98(4):1534–1540

Francis WP, Abghari P, Du W, Rymal C, Suna M, Kosir MA (2006) Improving surgical outcomes: standardizing the reporting of incidence and severtity of acute lymphedema after sentinel lymph node biopsy and axillary lymph node dissection. Am J Surg 192(5):636–639

Hayes S, Spence R, Galvao D, Newton R (2009) Australian Association for Exercise and Sport Science Position Stand: Optimising cancer outcomes through exercise. Journal of science and medicine in sport/Sports Medicine Australia 12:428–434

Headley JA, Ownby KK, John LD (2004) The effect of seated exercise on fatigue and quality of life in women with advanced breast cancer. Oncol Nurs Forum 31:977–983

Heim ME et al (2007). Randomized Controlled Trial of a Structured Training Program in Breast Cancer Patients with Tumor-Related Chronic Fatigue. Oncology 30:429–434

Hinrichs CS, Watroba NL, Rezaishiraz H, Giese W, Hurd T, Fassl KA et al. (2004) Lymphoedema secondary to postmastectomy radiation: incidence and risk factors. Ann Surg Oncol 11(6):573–580

Holmes MD, Chen WY, Feskanich D, Kroenke CH, Colditz GA (2005) Physical activity and survival after breast cancer diagnosis. JAMA 293:2479–2486

Hutnick NA, Williams NI, Kraemer WJ, Orsega-Smith E, Dixon RH, Bleznak AD, Mastro AM (2005) Exercise and Lymphocyte Activation following Chemotherapy for Breast Cancer. Medicine and science in sports and exercise 37(11):1827–1835

Irwin ML, Cadmus L, Alvarez-Reeves M, O'Neil M, Mierzejewski E, Latka R et al. (2008) Recruiting and retaining breast cancer survivors into a randomized controlled exercise trial: the Yale Exercise and Survivorship Study. Cancer 112(11, Suppl):2593–2606

Jonat W, Maass N (2005) Mammakarzinom – aktuelle Diagnostik und Therapie. Uni-Med, Bremen

Kahlert S, Bischoff J, v Bismarck F, Eiermann W et al. (2005) Adjuvante Hormon- und Chemotherapie. In: Tumorzentrum München (Hrsg) Manual Mammakarzinome. Empfehlungen zur Diagnostik, Therapie und Nachsorge. W. Zuckschwerdt, München

Kirshbaum M (2005) Promoting physical exercise in breast cancer care. Nursing Standard 19(41):41–48

Kirshbaum M (2006) A review of the benefits of whole body exercise during and after treatment for breast cancer. Journal of Clinical Nursing 16:104–121

Ligibel JA, Campbell N, Partridge A, Chen WY, Salinardi T, Chen H et al. (2009) Impact of a Mixed Strength and Endurance Exercise Intervention on Insulin Levels in Breast Cancer Survivors. Journal of Clinical Oncology 26(6):907–912

Lof M (2009) Impact of diet on breast cancer risk. Current opinion in obstetrics & gynecology 21(1):80–85

Matthews CE, Wilcox S, Hanby CL, Der Ananian C, Helmey SP, Tebeb G et al. (2007) Evaluation of a 12-week home-based walking intervention for breast cancer survivors. Supportive Care Cancer 15(2):203–211

McKenzie DC, Kalda AL (2003) Effect of upper extremity exercise on secondary lymphedema in breast cancer patients: a pilot study. Journal of Clinical Oncology 21(3):463–466

Milne HM, Wallman KE, Gordon S, Courneya KS (2008) Effects of a combined aerobic and resistance exercise program in breast cancer survivors: a randomized controlled trial. Breast Cancer Res Treat 108:279–288

Mustian KM, Katula JA, Zhao H (2006) A Pilot Study to Assess the Influence of Tai Chi Chuan on Functional Capacity. Supportive Oncology 4(3):139–145

Nikander R, Sievänen H, Ojala K, Oivanen T, Kellokumpu-Lehtinen P-L, Saarto T (2007) Effect of a vigorous aerobic regimen on physical performance in breast cancer patients- a randomized controlled pilot trial. Acta Oncologica 46:181–186

Ohira T, Schmitz KH, Ahmed RL, Yee D (2006) Effects of weight training on quality of life in recent breast cancer survivors: the Weight Training for Breast Cancer Survivors (WTBS) study. Cancer 106:2076–2083

Pinto BM, Maruyama NC (1999) Exercise in the rehabilitation of breast cancer survivors. Psycho-oncology 8(3):191–206

Pinto BM, Clark MM, Maruyama NC, Feder SI (2003) Psychological and Fitness Changes Associated with Exercise Participation among Women with Breast Cancer. Psycho-Oncology 12(2):118–126

Pinto BM, Frierson GM, Rabin C, Trunzo JJ, Marcus BH (2005) Home-based Physical Activity Intervention for Breast Cancer Patients. Journal of Clinical Oncology 23(15):3577–3587

Regierer AC, Possinger K (2005) Mammakarzinom. Manual Diagnostik und Therapie. Deutscher Ärzte-Verlag, Köln

Reinhardt V (2006) Brustkrebs – Vorbeugen und richtig behandeln. Compact Verlag, München

Robert Koch-Institut und Gesellschaft der epidemiologischen Krebsregister e.V. (GEKID) (2010) Krebs in Deutschland 2005/2006 – Häufigkeiten und Trends. RKI, Berlin

Sagen A, Karesen R, Risberg MA (2009) Physical activity for the affected limb and arm lymphedema after breast cancer surgery. A prospective, randomized controlled trial with two years follow-up. Acta Oncol 48(8):1102–1110

Sandel SL, Judge JO, Landry N, Faria L, Ouellette R, Majczak M (2005) Dance and movement program improves quality-of-life measures in breast cancer survivors. Cancer Nurs 28(4):301–309

Sauer H, Janni W (Hrsg) (2007) Fragen und Antworten zum Mammakarzinom. Zuckschwerdt Verlag, München

Schmitz KH, Ahmed RL, Hannan PJ, Yee D (2005) Safety and Efficacy of Weight Training in Recent Breast Cancer Survivors to Alter Body Composition, Insulin, and Insulin-Like Growth Factor Axis Proteins. Cancer Epidemiology, Biomarkers & Prevention 14(7):1588–1595

Schmitz KH, Ahmed RL, Troxel A, Cheville A, Smitz R, Grant LL, Bryan CJ, Williams-Smith CT, Greene QP (2009) Weight lifting in women with breast cancer-related lymphedema. N Engl J Med 361:644–673

Schmitz KH, Courneya KS, Matthews C, Demark-Wahnefried W, Galvao DA, Pinto BM et al. (2010) American College of

Sports Medicine roundtable on exercise guidelines for cancer survivors. Med Sci Sports Exerc 42(7):1409–1426

Schüle K (1983) Zum Stellenwert der Sport- und Bewegungstherapie bei Patientinnen mit Brust- oder Unterleibskrebs. Rehabilitation 22:36–39

Schwartz AL, Winters-Stone K (2009) Effects of a 12-month randomized controlled trial of aerobic or resistance exercise during and following cancer treatment in women. Phys Sportsmed 37:1–6

Schwartz AL, Winters-Stone K, Gallucci B (2007) Exercise effects on bone mineral density in women with breast cancer receiving adjuvant chemotherapy. Oncol Nurs Forum 34(3):627–633

Speck RM, Gross CR, Holmes JM, Ahmed RL, Lytle LA, Hwang WT et al. (2009) Changes in Body Image and Relationship Scale following a one-year strength training trial for breast cancer survivors with or at risk of lymphedema. Breast Cancer Res Treat 121(2):421–430

Sprod LK, Drum SN, Bentz AT, Carter SD, Schneider CM (2005) The effects of walking poles on shoulder function in breast cancer survivors. Integrative Cancer Therapies 4(4):287–293

Stricker CT, Jakobs LA (2008) Physical late effects in adult cancer survivors. Oncol Nurse Ed 22(8):33–42

Swenson K et al. (2005) Interventions to Prevent Loss of Bone Mineral Density in Women Receiving Chemotherapy for Breast Cancer. Clinical Journal of Oncology Nursing 9(2):177–184

Vallance KH, Courneya KS, Plotnikoff RC, Yasui Y, Mackey JR (2007) Randomized Controlled Trial of the Effects of Print Materials and Step Pedometers on Physical Activity and Quality of Life in Breast Cancer Survivors. Journal of Clinical Oncology 25(17):2352–2359

Vehlinger-Kaiser U (2008) Hämatologie und Onkologie. Zuckschwerdt Verlag, München

Zivian MT, Salgado B (2008) Side effects revisited: Woman's Experience with aromatase inhibitors. Breast Cancer Action, San Francisco

Prostatakrebs

Eva Zopf, Freerk Baumann

17.1   Inzidenz

Das Prostatakarzinom ist eine im höheren Lebensalter auftretende, zunächst langsam wachsende Krebserkrankung beim Mann, die vom Drüsengewebe der Prostata ausgeht.

Die Anzahl der jährlichen Neuerkrankungen von Prostatakrebs liegt derzeit bei über 60.120 in Deutschland. Nach Angaben des Tumorregisters München und des Robert Koch-Instituts stieg die Inzidenz innerhalb der letzten acht Jahre um mehr als 50%. Mit ca. 26% aller neu aufgetretenen Tumorerkrankungen ist das Prostatakarzinom die häufigste Krebsentität beim Mann. Das Prostatakarzinom tritt in der Regel erst nach dem 50. Lebensjahr auf, das mittlere Erkrankungsalter liegt derzeit bei ca. 69 Jahren. Die stetige Zunahme der Inzidenz und die Abnahme des mittleren Erkrankungsalters stehen mit einer verbesserten Diagnostik und Früherkennung im Zusammenhang (Robert Koch-Institut 2010).

Die ätiologischen Hintergründe für die Entwicklung eines Prostatakarzinoms sind noch nicht vollständig geklärt. Da oftmals eine familiäre Häufung zu beobachten ist, wird vor allem bei jüngeren Betroffenen eine genetische Prädisposition vermutet. Unabhängig davon steigt das Risiko, an Prostatakrebs zu erkranken, mit zunehmendem Alter und in Abhängigkeit vom Testosteronspiegel an. Obwohl die genaue Rolle des männlichen Geschlechtshormons bei der Entstehung noch weitgehend unklar ist, steht fest, dass ohne Testosteron kein Prostatakrebs entsteht. Als mögliche begünstigende exogene Einflussfaktoren werden Übergewicht, fett- und kalorienreiche sowie faserarme Kost, unzureichender Obst- und Gemüseverzehr, Mangel an bestimmten Vitaminen (vor allem Vitamin D) und Spurenelementen (Selen), Bewegungsmangel und Rauchen diskutiert (Weißbach u. Boedefeld 2005; Robert Koch-Institut 2010).

Die relative 5-Jahres-Überlebensrate nach Diagnose eines Prostatakarzinoms liegt mittlerweile zwischen 83 und 94%. Individuell müssen jedoch langsam voranschreitende Verlaufsformen von aggressiven, früh metastasierenden Formen unterschieden werden. Mit einem Anteil von 10% ist die Prostatakrebserkrankung die dritthäufigste Krebstodesursache der männlichen Bevölkerung. Aufgrund der verbesserten Früherkennung und der neuen Therapiemöglichkeiten ist die Mortalitätsrate in den letzten Jahren trotz steigender Inzidenz relativ konstant geblieben bzw. leicht gesunken (Robert Koch-Institut 2010).

17.2   Medizinische Behandlungsstandards

Die Behandlung des neu diagnostizierten Prostatakarzinoms ist abhängig vom Tumorstadium, vom Differenzierungsgrad des Tumors, vom Alter und vom Allgemein- bzw. Gesundheitszustand des Patienten. Die häufigste Therapieform, speziell bei lokalisierten Karzinomen, ist der **operative Eingriff** zur radikalen Tumorexstirpation. Bei der radikalen Prostatektomie werden die Prostata und die anhängenden Samenblasen vollständig sowie ein Teil der Samenleiter entfernt. Aufgrund verbesserter operativer Techniken kann mittlerweile anatomiegerecht und nervenschonend (Präservation des Gefäßnervenbündels) operiert werden, sodass die umliegenden Strukturen der Prostata nur geringfügig verletzt werden und ihre Funktionen zum Teil erhalten bleiben. Hat der Tumor die Prostatakapsel noch nicht oder nur geringfügig durchbrochen und noch keine Metastasen gebildet, ist durch die radikale Prostatektomie eine Heilung möglich. Bei älteren Patienten (> 70 Jahre) oder Patienten mit einem schlechten Allgemeinzustand wird oft statt des operativen Eingriffs eine Bestrahlungsbehandlung vorgenommen. Die **Strahlentherapie** ist mittlerweile wirksamer und schonender geworden, sodass die Ergebnisse denen der Operation gleichen. Die Bestrahlung erfolgt entweder als perkutane Bestrahlung (Hochvoltradiotherapie) mittels eines Linearbeschleunigers oder als Brachytherapie, bei der radioaktive Seeds (kleine Strahlungskörper) direkt in die Prostata implantiert werden. Eine Bestrahlung kann ebenfalls eingesetzt werden, wenn der operative Eingriff nicht zu einer vollständigen Entfernung des Krebsgewebes geführt hat. Bei Patienten mit einer fortgeschrittenen Prostatakrebserkrankung wird die Strahlentherapie auch in Kombination mit einer Hormontherapie angewendet (Weißbach u. Boedefeld 2005).

Die systemisch wirkende **Hormontherapie** ist die häufigste Therapiemethode in fortgeschrittenen Krankheitsstadien. Neueste Untersuchungen zeigen jedoch, dass die Hormonbehandlung auch zunehmend bei lokal begrenzten Karzinomen einsetzbar ist (Shahinian et al. 2005). Ziel der Hormontherapie ist es, über verschiedene Wirkmechanismen den Testosteronspiegel im Serum zu senken. Testosteron stimuliert direkt das Wachstum von Prostatakarzinomzellen. Ein Testosteronentzug (androgensuppressive Therapie) wirkt dementsprechend bei hormonsensiblen Tumoren der Tumorzellteilung entgegen und kann somit das Tumorwachstum oder eine Metastasierung verlangsamen. Der Hormonentzug kann entweder operativ oder medikamentös eingeleitet werden, führt aber selten zu einer Heilung. Weitere Therapiealternativen zur Behandlung des Prostatakarzinoms sind die systemische Chemotherapie oder das »watchful waiting« (kontrolliertes Abwarten).

17.3 (Patho-)Physiologische Zusammenhänge

Die Prostatakrebserkrankung selbst und die Therapie führen zum Teil zu erheblichen Einschränkungen auf **physischer**, **psychischer** und **sozialer Ebene** (◘ Tab. 17.1). Während im Frühstadium der Erkrankung kaum Beschwerden auftreten, kann es im lokal fortgeschrittenen Stadium u.a. zu Blasenentleerungsstörungen, erektilen Dysfunktionen und Darmbeschwerden kommen. Verstärkt werden diese Symptome nicht selten durch die Therapiemaßnahmen, vor allem durch den operativen Eingriff und die Strahlentherapie. So gilt die Harninkontinenz, welche primär durch eine Sphinkterinsuffizienz verursacht wird, als eine der häufigsten Komplikationen nach einer Prostatektomie. Der Grad der Inkontinenz ist abhängig von der Operationstechnik, vom Operateur, vom Tumorstadium, vom Alter und vom präoperativen Kontinenzstatus des Patienten. Sie betrifft je nach Schweregrad 30–70% der operierten Patienten, bildet sich aber bei fast allen Betroffenen innerhalb von einigen Wochen oder Monaten zurück. Eine frühzeitige Wiederherstellung der Kontinenz ist durch ein systematisches Schließmuskeltraining unter besonde-

◘ **Tab. 17.1** Die häufigsten Symptome, Nebenwirkungen und Folgeerscheinungen einer Prostatakrebserkrankung und ihrer Therapie auf physischer, psychischer und sozialer Ebene

Physische Ebene	Harninkontinenz bzw. Blasenentleerungsstörungen Erektile Dysfunktion Darmbeschwerden Fatigue Schlafstörungen Hitzewallungen Blutarmut Gewichtszunahme Abnahme der Muskelkraft und Knochendichte Schmerzen Metabolische oder kardiovaskuläre Folgeerkrankungen (u.a. Diabetes)
Psychische Ebene	Depressive Verstimmungen und Traurigkeit Ängste Antriebsarmut Scham und Unwohlsein Geschwächtes Selbstwertgefühl und Selbstvertrauen
Soziale Ebene	Reduzierte Teilnahme am Sozialleben und Freizeitaktivitäten Beziehungsprobleme Reduzierte Erwerbstätigkeit Zunehmende Isolation
Folge	Abnahme der Lebensqualität

rer Berücksichtigung des Beckenbodens möglich. Dennoch wird berichtet, dass ein Jahr nach einer Prostatektomie 17–34% der Männer inkontinent bleiben. Trotz der verbesserten Operationstechniken leiden weiterhin bis zu 60% der Männer 18 Monate nach einer radikalen Prostataentfernung unter einer erektilen Dysfunktion (Stanford et al. 2000).

Die Hormonbehandlung, die vornehmlich bei Patienten mit einem fortgeschrittenen Prostatakarzinom eingesetzt wird, wirkt systemisch und beeinflusst geschlechtshormongesteuerte Funktionen, wie Skelett und Muskeln, Haarwuchs, Stimmung und Geschlechtstrieb. Die Beschwerden variieren, je nachdem welche Androgenentzugsmaßnahme durchgeführt wird, doch die häufigsten sind depressive Verstimmungen, Antriebsarmut, Hitzewallungen, Potenzverlust, Blutarmut, Durchfälle und eine Zunahme des prozentualen Körperfettanteils, welche wiederum ein Risiko für die Rezidiventwicklung darstellt (Smith et al. 2002; Weißbach u. Boedefeld 2005; Stenzl et al. 2004). Außerdem nehmen die Muskelkraft sowie die Knochendichte während und nach einer androgenunterdrückenden Therapie ab. Untersuchungen zeigen, dass bei einer langfristigen Hormonbehandlung zudem das Risiko steigt, ein Metabolisches Syndrom, einen Diabetes mellitus oder eine kardiovaskuläre Erkrankung zu entwickeln (Kintzel et al. 2008). Aus Untersuchungen mit Gesunden und anderen chronisch Erkrankten ist bekannt, dass durch bestimmte körperliche Aktivitäten u.a. die Knochendichte und Muskelkraft erhalten oder gesteigert sowie der Körperfettanteil und das kardiovaskuläre Risiko reduziert werden können. Auch bei Prostatakrebspatienten gibt es erste Untersuchungen, die diese Effekte unterstreichen.

Auch die **psychologischen Probleme**, die bereits aufgrund der Diagnose »Krebs« auftreten und durch die Therapie und die körperlichen Symptome bzw. Nebenwirkungen verstärkt werden, sind vielfältig. Beispielsweise berichten nach einer radikalen Prostatektomie bis zu 53% der Patienten von krebsbezogenen psychischen Belastungen und Ängsten (Mehnert et al. 2007). Traurigkeit und depressive Syndrome sind oft nach einer Strahlen- oder androgenunterdückenden Therapie zu beobachten. Zudem verursachen Inkontinenz und Impotenz Scham und Unwohlsein und schwächen das Selbstvertrauen und Selbstwertgefühl der Patienten. Die psychischen Belastungen führen häufig zu Schlafstörungen, Fatigue, Übelkeit und Schmerzen und wirken sich negativ auf die soziale Kompetenz aus. Sowohl die Einschränkungen der körperlichen und psychischen Funktionen als auch die der Rollenfunktion beeinträchtigen die Lebensqualität von Krebspatienten erheblich und erschweren ein unabhängiges Leben. Die folgende Darstellung der Studienlage zeigt, dass mittlerweile verschiedene bewegungstherapeutische Interventionen mit Prostatakrebspatienten untersucht wurden, die das psychische und soziale Wohlbefinden sowie die Lebensqualität der Patienten positiv beeinflussen können.

17.4 Aktuelle Studienlage

In der Praxis, d.h. beispielsweise in Rehabilitationszentren oder in Krebssportgruppen, wird mit Prostatakrebspatienten aktuell ein Schließmuskeltraining unter besonderer Berücksichtigung des Beckenbodens sowie ein Kraft- und/oder Ausdauertraining durchgeführt (Baumann et al. 2008). Obwohl Prostatakrebspatienten vermehrt dazu angeleitet werden, sich körperlich zu bewegen, und in Deutschland mittlerweile die ersten Krebssportgruppen speziell für Prostatakrebspatienten etabliert wurden, basieren die Empfehlungen zum größten Teil auf Praxiserfahrungen oder werden von Erfahrungen mit anderen Krankheiten abgeleitet. Evidenzbasierte Empfehlungen zur körperlichen Aktivität, denen ausschließlich prostatakrebsspezifische Studien zugrunde liegen, existieren noch nicht.

Die aktuelle Studienlage zur körperlichen Aktivität bei Prostatakrebs umfasst mittlerweile eine Reihe von Studien mit verschiedenen Interventionen, die zu unterschiedlichen Zeitpunkten im Krankheitsgeschehen durchgeführt wurden. Beschränkt man sich auf qualitativ hochwertige Studien (u.a. randomisiertes und kontrolliertes Studiendesign, > 20 Probanden), so findet man aktuell in der Literatur etwa 24 Studien bei Prostatakrebspatienten. ◘ Tab. 17.2 zeigt die ermittelten Studien, unterteilt nach den Interventionszeitpunkte »Post-OP«, »Während der Bestrahlung« und »Während der Hormonbehandlung«, und fasst die bisher beobachteten signifikanten Ergebnisse zusammen.

In den dargestellten Studien wurden in erster Linie physiologische und psychologische Parameter, wie die körperliche Fitness, Inkontinenz, Lebensqualität und Fatigue-Symptomatik, gemessen. Die Studienergebnisse deuten auf eine Verbesserung der Inkontinenz, der Fatigue-Symptomatik, der Muskelkraft, der aeroben Leistungsfähigkeit, der Flexibilität, der Lebensqualität, der Körperkomposition, der Serumfette sowie des Immunsystems und des Bewegungsverhaltens hin, allerdings variierten Art und Dauer (1–12 Monate) der jeweiligen Intervention stark.

Bewertet man die methodische Qualität der eingeschlossenen bewegungstherapeutischen Studien mithilfe der Delphi List, einer Skala zur Be-

◻ **Tab. 17.2** Kontrollierte, randomisierte Studien zur körperlichen Aktivität während verschiedener Phasen einer Prostatakrebserkrankung

Interventionszeitpunkt	Intervention	Anzahl der Studien	Ergebnisse
Post-OP bzw. prä- und post-OP	Schließmuskeltraining unter besonderer Berücksichtigung des Beckenbodens (z.T. mit Biofeedback oder Elektrostimulation)	18	Verbesserung von Inkontinenz und Lebensqualität Einsatz von Biofeedback/Elektrostimulation widersprüchlich
Während der Bestrahlung	Krafttraining	1	Verbesserung von Fatigue, aerober Fitness, Muskelkraft, Lebensqualität, Körperkomposition Senkung des Triglyzeridspiegels
	Ausdauertraining	3	Verbesserung von aerober Fitness, Muskelkraft, Flexibilität, Fatigue, Lebensqualität und Wohlbefinden
Während der Hormonbehandlung	Kombiniertes Ausdauer- und Krafttraining	2	Verbesserung von aerober Fitness, Muskelkraft, Bewegungsverhalten, Gleichgewicht, Lebensqualität, Fatigue und Körperkomposition Senkung des Blutdrucks und des c-reaktiven Proteinspiegels
	Krafttraining	1	Verbesserung von Fatigue, Lebensqualität und Muskelkraft

urteilung der methodischen Qualität von kontrolliert-randomisierten Studien, so muss diese insgesamt als unzureichend bewertet werden (Verhagen et al. 1998). Obwohl die methodische Qualität der Studien erheblich variiert, erreichen die meisten Studien aufgrund fehlender Verblindung, offener Gruppenzuordnung, Variationen im Studiendesign, methodischer Heterogenität etc. keinen höheren Qualitätsgrad. Bei der Durchführung zukünftiger bewegungstherapeutischer Interventionsstudien ist es bedeutsam, wichtige Aspekte der methodischen Qualität zu berücksichtigen.

Bewertet man die Evidenz der dargestellten prostatakrebsspezifischen Interventionsstudien anhand der »Oxford Levels of Evidence«, einem Bewertungssystem vom Oxford Centre for Evidence-Based-Medicine, so muss der Großteil der Studien mit dem Level »2b« bewertet werden. Auf der absteigenden Skala von »1a« (geringstes Biaspotential) bis »5« (höchstes Biaspotential) konnten nur wenige Studien als Level »1b«-Studien eingestuft werden. Die Bewertung der Evidenz ist primär vom Studiendesign abhängig, aber auch die Studienqualität und -ergebnisse werden berücksichtigt. Die relativ guten Evidenz- und Empfehlungsstufen der Studien deuten auf die möglichen positiven Effekte von körperlicher Aktivität während bzw. nach einer Prostatakrebserkrankung hin. Aufgrund der schwachen methodischen Qualität vieler Studien und der zum Teil relativ kleinen Probandenzahlen können die Erkenntnisse jedoch nur eingeschränkt verwertet werden.

Die aktuelle Studienlage ist noch nicht so umfassend wie die bei Brustkrebs, doch sie liefert eine vorläufige Evidenz:

❯ **Körperliche Aktivität ist im Rahmen von einem Schließmuskeltraining – unter besonderer Berücksichtigung des Beckenbodens – sowie einem Ausdauer- und/oder Krafttraining mit Prostatakrebspatienten sowohl machbar als auch sicher und scheint gesundheitsförderliche Effekte zu haben.**

17.4.1 Schließmuskeltraining unter besonderer Berücksichtigung des Beckenbodens

18 Studien, deren Intervention aus einem Schließmuskeltraining unter besonderer Berücksichtigung des Beckenbodens bestand, untersuchten primär die Inkontinenz von Prostatakrebspatienten nach einer radikalen Prostatektomie. Eine operative Entfernung des inneren Schließmuskels hat zur Folge, dass der Patient lernen muss, den Blaseninhalt mit dem äußeren Schließmuskel zu kontrollieren. Die direkte Aktivierung des Schließmuskels ermöglicht eine indirekte Innervierung der Beckenbodenmuskulatur, welche nicht willentlich kontrahiert werden kann.

Die ersten kontrolliert- randomisierten Studien in diesem Bereich wurden bereits in den 90 Jahren durchgeführt. Die Studienergebnisse deuten darauf hin, dass durch ein reines Schließmuskeltraining die Inkontinenzdauer verkürzt und die Lebensqualität verbessert werden kann. Eine Studie zeigte zudem, dass ein teilweise betreutes Schließmuskeltraining hinsichtlich der Kontinenzlage effektiver ist als ein Home-based-Programm. Auch ein früh beginnendes (7 Tage post-OP bzw. unmittelbar nach der Katheterentfernung) oder gar ein zusätzliches präoperatives Schließmuskeltraining ist möglicherweise mit einer kürzeren Inkontinenzdauer verbunden als ein spät einsetzendes Training. Die aktuelle Datenlage und Praxiserfahrungen zum Schließmuskeltraining unter besonderer Berücksichtigung des Beckenbodens zeigen, dass 3–4 Trainingssätze täglich mit jeweils 10–15 Kontraktionen die Zeit bis zur Wiedererlangung der Kontinenz verkürzen bzw. den Grad der Inkontinenz mildern kann. Bei jeder Kontraktion betrug die Anspannungsphase im Schnitt 5–10 Sekunden und die Entspannungsphase 10–20 Sekunden. Dabei scheint ein regelmäßiges, möglichst tägliches Training wichtig, welches in manchen Studien bis zu 12 Monate durchgeführt wurde. Während das Training zunächst meist in ruhenden Positionen durchgeführt wurde, ist das bestmögliche Ziel des Kontinenztrainings die Wiedererlangung der automatischen Blasen- und Beckenbodenfunktion in beckenbodenbelastenden Situation, wie bei intraabdominalen Druckanstiegen oder Bewegungen

mit höheren Belastungsspitzen (Schulte-Frei 2008). Die Studienlage zum Einsatz von Biofeedback oder Elektrostimulation zur schnelleren Wiedererlangung der Kontinenz ist hingegen weiterhin widersprüchlich.

17.4.2 Krafttraining

Seit 2003 wurden anhand von kontrolliert-randomisierten Studien auch die Effekte von Krafttraining während einer strahlentherapeutischen oder antihormonellen Behandlung bei Prostatakrebspatienten untersucht. Ein 24-wöchiges betreutes Krafttraining mit drei Trainingseinheiten pro Woche (zwei Sätze zu je 8–12 Wiederholungen bei 60–70% des hypothetischen One-repetition-Maximum (h1-RM) für 10 Ganzkörperübungen) ergab eine signifikante Verbesserung der Fatigue-Symptomatik, der aeroben Fitness, der Muskelkraft und der Lebensqualität bei Prostatakrebspatienten, die eine Strahlentherapie erhielten. Zudem wurde die Körperkomposition und der Triglyceridspiegel der Betroffenen positiv beeinflusst (Segal et al. 2009). Eine Verbesserung der Lebensqualität, der Fatigue-Symptomatik und Muskelkraft konnte ebenfalls durch ein 12-wöchiges betreutes Krafttraining (3-mal pro Woche, zwei Sätze zu je 8–12 Wiederholungen bei 60–70% des 1-RM für neun Ganzkörperübungen) bei Prostatakrebspatienten während der Hormonbehandlung beobachtet werden (Segal et al. 2003).

In zwei weiteren Studien erhielten Prostatakrebspatienten während der Hormonbehandlung ein kombiniertes Kraft- und Ausdauertraining über 12 bzw. 16 Wochen. Während das moderate Krafttrainingsprogramm in der Studie von Culos-Reed et al. (2009) zum Teil als Home-based-Programm 3- bis 5-mal pro Woche durchgeführt wurde, trainierten die Patienten aus der Studie von Galvao et al. (2010) unter Betreuung 2-mal pro Woche mit einer Intensität von 12- bis 6-RM bei 2–4 Sätzen für jeweils acht Ganzkörperübungen. Wie bei den zuvor beschriebenen Studien wurde die Trainingsintensität progressiv gesteigert. Die beiden mehrmals wöchentlich durchgeführten Bewegungsprogramme – bestehend aus Ausdauer- und Kraftkomponenten sowie Dehnübungen – scheinen das Bewegungsverhalten, die aerobe Fitness, die Muskelkraft, das Gleichgewicht, die Lebensqualität sowie die Fatigue-Symptomatik und Körperkomposition von Prostatakrebspatienten während der Hormonbehandlung signifikant positiv zu beeinflussen. Zudem konnte eine Senkung des Blutdrucks und des Entzündungsparameters C-reaktives Protein beobachtet werden (Culos-Reed et al. 2009; Galvao et al. 2010). Dies liefert zusätzliche Hinweise darauf, dass durch körperliche Aktivität auch der Immunstatus beeinflusst werden könnte.

Es zeigt sich folglich, dass durch ein progressives Krafttraining bereits während der Behandlungsphase den negativen Konsequenzen der Immobilität und der Therapie entgegengewirkt werden kann. Wissenschaftlich noch nicht untersucht, aber aus der Praxis bekannt, ist, dass eine Kräftigung der Bauch-, Rücken-, und Beinmuskulatur zudem eine unterstützende Wirkung auf die Beckenbodenmuskulatur hat, die zur Wiedererlangung der Kontinenz von großer Bedeutung ist (Baumann u. Schüle 2008).

17.4.3 Ausdauertraining

Die Auswirkungen eines Ausdauertrainings bei Prostatakrebspatienten während der Bestrahlung ergaben ähnlich gute Ergebnisse wie die eines Krafttrainings. Sowohl ein Home-based-Walkingprogramm über vier Wochen (3-mal pro Woche, 30 Minuten) als auch ein betreutes Ergometertraining (Laufband, Fahrrad oder Crosstrainer) über 8–24 Wochen (3-mal pro Woche, 15–45 Minuten bei 50–75% der maximalen Sauerstoffaufnahmefähigkeit, VO_2max, bzw. 60–70% der maximalen Herzfrequenz) erhöhte die aerobe Fitness und Muskelkraft und reduzierte die Fatigue-Symptomatik. Zudem konnte eine Verbesserung der Lebensqualität, des Wohlbefindens und der Flexibilität infolge eines betreuten Ausdauertrainings beobachtet werden (Segal et al. 2009; Monga et al. 2007; Windsor et al. 2004). Auch bei Prostatakrebspatienten, die eine Hormonbehandlung erhielten, zeigte sich im Rahmen zweier Studien mit kombinierten Kraft- und Ausdauertrainingsinterventionen, dass sowohl ein Home-based-Walkingprogramm (16 Wochen, 3- bis 5-mal pro Woche) als auch ein betreutes Aus-

dauertraining (Fahrradfahren oder Walking/Laufen, 2-mal pro Woche, 15–20 Minuten bei 65–80% der maximalen Herzfrequenz) möglich ist (Culos-Reed et al. 2009; Galvao et al. 2010).

Wie bereits im vorigen Abschnitt beschrieben, führten diese kombinierten Bewegungsprogramme u.a. zu Verbesserungen im Bereich der körperlichen Leistungsfähigkeit, der Lebensqualität sowie der Fatigue-Symptomatik und Körperkomposition von Prostatakrebspatienten während der Hormonbehandlung. Die Studienlage zeigt, dass Prostatakrebspatienten sowohl in der Behandlungsphase als auch in der Rehabilitation ein aerobes Ausdauertraining mit möglichst zyklischen Bewegungsformen durchführen können.

Inwieweit körperliche Aktivitäten auch die Funktion des Immunsystems verbessern, die Therapieergebnisse beeinflussen, die Rezidivwahrscheinlichkeit senken und die Überlebenszeit von Prostatakrebspatienten verlängern können, ist noch weitestgehend unklar.

17.5 Trainingsziele und Trainingsempfehlungen

Abgeleitet von den entitätsspezifischen Beschwerden und den durch die medizinische Therapie verursachten Nebenwirkungen und Folgeerkrankungen des Prostatakarzinoms sowie der zuvor übersichtsartig dargestellten Studienlage und den bisher durchgeführten Interventionen in der Praxis, können für das körperliche Training mit Prostatakrebspatienten folgende Hauptziele formuliert werden.

Hauptziele des Trainings
- Verbesserung der Inkontinenz, u.a. durch Kräftigung der Beckenbodenmuskulatur
- Reduktion der erektilen Dysfunktion
- Verbesserung der muskulären und aeroben Fitness
- Steigerung der Körperwahrnehmung und Koordination
- Reduktion der Fatigue-Symptomatik
- Verbesserung des Wohlbefindens und der Lebensqualität

- Vermeidung von Folgeerkrankungen (u.a. Übergewicht, Diabetes, kardiovaskuläre Erkrankungen)

Ausgehend von den Ergebnissen aktueller Studien können folgende Empfehlungen für die körperliche Aktivität gegeben werden. Bei leistungsschwächeren Patienten, bei schweren Therapienebenwirkungen oder limitierender Komorbidität sollte gegebenenfalls ein tägliches Training mit niedrigerer Intensität über 10–15 Minuten durchgeführt werden (Hayes et al. 2009).

Empfehlungen für das Schließmuskeltraining unter besonderer Berücksichtigung des Beckenbodens
- Unmittelbar nach der Katheterentfernung nach einer Prostatektomie mit dem Schließmuskeltraining beginnen
- Voraussetzung für das Trainings ist ein neurologisch intakter Beckenboden
- Empfohlen werden 3–4 Trainingseinheiten pro Tag mit 10–15 Kontraktionen der Beckenbodenmuskulatur
- Bei jeder Kontraktion beträgt die Anspannungsphase 5–10 Sekunden, die Entspannungsphase ca. 10–20 Sekunden
- Beckenbodenübungen sollten zunächst im Liegen, dann aber auch im Sitzen, Stehen und während Alltagsaktivitäten durchgeführt werden

Empfehlungen für das Krafttraining
- Ein dynamisches Krafttraining mit Prostatakrebspatienten hat bereits in der Behandlungsphase positive physische und psychische Effekte
- Empfohlen wird eine Trainingsdauer von mindestens zwölf Wochen mit 2–3 Trainingseinheiten pro Woche
- Das Training sollte möglichst viele und große Muskelgruppen ansprechen, sodass ein Ganzkörpertraining garantiert ist

- In 2–4 Sätzen mit jeweils 6–12 Wiederholungen sind Belastungsintensitäten zwischen 60 und 85% des 1-RM machbar
- Das Training sollte unter Anleitung und Betreuung erfolgen, um eine korrekte Bewegungsausführung zu schulen und Verletzungen zu vermeiden.

Empfehlungen für das Ausdauertraining
- Basis des aeroben Ausdauertrainings bildet die Dauermethode.
- Ein aerobes Ausdauertraining sollte regelmäßig, mindestens 2- bis 3-mal pro Woche, durchgeführt werden.
- Eine Belastungsdauer von 15–45 Minuten sollte angestrebt werden.
- Eine Trainingsintensität von 60–80% der maximalen Herzfrequenz bzw. 50–75% der maximalen Sauerstoffaufnahmefähigkeit ermöglicht ein sicheres und effektives Training.
- Bei leistungsschwächeren Patienten ist ein tägliches Training mit geringerer Intensität und kürzerer Dauer oder ein Intervalltraining als Einstieg zu wählen.

Um eine ausreichende Wundheilung zu gewährleisten, sollte bei operierten Prostatakrebspatienten mit dem Fahrradfahren erst 4–6 Wochen nach der Operation und nach Absprache mit dem behandelnden Arzt begonnen werden.

Festzuhalten bleibt, dass nach aktueller Datenlage die genannten Ziele mit einem Schließmuskel-, Kraft- und/oder Ausdauertraining sicher und effektiv erreicht werden können.

❗ Sportarten oder Sportspiele mit Wettkampfcharakter, Körperkontakt oder harten Bällen sind aufgrund der Überlastungs- und Verletzungsgefahr nur mit Einschränkung zu empfehlen.

17.6 Zusammenfassung

Trotz einer verbesserten Früherkennung und Fortschritten in der medizinischen Behandlung sind die physischen und psychosozialen Folgen einer Prostatakrebserkrankung gravierend.

Die radikale Prostatektomie, die Strahlentherapie, aber vor allem die Hormonbehandlung verursachen zum Teil erheblich Nebenwirkungen mit einer teilweise über Jahre andauernden Verschlechterung der Lebensqualität. Zu den häufigsten Beschwerden zählen die Harninkontinenz, die erektile Dysfunktion, Darmfunktionsstörungen und die Fatigue-Symptomatik sowie Ängste, Depressionen und Unsicherheit.

Die Konsequenzen auf sozialer Ebene sind meist eine Reduktion oder der Verlust bisheriger sozialer Beziehungen und eine zunehmende Isolation.

Da Prostatakrebspatienten nach Diagnosestellung und Therapie mittlerweile eine gute Überlebensperspektive haben, gilt es, Möglichkeiten zu schaffen, mit denen die Lebensqualität langfristig verbessert werden kann.

Studien zu bewegungstherapeutischen Interventionen belegen, dass körperliche Aktivität für Krebspatienten nicht nur sicher und durchführbar, sondern auch sehr effizient sein kann. Übereinstimmend mit anderen Arbeiten aus dem Bereich »Körperliche Aktivität und Prostatakrebs« muss festgehalten werden, dass zukünftig weitere randomisiert-kontrollierte Studien mit guter methodischer Qualität durchgeführt werden müssen, um evidenzbasierte Bewegungsempfehlungen geben zu können.

Aktuelle Studien deuten darauf hin, dass durch ein Schließmuskeltraining, ein Kraft- und/oder ein Ausdauertraining u.a. die Inkontinenz, die Fitness, die Fatigue-Symptomatik, die Körperkomposition und schließlich auch die Lebensqualität von Patienten während und nach einer Prostatakrebserkrankung entscheidend verbessert werden können.

Literatur

Baumann FT, Schüle K (Hrsg) (2008) Bewegungstherapie und Sport bei Krebs-Leitfaden für die Praxis. Deutscher Ärzte-Verlag, Köln

Baumann FT, Herweg C, Schüle K (2008) Bewegungstherapie und Sport bei unterschiedlichen Krebsentitäten. In: Baumann FT, Schüle K (Hrsg) Bewegungstherapie und Sport bei Krebs-Leitfaden für die Praxis. Deutscher Ärzte-Verlag, Köln: S 124

Culos-Reed SN, Robinson JW, Lau H, Stephenson L, Keats M, Norris S et al. (2009) Physical Activity for Men Receiving Androgen Deprivation Therapy for Prostate Cancer: Benefits from a 16-Week Intervention. Support Care Cancer, 2009-07-16 (published online)

Galvao DA, Taaffee DR, Spry N, Joseph D, Newton RU (2010) Combined resistance and aerobic exercise program reverses muscle loss in men undergoing androgen suppression therapy for prostate cancer without bone metastases: a randomized controlled trial. Journal of clinical oncology 28(2):340–347

Hayes SC, Spence R, Galvao D, Newton R (2009) Australian Association for Exercise and Sport Science position stand: Optimising cancer outcomes through exercise. Journal of Science and Medicine in Sport 12(4):428–434

Kintzel PE, Chase SL, Schultz LM, O'Rourke T (2008) Increased Risk of Metabolic Syndrome, Diabetes Mellitus, and Cardiovascular Disease in Men Receiving Androgen Deprivation Therapy for Prostate Cancer. Pharmacotherapy 28(12):1511–1522

Mehnert A, Lehmann C, Schulte T, Koch U (2007) Presence of Symptom Distress and Prostate Cancer-Related Anxiety in Patients at the Beginning of Cancer Rehabilitaiton. Onkologie 30:551–556

Monga U, Garber SL, Thornby J, Vallbona C, Kerrigan AJ, Monga TN et al. (2007) Exercise Prevents Fatigue and Improves Quality of Life in Prostate Cancer Patients Undergoing Radiotherapy. Archives of Physical Medicine and Rehabilitation 88(11):1416–1422

Robert Koch-Institut und Gesellschaft der epidemiologischen Krebsregister in Deutschland e.V. (2010) Krebs in Deutschland 2005–2006. Häufigkeiten und Trends, 7., überarb. Aufl. Berlin

Schulte-Frei B (2008) Aktuelle sporttherapeutische Aspekte zur Behandlung der Inkontinenz nach Prostatektomie – Evaluation eines Übungsprogramms. Bewegungstherapie und Gesundheitssport 24(5):202–209

Segal RJ, Reid RD, Courneya KS, Malone SC, Parliament MB, Scott CG et al. (2003) Resistance Exercise in Men Receiving Androgen Deprivation Therapy for Prostate Cancer. Journal of Clinical Oncology 21(9):1653–1659

Segal RJ, Reid RD, Courneya RJ, Sigal GP, Kenny DG, Prud-Homme DG et al. (2009) Randomized Controlled Trial of Restistance or Aerobic Exercise in Men Receiving Radiation for Prostate Cancer. Journal of Clinical Oncology 27(3):344–351

Shahinian VB, Kuo Y, Freeman JL, Orihuela E, Goodwin JS
    (2005) Increasing use of gonadotropin-releasing hor-
    mone agonists for the treatment of localized prostate
    carcinoma. Cancer 103(8):1615–1624

Smith MR, Finkelstein JS, McGovern FJ, Zietman AL, Fallon
    MA, Schoenfeld DA et al. (2002) Changes in body
    composition during androgen deprivation therapy for
    prostate cancer. Journal of Clinical Endocrinology and
    Metabolism 87(2):599–603

Stanford JL, Feng Z, Hamilton AS, Gilliland FD, Stephenson
    RA et al. (2000) Urinary and Sexual Function After
    Radical Prostatectomy for Clinically Localized Prostate
    Cancer: The Prostate Cancer Outcomes Study. Jama
    283(3):354–360

Stenzl A, Anastasiadi A, Belka C, Bichler H, Bokemeyer C,
    Cuno P et al. (2004) Prostatakarzinom. In: Interdiszipli-
    näres Tumorzentrum Tübingen (Hrsg) Therapieempfeh-
    lungen. Gulde-Druck GmbH, Tübingen: S 28

Verhagen AP, de Vet HCW, de Bie RA, Kessels AGH, Boers
    M, Bouter LM et al. (1998) The Delphi List: A Criteria
    List for Quality Assessment of Randomized Clinical
    Trials for Conducting Systematic Reviews Developed
    by Delphi Consensus. Journal of Clinical Epidemiology
    51(52):1235–1241

Weißbach L, Boedefeld EA (2005) Diagnose Prostatakrebs:
    Ein Ratgeber – nicht nur für Männer. W. Zuckerschwerdt
    Verlag, München: S 13, 108, 161

Windsor PM, Nicol KF, Potter J (2004) A Randomized,
    Controlled Trial of Aerobic Exercise for Treatment-Re-
    lated Fatigue in Men Receiving Radical External Beam
    Radiotherapy for Localized Prostate Carcinoma. Cancer
    101(3):550–557

17

Leukämien und Lymphome

Joachim Wiskemann, Rea Nies, Dominik Vandenbergh

18.1   Inzidenz

Leukämien und Lymphome gehören zur Gruppe der hämatologischen Krebserkrankungen, die sich im Blut, dem Knochenmark oder den lymphatischen Geweben manifestieren. Die Leukämien lassen sich anhand ihres zeitlichen Ablaufs in chronisch oder akut sowie durch ihre Ursprungszelle in myeloisch oder lymphatisch einteilen. Bei den Lymphomen wird zwischen den Hodgkin-Lymphomen und den Non-Hodgkin-Lymphomen unterschieden. Entscheidendes diagnostisches Merkmal sind u.a. die Sternberg-Reed-Riesenzellen, die sich nur bei den Hodgkin-Lymphomen in Lymphom-Manifestationen und gegebenenfalls im Knochenmark finden.

Die Inzidenz der Leukämien liegt derzeit bei etwa 9.000 Erkrankten pro Jahr. Derzeit leben in Deutschland ungefähr 24.000 Leukämiepatienten mit der Diagnose. Die Krankheit tritt im Mittel ab der 6. Lebensdekade auf, wobei 7–10% der Patienten Kinder unter 15 Jahre sind. Mit einer 5-Jahres-Überlebensrate von 80–85% haben diese jungen Patienten eine deutlich bessere Prognose als Erwachsene, bei denen die 5-Jahre-Überlebensrate bei 40% liegt.

Die Ätiologie der Leukämie ist noch nicht vollständig geklärt. Übergewicht und Adipositas scheinen das relative Risiko zu erhöhen (Larson u. Wolk 2008). Bei den akuten Leukämien gelten Expositionen gegenüber ionisierender Strahlung, Zytostatika und einiger Chemikalien wie Benzol zu den gesicherten Risikofaktoren (Bertz et al. 2010). Fraglich bleibt der Einfluss von viralen Infektionen und einer mangelnden Immunkompetenz. Chronische Leukämien werden insbesondere auf erworbene oder vererbte genetische Veränderungen zurückgeführt (Lightfoot 2005).

Am Hodgkin-Lymphom (HL) erkranken jährlich 2.000 Patienten neu. Die Prävalenz liegt bei 9.000 Hodgkin-Patienten in Deutschland. Die 5-Jahres-Überlebensrate hat sich in den letzten Jahrzehnten sehr positiv entwickelt. Sie liegt seit der Jahrtausendwende bei 90–95%.

Die Ursachen des Hodgkin-Lymphoms sind vielfältig. Angeborene und erworbene Immundefekte, die u.a. die B-Zell-Funktion und das HLA-System betreffen (Kennedy-Nasser et al. 2011), scheinen ebenso eine Rolle zu spielen wie Infektionen mit bestimmten Viren. Insbesondere Epstein-Barr-Viren, Retroviren (z.B. HIV) und Hepatitis-B-Viren sind hier von Bedeutung (Bertz et al. 2010). Aufgrund der gehäuften Erkrankungsinzidenz bei Geschwistern und Kindern von Erkrankten (Chang et al. 2005) muss man zudem von einer familiären Prädisposition ausgehen.

Die Inzidenz der Non-Hodgkin-Lymphome (NHL) ist wesentlich größer als die der Hodgkin-Lymphome. In Deutschland erkranken jedes Jahr etwa 13.000 Menschen daran. Derzeit leben etwa 43.000 Menschen mit der Diagnose »Non-Hodgkin-Lymphom« in Deutschland. Die meisten Patienten sind zwischen 60 und 69 Jahre alt. Die 5-Jahres-Überlebensrate liegt bei 62% für Männer bzw. 66% für Frauen. Eine eindeutige Aussage zu den Risikofaktoren der Non-Hodgkin-Lymphome ist schwierig. Es gibt einen klaren Zusammenhang zwischen einer Infektion mit dem Epstein-Barr-Virus und dem Auftreten eines Burkitt-Lymphoms, welches hauptsächlich in Afrika vorkommt. Außerdem gilt das Humane T-Zell-Leukämie-Virus-1 (HTLV-1) als Ursache für das T-Zell-Lymphom. Für andere Lymphome ist die Datenlage nicht so eindeutig. Des Weiteren ist ein geschwächtes Immunsystem ein prädisponierender Faktor. Bei den Umwelteinflüssen spielt vor allem die Exposition gegenüber verschiedenen Chemikalien eine wichtige Rolle. Schwermetalle, organische Lösungsmittel, Herbizide und Insektizide gelten als kanzerogen. Wie bei vielen Krebsentitäten stellt auch bei den Non-Hodgkin-Lymphomen das Rauchen einen Risikofaktor dar.

18.2   Medizinische Behandlungsstandards

Die Behandlung der Leukämien und Lymphome beruht auf verschiedenen Therapiemodalitäten. Nach wie vor stellt die **Chemotherapie** die wichtigste Behandlungsform dar. Sie wird in modernen Therapiekonzepten mit der **Immuntherapie**, welche Antikörper einsetzt, kombiniert. Die **strahlentherapeutische Behandlung** ist überwiegend bei Lymphomerkrankungen indiziert. Diese wird heutzutage ebenfalls durch Antikörper zur Immunoradiotherapie erweitert. Des Weiteren stehen mit der **autologen Stammzelltransplantation** (auto-HSCT) und der **allogenen Stammzelltransplantation** (allo-HSCT) zwei verschiedene Transplantationsverfahren zur Verfügung. Diese kommen meist als Ultima Ratio zur Behandlung von Rezidiven oder refraktärer Erkrankung zum Einsatz. Chirurgische Maßnahmen stehen bei hämatoonkologischen Krankheitsbildern eher im Hintergrund und dienen dann meist nur der Gewinnung von Biopsiematerial. Die korrekte Bestimmung des Krankheitsstadiums muss jeder Therapie vorausgehen, da es sowohl über den grundsätzlichen Therapieansatz (kurativ vs. palliativ) wie auch über die Wahl der oben genannten Behandlungsformen entscheidet. Um eine optimale Versorgung der Patienten zu gewährleisten und die Behandlungsansätze weiter zu verbessern, wird angestrebt, möglichst alle Leukämie- und Lymphompatienten im Rahmen von Therapiestudien zu behandeln.

18.2.1 Leukämien

Da es sich bei den Leukämien um eine heterogene Gruppe von Erkrankungen handelt, unterscheiden sich auch die Therapien deutlich voneinander. Die Behandlungsprotokolle der Akuten Lymphatischen Leukämie (ALL) differenzieren den Therapieverlauf in die Induktions-, Konsolidierungs- und Erhaltungsphase. In der Induktionsphase wird die Blastenzahl gesenkt und eine Normalisierung der Hämatopoese angestrebt. Dazu wird eine Kombinations-Chemotherapie eingesetzt, mit dem Ziel, eine komplette Remission zu erreichen (Dempke 2008). Die anschließende Konsolidierungsphase dient der weiteren Senkung der Blastenlast. In der Erhaltungsphase sollen Rezidive dann mithilfe von niedrig dosierten Chemotherapieprotokollen verhindert werden. Die allo-HSCT erfolgt in der Hochrisikosituation nach Erreichen der 1. Remission und wird ansonsten in der 2. Remission oder bei refraktärer ALL eingesetzt. Des Weiteren gehört zu einer umfassenden Therapie bei einigen Leukämieformen eine ZNS-Prophylaxe, um Rezidiven vorzubeugen. Dazu wird eine Kombination aus intrathekaler Chemotherapie und ZNS-Bestrahlung eingesetzt.

Der Therapieverlauf der Akuten Myeloischen Leukämie (AML) ist ähnlich aufgebaut, es kommen jedoch andere Zytostatika zum Einsatz. In der Induktionsphase wird eine Kombinations-Chemotherapie eingesetzt. Das weitere Vorgehen orientiert sich dann an der genauen Form der AML und besteht meist aus Chemotherapie sowie auto- oder allo-HSCT.

Unter dem Begriff der Chronisch Lymphatischen Leukämien (CLL) werden verschiedene Formen von chronischen Leukämien zusammengefasst, die genau differenziert werden müssen. Hier soll der Fokus auf der B-CLL liegen, weil sie das häufigste NHL und die häufigste Leukämieform ist (Preiß et al. 2010). Grundsätzlich steht bei der CLL ein palliatives Therapiekonzept in Abhängigkeit vom Erkrankungsstadium im Mittelpunkt. Patienten im Rai-Stadium 0-II ohne Symptome sollten nach dem Prinzip des »watch and wait« engmaschig kontrolliert werden. Ab dem Stadium II mit vorliegenden Krankheitssymptomen ist häufig eine Chemotherapie indiziert. Sollte die Erstlinientherapie nicht wirksam sein oder ein Rezidiv bereits nach weniger als sechs Monaten auftreten, so stellt eine auto- oder allo-HSCT eine weitere Therapieoption dar.

Bei der Chronisch Myeloischen Leukämie (CML) gelten Tyrosinkinaseinhibitoren (TKI) der ersten Generation als First-Line-Therapie in der chronischen Phase der Erkrankung. Sollte dieser Therapieversuch nicht erfolgreich sein, wird in der Regel auf ein TKI der zweiten Generation umgestellt. Die allo-HSCT gilt bei bestimmten Indikationen und bei TKI-Versagen bzw. -Resistenzen nach wie vor als Mittel der Wahl (Baccarani et al. 2009). Patienten in der Akzelerations- oder Blastenphase erhalten häufig primär eine allo-HSCT.

18.2.2 Hodgkin-Lymphome

Die Therapie der Hodgkin-Lymphome kann meist unter kurativen Aspekten geplant werden und orientiert sich an Krankheitsstadium und Patientenalter. In frühen und intermediären Stadien ist eine kombinierte Radiochemotherapie der jeweiligen Einzeltherapie vorzuziehen (Engert et al. 2007). Bei Patienten mit fortgeschrittenem Stadium ist eine alleinige Chemotherapie indiziert. Im ersten Rezidiv sollte die Therapie in drei Schritten erfolgen:

- Reinduktionstherapie,
- Hochdosischemotherapie,
- auto-HSCT.

Sollte es nach der auto-HSCT erneut zu einem Rezidiv kommen, kann im Rahmen von Studien eine allo-HSCT erwogen werden.

18.2.3 Non-Hodgkin-Lymphome

Für die niedrigmalignen Non-Hodgkin-Lymphome stellt die Immunochemotherapie den Goldstandard dar. Hierbei werden etablierte Polychemotherapien (CHOP-Protokoll) mit monoklonalen Antikörpern kombiniert. Neben der (Immuno-)Chemotherapie bildet die Strahlentherapie die zweite Säule in der Behandlung niedrigmaligner Non-Hodgkin-Lymphome.

Die hochmalignen Non-Hodgkin-Lymphome zeichnen sich durch ihr besonders schnelles Wachstum aus und bedürfen deshalb auch einer zügigen Therapieeinleitung. Als Standard gilt die kurativ eingesetzte CHOP-Chemotherapie, welche in Abhängigkeit des Risikoprofils in der Regel mit Antikörpern ergänzt wird. Zusätzlich zur (Immuno-)Chemotherapie wird in Studien die Kombination mit einer auto- oder allo-HSCT untersucht.

18.3   (Patho-)Physiologische Zusammenhänge

Infolge der genannten hämatologischen Erkrankungen und ihrer Therapie treten häufig eine Vielzahl von Komplikationen und therapiebedingten Nebenwirkungen auf, welche umfassend die individuell erlebte Lebensqualität (LQ) der Patienten auf unterschiedlichen Ebenen beeinflussen.

Somatische Komplikationen treten über den gesamten Therapieprozess auf, vor allem infolge der hämatopoetischen Insuffizienz, verursacht durch intensivierte Chemotherapiebehandlungen oder die Erkrankung selbst. Neben einer Anämie, welche die körperliche Leistungsfähigkeit ein-

schränkt und ein symptomverstärkender Faktor des multikausalen Fatigue-Syndroms sein kann, sind eine Leukozytopenie mit gesteigertem Infektionsrisiko und eine Thrombozytopenie mit erhöhtem Blutungsrisiko häufig zu beachten. Durch eine medikamentöse Immunsuppression, beispielsweise nach allo-HSCT, verschärft sich die Problematik des Infektionsrisikos. Weitere medikamenteninduzierte Komplikationen können u.a. Übelkeit/Erbrechen, Inappetenz mit Geschmacksstörungen, Gewichtsverlust, Schlafstörungen oder cortisoninduzierte Muskelatrophie sein.

Als **psychische Folgen** der Erkrankung und/oder ihrer Therapie werden in der Literatur oft Fatigue, Ängste und Depressionen beschrieben (Sherman et al. 2009). Auch die kognitive Leistungsfähigkeit ist meist eingeschränkt (Andrykowski et al. 2005).

Soziale Probleme ergeben sich aus den generellen psychischen Belastungen, mit denen ein Krebspatient konfrontiert ist, aber auch aus der intensiven Therapie, welche mehrfache lange Krankenhausaufenthalte, zum Teil unter Isolationsbedingungen, mit sich bringt.

Die genannte **multidimensionale Belastung** der Patienten führt zwangsläufig zu einer eingeschränkten Lebensqualität (◪ Abb. 18.1). So zeigte eine Arbeit bei Überlebenden nach Stammzelltransplantation, dass im Mittel noch sieben Jahre nach der Transplantation Einschränkungen in körperlicher Gesundheit, körperlicher und sozialer Funktionsfähigkeit und auf psychologischer Ebene im Vergleich zu einer gesunden Vergleichsgruppe zu finden waren. Die größten Gruppenunterschiede traten dabei bei genereller Gesundheit, physischer Funktion, Wohlbefinden, Depression, kognitiver Funktion und Fatigue auf (Andrykowski et al. 2005). Ein Review zur Lebensqualität (LQ) bei Überlebenden von Lymphomerkrankungen von Arden-Close et al. (2010) zeigte, dass die LQ gerade im Bereich der körperlichen Parameter signifikant geringer war als in der Normalbevölkerung. Interessanterweise erreichten Überlebende, die sich an allgemeine Bewegungsempfehlungen hielten, eine bessere LQ.

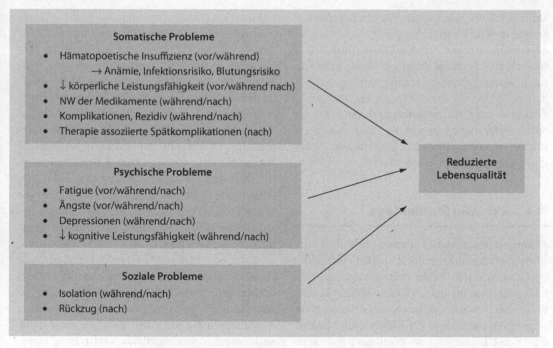

Somatische Probleme

- Hämatopoetische Insuffizienz (vor/während)
  → Anämie, Infektionsrisiko, Blutungsrisiko
- ↓ körperliche Leistungsfähigkeit (vor/während nach)
- NW der Medikamente (während/nach)
- Komplikationen, Rezidiv (während/nach)
- Therapie assoziierte Spätkomplikationen (nach)

Psychische Probleme

- Fatigue (vor/während/nach)
- Ängste (vor/während/nach)
- Depressionen (während/nach)
- ↓ kognitive Leistungsfähigkeit (während/nach)

Soziale Probleme

- Isolation (während/nach)
- Rückzug (nach)

Reduzierte Lebensqualität

◻ **Abb. 18.1** Therapie- und krankheitsbezogene Komplikationen bei Leukämie- und Lymphompatienten

❯ **Der Teufelskreis aus reduzierter Aktivität und verminderter körperlicher Leistungsfähigkeit, der im Rahmen einer onkologischen Therapie oftmals beschrieben wird, ist bei hämatologischen Krebspatienten besonders ausgeprägt.**

Dies belegen Studien, die die körperliche Funktion von Patienten vor und nach allogener Stammzelltransplantation untersuchten. So zeigten beispielweise Morishita et al. (2011), dass Patienten (n=110) bereits vor einer Transplantation erhebliche körperliche Leistungsdefizite aufwiesen. Kraft- und Ausdauerwerte sowie die LQ waren signifikant geringer als in einer vergleichbaren Gruppe von gesunden Personen. Auch knapp zwei Jahre nach der Transplantation ist die körperliche Konstitution größtenteils als unbefriedigend zu beurteilen. So zeigten Kovalszki et al. (2008), dass mehr als 70% der untersuchten Probanden eine reduzierte Kraft- und Ausdauerleistung und 90% eine reduzierte ventilatorische Kapazität aufwiesen.

Wenig überraschend sind daher auch die Ergebnisse einer Befragung zur körperlichen Aktivität von NHL-Patienten, die im Jahr 2009 durch-

geführt wurde. Bellizzi et al. (2009) berichten in dieser Untersuchung, dass nur 25% der Befragten (n=319) die generelle Bewegungsempfehlungen (150 Minuten pro Woche, moderate bis anstrengende Intensität) erreichen. 53% der Patienten gaben an, etwas körperlich aktiv zu sein, während 20% überhaupt nicht aktiv waren.

Interessant ist vor diesem Hintergrund eine weitere Untersuchung aus jenem Jahr (Guilfoyle et al. 2009). Die Autoren berichteten in ihrer Arbeit, dass der Karnofsky Performance Status (KPS), ein Instrument zur Beurteilung der symptombezogenen Einschränkungen der Aktivität und Selbstversorgung, als unabhängiger Risikofaktor für das Überleben nach Stammzelltransplantation angesehen werden kann. Da der KPS direkt von körperlichen Funktionen und somit auch von der körperlichen Leistungsfähigkeit abhängig ist, wird mit diesem Ergebnis die Wichtigkeit von Interventionen, die die körperliche Leistungsfähigkeit steigern, unterstrichen.

Neben den bereits beschriebenen relativ frühzeitig bis mittelfristig auftretenden Komplikationen liegen auch Berichte über therapieassoziierte Spätkomplikationen vor. Die Gruppe um Baker (2010) konnte in ihrer Untersuchung zeigen, dass ein höheres Risiko u.a. für Diabetes, Osteoporose, neurosensorische Beeinträchtigungen und Schwäche nach Stammzelltransplantation vorliegt. Tichelli et al. (2008) wiesen zudem ein erhöhtes Risiko für kardiovaskuläre Ereignisse nach. Auch bei den Spätkomplikationen ist auffällig, dass diese meist mit einem unzureichenden körperlichen Aktivitätsniveau assoziiert werden können.

18.4　Aktuelle Studienlage

Es konnten insgesamt **27 Studien** (31 Artikel) identifiziert werden, die sich mit körperlichem Training im Rahmen von malignen Erkrankungen des blutbildenden Systems befasst haben. Weitere Studien in diesem Bereich untersuchten Effekte von Bewegungsinterventionen bei Kindern- und Jugendlichen mit hämatologisch-onkologischen Erkrankungen. Das Review von Wolin et al. (2011) fasst die bis zu dem Jahr 2010 vorhandenen 13 Studien in dieser Subpopulation zusammen.

Von den 27 identifizierten Studien im Bereich der Erwachsenen wurden 22 Untersuchungen im Kontext einer Stammzelltransplantation und fünf Studien während oder nach konventioneller Chemotherapie durchgeführt. Eine Studie untersuchte eine gemischte Population (Dimeo et al. 2003). 16 der gefundenen 27 Studien sind randomisierte, kontrollierte Studien (RCT). Charakteristika und Ergebnisse aller Studien werden in ◘ Tab. 18.1 zusammengefasst.

Die erste wissenschaftliche Studie zu den Effekten von Krafttraining wurde bei Leukämie- und Lymphomerkrankungen bereits 1986 durch Cunningham et al. mit ALL-Patienten während einer Knochenmarkstransplantation durchgeführt. Nach einer 10-jährigen Pause folgten dann weitere Publikationen. Die deutsche Forschergruppe um Dimeo veröffentlichte Ergebnisse von zwei quasi-experimentellen Studien (Dimeo et al. 1996, 1997b) und zwei RCTs (Dimeo et al. 1997a, 1999). Die Intervention bestand jeweils aus einem therapeutenangeleiteten Ausdauertraining. Diese Studien zeigten erstmals, dass während einer Stammzelltransplantation die Ausdauerleistungsfähigkeit der nicht trainierenden Kontrollgruppe signifikant abfällt,

während das Leistungsniveau durch ein gezieltes Ausdauertraining erhalten werden kann. Die RCT von 1997 suggeriert zudem eine signifikant kürzere Neutropeniedauer bei der Trainingsgruppe nach auto-HSCT. Die Forschergruppe um Mello veröffentlichte 2003 die erste Studie, in der eine direkte Messung des Kraftniveaus durchgeführt wurde. Das therapeutenangeleitete Kraft- und Ausdauertraining, welches während und nach der Therapie stattfand, führte zu signifikanten Kraftzunahmen, während sich die Kontrollgruppe signifikant verschlechterte. Coleman et al. waren 2003 dann die ersten Forscher, die ein selbstständiges (home-based) körperliches Training nach Stammzelltransplantation evaluierten.

Erst 2006 wird mit der Studie von Carlson et al. eine Untersuchung veröffentlicht, die Follow-up-Messzeitpunkte beinhaltet und Aussagen zur Nachhaltigkeit zulässt. Neben einer verbesserten Ausdauerleistung sowie der Abnahme von Fatigue nach einem 12-wöchigen Ausdauertraining konnten die Autoren zeigen, dass der erzielte Effekt bei der Fatigue-Symptomatik über ein Jahr stabil blieb. Allerdings fehlt dieser Studie eine Kontrollgruppe, sodass nicht auszuschließen ist, dass sich die Effekte aus dem normalen Regenerationsprozess ergeben haben.

Einen weiteren interessanten Studienansatz präsentierte die Forschergruppe um Shelton im Jahre 2008. Sie verglichen ein therapeutenangeleitetes mit einem eigenverantwortlichen Training nach allogener Stammzelltransplantation. Beide Gruppen führten dreimal pro Woche ein progressives Ausdauertraining und Krafttraining durch. Am Ende der 4-wöchigen Intervention zeigten beide Gruppen signifikante Steigerungen hinsichtlich der zurückgelegten Gehstrecke im 6-Minuten-Walk-Test, wobei die therapeutenangeleitete Gruppe leicht höhere Werte zu verzeichnen hatte (12% vs. 9,8%). Da kein Follow-up durchgeführt wurde, bleibt jedoch leider unklar, ob die unterschiedliche Trainingsapplikation einen langfristigen Einfluss auf einen körperlich aktiven Lebensstil hat.

Mit Blick auf klinisch relevante Resultate muss an dieser Stelle die RCT von Coleman et al. (2008) angeführt werden, die zeigen konnte, dass trainierende Patienten während der stationären Behandlung (auto-HSCT) signifikant weniger Erythrozyten- und Thrombozytenkonzentrate benötigten als

◘ Tab. 18.1 Studienübersicht

Erstautor	Stichprobe/Intervention	Ergebnisse					
		Ausdauerleistung	Muskelkraft	Psychische Parameter, Lebensqualität, Fatigue	Blutparameter	Weitere Outcomes	Follow-up
Randomisierte, kontrollierte Studien							
Studien Stammzelltransplantation							
Cunningham et al. (1986)	n = 40 Krafttraining, während KMT					Kreatininausscheidung in KG vermindert	
Dimeo et al. (1997a)	n = 70 Ausdauertraining während auto-HSCT	Verlust der AL in der KG 27% höher, Unterschied der AL			Kürzere Neutropeniedauer in der TG, Hämoglobin- und Hämatokritkonzentration gleich, gleiche Anzahl an Erythrozytenkonzentraten	Schmerzen und Diarrhoen in der TG schwächer, kein Unterschied in Mukositis, geringere Krankenhausdauer der TG	
Dimeo et al. (1999)	n = 62 Ausdauertraining während auto-HSCT			Reduzierung von Aggression/Feindseligkeit, Zwanghaftigkeit, Ängstlichkeit, allgemeiner psychischer Belastung bei der TG, KG Zunahme von Fatigue, Somatisierung und Abnahme der Vitalität		Adherence: 82%	
Coleman et al. (2003)	n = 24 Kraft-Ausdauertraining vor, während, nach auto-HSCT	AL unterscheidet sich nicht, aber positive Tendenz für TG	Kraftwerte unterscheiden sich nicht, aber positive Tendenzen für TG	Fatigue und Stimmung unterscheiden sich nicht, aber positive Tendenz für die TG		Körpergewicht (fettfrei) steigt bei der TG und fällt ab bei der EG	

◨ **Tab. 18.1** Fortsetzung

Erstautor	Stichprobe/Intervention	Ergebnisse				Weitere Outcomes	Follow-up
		Ausdauerleistung	Muskelkraft	Psychische Parameter, Lebensqualität, Fatigue	Blutparameter		
Mello et al. (2003)	n=32 Kraft-Ausdauertraining während, nach allo-HSCT		Zunahme in 3 von 8 getesteten Kraftwerten der oberen Extremität und 5 von 11 der unteren Extremität für die TG, Abfall in KG in versch. Muskelgruppen				
Kim et al. (2006)	n=42 Krafttraining während allo-HSCT				Bessere Entwicklung der Lymphozyten bei der TG, T-Zellen gleich		
De For et al. (2007)	n=100 Ausdauertraining während und nach allo-HSCT			Zur Entlassung Unterschied in körperlichem und emotionalem Wohlbefinden, am Ende der Intervention ist Unterschied nicht mehr vorhanden		Karnofsky-Status bei nicht-myeloablativ behandelten Patienten der TG höher, sonst gleich, kein Unterschied im Überleben und der Krankenhausdauer	
Coleman et al. (2008)	n=135 Kraft-Ausdauertraining vor, während, nach auto-HSCT	Geringerer Abfall der AL in der TG			TG braucht weniger Erythrozyten- und Thrombozyten-Konzentrate und weniger Sammlungsversuche für Transplantat		

18

◻ Tab. 18.1 Fortsetzung

Erstautor	Stichprobe/Intervention	Ergebnisse				Follow-up
		Ausdauerleistung	Muskelkraft	Psychische Parameter, Lebensqualität, Fatigue	Blutparameter	Weitere Outcomes	
Shelton et al. (2008)	n = 61 Kraft-Ausdauertraining nach allo-HSCT	Therapeutenangeleitete TG steigert ihre Gehdistanz um 12%, die selbst gesteuerte TG steigert ihre Gehdistanz um 9,8%					
Baumann et al. (2009)	n = 64 Kraft-Ausdauertraining während auto/allo-HSCT	AL bleibt konstant bei der TG und fällt bei der KG ab, Unterschied 27%	Abfall von 10% in der TG und 24% in der KG, Unterschied 13%	Globale LQ und körperliche Funktionsfähigkeit unterscheiden sich zwischen beiden Gruppen	Keine Unterschiede in neutrophilem Engraftment		
Jarden et al. (2009a)	n = 42 Kraft-Ausdauertraining allo-HSCT	AL (VO_{2max}) besser in TG (27%)	Bessere Kraftwerte für TG (Ober- und Unterkörper) sowie im Treppenstufentest	Keine Unterschiede in Depression, Angst und emotionalem Wohlbefinden, positiver Trend für TG in LQ und Fatigue		Adherence: 88% TG weniger Tage parenterale Ernährung und weniger Diarrhoen	nach 3 und 6 Monaten
Jarden et al. (2009b)	n = 42 Kraft-Ausdauertraining während allo-HSCT					Unterschied im Mukositis-, Kognitiven-, gastrointerstinalen- und funktionalen Symptomcluster, nicht aber im affektiven Symptomcluster	s.o.
Hacker et al. (2010)	n = 19 Krafttraining nach auto/allo-HSCT		Keine Unterschiede zwischen den Gruppen, Zeiteffekt	Unterschied in Fatigue zugunsten der TG, keine Effekte auf LQ		KA nimmt um 116% in der TG und 88% in der EG zu	

◻ Tab. 18.1 Fortsetzung

Erstautor	Stichprobe/Intervention	Ergebnisse		Psychische Parameter, Lebensqualität, Fatigue	Blutparameter	Weitere Outcomes	Follow-up
		Ausdauerleistung	Muskelkraft				
Knols et al. (2010)	n = 131 Kraft- Ausdauertraining nach auto/allo-HSCT	AL (Gehgeschwindigkeit) und funktionale Kapazität besser in der TG	Bessere Kniestreckung der TG (auch bei Follow-up), kein Unterschied in Hand-Grip	**Emotionale Funktion in TG besser**, kein Unterschied in körperlicher Funktionsfähigkeit und Fatigue		Kein Unterschied in der Körperzusammensetzung, **Diarrhoen besser in TG**, Adherence: 85%	nach 3 Monaten
Wiskemann et al. (2011)	n = 105 Kraft- Ausdauertraining vor, während, nach allo-HSCT	Unterschied in AL	Verbesserung der Kraft der unteren Extremität für die TG	Unterschiede zugunsten der TG in Fatigue, körperliche Funktionsfähigkeit, globaler Stress, Angst/ Feindseligkeit, Schmerzen		Adherence: 87% Keine Unterschiede in der Koordination	nach 6 Monaten
Studien Leukämie und Lymphom							
Chang et al. (2008)	n = 24 Ausdauertraining während CT	TG steigert 12 Minuten Walkingstrecke		Zunahme von Fatigue in der TG, keine Veränderungen in der EG, Abnahme von Symptom-Disstress in der TG; TG bessere Entwicklung Depression keine Veränderungen in Ängstlichkeit			
Courneya et al. (2009)	n = 122 Ausdauertraining während, nach CT	Unterschied in AL		Unterschiede zugunsten der TG in LQ, körperlicher Funktionsfähigkeit, Fatigue, Zufriedenheit, Depression, generelle Gesundheit		Unterschied in fettfreier Körpermasse zugunsten der TG	Nach 6 Monaten

◻ Tab. 18.1 Fortsetzung

Erstautor	Stichprobe/Intervention	Ergebnisse					Follow-up
		Ausdauerleistung	Muskelkraft	Psychische Parameter, Lebensqualität, Fatigue	Blutparameter	Weitere Outcomes	
Quasiexperimentelle Studien							
Studien Stammzelltransplantation							
Decker et al. (1989)	n=12 Ausdauertraining nach KMT						
Dimeo et al. (1996)	n=20 Ausdauertraining während, nach auto/allo-HSCT	Steigerung der Laufgeschwindigkeit, Gehstrecke, Verringerung von Laktatkonzentration und HF					
Dimeo et al. (1997b)	n=36 Ausdauertraining nach auto-HSCT	AL in der TG höher			Hämoglobinkonzentration in der TG höher		
Dimeo et al. (2003)	n=66 Ausdauertraining während auto-HSCT/CT	AL bleibt unverändert			Hämoglobinkonzentration sinkt		
Hayes et al. (2003b)	n=12 Ausdauertraining nach auto-HSCT					Körperfettanteil sinkt in der TG, fettfreie Masse nimmt in der TG zu, Energieumsatz steigt in der TG	
Hayes et al. (2003a)	s.o.				Keine Unterschiede in den Blutwerten (Lymphozyten, CD2$^+$, CD4$^+$, CD8$^+$)		

◼ Tab. 18.1   Fortsetzung

Erstautor	Stichprobe/Intervention	Ergebnisse				
		Ausdauerleistung	Muskelkraft	Psychische Parameter, Lebensqualität, Fatigue	Blutparameter	Weitere Outcomes	Follow-up
Hayes et al. (2004a)	s.o.			LQ in TG höher, Korrelation zwischen LQ und VO_2peak		TG weniger Probleme	
Hayes et al. (2004b)	s.o.	TG verbesserte AL	TG verbessert Ober- und Unterkörperkraft				
Wilson et al. (2005)	n = 17 Ausdauertraining nach auto/allo-HSCT	AL verbessert		Fatigue sinkt, LQ steigt (physische Funktionsfähigkeit und physische Rollenfunktion		Adherence: 84%	
Carlson et al. (2006)	n = 12 Ausdauertraining nach allo-HSCT	Verbesserte AL (Schlagvolumen, HF, Laktat, Borg-Skala)		Abnahme von Fatigue (auch Follow-up), Steigerung der Vitalität		Adherence: 88%	nach 3, 6, 9, 12 Monaten
Inoue et al. (2010)	n = 26 Kraft- Ausdauertraining während allo-HSCT					Bei myeloablativ konditionierten Patienten negative Korrelation von KA und Krankenhausverweildauer	
Studien Leukämie und Lymphom							
Oldervoll et al. (2003)	n = 9 Ausdauertraining nach CT	AL verbessert		Fatigue gesunken, körperliche Funktionsfähigkeit verbessert			
Battaglini et al. (2009)	n = 10 Kraft- Ausdauertraining während CT	AL verbessert		Fatigue und Depression gesunken, keine Veränderungen in LQ	IL-6 gesunken, keine Veränderungen bei IL-10 und Interferon-γ		

◘ Tab. 18.1 Fortsetzung

Erstautor	Stichprobe/Intervention	Ergebnisse				
		Ausdauerleistung	Muskelkraft	Psychische Parameter, Lebensqualität, Fatigue	Blutparameter	Weitere Outcomes	Follow-up
Elter et al. (2009)	n = 12 Ausdauertraining während HDCT	AL verbessert		Keine Veränderungen bei Fatigue und LQ		Kein Patient mit Thrombozyten unter 10.000/µl bekam Blutungen, keine Tachykardien bei Patienten mit Hb unter 8 g/dl	

KMT = Knochenmarkstransplantation, CT = Chemotherapie, auto-HSCT = autologe Stammzelltransplantation, allo-HSCT = allogene Stammzelltransplantation, HDCT = Hoch-Dosis-Chemotherapie, TG = Trainingsgruppe, KG = Kontrollgruppe, AL = Ausdauerleistung, LQ = Lebensqualität, HF = Herzfrequenz, KA = körperliche Aktivität; signifikante Ergebnisse/Gruppenunterschiede (p < 0.05) sind **fett gedruckt** die nicht trainierende Kontrollgruppe. In Verbindung mit den Daten von Dimeo et al. (1997) ergibt sich somit ein erster Hinweis auf eine verbesserte hämatologische und immunologische Rekonstitution bei trainierenden Patienten.

Die in den folgenden Jahren publizierten Studien zeigen eine immer bessere methodische Qualität. Es werden homogene, große Patientengruppen untersucht, Intention-to-treat-Analysen und Poweranalysen durchgeführt sowie Follow-up-Zeitpunkte eingeschlossen. Die RCT von Jarden et al. (2009a) untersuchte beispielsweise Patienten während einer allogenen Stammzelltransplantation. Die multidimensionale Intervention, welche Ausdauer- und Krafttraining, Dehnungsübungen und Entspannungsverfahren beinhaltete, führte im Gruppenvergleich zu einer verbesserten Ausdauer- und Kraftleistung, zu verbessertem Wohlbefinden und einer Reduktion von therapiebedingten Nebenwirkungen. Zudem betrachteten die Autoren fünf klinisch relevante Symptomgruppen (Mukositis, kognitive, gastrointestinale, funktionale und affektive Faktoren), die allesamt, mit Ausnahme der affektiven Symptomgruppe, positiv durch die Trainingsintervention beeinflusst werden konnten (Jarden et al. 2009b).

Courneya et al. (2009) konnten bei Lymphompatienten während und nach Chemotherapie durch eine 12-wöchige Ausdauerintervention signifikante Unterschiede zwischen den Gruppen bezüglich der Ausdauerleistung, körperlicher Funktionsfähigkeit, LQ, Fatigue, Depression und fettfreier Körpermasse feststellen. Eine weitere RCT von Baumann et al. (2010) zeigte bei 64 Patienten während allogener und autologer HSCT, dass durch strukturiertes Training die Kraft- und Ausdauerleistung über den Transplantationsprozess stabil gehalten werden kann, während die Kontrollgruppe einen Abfall zu verzeichnen hatte. In einer der letzten publizierten RCTs konnte unsere Arbeitsgruppe (Wiskemann et al. 2011) nochmals die breite Palette an möglichen positiven Effekten auf physischer und psychischer Ebene zeigen. Das applizierte kombinierte Ausdauer- und Krafttrainingsprogramm wurde bereits vor der stationären Aufnahme zur allogenen Stammzelltransplantation begonnen und bis über die Phase der Frührehabilitation fortgeführt. Über den Zeitraum der Transplantation und der Frühre-

habilitation hinweg zeigten sich u.a. signifikante Effekte mit Blick auf die Ausdauer- und Kraftleistung sowie die körperliche Funktionsfähigkeit, Fatigue, Disstress und Schmerzen. Die Adherence von 87% zeigt eine hohe Akzeptanz der Intervention von Seiten der Patienten.

Zusammenfassend lässt sich somit feststellen, dass ein körperliches Training begleitend zur und nach der medizinischen Therapie einer Leukämie- oder Lymphomerkrankung indiziert ist. Sowohl Ausdauertraining als auch Krafttraining erzielen während der akuten medizinischen Behandlung eher stabilisierende Effekte auf psychophysischer Ebene (nicht trainierende Patienten verschlechtern sich hier), wohingegen in der Früh- und Spätrehabilitation Verbesserungen dieser Parameter durch das Training gezeigt werden konnten. Untersuchungen/Trainingsprotokolle, die der medizinischen Behandlung vorgelagert sind, liegen bislang in nicht ausreichendem Umfang vor.

18.5   Trainingsziele und Trainingsempfehlungen

Ausgehend von der derzeitigen Studienlage kann konstatiert werden, dass ein körperliches Training vor, während und nach der Therapie einer Leukämie oder eines malignen Lymphoms sicher durchführbar ist. Allerdings müssen, gerade im akutklinischen Kontext, spezifische Kontraindikationen hinsichtlich eines körperlichen Trainings beachtet werden.

Abgeleitet von den entitätsspezifischen Beschwerden der hämato-onkologischen Erkrankungen und den durch die medizinische Therapie verursachten Nebenwirkungen und Folgeerkrankungen, können folgende Hauptziele für ein begleitendes körperliches Training formuliert werden:

Hauptziele des Trainings
- Stabilisierung der körperlichen Leistungsfähigkeit während der Akuttherapie
- Verbesserung der muskulären und aeroben Fitness in der Früh- und Spätrehabilitation
- Unterstützung der hämatologischen/immunologischen Rekonstitution

- Reduktion der Fatigue-Symptomatik
- Reduktion von Angst- und Depressivitäts-zuständen
- Verbesserung der Lebensqualität
- Vermeidung von Spätkomplikationen (z.B. Osteoporose, Übergewicht, Diabetes, kardiovaskuläre Erkrankungen)

Gerade während der akuten Therapiephase ist es schwierig, generelle Bewegungs- und Trainings-empfehlungen auszusprechen, da der körperliche und auch der psychische Zustand der Patienten starken Schwankungen unterliegen. Ein körperliches Trainingsprogramm muss daher individuell adaptierbar sein, um den Patienten weder zu über- noch zu unterfordern. Dabei ist das subjektive Feedback des Patienten (z.B. über die Borg-Skala) von zentraler Bedeutung. Basierend auf trainings-wissenschaftlichen Konzepten (z.B. Modell der Superkompensation, Schulz-Arndt-Regel) und gesundheitspsychologischen Ansätzen sollte ein Training regelmäßig und mit ausreichender Intensität (Borg-Skala) durchgeführt werden. Die individuelle Bedeutsamkeit und der Nutzen, z.B. in Bezug auf Alltagsbewältigung, müssen dem Patienten bewusst sein. Es sollten immer beide Elemente, Kraft- und Ausdauertraining, in einem Trainingsprogramm vorhanden sein. Besonders in der Akutphase scheint es sinnvoll, ein individuell adaptiertes Krafttraining durchzuführen, um dem Muskelverlust durch Inaktivität und Therapiemaßnahmen entgegenzuwirken und eine auftretende Fatigue-Symptomatik möglichst frühzeitig zu bekämpfen. Je nach Vorerfahrung und körperlichem Leistungszustand sollte mit einfachen Kraftübungen bzw. einem Intervalltraining begonnen und dann, wenn unter der Therapie möglich, die Intensität kontinuierlich gesteigert werden.

Auch während der Früh- und Spätrehabilitationsphase ist eine kombinierte Kraft- und Ausdauer- Interventionsstrategie sinnvoll, um das Aktivitätslevel der Patienten zu steigern. Interventionen sollten phasenübergreifend gestaltet sein, d.h. vor oder während der Therapie beginnen, die Phase der Frührehabilitation einschließen und bis in die Spätrehabilitation reichen, damit auch langfristig anhaltende Effekte erzielt werden können.

Empfehlungen für das Ausdauertraining
- Thrombozytopenie beachten (Kontraindikationsgrenze < 10.000/µl)
- Wenn nur kurze Trainingszeiten (5–10 Minuten) möglich → Intervallmethode (→ Ziel: Intervallpausen verkürzen, bis Dauermethode für 20–30 Minuten machbar ist)
- Bei kurzen Trainingszeiten kann das Training im stationär überwachten Setting täglich durchgeführt werden, sonst 2- bis 3-mal pro Woche
- Training im submaximalen Belastungsbereich durchführen (Borg: 13 ± 1)
- Pulsfrequenzorientiertes Training (wenn möglich): 60–80% HF_{max}

Empfehlungen für das Krafttraining
- Thrombozytopenie beachten (Kontraindikationsgrenze < 20.000/µl)
- 2- bis 3-mal pro Woche bis zu 30 Minuten
- Das Training sollte möglichst viele und große Muskelgruppen ansprechen, sodass ein Ganzkörpertraining gewährleistet ist
- Um eine korrekte Bewegungsausführung sicherzustellen, sollte das Training zunächst unter Anleitung durchgeführt werden
- Borg-Bereich: 15 ± 1
- Mit Blick auf potentielle Neuropathien sollten auch koordinative Übungselemente eingebaut werden (z.B. Gleichgewichtstraining im Einbeinstand)

Aufgrund der zum Teil stark beeinträchtigten bzw. insuffizienten Hämatopoese sind insbesondere im akutklinischen Kontext spezifische Kontraindikationen hinsichtlich eines körperlichen Trainings zu beachten. Von verschiedenen Autoren wird vorgeschlagen, aufgrund der erhöhten Blutungsgefahr kein Training durchzuführen, wenn die Thrombozytenzahl unter 10.000/µl Blut liegt. Bei Werten zwischen 10.000 und 20.000/µl sollte (in Rücksprache mit dem behandelnden Hämatologen) nur ein leichtes Ausdauertraining erfolgen. Bei einer Thrombozytenzahl über 20.000/µl ist Krafttraining möglich. Fällt der Hämoglobinwert unter 8 g/dl, sollte ein Training nur unter Aufsicht durchgeführt werden. Eine recht kleine Studie (n=12), durchgeführt von Elter et al. (2009), untersuchte diese Kontraindikationen und zeigte, dass es bei keinem Patienten zu Blutungen während eines Ausdauertrainings oder nach einem solchen kam, selbst wenn die Thrombozytenwerte unter 10.000/µl lagen. Ebenso wenig traten Tachykardien während des Trainings auf, auch wenn der Hämoglobinwert unter 8 g/dl gefallen war. Weitere Kontraindikationen stellen Fieber und akute Infekte, starke Übelkeit, Erbrechen und Schwindel dar.

Kontraindikationen
- Thrombozytopenie (< 10.000/µl = kein Training, zwischen 10.000 und 20.000/µl nur Ausdauer; > 20.000/µl moderates Krafttraining möglich; > 50.000/µl = intensives Krafttraining möglich)
- Hämoglobin (< 8 g/dl = körperliches Training nur unter Aufsicht, aber nicht kontraindiziert)
- Infekte/Fieber = kein Training
- Starke Übelkeit/Erbrechen = kein Training
- dauerhaftes Schwindelgefühl = kein Training
- Während des Trainings auftretende/sich verstärkende Schmerzen/Beschwerden = Abbruch

---

Weitere wichtige Aspekte:

Schon vor einer Therapie muss bei Leukämie- und Lymphomerkrankungen von einer Knochenmarksinsuffizienz ausgegangen werden. Dies hat eine erhöhte Infektionsgefahr, Blutungsneigung und evtl. verminderte körperliche Leistungsfähigkeit aufgrund eines niedrigen Hämoglobinspiegels zur Folge.

Für Patienten nach einer allo-HSCT besteht aufgrund einer andauernden Immunsuppression über lange Zeiträume hinweg ein gesteigertes Infektionsrisiko, sodass ein Training im Gruppensetting erst ab dem 100. Tag nach der Transplantation und nur nach Rücksprache mit dem behandelnden Arzt zu empfehlen ist. Ebenso sollte in der Anfangszeit

ein Training im Freien bei stärkerer Sonnenexposition vermieden werden.

Grundsätzlich ist zu jeder Therapiephase auf die Einhaltung der strikten Hygienevorschriften aufgrund der erhöhten Infektionsgefahr zu achten. Dies betrifft beispielsweise die Auswahl der Trainingsgeräte und deren Material (mit Blick auf die Desinfizierbarkeit).

Insbesondere bei Patienten mit der Diagnose »Multiples Myelom« ist auf eine erhöhte Frakturgefahr aufgrund von potentiell befallenen Knochenstrukturen zu achten.

18.6 Zusammenfassung

Infolge der intensiven Therapieregime, mit konventioneller Chemotherapie, der Hochdosis-Chemotherapie und/oder Ganzkörperbestrahlung im Vorfeld einer hämatopoetischen Stammzelltransplantation sind Leukämie- und Lymphompatienten einer Vielzahl von therapiebedingten Nebenwirkungen ausgesetzt, welche auf physischer und psychosozialer Ebene erhebliche Auswirkungen haben und die Lebensqualität entscheidend im negativen Sinne beeinflussen können.

Darüber hinaus muss davon ausgegangen werden, dass Leukämie- und Lymphompatienten ein erhöhtes Risiko für Spätkomplikationen (z.B. Osteoporose, Übergewicht, Diabetes, kardiovaskuläre Erkrankungen) haben.

Die bis dato veröffentlichten Studien zeigen, dass ein körperliches Training vor, während und nach Chemotherapie/Stammzelltransplantation unter Beachtung spezifischer Kontraindikationen (insbesondere Thrombozytopenie) sicher durchführbar ist. Keine der bislang publizierten Studien berichtete von schwerwiegenden trainingsbedingten Nebenwirkungen.

Mit Blick auf die Verbesserung der psychophysischen Konstitution und die Reduzierung von therapiebedingten Nebenwirkungen kann ein strukturiertes körperliches Training zu einem Behandlungserfolg beitragen.

Möglicherweise fördert ein regelmäßiges körperliches Training zudem die hämatologische und immunologische Rekonstitution nach Stammzelltransplantation.

Ein körperliches Training sollte so früh wie möglich in das Behandlungskonzept integriert und settingübergreifend durchgeführt werden.

Literatur

Andrykowski MA, Bishop MM, Hahn EA, Cella DF, Beaumont JL, Brady MJ, Horowitz MM, Sobocinski KA, Rizzo JD, Wingard JR (2005) Long-term health-related quality of life, growth, and spiritual well-being after hematopoietic stem-cell transplantation. J Clin Oncol 23:599–608

Arden-Close E, Pacey A, Eiser C (2010) Health-related quality of life in survivors of lymphoma: a systematic review and methodological critique. Leuk Lymphoma 51:628–640

Baccarani M, Cortes J, Pone F et al. (2009) Chronic myeloid leukemia: an update of concepts and management recommendations of European LeukemiaNet. Journal of Clinical Oncology 27:6041–6051

Baker KS, Ness KK, Weisdorf D, Francisco L, Sun CL, Forman S, Bhatia S (2010) Late effects in survivors of acute leukemia treated with hematopoietic cell transplantation: a report from the Bone Marrow Transplant Survivor Study. Leukemia 24:2039–2047

Battaglini CL, Hackney AC, Garcia R, Groff D, Evans E, Shea T (2009) The effects of an exercise program in leukemia patients. Integr Cancer Ther 8:130–138

Baumann FT, Kraut L, Schule K, Bloch W, Fauser AA (2010) A controlled randomized study examining the effects of exercise therapy on patients undergoing haematopoietic stem cell transplantation. Bone Marrow Transplant 45:355–362

Bellizzi KM, Rowland JH, Arora NK, Hamilton AS, Miller MF, Aziz NM (2009) Physical Activity and Quality of Life in Adult Survivors of Non-Hodgkin's Lymphoma. J Clin Oncol 27:960–966

Bertz J, Dahm S, Haberland J, Kraywinkel K, Kurth B-M, Wolf U (2010) Verbreitung von Krebserkrankungen in Deutschland. Entwicklung der Prävalenzen zwischen 1990 und 2010. Beiträge zur Gesundheitsberichterstattung des Bundes. RKI, Berlin.

Carlson LE, Smith D, Russell J, Fibich C, Whittaker T (2006) Individualized exercise program for the treatment of severe fatigue in patients after allogeneic hematopoietic stem-cell transplant: a pilot study. Bone Marrow Transplant 37:945–954

Chang ET, Smedby KE, Hjalgrim H, Porwit-MacDonald A, Roos G, Glimelius B, Adami HO (2005) Family history of hematopoietic malignancy and risk of lymphoma. J Natl Cancer Inst 97:1466–1474

Chang PH, Lai YH, Shun SC, Lin LY, Chen ML, Yang Y, Tsai JC, Huang GS, Cheng SY (2008) Effects of a walking intervention on fatigue-related experiences of hospitalized acute mylogemous leukemia patients undergoing chemotherapy: a randomized controlled trial. J Pain Symptom Manage 35:524–34

Coleman EA, Coon S, Hall-Barrow J, Richards K, Gaylor D, Stewart B (2003) Feasibility of exercise during treatment for multiple myeloma. Cancer Nurs 26:410–419

Coleman EA, Coon SK, Kennedy RL, Lockhart KD, Stewart CB, Anaissie EJ, Barlogie B (2008) Effects of exercise in combination with epoetin alfa during high-dose chemotherapy and autologous peripheral blood stem cell transplantation for multiple myeloma. Oncol Nurs Forum 35:E53–E61

Courneya KS, Sellar CM, Stevinson C, McNeely ML, Peddle CJ, Friedenreich CM, Tankel K, Basi S, Chua N, Mazurek A, Reiman T (2009) Randomized Controlled Trial of the Effects of Aerobic Exercise on Physical Functioning and Quality of Life in Lymphoma Patients. J Clin Oncol 27:4605–4612

Cunningham BA, Morris G, Cheney CL, Buergel N, Aker SN, Lenssen P (1986) Effects of resistive exercise on skeletal muscle in marrow transplant recipients receiving total parenteral nutrition. J Parenter Enteral Nutr 10:558–563

Decker WA, Turner-McGlade J, Fehir KM (1989) Psychosocial aspects and the physiological effects of a cardiopulmonary exercise program in patients undergoing bone marrow transplantation (BMT) for acute leukemia (AL). Transplant Proc 21:3068–3069

DeFor TE, Burns LJ, Gold EM, Weisdorf DJ (2007) A randomized trial of the effect of a walking regimen on the functional status of 100 adult allogeneic donor hematopoietic cell transplant patients. Biol Blood Marrow Transplant 13:948–955

Dempke W (2006) Lehrbuch Haemato-Onkologie. Hans Huber, Hogrefe AG, Bern

Dimeo F, Bertz H, Finke J, Fetscher S, Mertelsmann R, Keul J (1996) An aerobic exercise program for patients with haematological malignancies after bone marrow transplantation. Bone Marrow Transplant 18:1157–1160

Dimeo F, Fetscher S, Lange W, Mertelsmann R, Keul J (1997a) Effects of aerobic exercise on the physical performance and incidence of treatment-related complications after high-dose chemotherapy. Blood 90:3390–3394

Dimeo F, Schwartz S, Fietz T, Wanjura T, Boning D, Thiel E (2003) Effects of endurance training on the physical performance of patients with hematological malignancies during chemotherapy. Support Care Cancer 11:623–628

Dimeo F, Stieglitz RD, Novelli-Fischer U, Fetscher S, Keul J (1999) Effects of physical activity on the fatigue and psychologic status of cancer patients during chemotherapy. Cancer 85:2273–2277

Dimeo F, Tilmann MH, Bertz H, Kanz L, Mertelsmann R, Keul J (1997b) Aerobic exercise in the rehabilitation of cancer patients after high dose chemotherapy and autologous peripheral stem cell transplantation. Cancer 79:1717–1722

Elter T, Stipanov M, Heuser E, von Bergwelt-Baildon M, Bloch W, Hallek M, Baumann F (2009) Is physical exercise possible in patients with critical cytopenia undergoing intensive chemotherapy for acute leukaemia or aggressive lymphoma? Int J Hematol 90:199–204

Engert A, Franklin J, Eich HT, Brillant C, Sehlen S, Cartoni C, Herrmann R, Pfreundschuh M, Sieber M, Tesch H, Franke A, Koch P, de Wit M, Paulus U, Hasenclever D, Loeffler M, Muller RP, Muller-Hermelink HK, Duhmke E, Diehl V (2007) Two cycles of doxorubicin, bleomycin, vinblastine, and dacarbazine plus extended-field radiotherapy is superior to radiotherapy alone in early favorable Hodgkin's lymphoma: final results of the GHSG HD7 trial. J Clin Oncol 25:3495–3502

Guilfoyle R, Demers A, Bredeson C, Richardson E, Rubinger M, Szwajcer D, Seftel MD (2009) Performance status, but not the hematopoietic cell transplantation comorbidity index (HCT-CI), predicts mortality at a Canadian transplant center. Bone Marrow Transplant 43:133–139

Hacker ED, Larson J, Kujath A, Peace D, Rondelli D, Gaston L (2010) Strength Training Following Hematopoietic Stem Cell Transplantation. Cancer Nurs 34:238–249

Hayes S, Davies PS, Parker T, Bashford J (2003b) Total energy expenditure and body composition changes following peripheral blood stem cell transplantation and participation in an exercise programme. Bone Marrow Transplant 31:331–338

Hayes S, Davies PS, Parker TW, Bashford J, Green A (2004b) Role of a mixed type, moderate intensity exercise programme after peripheral blood stem cell transplantation. Br J Sports Med 38:304–309

Hayes S, Davies PS, Parker T, Bashford J, Newman B (2004a) Quality of life changes following peripheral blood stem cell transplantation and participation in a mixed-type, moderate-intensity, exercise program. Bone Marrow Transplant 33:553–558

Hayes S, Rowbottom D, Davies PS, Parker TW, Bashford J (2003a) Immunological changes after cancer treatment and participation in an exercise program. Med Sci Sports Exerc 35:2–9

Inoue J, Ono R, Okamura A, Matsui T, Takekoshi H, Miwa M, Kurosaka M, Saura R, Shimada T (2010) The impact of early rehabilitation on the duration of hospitalization in patients after allogeneic hematopoietic stem cell transplantation. Transplant Proc 42:2740–2744

Jarden M, Baadsgaard MT, Hovgaard DJ, Boesen E, Adamsen L (2009a) A randomized trial on the effect of a multimodal intervention on physical capacity, functional performance and quality of life in adult patients undergoing allogeneic SCT. Bone Marrow Transplant 43:725–737

Jarden M, Nelausen K, Hovgaard D, Boesen E, Adamsen L (2009b) The effect of a multimodal intervention on treatment-related symptoms in patients undergoing hematopoietic stem cell transplantation: a randomized controlled trial. J Pain Symptom Manage 38:174–190

Kennedy-Nasser AA, Hanley P, Bollard CM (2011) Hodgkin disease and the role of the immune system. Pediatr Hematol Oncol 28:176–186

Kim SD, Kim HS (2006) A series of bed exercises to improve lymphocyte count in allogeneic bone marrow transplantation patients. Eur J Cancer Care 15:453–457

Knols RH, de Bruin ED, Uebelhart D, Aufdemkampe G, Schanz U, Stenner-Liewen F, Hitz F, Taverna C, Aaronson NK (2010) Effects of an outpatient physical exercise program on hematopoietic stem-cell transplantation recipients: a randomized clinical trial. Bone Marrow Transplant 9:1245–1255

Kovalszki A, Schumaker GL, Klein A, Terrin N, White AC (2008) Reduced respiratory and skeletal muscle strength in survivors of sibling or unrelated donor hematopoietic stem cell transplantation. Bone Marrow Transplant 41:965–969

Larson R, Wolk A (2008) Allogeneic hematopoietic cell transplantation for adults with ALL. Bone Marrow Transplant 42, Suppl 1:S18–S24

Lightfoot T (2005) Aetiology of childhood leukemia. Bioelectromagnetics, Suppl 7:S5–S11

Mello M, Tanaka C, Dulley FL (2003) Effects of an exercise program on muscle performance in patients undergoing allogeneic bone marrow transplantation. Bone Marrow Transplant 32:723–728

Morishita S, Kaida K, Ikegame K, Yoshihara S, Taniguchi K, Okada M, Kodama N, Ogawa H, Domen K (2011) Impaired physiological function and health-related QOL in patients before hematopoietic stem-cell transplantation. Support Care Cancer [Epub ahead of print]

Oldervoll LM, Kaasa S, Knobel H, Loge JH (2003) Exercise reduces fatigue in chronic fatigued Hodgkins disease survivors – results from a pilot study. Eur J Cancer 39:57–63

Preiß J, Dornoff W, Hagmann FG, Schmieder A (2010) Taschenbuch Onkologie: Interdisziplinäre Empfehlungen zur Therapie 2010/2011, 15. Aufl. Zuckschwerdt-Verlag, München

Shelton ML, Lee JQ, Morris GS, Massey PR, Kendall DG, Munsell MF, Anderson KO, Simmonds MJ, Giralt SA (2009) A randomized control trial of a supervised versus a self-directed exercise program for allogeneic stem cell transplant patients. Psychooncology 18:353–359

Sherman AC, Simonton S, Latif U, Plante TG, Anaissie EJ (2009) Changes in quality-of-life and psychosocial adjustment among multiple myeloma patients treated with high-dose melphalan and autologous stem cell transplantation. Biol Blood Marrow Transplant 15:12–20

Tichelli A, Passweg J, Wojcik D, Rovo A, Harousseau JL, Masszi T, Zander A, Bekassy A, Crawley C, Arat M, Sica S, Lutz P, Socie G (2008) Late cardiovascular events after allogeneic hematopoietic stem cell transplantation: a retrospective multicenter study of the Late Effects Working Party of the European Group for Blood and Marrow Transplantation. Haematologica 93:1203–1210

Wilson RW, Jacobsen PB, Fields KK (2005) Pilot study of a home-based aerobic exercise program for sedentary cancer survivors treated with hematopoietic stem cell transplantation. Bone Marrow Transplant 35:721–727

Wiskemann J, Dreger P, Schwerdtfeger R, Bondong A, Huber G, Kleindienst N, Ulrich CM, Bohus M (2011) Effects of a partly self-administered exercise program before, during, and after allogeneic stem cell transplantation. Blood 117:2604–2613

Wolin KY, Ruiz JR, Tuchman H, Lucia A (2010) Exercise in adult and pediatric hematological cancer survivors: an intervention review. Leukemia 24:1113–1120

Lungenkrebs

Andreas Lübbe

19.1   Inzidenz

Das Bronchialkarzinom ist mit jährlich über 40.000 Sterbefällen in Deutschland die vierthäufigste Todesursache und die häufigste Krebstodesursache (Statistisches Bundesamt Deutschland 2007). Trotz der Fortschritte in der Diagnostik und Therapie liegt die 5-Jahres-Überlebensrate in europäischen und nordamerikanischen Ländern nur in einem Bereich von 5,5–15,7% (National Institute for Clinical Excellence 2006).

19.2   Medizinische Behandlungsstandards

Mit der Veröffentlichung der interdisziplinären S3-Leitlinie zur Prävention, Diagnostik, Therapie und Nachsorge ist für den deutschsprachigen Raum erstmalig das Ziel vorgegeben worden, eine Verbesserung der Prognose und der Lebensqualität von Patienten mit Bronchialkarzinom durch Optimierung des Einsatzes der derzeitigen diagnostischen und therapeutischen Möglichkeiten in einem interdisziplinären Ansatz zu verfolgen (Goeckenjan et al. 2010). Hierdurch gelingt es, zunehmend auch ältere Patienten zu behandeln, in vielen Fällen durch multimodale Therapiekonzepte. Da jedoch operative Eingriffe bei Lungenkrebspatienten erhebliche pathophysiologische Auswirkungen nach sich ziehen, sei kurz darauf hingewiesen, dass sich die folgenden Veränderungen ergeben, die die körperliche Belastung der Patienten nachhaltig beeinträchtigen können (◘ Tab. 19.1).

19.3   (Patho-)Physiologische Zusammenhänge

Folgen der beschriebenen physiologischen Veränderungen sind Befunde und Symptome, die es zu dokumentieren gilt. Im Vordergrund stehen die Erhöhung der Ruheherzfrequenz, die arrhythmische Herzaktion bei jedem dritten Patienten, zumindest vorübergehend, und damit die Reduktion des Herzminutenvolumens, die Erhöhung der Atemfrequenz mit Tendenz zur Hyperventilation, Zeichen einer Rechtsherzbelastung durch den er-

höhten pulmonalarteriellen Druck sowie viele weitere durch den behandelnden Arzt zu verifizierende Ausdrucksformen des Kranken.

Die von ihm subjektiv wahrgenommenen Missempfindungen (Symptome) sind Dyspnoe bei geringer oder mäßiger Belastung, Husten, Unruhezustände mit Zittrigkeit, Schlaflosigkeit oder große Tagesmüdigkeit, körperliche Schwäche im Rahmen eines Fatigue-Syndroms, zusätzlich zu den Postthorakotomieschmerzen, die sich über Wochen erstrecken können.

Diese Befunde und Symptome resultieren in einer verringerten Funktionalität, sodass der Patient weniger gut als zuvor in der Lage ist, Aktivitäten des täglichen Lebens zu verrichten und seinen normalen Alltag zu gestalten. Aus den Strukturdefekten resultieren also Funktionsstörungen, die die Partizipation in Beruf und Privatleben erheblich beeinträchtigen. Sie gilt es behutsam zu therapieren. So kann es gelingen, durch psychoonkologische oder medikamentöse Verfahren den Sauerstoffverbrauch zu senken, durch Atemtherapie oder Entspannungstechniken die Atemökonomie zu verbessern und durch körperliche Therapie das Herz zu ökonomisieren und dauerhaft zu entlasten. Die Komplexität dieses Aufgabenkatalogs erhöht sich durch die häufig vorhandenen Begleiterkrankungen der oft älteren Menschen, wie z.B. die COPD, die bestehende Herzinsuffizienz, die koronare Herzerkrankung mit oder ohne stattgehabtem Myokardinfarkt, die periphere arterielle Verschlusskrankheit sowie andere Risikofaktoren aus dem Formenkreis des Metabolischen Syndroms.

19.4   Aktuelle Studienlage

Einen besonderen Schwerpunkt in der Rehabilitation von Lungenkrebspatienten nimmt die Trainingstherapie ein, wobei hier vor allem die Ausdauer, die Kraft, die Koordination oder die Beweglichkeit von Bedeutung sind, weniger die Schnelligkeit. Zu Prinzipien und Standards der onkologischen Rehabilitation bei Bronchialkarzinompatienten existieren wenige Veröffentlichungen und relativ geringe Evidenzgrade. Abgesehen von einer Literaturzusammenfassung mit persönlichen Anmerkungen, die sich mit einer kardiopulmonalen

◻ **Tab. 19.1** Pathophysiologische Veränderungen

Messgröße	Lobektomie (%)	Pneumonektomie (%)
Vitalkapazität (Abnahme)	10–20	30–40
Verhältnis Residualvolumen/Totalkapazität (Zunahme)	10–20	30–40
Arterieller O_2-Partialdruck	normal	normal
Maximale O_2-Aufnahme (Abnahme)	20–30	20–40
Pulmonalarteriendruck (Zunahme)	10–30	10–20

Rehabilitation nach einer Lungenkrebserkrankung beschäftigt (Evidenzgrad 5) (Nazarian 2004), und einer Pilotstudie, in der ein Rehabilitationsprogramm an zehn Patienten getestet wurde (Evidenzgrad 4) (Spruit et al. 2006), wurden wenige Beiträge zur Frage der Effektivität einer onkologischen Anschlussrehabilitation veröffentlicht. Systematische Reviews zu diesem Thema (Thompson et al. 2005; Sola et al. 2007) weisen nach, dass einzelne Maßnahmen (nicht-medikamentöse Therapiemaßnahmen und pflegerische Maßnahmen wie Atemtherapie durch Krankenschwestern) positive Effekte im Bezug auf die Lebensqualität und Luftnot bei Lungenkrebspatienten haben (Evidenzgrad 1a).

Mit einem Evidenzgrad 4 konnte durch unsere Arbeitsgruppe an operierten Patienten zudem an 51 Patienten mit klar determinierten Folge- und Funktionsstörungen nach Durchführung einer Behandlung bei Bronchialkarzinom und einer a priori durchgeführten Fallzahlberechnung nachgewiesen werden, dass eine stationär durchgeführte onkologische Rehabilitation effektiv sein kann (Riesenberg u. Lübbe 2007). Gegenüber einer Vergleichsgruppe, die sich selbst überlassen wurde und ähnliche Einschlusskriterien erfüllte, zeigte ein koordiniert durchgeführtes Rehabilitationsprogramm in einer Klinik mit über 1.000 Bronchialkarzinompatienten pro Jahr, dass Lebensqualität und körperliche Leistungsfähigkeit durch das unten genauer spezifizierte Trainingsprogramm deutlich verbessert werden konnten. So unterschied sich beispielsweise die Herzratenvariabilität um 3 (9,823 vs. 12,98 RMSSD [root mean square of successive differences]) und war damit klinisch bedeutsam unterschiedlich in der Trainingsgruppe. Ähnlich deutliche Verbesserungen wurden hinsichtlich der Lebensqualität (gemessen durch den QLQ-C30 der EORTC). Dadurch gelang es, etliche der oben genannten Beschwerden und körperlichen Beeinträchtigungen sowie funktionellen Defizite zu verbessern und die Lebensqualität der Patienten zu erhöhen (www. kongressonline.de/ASORS_2011).

19.5 Trainingsempfehlungen für die Behandlungsphase und Rehabilitation

> **Trainingsprogramme**
>
> Unter Trainingsprogrammen versteht man Behandlungsformen, die therapie- und krankheitsbedingte Folgestörungen funktioneller Art beheben, lindern oder bessern können. Im Vordergrund steht dabei das aktive Üben unter physiotherapeutischer und sporttherapeutischer Anleitung.

Besonders wichtig erscheinen spezielle Atemgymnastik (z.B. das Erlernen einer neuen Atemtechnik), spezielle Krankengymnastik (z.B. Training der Schultergürtel-, Rücken- und Atemhilfsmuskulatur), kompensierendes Geschicklichkeitstraining (z.B. nach Nervenplexusschäden) sowie Anleitungen zu Übungen im Alltag (Umgang mit Sauerstoffgeräten, mit Dyspnoe, bei Konzentrations- und Koordinationsstörungen). Um die körperliche Leistungsfähigkeit zu erhöhen und den Verlust von Lungengewebe nach Operation und/oder Bestrahlung auszugleichen, sollte das Herz-Kreislauf-System einem Trainingsprogramm unterzogen werden, das die jeweiligen individuellen Bedürfnisse (vor allem Alter und Trainingszustand sowie laufende Arznei-mitteltherapie) angemessen berücksichtigt.

Das in der oben genannten Studie implementierte Trainingsprogramm war so konzipiert, dass sich die Patienten herzfrequenzadaptiert (180 minus Lebensalter; bei Betablocker oder Digitalis-therapie: 170 minus Lebensalter) täglich 30 Minuten submaximal am Fahrradergometer belasteten (Riesenberg u. Lübbe 2010). Dies geschah an sechs Tagen pro Woche für die Dauer von vier Wochen. Ergänzt wurde dieses Programm durch die Möglichkeit, an sechs Tagen in der Woche an thorax-gymnastischen Übungen, Maßnahmen im Bewegungsbad, Muskelaufbautraining, Ergotherapie und Terraintraining sowie gegebenenfalls an der Einzelkrankengymnastik teilzunehmen. Hinzu kamen sowohl Autogenes Training als auch Muskel-entspannungsübungen nach Jacobson, um gerade bei Luftnotattacken oder Unruhezuständen die Fähigkeit zu erlernen, sich selbst zu beruhigen, und dadurch den Sauerstoffverbrauch zu reduzieren. Durch dieses Programm kam es zu einer signifikanten Zunahme der Leistung am Fahrradergometer von 68 +/−3 auf 86 +/−4 Watt (+ 27%) wie auch zu einer Zunahme der zurückgelegten Strecke im standardisierten 6-Minuten-Gehtest von 322 +/−11 auf 385 +/−13 Meter (+ 20%).

Ein objektives Messverfahren zur körperlichen Leistungsfähigkeit stellt die Herzratenvariabili-tätsanalyse dar. Hierbei wird über einen Computer eine unterschiedliche Anzahl von Parametern erhoben, die geeignete Maße zur Quantifizierung der Differenzquadrate zwischen benachbarten normalen Herzschlagintervallen zeigt. Die RMSSD (root mean square of successive differences) stieg im Verlauf der Rehabilitationsmaßnahme klinisch bedeutsam und statistisch signifikant von 9,7 +/−1 auf 12,9 +/−1 ms (+ 33%). Genaue Daten zur Verbesserung der Lebensqualität, die durch den QLQ C30 und das Submodul für Lungenkrebspatienten der EORTC sowie den SF-36 erhoben wurden, sind bei Lübbe et al. (2008) im Detail nachzulesen.

Durch die edukativen Therapieinhalte wird den Patienten im Rahmen ihres Rehabilitations-aufenthaltes vermittelt, dass sie durch regelmäßige

körperliche Aktivität mehrfach profitieren. Diese Aktivität lässt sich unterschiedlich quantifizieren, und zwar durch

- eine anzustrebende Mindestmenge von Meta-bolischen Äquivalenten (MET) von 20 pro Woche oder
- eine beliebige körperliche Aktivität (90 Minuten pro Woche; Erreichen einer submaximalen Herzfrequenz wie oben beschrieben, 180 minus Lebensalter).

Das Metabolische Äquivalent

Das Metabolische Äquivalent (MET) wird verwendet, um den Energieverbrauch verschiedener Aktivitäten zu vergleichen. Es ist die Beschreibung des Stoffwechselumsatzes eines Menschen, bezogen auf den Ruheumsatz, im Verhältnis zu seinem Körpergewicht, und entspricht dem Umsatz von 3,5 ml Sauerstoff pro KG Körpergewicht pro Minute bei Männern. Bei Frauen sind es 3,15 ml/kg/min (Ainsworth et al. 1993).

Eine andere Definition bezeichnet als 1 MET einen Kalorienverbrauch von 1 Kilokalorie je kg Körpergewicht pro Stunde. Beides entspricht in etwa dem Ruheumsatz des Körpers.

Die folgende Tabelle gibt ein paar Beispiele für die Intensität körperlicher Aktivität, gemessen in MET. 10 METs kommen hierbei einem Kalorienverbrauch in Höhe von 800 kcal in der Stunde gleich (Österreichisches Bundesministerium für soziale Sicherheit und Gesundheit).

Durch körperliche Aktivitäten individuell angemessener Intensität gelingt es erstens, die körperliche Leistungsfähigkeit zu verbessern und diese auf einem höheren Niveau zu halten. Zweitens leistet die körperliche Aktivität einen Beitrag zur Verhinderung eines Rezidivs, wie es in anderen Kapiteln dieses Buchs verschiedentlich zum Ausdruck kommt (► Kap. 6). Der dritte positive Aspekt regelmäßiger körperlicher Bewegung in einem bestimmten Ausmaß bezieht sich auf das unmittelbare Wohlbefinden im Anschluss an die körperliche Leistungserbringung, da sich hierdurch der Appetit erhöht.

◘ Tab. 19.2 Beispiele für die Intensität körperlicher Aktivität	
Sportart	**MET**
Ruhiges Liegen	1
Spazierengehen	3
Hausarbeit	3,5
Walking: 5 km/h	4
Schwimmen: langsam	4,5
Tennis	5
Fahrrad fahren	6
Ski fahren	7
Laufen: 11 km/h	11
Laufen: 14 km/h	14

Neunzig Minuten pro Woche lassen sich zweckmäßig auf 3–6 Tage à 15–30 Minuten unterteilen, um in diesen Einheiten möglichst viele Muskelgruppen so zu bewegen, dass die Pulszahl den gewünschten Wert erreicht. Sollten die Patienten dieses Trainingsprogramm durch ein paar zusätzliche ernährungstherapeutische Empfehlungen ergänzen (mindestens fünf Gemüse-, Obst- oder Salatportionen pro Tag, nicht mehr als eine Portion Fleisch pro Woche, viel fetter Fisch und pflanzliche Öle, hohe Produktqualität nach saisonalen Gesichtspunkten und mehr Zeit beim Essen in der Gemeinschaft, Verzicht auf Geschmacksverstärker, Zuckerersatzstoffe, Farbstoffe, Konservierungsmittel und andere Nahrungsmittelzusätze), so sollten beide Maßnahmen in Kombination (körperliche Aktivität und gesunde Ernährung) ihren Beitrag zum Wohlbefinden und zur Reduktion eines Rezidivrisikos bei einer Patientenklientel leisten, deren Prognose insgesamt leider ungünstig ist. Inwieweit allerdings Lebensstiländerungen von so grundsätzlicher Art auch nachhaltig von den Patienten beibehalten werden, ist noch nicht untersucht worden und bleibt eine der wichtigen Herausforderungen für zukünftige Arbeiten. Neben den obigen Angaben, die sich auf Primär- und Sekundärpräventionsstudien stützen und submaximale Herzfrequenzerhöhungen für die Dauer von 90 Minuten pro Woche empfehlen, stellt die Verrichtung eines Min-

destmaßes an Metabolischen Äquivalenten von 20 pro Woche eine Alternative dar. Weil sich die Herzfrequenz unter Belastung den funktionellen Einschränkungen des Patienten anpasst (schlechter konditioneller Zustand – höhere Ruheherzfrequenz und schnelleres Erreichen höherer Pulswerte; besserer Zustand – niedrigere Ruheherzfrequenz und langsameres Erreichen höherer Pulswerte), ist die Herzfrequenz ein individueller Gradmesser, der jedem Patienten zur Verfügung steht, um sich schrittweise einen besseren Trainingszustand zu verschaffen. Dabei überanstrengt er sich nicht, denn das submaximale Herzfrequenzniveau bleibt ja konstant (180 minus Lebensalter).

19.6 Zusammenfassung

Viele aktuelle Literaturangaben belegen den Nutzen regelmäßiger definierter körperlicher Aktivität nach Operation, Bestrahlung und/oder Chemotherapie eines Bronchialkarzinoms oder Pleuramesothelioms. Durch eine Steigerung der Herzfrequenz auf einen altersabhängigen Wert für die Dauer von 90 Minuten pro Woche – unter Einbeziehung etlicher Muskelgruppen – kann es gelingen, die reduzierte körperliche Aktivität infolge der den Gasaustausch beeinflussenden therapeutischen Maßnahmen auszugleichen und die körperliche Leistungsfähigkeit zu erhöhen sowie sekundärpräventive Aspekte zur Verhinderung eines Rezidivs zu berücksichtigen.

Literatur

Ainsworth BE, Haskell WL, Leon AS et al. (1993) Compendium of physical activities: classification of energy costs of human physical activities. Med Sci Sports Exerc 25(1):71–80

Bozzone A, Romanelli A, Magrone G et al. (2004) Pulmonary rehabilitation: pre- and postoperative treatment. Rys 29(4):431–433

Goeckenjan G et al. (2010) Prävention, Diagnostik, Therapie und Nachsorge des Lungenkarzinoms. Pneumologie 64, Suppl 2:S23–S155

Lübbe AS, Riesenberg H, Baysal B, Deppermann K, Lang SM (2008) Rehabilitation bei Patienten mit Lungenkarzinom. Pneumologie 62: 502–506

National Institute for Clinical Excellence (NICE), National Collaborating Centre for Acute Care (2006) Diagnosis and treatment of lung cancer. www.nice.org.uk/nicemedia/pdf/cg024fullguideline.pdf (10.01.2006)

Nazarian J (2004) Cardiopulmonary rehabilitation after treatment for lung cancer. Curr Treat Options Oncol 5:75–82

Österreichisches Bundesministerium für soziale Sicherheit und Gesundheit. Sport und Gesundheit. Die Auswirkungen des Sports auf die Gesundheit – eine sozio-ökonomische Analyse (pdf)

Riesenberg H, Lübbe AS (2007) Prädiktoren und Outcome stationärer Rehabilitation bei Patienten mit Bronchialkarzinom. Tumor-Diagnostik und Therapie 28:1–6

Riesenberg H, Lübbe AS (2010) In-patient rehabilitation of lung cancer patients – a prospective study. Supportive Care in Cander 18:877–882

Schultz K, Bergmann KC, Kenn K et al. (2006) Effektivität der pneumologischen Anschluss-Rehabilitation (AHB). Ergebnisse einer multizentrischen prospektiven Beobachtungsstudie. Dtsch med Wochenschr 131:1793–1798

Sola I, Thompson E, Subirana M et al. (2007) Non-invasive interventions for improving well-being and quality of life in patients with lung cancer (Review). Cochrane Database Syst Rev 2011; 9: CD004 282

Spruit MA, Janssen PP, Willemsen SC et al. (2006) Exercise capacity before and after an 8-week multidisciplinary inpatient rehabilitation program in lung cancer patients: a pilot study. Lung Cancer 52:257–260

Statistisches Bundesamt Deutschland (2007) Lungenkrebs ist die vierthäufigste Todesursache. Wiesbaden. www.destatis.de/jetspeed/portal/cms/Sites/destatis/Internet/DE/Presse/pm/2007/05/PD07__217__232.psml (18.11.2007)

Thompson E, Sola I, Subirana M (2005) Non-invasive interventions for improving well-being and quality of life in patients with lung cancer – a systematic review of the evidence. Lung Cancer 50:163–176

Wilson DJ (1997) Pulmonary rehabilitation exercise program for high-risk thoracic surgical patients. Chest Surg Clin N Am 7(4):697–706

Körperliche Bewegung in der onkologischen Palliativmedizin

Elke Jäger

20.1   Konzepte der Palliativmedizin

Die palliative Therapie in der Onkologie ist ein interdisziplinäres Behandlungskonzept mit dem Ziel, die Lebensqualität lebensbedrohlich erkrankter Patienten, die keine wesentlichen kurativen Behandlungsoptionen haben, zu erleichtern. Der Name leitet sich von dem lateinischen Begriff *pallium* (= der Mantel) ab, womit der symptomatische Charakter der Behandlungsmaßnahmen treffend beschrieben ist (Hanks 2009; Gattellari et al. 2002; Bausewein u. Albrecht 2009).

Die Lebensqualität terminal erkrankter Patienten ist in der Regel durch psychische, physische und spirituelle Imbalancen und Spannungen dauerhaft gestört. Günstige Ergebnisse palliativmedizinischer Therapiemaßnahmen sind daher direkt abhängig von einer ganzheitlichen Analyse der beeinträchtigenden Faktoren. Patienten mit fortgeschrittenen Krebserkrankungen leiden sehr häufig an direkt krankheitsbedingten Symptomen wie Schmerzen, Funktionsverlust betroffener Organe, dem Fatigue-Syndrom sowie dem Anorexie-Kachexie-Syndrom. Nicht selten haben diese chronischen physischen Funktionsstörungen dauerhafte psychische Anspannungszustände zur Folge, die unbehandelt häufig in schwere Depressionen münden. Unabhängig vom physischen Beschwerdebild ist in Deutschland das Bewusstsein der terminalen Krebserkrankung häufig begleitet von Angst vor Autonomieverlust, fatalistisch todesnahen Gedanken und Selbstaufgabe (Tschuschke 2011; O'Connor et al. 2006; Keller 2007; Kadan-Lottick et al. 2005; Angelino u. Treisman 2001).

> **Häufigste Symptome bei palliativmedizinisch betreuten onkologischen Patienten**
> - Fatigue-Syndrom
> - Muskelabbau, körperliche Schwäche
> - Schmerzen
> - Appetitmangel, Gewichtsabnahme, Kachexie
> - Depression, Angstzustände
> - Antriebsarmut, motorische Immobilität
> - Dyspnoe
> - Übelkeit, Erbrechen, Diarrhoe, Obstipation
> - Schlaflosigkeit

In Folge der empfohlenen Früherkennungsmaßnahmen und der signifikant wirksameren Behandlungsmöglichkeiten, vor allem auch fortgeschrittener Krankheitsstadien, hat sich die Überlebensperspektive für die meisten Krebserkrankungen in den letzten 20 Jahren erheblich verbessert. Auch Patienten mit fortgeschrittener Krebserkrankung, die definitionsgemäß keine Heilungsperspektive haben, stehen zumeist mehrere wirksame Behandlungsmöglichkeiten zur Verfügung, die die Überlebensperspektive trotz fortgeschrittener Erkrankung deutlich verlängern. Dies führt aber auch dazu, dass in den nächsten 15–20 Jahren die Proportion von Patienten mit sehr fortgeschrittenen Krankheitsstadien weiter zunimmt.

Dem gegenüber sind Strukturen zur ausreichenden palliativmedizinischen Versorgung in vielen Gebieten des Landes unterentwickelt oder fehlend. In deutschen Ballungsgebieten stehen derzeit nur ca. 25% der eigentlich benötigten Kapazität zur stationären Betreuung palliativmedizinischer Patienten zur Verfügung. In ländlichen Gegenden ist die palliativmedizinische Versorgung als unzureichend oder nicht-existent zu bezeichnen. Im Jahr 2009 wurde in vielen Bundesländern das Modell der spezialisierten ambulanten Palliativversorgung (SAPV) eingeführt. Hierdurch soll durch die ambulante Betreuung terminal erkrankter Patienten innerhalb eines Netzwerks palliativmedizinisch weitergebildeter Mitglieder aus Ärzteschaft und Pflegediensten die umfängliche medizinische und pflegerische Betreuung in der häuslichen Umgebung des Patienten ermöglicht werden. Die Einbindung von Fachpersonal ermöglicht es auch, invasive palliativmedizinische Maßnahmen, wie z.B. Pleura- und Aszitespunktionen, außerhalb des Klinikkontextes anzubieten. Die interdisziplinäre Zusammenarbeit innerhalb solcher palliativmedizinischer Netzwerke sollte zukünftig genutzt werden, um wissenschaftliche Untersuchungen durchzuführen und Ausbildungs- und Weiterbildungsprogramme umzusetzen (Rabbata 2010; Qaseem et al. 2008; Lee u. Light 2004; Axelsson u. Sjoden 1998; Ahmedzai et al. 2004).

Aufgrund des chronischen Verlaufs fortgeschrittener Krebserkrankungen ist es oft schwierig, den Zeitpunkt zu definieren, ab wann ein Patient hauptsächlich palliativmedizinisch behandlungsbedürftig wird. In der Regel ist es parallel zur Durchführung ursächlicher Behandlungsmaßnahmen wie Systemtherapie oder Bestrahlung im Krankheitsverlauf zunehmend nötig, symptomatische Behandlungsmaßnahmen in das Therapiekonzept zu integrieren. Mit dem Fortschreiten der Erkrankung wächst somit der Anteil der palliativmedizinischen Therapie an der Gesamtbehandlung. Erscheinen zusätzliche Behandlungsmaßnahmen nach Ausschöpfung der kausalen Therapieoptionen bei weiterem Fortschreiten der Grunderkrankung nicht mehr sinnvoll, stehen in der Regel palliativmedizinische Therapiemaßnahmen ganz im Vordergrund. Zumeist betrifft dies Patienten mit progredienter lokal fortgeschrittener und metastasierter Krebserkrankung mit einer limitierten Lebenserwartung von weniger als zwölf Monaten (Von 2005; van 2004; Qaseem et al. 2008; Lo u. Rubenfeld 2005).

Die palliativmedizinischen Behandlungskonzepte betreffen eine Vielfalt von Fragestellungen, von denen im Folgenden die häufigsten Krankheitsbilder, Symptomkomplexe und Behandlungsmöglichkeiten dargestellt werden.

Zu den häufigsten Krebserkrankungen in Deutschland gehören Tumoren der Lunge und der Atemwege, das Prostatakarzinom, das Mammakarzinom sowie Tumoren des Magen-Darm-Traktes. Malignome der Haut, der Urogenitalorgane, des Lymphsystems, des blutbildenden Systems und des Zentralnervensystems treten mit untergeordneter Häufigkeit auf. Trotz wohl etablierter Früherkennungsprogramme und einem steigenden Gesundheitsbewusstsein innerhalb unserer Gesellschaft nimmt die Inzidenz der häufigsten Tumorerkrankungen weiter zu. Dies liegt u.a. an einer Verschiebung der Sterblichkeit hin ins höhere Alter (derzeit 82,7 Jahre bei Frauen, 77,6 Jahre bei Männern), was im Zusammenhang mit besseren Früherkennungsmöglichkeiten zu häufigeren Diagnosestellungen von Krebserkrankungen im hohen Alter führt. Besonders das Prostatakarzinom ist eine Erkrankung des höheren Lebensalters, weshalb Patienten mit fortgeschrittenen Stadien häufig im Rahmen ganzheitlicher geriatrischer Maßnahmen behandelt werden.

Tumoren der Lunge und der Atemwege Im Bereich der Lunge und Atemwege treten am häufigsten Bronchialkarzinome und untergeordnet Pleuramesotheliome auf. Bei den Bronchialkarzinomen unterscheidet man sogenannte kleinzellige und nicht-kleinzellige Karzinome. Während die kleinzelligen Karzinome in der Regel auch in frühen Tumorstadien systemtherapeutisch behandelt werden, werden nicht-kleinzellige Bronchialkarzinome in operablen Krankheitsstadien meist primär operiert. Fortgeschrittene inoperable Stadien oder nach primärer Operation sekundär metastasierte Stadien sind häufig gekennzeichnet durch eine mehr oder weniger gravierende Funktionseinschränkung der Lunge. Die progrediente Lungenmetastasierung, die Bestrahlung der Lunge und eine häufig auftretende Ergussbildung im Bereich der Pleura können die bereits reduzierte respiratorische Kapazität weiter einschränken. Das resultierende Symptom ist für den Patienten die chronische Atemnot, die je nach Funktionseinschränkung körperliche Belastungszustände kaum noch erlaubt. Das Symptom der chronischen Luftnot ist durch Maßnahmen wie antiobstruktive Therapie, Sauerstoffsupport, Atemgymnastik oder Inhalation nur unzureichend behandelbar. Vielfach führt der kombinierte Einsatz ursächlicher Behandlungsmaßnahmen, z.B. der Einsatz einer milden Chemotherapie bei progredienten Lungenmetastasen oder Zytostatika-Instillation/Pleurodese bei rezidivierender Ergussbildung, zusammen mit symptomatischen Maßnahmen, wie Antiobstruktiva und Sauerstoffgabe, zu einer Symptomerleichterung.

❯ Die Indikation zu bewegungstherapeutischen Maßnahmen muss streng gestellt werden und sollte die Herstellung eines Gleichgewichts zwischen Besserung der respiratorischen Kapazität durch geeignetes Training und Schutz vor respiratorischer Erschöpfung zum Ziel haben.

Prostatakarzinom Die Standardtherapie des Prostatakarzinoms besteht in operablen Stadien in der Resektion des Primärtumors. In Risikosituationen (z.B. großer, kapselüberschreitender Primärtumor, R1-Resektion) kann eine postoperative Radiatio indiziert sein. Fortgeschrittene inoperable Krankheitsstadien sowie metastasierte und rezidivierte Stadien stellen in der Regel eine Indikation zur hormonablativen Therapie mit GnRH-Analoga und/oder peripher wirkenden Androgendeprivatoren dar. Während die Resektion der Prostata von einer mehr oder weniger signifikanten Harninkontinenz begleitet sein kann, haben antihormonelle Behandlungskonzepte häufig das Fatigue-Syndrom, eine Gewichtszunahme, körperliche Lethargie und Muskelschwäche sowie Depressionen als Symptome zur Folge. Dieser Symptomkomplex, der direkt auf die Testosterondeprivation zurückgeführt werden kann, ist bewegungstherapeutischen Interventionen gut zugänglich.

> ❗ Als potentielle Kontraindikation gegen- über der Bewegungstherapie ist das spezi- fische Schmerzsyndrom zu nennen, wel- ches durch eine häufig auftretende ossäre Metastasierung bei Prostatakarzinom ausgelöst werden kann.

Nach Prüfung der Knochenstabilität im Schmerzbezirk können in Anbetracht der zumeist osteoplastischen Metastasierung mit nur geringer Frakturgefahr nach ausreichender symptomatischer Behandlung (ausreichende analgetische Therapie, ggf. strahlentherapeutische Intervention) bewegungstherapeutische Maßnahmen eingesetzt werden (Smith 2004; Schutz u. Oh 2010; Saad et al. 2004; Kenfield et al. 2011; Kaufmann et al. 1989).

Gynäkologische Tumoren Gynäkologische Tumoren betreffen am häufigsten die Brust und weniger häufig die inneren weiblichen Genitalorgane (Ovarien, Endometrium und Zervix). Während operable Tumoren des inneren weiblichen Genitale in der Regel primär operiert werden, haben sich bei Mammakarzinomen in potentiell resektablen Stadien größerer Primärtumoren und bei nachweisbaren Lymphknotenmetastasen präoperative chemotherapeutische Behandlungsstrategien durchgesetzt, mit dem Ziel der Tumorverkleinerung und der konsekutiv besseren Operabilität (Valachis et al. 2011; Potter et al. 2007; Kim et al. 2011; Hunter et al. 1996). Je nach Resektionsstadium kann die Heilungsrate durch postoperative Behandlungsmaßnahmen wie Chemotherapie, Bestrahlung, Hormontherapie und Antikörpertherapie gegen HER2/neu und andere Rezeptoren der EGFR-Rezeptorfa-

milie gesteigert werden (Wu et al. 2011; Semiglazov et al. 2011; Fitzal et al. 2011; Cao et al. 2011).

Während die Folgen nach Primärtumoroperationen der Brust in der Regel weniger einschneidend sind, wobei jedoch nach Lymphknotenresektion chronische Ödeme auftreten können, stellen die additiven perioperativen Therapiemaßnahmen wie Chemotherapie, Bestrahlung, Hormontherapie und Antikörpertherapie längerfristige Belastungsfaktoren mit typischer akuter und chronischer Begleitreaktion dar. Obwohl bewegungstherapeutische Interventionen nach der Behandlung des Mammakarzinoms von besonderer rehabilitativer und symptomlindernder Wirkung sind, ist die Indikation hierzu vorsichtig und angepasst an die aktuellen Belastungen der jeweiligen Behandlungsphase zu stellen (Schmitz et al. 2009). Gerade bei der perioperativen multimodalen Therapie des Mammakarzinoms kann sich die Leistungsfähigkeit der individuellen Patientin je nach Behandlungsphase unter Chemotherapie, Bestrahlung, Antikörpertherapie und Hormontherapie kurzfristig deutlich ändern.

Nach der operativen Behandlung von Tumoren des inneren weiblichen Genitale ist stadienabhängig häufig eine postoperative Chemotherapie indiziert. Entsprechende Kontraindikationen können demzufolge gegenüber bewegungstherapeutischen Interventionen bestehen.

> ❗ Die postoperative Strahlentherapie, z.B. nach Resektion bei Zervixkarzinom, kann durch transiente Irritation von Rektum und Blasenschleimhaut oder durch Förde- rung der Ödemneigung der abhängigen Körperpartien eine relative Kontraindika- tion gegenüber der Bewegungstherapie darstellen.

Tumoren des Gastro-Intestinal-Traktes Epitheliale Tumoren des Gastro-Intestinal-Traktes werden in operablen Stadien primär mit kurativer Zielsetzung operiert. Die Einführung der sogenannten neo-adjuvanten oder präoperativen Systemtherapie hat in den letzten Jahren vor allem bei Tumoren des Mageneingangs und des Magens zu einer Konzeptänderung geführt. Potentiell operable Tumoren dieser Region werden bei Nachweis einer regionären Lymphknotenmetastasierung oder einer Primärtumorgröße ≥ T2 primär präoperativ chemotherapiert, mit dem Ziel, eine Tumorverkleinerung und damit bessere Operabilität zu erreichen (Fujiwara et al. 2011; Dikken et al. 2011). Auch potentiell resektable Rektumkarzinome werden einer präoperativen Therapie zugeführt, zumeist einer Chemo- und Strahlentherapie. Abhängig vom Operationsstadium schließt sich in der Regel eine postoperative Chemotherapie an (Sauer et al. 2004; Garcia-Aguilar et al. 2011; Collette et al. 2007).

In jedem Fall ist der operative Eingriff mit Tumorresektion abhängig vom Sitz des Primärtumors von einem mehr oder weniger eingreifenden Funktionsverlust des betreffenden Organs begleitet. Der Verlust der Reservoirfunktion des Magens, das Ungleichgewicht der Nahrungsabsorption nach Pankreas- und Dünndarm-Teilresektionen, die Störung der Stuhlpassage nach Eingriffen am Dickdarm oder Enddarm, oft mit Verlust der Schließmuskelfunktion, stellen dauerhafte Beeinträchtigungen der Nahrungsaufnahme, der Verdauungsvorgänge und der Ausscheidung dar.

Die palliativmedizinischen Behandlungsmaßnahmen sind symptomabhängig einzusetzen und ihre Effektivität an gezielten Parametern, wie Gewichtsverlauf, Muskel, Fettverteilung, Stuhlvolumen und -frequenz etc. zu bemessen (Knols et al. 2005; Courneya et al. 2003). Da Beeinträchtigungen der Nahrungsaufnahme häufig sind, können parenterale oder teilparenterale ernährungstherapeutische Maßnahmen indiziert sein. Bei gegebener oraler Ernährungsmöglichkeit haben Enzymersatz sowie propulsive bzw. antiobstipative Behandlungsmaßnahmen eine große Bedeutung (Haydon et al. 2006; Gordon et al. 2005; Feuer u. Shepherd 2002). Die Kurzdarmsymptomatik, wie auch chronische Diarrhoen, sind darüber hinaus häufig von Kreislaufimbalancen begleitet, die in der Regel durch eine Steuerung des Flüssigkeitshaushaltes ausgeglichen werden können.

❗ **Die genannten Symptomkomplexe können mehr oder weniger starke Beeinträchtigungen oder Kontraindikationen gegenüber bewegungstherapeutischen Interventionen darstellen.**

Eine möglichst effektive symptomatische Therapie der Beeinträchtigungen ist die Voraussetzung für den therapeutischen Nutzen bewegungstherapeutischer Maßnahmen.

Zusammenfassend stellen die Behandlungen chronischer Schmerzzustände – des Anorexie-Kachexie-Syndroms, respiratorischer Funktionsstörungen – und psychischer Belastungssituationen die häufigsten Herausforderungen an die Palliativmedizin dar. Obwohl die Bewegungstherapie mitunter als Teil der symptomatischen Therapie betrachtet werden kann, muss die bestmögliche symptomorientierte Behandlung unter engmaschiger Effektivitätsprüfung eingesetzt werden, um eine wirksame Bewegungstherapie dauerhaft zu ermöglichen.

20.2 (Patho-)Physiologische Zusammenhänge

Palliativmedizinisch behandlungsbedürftige onkologische Patienten leiden am häufigsten unter dem »Chronic Fatigue-Syndrome«. Das Fatigue-Syndrom ist gekennzeichnet durch die subjektive Empfindung von Müdigkeit, Schwäche und Kraftlosigkeit. Dieser Symptomkomplex wird bei über 60% aller Patienten mit fortgeschrittener Krebserkrankung berichtet und als Hauptursache für die Beeinträchtigung der Lebensqualität bezeichnet (Coackley et al. 2002). Das Fatigue-Syndrom ist multifaktoriell bedingt und kann im Zusammenhang mit der Tumorausdehnung auf hormonelle Imbalancen (zentrale Regulation der Nebennieren- und Schilddrüsenhormone, Serotonin) sowie auf eine pathologische Zytokin-Produktion (IL-1, IL-6, INF-alpha, INF-beta) zurückzuführen sein. Die Folgen des Tumormetabolismus sind häufig eine Anämie, das Anorexie-Kachexie-Syndrom, Fieber, Übelkeit und Appetitlosigkeit. Gekoppelt an die symptomatischen Folgen sind psychologische Belastungen mit einer hohen Rate an Depressionen und Angstreaktionen (Tschuschke 2011; Smith et al. 2001; Redd et al. 2001).

Das komplex verursachte Fatigue-Syndrom wird beim palliativmedizinischen Patienten häufig noch durch Medikamente (Psychopharmaka, Analgetika) verstärkt. Die weitgehende Einschränkung der körperlichen Leistungsfähigkeit im Rahmen des Fatigue-Syndroms verstärkt häufig den

Schwund der Skelettmuskelmasse, die körperliche Mobilität wird eingeschränkter und die psychologische Empfindung der Abhängigkeit wächst (Munch et al. 2006). Die Erhaltung bzw. Wiederherstellung der Autonomie hat einen hohen Einfluss auf die Verbesserung der Lebensqualität (Tschuschke 2011; Qaseem et al. 2008). Die regelmäßige Bewegungstherapie stellt daher eine sehr wirksame Behandlungsmodalität dar, um dem tumorbedingten Fatigue-Syndrom entgegenzuwirken. Zurzeit liegen standardisierte Empfehlungen zur Bewegungstherapie palliativmedizinischer Patienten nicht vor. In der Literatur finden sich zahlreiche Einzelfallberichte und unkontrollierte klinische Studien, die auf eine Symptomverbesserung durch physikalische Therapieinterventionen hindeuten und prinzipiell ein hohes Maß an Compliance der Patienten beschreiben (Jones et al. 2009; Dimeo et al. 2004a; Dahlin u. Heiwe 2009; Courneya et al. 2007; Courneya u. Friedenreich 2011; Clark et al. 2007; Bausewein u. Albrecht 2009).

In einer Studie von Headley et al. (2004) wurden Patientinnen mit metastasiertem Mammakarzinom unter Chemotherapie im Hinblick auf die Auswirkungen eines regelmäßigen 30-minütigen Sportprogramms untersucht. Die Übungen wurden 3-mal pro Woche über zwölf Wochen durchgeführt und die Ergebnisse mit einer nicht-sportreibenden Kontrollgruppe verglichen. Die Interventionsgruppe zeigte einen statistisch signifikant besseren Verlauf der subjektiven Lebensqualität im Vergleich zur Kontrollgruppe.

In einer prospektiven Phase-II-Studie wurden die Effekte einer strukturierten bewegungstherapeutischen Intervention bei 34 Patienten mit unterschiedlichen fortgeschrittenen Krebserkrankungen untersucht. Von den adressierten Patienten nahmen 63% an der Interventionsstudie teil (54% vollständig). Ursächlich für den Studienabbruch waren häufig persistierendes Fatigue-Syndrom, Mobilitätseinschränkung und Krankheitsverschlechterung. Die Ergebnisse sprechen für einen möglichen Behandlungsvorteil individualisierter bewegungstherapeutischer Interventionsprogramme (Oldervoll et al. 2005).

Neben dem Fatigue-Syndrom stellen das Anorexie-Kachexie-Syndrom sowie chronische schwere Schmerzsyndrome mit der Notwendigkeit kontinuierlicher zentral wirksamer Analgesie häufige Symptomkomplexe dar. Während das Anorexie-Kachexie-Syndrom als Folge des Tumormetabolismus häufig direkt einen Schwund von Skelettmuskulatur und nachfolgender Immobilität verursacht, wirkt die chronische Therapie mit zentral wirksamen Analgetika in gleicher Richtung limitierend auf die körperliche Aktivität von terminal erkrankten Krebspatienten. Während enterale und parenterale ernährungstherapeutische Maßnahmen meist nur einen geringen Einfluss auf die Verbesserung des Anorexie-Kachexie-Syndroms haben, zeigen Einzelfallberichte nach bewegungstherapeutischer Intervention eine Verbesserung der Appetitlage mit konsekutiver Gewichtszunahme, einem verbesserten Fett-Muskel-Verhältnis und einer Steigerung der Mobilität (Mattox 2005; Lo u. Rubenfeld 2005; Gordon et al. 2005; Bruera et al. 2005).

Bei schweren chronischen Schmerzsyndromen und dauerhafter Analgesie mit hochdosierten zentral wirksamen Analgetika werden stärkste Schmerzsyndrome häufig bei Tumorbeteiligung des Skelettsystems oder bei tumorbedingter Kompression von Nervenwurzeln beobachtet. Zumeist versuchen die Patienten durch Ruhigstellung der betroffenen Körperpartien die Auslösung bzw. Verschlimmerung des Schmerzes durch unangemessene Bewegungen zu verhindern. Dies führt sehr häufig zu einer übermäßigen Immobilisierung und sekundär zu Schmerzsyndromen, die durch Muskel- und Bandimmobilität, Kontrakturen und Dekubitalentwicklungen verstärkt werden. Die vorsichtige und gezielte bewegungstherapeutische Intervention kann wirksam dazu beitragen, die Folgen dieser inkurablen Störung trotz tumorbedingter Knocheninstabilität, Frakturgefährdung oder andauernder Nervenkompression zu erleichtern und die Gesamtsituation des individuellen Patienten zu verbessern (Saad et al. 2004; Qualitätssicherung ÄZ 2001; Qaseem et al. 2008; Marcant u. Rapin 1993; Jatoi et al. 2002; Bauman et al. 2005).

20.3 Trainingsempfehlungen in der palliativen Behandlungssituation

Standardisierte Trainingsempfehlungen für Patienten in palliativer Behandlungssituation liegen nicht vor. Dies ist zum einen auf die unscharfe Begriffsdefinition der »palliativmedizinischen Maßnahme« im Hinblick auf die Zielgruppe, zum anderen auf die Vielfalt palliativmedizinisch relevanter körperlicher Störungen und Interventionsmöglichkeiten zurückzuführen (Borgsteede et al. 2006).

Die palliativmedizinische Erkrankungssymptomatik wechselt als Folge des zugrunde liegenden Erkrankungsverlaufs vielfach rasch und kann erheblichen tageszeitlichen Fluktuationen unterliegen. Dies bedingt nicht selten einen schnellen Wechsel der Patientencompliance mit den vorgesehenen bewegungstherapeutischen Interventionen. Neben einer konsequenten Schmerztherapie können anxiolytische und antidepressive Psychopharmaka eine günstige Wirkung auf die Compliance mit der physikalischen Therapie haben. Zur Definition optimaler physikalischer Therapiestrategien bei palliativmedizinischen Patienten bedarf es daher einer genaueren interdisziplinären Faktorenanalyse und Indikationsstellung. In zukünftigen prospektiven Studien sollte dafür die Wertigkeit bewegungstherapeutischer Interventionen bei verschiedenen palliativmedizinischen Problemstellungen untersucht werden (Tschuschke 2011; Arving et al. 2006; Allard et al. 2001).

Basierend auf den Ergebnissen aktueller klinischer Studien und Fallbeobachtungen muss die bewegungstherapeutische Intervention an individuelle palliativmedizinische Gesichtspunkte adaptiert und die Indikation nach Möglichkeit interdisziplinär getroffen sein. Die engmaschige Überwachung der Symptomentwicklung und des Therapieerfolgs ist in Anbetracht rascher Änderungen im Krankheitsverlauf zwingend erforderlich. Bei bettlägerigen Patienten ist die Bewegungstherapie in Form aktiver/passiver physiotherapeutischer Maßnahmen in der Regel möglich und führt in über 80% aller Fälle zu einer Verbesserung des zugrunde liegenden Symptomkomplexes. Für mobile Patienten hat sich schnelles Gehen (Walking) als die bevorzugte bewegungstherapeutische Interventionsmöglichkeit gezeigt und kann der individuellen körperlichen Leistungsfähigkeit stufenlos angepasst werden. Ziel der Intervention ist die Stabilisierung oder Steigerung der körperlichen Leistungsfähigkeit, welche in regelmäßigen Abständen durch sportmedizinische Untersuchungen erfasst werden soll (Oldervoll et al. 2005; Lowe et al. 2009).

> Die Betrachtung der Zusammenhänge zwischen körperlicher Leistungsfähigkeit, onkologischer Therapie und Krankheitsverlauf sind entscheidend für die weitere Implementierung bewegungstherapeutischer Interventionen in onkologisch-palliativmedizinische Therapiekonzepte (Truong et al. 2011).

In einer eigenen Untersuchung an über 400 Patienten mit fortgeschrittenen Krebserkrankungen konnte gezeigt werden, dass die körperliche Leistungsfähigkeit unter einer mindestens 3-mal pro Woche stattfindenden bewegungstherapeutischen Intervention bei 80% der Patienten signifikant gebessert werden konnte. Nicht immer blieb die zugrunde liegende Tumorerkrankung im Beobachtungszeitraum stabil, eine Besserung der körperlichen Leistungsfähigkeit war auch bei einer Verschlechterung der Grunderkrankung in Einzelfällen zu beobachten. Unabhängig vom Verlauf der Tumorerkrankung gab die Mehrheit der Patienten mit messbarer Leistungssteigerung eine deutliche Verbesserung der subjektiven Lebensqualität an. Bei 30% der beobachteten Patienten wurde zudem eine Intensivierung des bewegungstherapeutischen Interventionsprogramms im Hinblick auf die Frequenz, die Zeitdauer und die Art der ausgeübten Sportart möglich.

Die Intensität der sporttherapeutischen Intervention bei palliativmedizinischen onkologischen Patienten sollte ein moderates Ausmaß nicht überschreiten und nicht die Dimension des sportbedingten Energieverlustes erreichen. Gewichtsverlust durch Tumormetabolismus und Funktionsverlust betroffener Organe sollte nicht durch übermäßige sporttherapeutische Interventionen verstärkt werden. Sportmedizinisch betreute und überwachte Trainingseinheiten in Gruppen bieten nach derzeitigen Erfahrungen den besten Rahmen für eine adäquate Bewegungstherapie. Die Verordnung der

Sporttherapie ist daher in jedem Fall interdisziplinär zu treffen, und die Effekte der Intervention sind
in gleichem Kontext zu bewerten (Dahlin u. Heiwe
2009).

20.4   Zusammenfassung

Fortgeschrittene Stadien maligner Erkrankungen sind häufig durch chronische Symptome wie
Schmerz, Anorexie-Kachexie-Syndrom, Fatigue-
Syndrom sowie Angststörungen und Depressionen gekennzeichnet. Während bestimmte Symptomkomplexe (Schmerz, Ernährungsstörung mit
Gewichtsverlust) durch geeignete Maßnahmen
in der Regel wirksam behandelt werden können,
stellen Symptome wie das Fatigue-Syndrom oder
chronische Einschränkungen der respiratorischen
Funktion größere Herausforderungen an die palliativmedizinische Therapie dar. Bewegungstherapeutische Interventionen haben auch in fortgeschrittenen onkologischen Krankheitsstadien positive Effekte, sofern die Indikation adäquat gestellt
wurde und die Intensität der Intervention mit dem
Symptomkomplex und seiner Therapie in geeigneter Weise abgestimmt ist. Aktuelle Untersuchungen
haben gezeigt, dass vor allem das Fatigue-Syndrom
sowie Angststörungen und Depressionen durch
eine Bewegungstherapie signifikant verbessert werden können.

Literatur

Ahmedzai SH, Costa A, Blengini C, Bosch A, Sanz-Ortiz J,
Ventafridda V et al. (2004) A new international frame-
work for palliative care. European journal of cancer
40:2192–2200
Allard P, Maunsell E, Labbe J, Dorval M (2001) Educational
interventions to improve cancer pain control: a systematic review. Journal of palliative medicine 4:191–203
Angelino AF, Treisman GJ (2001) Major depression and
demoralization in cancer patients: diagnostic and
treatment considerations. Supportive care in cancer
9:344–349
Arving C, Sjoden P-O, Bergh J, Lindstrom A, Wasteson E,
Glimelius B et al. (2006) Satisfaction, utilisation and
perceived benefit of individual psychosocial support for
breast cancer patients – a randomised study of nurse
versus psychologist interventions. Patient education
and counseling 62:235–243

Axelsson B, Sjoden PO (1998) Quality of life of cancer patients and their spouses in palliative home care. Palliative
medicine 12:29–39
Bauman G, Charette M, Reid R, Sathya J (2005) Radiopharma-
ceuticals for the palliation of painful bone metastasis-a
systemic review. Radiotherapy and oncology 75:258–270
Bausewein C, Albrecht E (2009) Leitfaden Palliativmedizin –
Palliative Care. Elsevier Urban & Fischer, München
Borgsteede S, Deliens L, Francke A, Stalman W, Willems D,
van E et al. (2006) Defining the patient population: one
of the problems for palliative care research. Palliative
medicine 20:63–68
Bruera E, Sala R, Rico M, Moyano J, Centeno C, Willey J et al.
(2005) Effects of parenteral hydration in terminally ill
cancer patients: a preliminary study. Journal of clinical
oncology 23:2366–2371
Cao MD, Sitter B, Bathen TF, Bofin A, Lonning PE, Lundgren S
et al. (2011) Predicting long-term survival and treatment
response in breast cancer patients receiving neoadjuvant chemotherapy by MR metabolic profiling. NMR
Biomed [Epub ahead of print]
Clark M, Vickers K, Hathaway J, Smith M, Looker S, Petersen L
et al. (2007) Physical activity in patients with advanced-
stage cancer actively receiving chemotherapy. The
journal of supportive oncology 5:487–493
Coackley A, Hutchinson T, Saltmarsh P, Kelly A, Ellershaw JE,
Marshall E et al. (2002) Assessment and management of
fatigue in patients with advanced cancer: developing
guidelines. International journal of palliative nursing
8:381–388
Collette L, Bosset J-F, den Dulk M, Nguyen F, Mineur L,
Maingon P et al. (2007) Patients With Curative Resection
of cT3-4 Rectal Cancer After Preoperative Radiotherapy
or Radiochemotherapy: Does Anybody Benefit From
Adjuvant Fluorouracil-Based Chemotherapy? A Trial of
the European Organisation for Research and Treatment
of Cancer Radiation Oncology Group. Journal of Clinical
Oncology 25:4379–4386
Courneya KS, Friedenreich CM (2011) Physical activity and
cancer. Springer, Berlin Heidelberg New York Tokyo
Courneya KS, Friedenreich CM, Quinney HA, Fields AL, Jones
LW, Fairey AS (2003) A randomized trial of exercise and
quality of life in colorectal cancer survivors. Eur J Cancer
Care 12:347–357
Courneya KS, Segal RJ, Mackey JR, Gelmon K, Reid RD,
Friedenreich CM et al. (2007) Effects of aerobic and
resistance exercise in breast cancer patients receiving
adjuvant chemotherapy: a multicenter randomized
controlled trial. J Clin Oncol 25:4396–4404
Dahlin Y, Heiwe S (2009) Patients' experiences of physical
therapy within palliative cancer care. Journal of palliative care 25:12–20
Dikken JL, van S, Swellengrebel HA, Lind PA, Putter H, Jansen
EP et al. (2011) Neo-adjuvant chemotherapy followed by
surgery and chemotherapy or by surgery and chemoradiotherapy for patients with resectable gastric cancer
(CRITICS). BMC cancer 11:329

Dimeo F, Knauf W, Geilhaupt D, Boning D (2004a) Endurance exercise and the production of growth hormone and haematopoietic factors in patients with anaemia. Br J Sports Med 38:e37

Dimeo F, Thomas F, Raabe-Menssen C, Propper F, Mathias M (2004b) Effect of aerobic exercise and relaxation training on fatigue and physical performance of cancer patients after surgery. A randomised controlled trial. Support Care Cancer 12:774–779

Feuer D, Shepherd J (2002) A review of the management of small bowel obstruction. Annals of the Royal College of Surgeons of England 84:289 (author reply: 90)

Fitzal F, Mittlboeck M, Steger G, Bartsch R, Rudas M, Dubsky P et al. (2011) Neoadjuvant Chemotherapy Increases the Rate of Breast Conservation in Lobular-Type Breast Cancer Patients. Ann Surg Oncol [Epub ahead of print]

Fujiwara Y, Takiguchi S, Nakajima K, Miyata H, Yamasaki M, Kurokawa Y et al. (2011) Neoadjuvant Intraperitoneal and Systemic Chemotherapy for Gastric Cancer Patients with Peritoneal Dissemination. Ann Surg Oncol

Garcia-Aguilar J, Shi Q, Thomas C, Chan E, Cataldo P, Marcet J et al. (2011) A Phase II Trial of Neoadjuvant Chemoradiation and Local Excision for T2N0 Rectal Cancer: Preliminary Results of the ACOSOG Z6041 Trial. Ann Surg Oncol

Gattellari M, Voigt K, Butow P, Tattersall M (2002) When the treatment goal is not cure: are cancer patients equipped to make informed decisions? Journal of clinical oncology 20:503–513

Gordon JN, Green SR, Goggin PM (2005) Cancer cachexia. QJM 98:779–788

Hanks GWC (ed) (2009) Oxford textbook of palliative medicine. Oxford University Press, Oxford

Haydon AMM, Macinnis RJ, English DR, Giles GG (2006) Effect of physical activity and body size on survival after diagnosis with colorectal cancer. Gut 55:62–67

Headley JA, Ownby KK, John LD (2004) The effect of seated exercise on fatigue and quality of life in women with advanced breast cancer. Oncol Nurs Forum 31:977–983

Hunter DJ, Spiegelman D, Adami HO, Beeson L, Van D, Folsom AR et al. (1996) Cohort studies of fat intake and the risk of breast cancer – a pooled analysis. The New England journal of medicine 334:356–361

Jatoi A, Windschitl H, Loprinzi C, Sloan J, Dakhil S, Mailliard J et al. (2002) Dronabinol versus megestrol acetate versus combination therapy for cancer-associated anorexia: a North Central Cancer Treatment Group study. Journal of clinical oncology 20:567–573

Jones L, Eves N, Haykowsky M, Freedland S, Mackey J (2009) Exercise intolerance in cancer and the role of exercise therapy to reverse dysfunction. The lancet oncology 10:598–605

Kadan-Lottick N, Vanderwerker L, Block S, Zhang B, Prigerson H (2005) Psychiatric disorders and mental health service use in patients with advanced cancer: a report from the coping with cancer study. Cancer 104:2872–2881

Kaufmann M, Jonat W, Kleeberg U, Eiermann W, Jänicke F, Hilfrich J et al. (1989) Goserelin, a depot gonadotrophin-releasing hormone agonist in the treatment of premenopausal patients with metastatic breast cancer. German Zoladex Trial Group. Journal of clinical oncology 7:1113–1119

Keller M (2007) Depression. In: Aulbert E (Hrsg) Lehrbuch der Palliativmedizin. Schattauer, Stuttgart: S 766–779

Kenfield SA, Stampfer MJ, Giovannucci E, Chan JM (2011) Physical Activity and Survival After Prostate Cancer Diagnosis in the Health Professionals Follow-Up Study. Journal of Clinical Oncology 29:726–732

Kim J, Lee J, Chang E, Suh K, Lee C, Jee J et al. (2011) Prognostic Factors in Patients with Stage II/III Breast Cancer Treated with Adjuvant Extension of Neoadjuvant Chemotherapy: A Retrospective Cohort Study with Ten-Years of Follow-Up Data. Journal of breast cancer 14:39–45

Knols R, Aaronson NK, Uebelhart D, Fransen J, Aufdemkampe G (2005) Physical exercise in cancer patients during and after medical treatment: a systematic review of randomized and controlled clinical trials. J Clin Oncol 23:3830–3842

Lee Y, Light R (2004) Management of malignant pleural effusions. Respirology 9:148–156

Lo B, Rubenfeld G (2005) Palliative sedation in dying patients: «we turn to it when everything else hasn't worked». JAMA 294:1810–1816

Lowe S, Watanabe S, Baracos V, Courneya K (2009) Associations between physical activity and quality of life in cancer patients receiving palliative care: a pilot survey. Journal of pain and symptom management 38:785–796

Marcant D, Rapin CH (1993) Role of the physiotherapist in palliative care. Journal of pain and symptom management 8:68–71

Mattox TW (2005) Treatment of unintentional weight loss in patients with cancer. Nutrition in clinical practice 20:400–410

Munch TN, Stromgren AS, Pedersen L, Petersen MA, Hoermann L, Groenvold M (2006) Multidimensional measurement of fatigue in advanced cancer patients in palliative care: an application of the multidimensional fatigue inventory. J Pain Symptom Manage 31:533–541

O'Connor M, Fisher C, Guilfoyle A (2006) Interdisciplinary teams in palliative care: a critical reflection. International journal of palliative nursing 12:132–137

Oldervoll L, Loge J, Paltiel H, Asp M, Vidvei U, Hjermstad M et al. (2005) Are palliative cancer patients willing and able to participate in a physical exercise program? Palliative & supportive care 3:281–287

Potter R, Gnant M, Kwasny W, Tausch C, Handl-Zeller L, Pakisch B et al. (2007) Lumpectomy plus tamoxifen or anastrozole with or without whole breast irradiation in women with favorable early breast cancer. International journal of radiation oncology, biology, physics 68:334–340

Qaseem A, Snow V, Shekelle P, Casey D, Cross J, Owens D et al. (2008) Evidence-based interventions to improve the palliative care of pain, dyspnea, and depression at the end of life: a clinical practice guideline from the American College of Physicians. Annals of internal medicine 148:141–146

Qualitätssicherung ÄZ (2001) Leitlinien Clearingbericht »Schmerztherapie bei Tumorpatienten«. Köln

Rabbata S (2010) Integrierte Versorgung (I) – Exklusiv geht's nur am Anfang. Dtsch Ärzteblatt, A2362–A2366

Redd WH, Montgomery GH, DuHamel KN (2001) Behavioral intervention for cancer treatment side effects. Journal of the National Cancer Institute 93:810–823

Saad F, Gleason D, Murray R, Tchekmedyian S, Venner P, Lacombe L et al. (2004) Long-term efficacy of zoledronic acid for the prevention of skeletal complications in patients with metastatic hormone-refractory prostate cancer. Journal of the National Cancer Institute 96:879–882

Sauer R, Becker H, Hohenberger W, Rodel C, Wittekind C, Fietkau R et al. (2004) Preoperative versus postoperative chemoradiotherapy for rectal cancer. The New England journal of medicine 351:1731–1740

Schmitz K, Ahmed R, Troxel A, Cheville A, Smith R, Lewis-Grant L et al. (2009) Weight lifting in women with breast-cancer-related lymphedema. The New England journal of medicine 361:664–673

Schutz F, Oh W (2010) Neoadjuvant and adjuvant therapies in prostate cancer. The Urologic clinics of North America 37:97–104, Table of Contents

Semiglazov V, Eiermann W, Zambetti M, Manikhas A, Bozhok A, Lluch A et al. (2011) Surgery following neoadjuvant therapy in patients with HER2-positive locally advanced or inflammatory breast cancer participating in the NeOAdjuvant Herceptin (NOAH) study. Eur J Surg Oncol 37:856–863

Smith EL, Hann DM, Ahles TA, Furstenberg CT, Mitchell TA, Meyer L et al. (2001) Dyspnea, anxiety, body consciousness, and quality of life in patients with lung cancer. Journal of pain and symptom management 21:323–329

Smith MR (2004) Bicalutamide Monotherapy Versus Leuprolide Monotherapy for Prostate Cancer: Effects on Bone Mineral Density and Body Composition. Journal of Clinical Oncology 22:2546–2553

Truong P, Gaul C, McDonald R, Petersen R, Jones S, Alexander A et al. (2011) Prospective evaluation of a 12-week walking exercise program and its effect on fatigue in prostate cancer patients undergoing radical external beam radiotherapy. American journal of clinical oncology 34:350–355

Tschuschke V (2011) Psychologische Aspekte der Entstehung und Bewältigung von Krebs. Schattauer, Stuttgart

Valachis A, Mauri D, Polyzos NP, Chlouverakis G, Mavroudis D, Georgoulias V (2011) Trastuzumab combined to neoadjuvant chemotherapy in patients with HER2-positive breast cancer: A systematic review and meta-analysis. Breast [Epub ahead of print]

Van K, Van B, Hoekman K, Van L (2004) Clarifying the term «palliative» in clinical oncology. European journal of cancer care 13:263–271

Von R, Paice J (2005) Control of common, non-pain cancer symptoms. Seminars in oncology 32:200–210

Wu J, Li S, Jia W, Su F (2011) Response and prognosis of taxanes and anthracyclines neoadjuvant chemotherapy in patients with triple-negative breast cancer. J Cancer Res Clin Oncol 137(10):1505–1510

Rehabilitation

Körperliche Aktivitäten in der onkologischen Rehabilitation

Hans Helge Bartsch, Monika Reuss-Borst

21.1 Berücksichtigung im Gesundheitssystem

21.1.1 Rolle der onkologischen Rehabilitation im Gesundheitssystem

In Deutschland hat sich – ausgehend von der Kurmedizin des 18. und 19. Jahrhunderts – in den letzten beiden Jahrzehnten des vergangenen Jahrhunderts eine hochspezialisierte onkologische Rehabilitationsmedizin entwickelt, die sich heute neben Prävention und Akuttherapie als eigenständige wichtige und unverzichtbare Säule des Gesundheitssystems präsentiert.

Die onkologische Rehabilitation ist – sich am bio-psycho-sozialen Krankheitsmodell der WHO orientierend – immer »ganzheitlich« ausgerichtet. Im Gegensatz zur Akuttherapie liegt der onkologischen Rehabilitation ein bio-psycho-soziales Modell von funktionaler Gesundheit und deren Beeinträchtigung zugrunde, welches Gesundheit und Krankheit als das Ergebnis des Ineinandergreifens physischer, psychischer und sozialer Vorgänge versteht.

Der Begriff der funktionalen Gesundheit, welcher der ICF (»International Classification of Functioning«) zugrunde liegt, umfasst dabei die Funktionsfähigkeit und deren Beeinträchtigungen auf der Ebene der Körperfunktionen und Strukturen, der Aktivitäten und Teilhabe an den verschiedenen Lebensbereichen und geht deshalb über den biomedizinischen Ansatz hinaus. Dabei kommt ein multimodales Therapieprogramm zum Einsatz, das immer auch die Physikalische Therapie sowie die Sport- und Bewegungstherapie umfasst.

Mit einer steigenden Zahl der Krebsüberlebenden (»cancer survivors«) bzw. der mit kurativem Ansatz behandelten Patienten wird die onkologische Rehabilitation, mit ihrem zentralen Ziel, den Patienten nicht nur *am*, sondern *im* Leben zu halten, von immer größerer Bedeutung. Die Entwicklungen in der Akut-Onkologie der letzten Jahre haben viele positive Effekte gehabt.

Effekte der Entwicklungen in der Akut-Onkologie
- Besseres Verständnis der Tumorbiologie, -pathologie und -genetik
- Bessere und frühere Diagnostik der Tumorerkrankung
- Etablierung zielgerichteter Therapieverfahren (»targeted therapy«)
- Verlängerung des krankheitsfreien Überlebens sowie des Gesamtüberlebens bei vielen Tumorentitäten

---

Wie im Akutbereich hat die Sport- und Bewegungstherapie in der onkologischen Rehabilitation in den letzten Jahren erheblich an Bedeutung gewonnen und ist heute neben der psychoonkologischen Therapie das wichtigste Therapiemodul.

Neben der Zunahme der kardiovaskulären Fitness und muskulären Leistungsfähigkeit, der Reduktion der Fatigue-Symptomatik sind die Stabilisierung des Immunsystems sowie die Therapie eingeschränkter Funktionen wichtige Therapieziele. Sport und Bewegungstherapie haben aber auch langfristig positive psychosoziale Wirkungen, die hier nur schlaglichtartig erwähnt werden. Mobilisierung der Selbstheilungskräfte, Zunahme der Selbstständigkeit, Steigerung der mentalen Fitness, Entgegenwirken sozialer Rückzugstendenzen, Abnahme von Angst und Depression, Förderung des Informationsaustausches unter Betroffenen, Besserung des psychischen Zustandes und damit auch bessere Krankheitsbewältigung (»Coping«) sind positive Effekte, die in Studien belegt werden konnten.

> **Die positiven Wirkungen der Sport- und Bewegungstherapie sind vielfältig und inzwischen eindeutig belegt.**

Während früher die Rehabilitation meist nur in Blöcken von 3–4 Wochen stationär durchgeführt wurde, ist in den letzten Jahren ein deutlicher Trend zur Flexibilisierung und Individualisierung von Reha-Dauer und auch Reha-Intervallen erkennbar. Dies umfasst beispielsweise die Durchführung von einwöchigen Etappenverfahren mehrere Monate

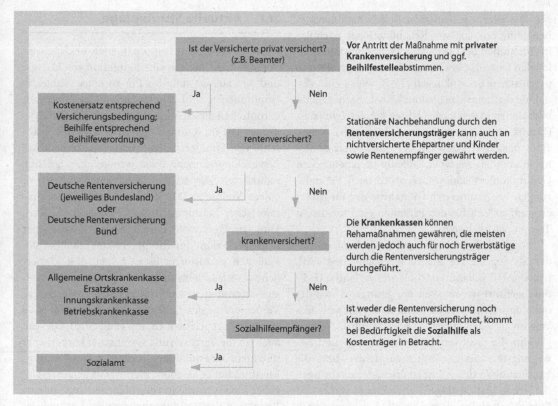

□ Abb. 21.1   Zugangswege und Zuständigkeiten in der medizinischen Rehabilitation

nach Abschluss der Reha zur Festigung/Sicherung des Reha-Erfolges, die Kombination von stationären und ambulanten Modulen (z.B. auch ASP- oder IRENA-Maßnahmen) sowie ein individualisiertes Coaching der Patienten nach einer stationären Reha-Maßnahme zur Steigerung der körperlichen Leistungsfähigkeit.

21.1.2 Gesetzliche Voraussetzungen

Für die medizinische Rehabilitation sind mehrere Sozialleistungsträger zuständig. Die Deutsche Rentenversicherung (DRV) – als größter Rehabilitationsträger – ist dabei grundsätzlich zuständig für die medizinische Rehabilitation von Personen, die noch im Erwerbsleben sind. Primäres Ziel der Rehabilitation ist demzufolge auch, die Erwerbsfähigkeit zu sichern bzw. wiederherzustellen (sog. Leistungen nach § 15 SGBVI).

Nur für Menschen mit Tumorerkrankungen gilt, dass die Rentenversicherung auch Kostenträger bei Rentnern sowie mitversicherten Familienangehörigen (z.B. Ehegatten und Kindern) für Rehabilitationsmaßnahmen ist. Es handelt sich dann um sogenannte Leistungen nach § 31 SBG VI. Bei diesem Personenkreis ist nicht Erhalt der Erwerbsfähigkeit oberstes Ziel, sondern die Verbesserung der gesundheitsbezogenen Lebensqualität und Behandlung krankheits- und therapiebedingter Auswirkungen der Krebserkrankung, um dauerhafte körperliche und psychische Auswirkungen der Erkrankung mit Einschränkung der Teilhabe am sozialen Leben zu vermeiden. □ Abb. 21.1 illustriert die Zuständigkeiten und Zugangswege zur medizinischen Rehabilitation.

Im Jahr 2009 wurden 164.825 onkologischen Rehabilitationen von der DRV durchgeführt. 41% der Rehabilitationen waren Leistungen nach § 15 (Erwerbstätige), 59% Leistungen nach § 31 SBG VI.

Mit 18% aller medizinischen Rehabilitationen stehen damit onkologische Rehabilitationen nach Rehabilitationen bei Erkrankungen des muskulo-skelettalen Systems (38%) an zweiter Stelle, gefolgt von psychischen Erkrankungen (13%), wobei eine Zunahme der Inanspruchnahme onkologischer Rehabilitationen in den letzten Jahren zu verzeichnen ist (Deutsche Rentenversicherung Bund 2011). Neben einer besseren Akzeptanz der onkologischen Rehabilitation als wertvolle Säule im therapeutischen Gesamtkontext könnten eventuell auch Veränderungen im Akutbereich (Abnahme der Liegedauer, weniger Zeit für den Patienten etc.) für diesen Trend ursächlich sein.

Eine onkologische Rehabilitation kann entweder als sogenannte Anschlussrehabilitation (AR, früher AHB genannt) oder als Heilverfahren (HV) durchgeführt werden. Nur ein geringer Anteil der onkologischen Reha-Maßnahmen (2%) wird bislang im ambulanten Setting durchgeführt.

Um die positiven Effekte der Sport- und Bewegungstherapie nachhaltig zu sichern bzw. die Umsetzung in den Alltag zu erleichtern, erbringen die Rehabilitationsträger Rehabilitationssport und Funktionstraining als ergänzende Leistungen nach § 44 Abs. 1 Nr. 3 und 4 SGB IX. In der gesetzlichen Rentenversicherung werden Reha-Sport und Funktionstraining in der Regel bis zu sechs Monaten übernommen, längstens bis zu zwölf Monaten. Eine längere Leistungsdauer als sechs Monate ist möglich, wenn dies aus medizinischer Sicht indiziert ist.

Reicht die Teilnahme am Reha-Sport und/oder Funktionstraining nicht aus, um den Reha-Erfolg zu sichern bzw. verbessern, können Versicherte der DRV auch das ambulante Stabilisierungsprogramm (ASP) in Anspruch nehmen. Teilnehmen können hier Versicherte, die noch mindestens drei Stunden am Tag arbeitsfähig sind und keine Rente wegen geminderter Erwerbsfähigkeit beziehen. ASP können auch arbeitsunfähige Patienten erhalten, sofern noch eine zumindest dreistündige Leistungsfähigkeit vorliegt.

21.2   Aktuelle Studienlage

Mehr als 80% aller Tumorpatienten beklagen im Verlauf ihrer Therapie eine Reduktion von Energie und Ausdauerleistung bis hin zu einem subjektiv empfundenen und häufig auch objektivierbaren chronischen Erschöpfungssyndrom (Fatigue-Syndrom). Die im Rahmen operativer Eingriffe, während der Strahlentherapie und medikamentöser Behandlungen mehr oder weniger zwangsläufig reduzierten körperlichen Aktivitäten führen zu einem Verlust an Muskelmasse und kardiorespiratorischer Leistungsfähigkeit (Knols et al. 2005; Dimeo u. Thiel 2008). Dies ist auch als zusätzlicher negativer Faktor für die psychische Stabilität der Patienten einzustufen. Es ist belegt, dass körperliche Ausdauerleistung und angepasstes Muskelaufbautraining wesentliche positive Faktoren zur Verbesserung der Lebensqualität insgesamt sind (Courneya et al. 2009; Cramp et al. 2010). Dies gilt auch für die Verbesserung spezifischer körperlicher und mentaler Funktionen (Galvao u. Newton 2005; Monninkhof et al. 2009; Mehnert et al. 2011). Darüber hinaus wurde in verschiedenen Studien eine Reduktion der Rezidivwahrscheinlichkeit und der krankheitsbedingten Mortalität bei Tumorpatienten durch bewegungstherapeutische Interventionen gezeigt (Holmes et al. 2005; Meyerhardt et al. 2006). Die Analyse an über 20.000 Patientinnen in der stationären onkologischen Rehabilitation nach Brustkrebs hat ergeben, dass sporttherapeutische Angebote von mehr als 85% der Frauen wahrgenommen werden (Domann et al. 2007). Eine dabei über Jahrzehnte unbeantwortete Frage betraf u.a. einen möglichen Zusammenhang zwischen Ausmaß der Aktivitäten und dem Einfluss auf ein bestehendes Lymphödem am Arm. Diese konnte inzwischen durch eine randomisierte, kontrollierte Studie beantwortet werden, in der Patientinnen mit Lymphödem nach Brustkrebstherapie ein einjähriges Krafttraining durchgeführt hatten und mit einer Kontrollgruppe verglichen wurden (Schmitz et al. 2009). Die Ergebnisse dieser Studie zeigten keine Nachteile für die Interventionsgruppe, sondern eine Symptomverbesserung nach Krafttraining, deutlich bessere Leistungswerte und keinerlei negativen Einfluss auf ein bestehendes Lymphödem.

Für Patienten unter Strahlentherapie wegen eines Prostatakarzinoms konnte ebenfalls im Rahmen einer randomisierten, kontrollierten Studie durch ein aerobes Training ein positiver Effekt in der Interventionsgruppe nachgewiesen werden (Segal et al. 2009)

Rehabilitationsstandards im Sinne evidenzbasierter Therapieempfehlungen wurden in Analogie zur S3-Leitlinienentwicklung (AWMF) in der kurativen Onkologie bisher nur für Patientinnen mit Brustkrebs erstellt, da hier die Datenlage am umfangreichsten ist. Unabhängig davon sind jedoch Standards in der rehabilitativen Versorgung durch den Katalog therapeutischer Leistungen (KTL) der Deutschen Rentenversicherung definiert. In einem Kapitel mit zehn Untergruppen sind Sport- und Bewegungstherapien zusammengefasst. In den jeweiligen Therapiemodulen sind neben Dauer und Inhalten auch die Qualifikation der Therapeuten wie auch – bei Gruppenangeboten – die maximalen Teilnehmerzahlen festgelegt. Somit wurde ein Mindestqualitätsstandard geschaffen, der auch Vergleiche zwischen den Rehabilitationseinrichtungen zulässt, z.B. bezüglich der Therapiedichte.

Wie bereits erwähnt, werden nur 2% der onkologischen Rehabilitationsmaßnahmen ambulant erbracht. Dies stellt sich damit deutlich anders dar als andere Indikationsbereiche, etwa der Bereich der muskulo-skelettalen Erkrankungen (64% ambulant). Die Gründe hierfür sind vielschichtig. Im Vordergrund dürften der lebensbedrohliche Charakter der Tumorerkrankungen und die damit verbundenen Belastungen im psychosozialen Bereich der Betroffenen stehen. Die daraus resultierende Notwendigkeit eines sorgfältig abgestimmten multimodalen Rehabilitationskonzeptes unter besonderer Berücksichtigung der Patientenbedürfnisse ist ambulant unabhängig von stationären Einrichtungen nur schwer und kaum kostenäquivalent umsetzbar.

Für viele onkologische Patienten stellt die Inanspruchnahme einer medizinischen Rehabilitationsmaßnahme die erste Gelegenheit dar, oft nach Jahren erstmals wieder gezielte körperliche Trainingsmaßnahmen aufzunehmen. Daher ist ein begleitendes informatives bzw. edukatives Programm unerlässlich, um die Chance der Nachhaltigkeit zu verbessern. Ebenso gilt es, die Patienten, die vor ihrer Tumorerkrankung sehr aktiv waren und jetzt mit dem u.U. erheblich reduzierten Leistungsvermögen konfrontiert sind, wieder in eine positiv motivierte Ausgangsposition zu bringen.

21.3 Trainingsempfehlungen

Körperliche Therapieangebote sind in der onkologischen Rehabilitation ein wesentlicher, wenn auch nicht alles bestimmender Aspekt zur Wiederherstellung der körperlichen und psychosozialen Stabilität. Da sich sowohl kurativ als auch palliativ behandelte Patienten in der onkologischen Rehabilitation finden, muss Umfang und Ausmaß der körperlichen Aktivitäten sehr eng an dem individuellen Leistungsvermögen orientiert sein. Im Rahmen des Assessments wird ein entsprechendes Leistungsprofil erstellt, welches sich an subjektiven Einschätzungen im Hinblick auf das Aktivitätsprofil im Alltag (ADL) orientiert und/oder durch die Einbindung objektiver Parameter (Belastungs-EKG, Lungenfunktion, Kraftmessung, Laktatkonzentration unter Belastung etc.) ergänzt wird.

> Die Analysen der Inanspruchnahme sporttherapeutischer Angebote bei Brustkrebspatientinnen haben auch gezeigt, dass die Frequenz signifikant von der Anzahl der Nebendiagnosen beeinflusst wird (Domann et al. 2007).

Je nach Beschwerdemuster und Leistungsprofil wird dann ein Therapieplan erstellt, der sowohl symptomorientierte Bewegungstherapien enthält (z.B. Armbewegungsgruppe nach Brustkrebsoperation, Anspannungstraining und Beckenbodenbodenmuskulatur nach urogenitalen Eingriffen u.a.) wie auch Elemente, die Kraft und Ausdauerleistung fördern. Dabei werden im Rahmen eines Kraft-Zirkeltrainings möglichst mehrere Muskelgruppen in einer Frequenz von 2- bis 3-mal pro Woche trainiert.

Ausdauertraining sollte im Rahmen unterschiedlicher Angebote (Walking-Laufband, Ergometer-Fahrradtour, Bewegungsbad-Schwimmen) mindestens 2-mal pro Woche erfolgen. Die Trainingsstrategien zur Verbesserung von Kraft und Ausdauer sollten ergänzt werden durch Angebote zur Verbesserung von Koordination und Körpergefühl (Yoga, Tai-Chi, Tanztherapie u.a.).

Ein wesentlicher Erfolgsfaktor liegt letztlich in der Nachhaltigkeit der erprobten Maßnahmen, weshalb den Aspekten Motivation und Überzeugung eine hohe Priorität zukommt.

21.4 Zusammenfassung

In Deutschland werden jährlich insgesamt ca. 200.000 Tumorpatienten im Rahmen onkologischer Rehabilitationsmaßnahmen betreut. Neben zahlreichen symptomorientierten Therapieverfahren gehören körperliche Aktivitäten als zentraler Bestandteil in das Rehabilitationskonzept.

Wegen des sehr heterogenen Beschwerde- und Leistungsmusters sind ein sorgfältiges Assessment und entsprechende individuelle Therapie- und Trainingsplanung unerlässlich.

Körperliche Aktivitätsangebote müssen eingebunden sein in ein umfassendes Informations-, Edukations- und Motivationsprogramm, in dem individuelle psychosoziale Aspekte Beachtung finden. Die Nachhaltigkeit im Anschluss an eine stationäre onkologische Rehabilitationsmaßnahme kann durch zahlreiche ambulante Anschlussangebote gesichert werden.

Literatur

Courneya KS, Sellar CM, Stevenson C, Mc Neely ML, Peddle CJ, Friedenreich CM, Tankel K, Basi S, Mazurek A, Reiman T (2009) Randomized controlled trial ofthe effects of aerobic exercise on physical functioning and quality of life in lymphoma patients J Clin Oncol 27:4605–4612

Cramp F, James A, Lambert J (2010) The effects of resistance training on quality of life in cancer: a systematic literature review and meta-analysis. Support Care Cancer 18:1367–1376

Deutsche Rentenversicherung Bund (Hrsg) (2011) Rehabericht Update. Die medizinische und berufliche Rehabilitation der Rentenversicherung im Licht der Statistik.

Dimeo FC, Thiel E (2008) Körperliche Aktivität und Sport bei Krebspatienten. Onkologe 14:31–37

Domann U, Brüggemann S, Klosterhuis H, Weis J (2007) Leitlinienentwicklung für die Rehabilitation von Brustkrebspatientinnen – Phase 2 : Ergebnisse der KTL-Daten-Analyse. Rehabilitation 46: 212–219

Galvao DA, Newton RU (2005) Review of exercise intervention studies in cancer patients. J Clin Oncol 23:899–909

Holmes MD, Chen WY, Feskanich D, Kroenke CH, Colditz GA (2005) Physical activity and survival after breast cancer diagnosis. JAMA 293:2479–2486

Knols R, Aaronson NK, Uebelhardt D, Fransen J, Aufdemkampe G (2005) Physical exercise in cancer patients during and after medical treatment: a systematic review of randomized and controlled clinical trials. J Clin Oncol 23:3830–3842

Mehnert A, Veers S, Howaldt D, Braumann KM, Koch U, Schulz KH (2011) Effects of a physical exercise rehabilitation group program on anxiety, depression, body image and health-related quality of life among breast cancer patients. Onkologie 34:248–253

Meyerhardt J, Giovanucci E, Homes M, Chan A, Chan J, Colditz G, Fuchs CS (2006) Physical activity and survival after colorectal cancer diagnosis. J ClinOncol 24:3527–3534

Monninkhof EM, Velthuis MJ, Peeters PHM, Twisk JWR, Schmit AJ (2009) Effect of Exercise on postmenopausal sex hormone levels and role of body fat: a randomized controlled trial. J Clin Oncol 27:4492–4499

Schmitz KH, Ahmed RL, Troxel A, Cheville A, Smith R, Lewis-Grant L, Bryan CJ, Williams-Smith CT, Greene QP (2009) Weight lifting in women with breast-cancer related lymphedema. N Engl J Med 361:664–673

Segal RS, Reid RD, Courneya KS, Sigal RJ, Kenny JP, Prud'Homme DG, Malone SC, Wells GA, Scott CG, Sloveninec D'Angelo ME (2009) Randomized controlled trial of resistance or aerobic exercise in men receiving radiation therapy for prostate cancer. J Clin Oncol 27:344–351

Körperliche Aktivitäten in der onkologischen Rehabilitationssportgruppe

Klaus Schüle

22.1   Berücksichtigung im Gesundheitssystem

Wie im vorherigen Kapitel schon erwähnt, sind die Leistungen zur medizinischen Rehabilitation übergeordnet im Kapitel 4 des SGB IX (»Rehabilitation und Teilhabe behinderter Menschen«) und speziell für die Krankenkassen im SGB V, der Rentenversicherung im SGB VI, geregelt. Da nach der Verkürzung der stationären Rehabilitation von früher vier auf heute drei Wochen (ambulante Rehabilitation entsprechend) häufig die Reha-Ziele nicht mehr erreicht werden können und da zudem die Patienten nach Einführung der DRG mit ihrer Leistungsverdichtung und kürzeren Liegezeiten heute in aller Regel bereits in einem früheren Stadium aus der Akutklinik eingewiesen werden (»blutige Verlegung«), fallen der Reha-Klinik mehr pflegerische Leistungen zu. Somit können dann eine Reihe von spezifischen Reha-Leistungen erst sinnvoll mit ca. einer Woche Verspätung zur Anwendung gelangen, insbesondere Leistungen der Ergo-, Physio- und Sporttherapie (vgl. Von Eiff et al. 2011).

Dieser inzwischen auch durch Studien belegte Umstand ist nicht neu, sodass die Rentenversicherung (DRV) bereits seit einigen Jahren im orthopädischen Bereich spezielle ambulante Nachsorgeprogramme eingerichtet hat, die zu einer höheren **Nachhaltigkeit** des Reha-Erfolges betragen sollen (IRENA, MERENA, ASP etc.). Dabei können die Rehabilitanden innerhalb einer gewissen Zeit für etwa 20 Einheiten in einer ambulanten Einrichtung behandelt werden.

Eine ähnliche Aufgabe erfüllt der **Rehabilitationssport und das Funktionstraining** als »Ergänzende Leistung« zur medizinischen Rehabilitation bereits seit dem Rehabilitationsangleichungsgesetz von 1975. War es damals noch eine »Kann-Leistung«, so ist es seit Einführung des SGB IX im Jahr 2001 eine verpflichtende Leistung der Kostenträger, die nach § 44, Abs. 1 Nr. 3 u. 4 für die nachfolgenden Kostenträger geregelt ist (§ 43 SGB V – Krankenversicherung; § 28 SGB VI – Rentenversicherung; § 39 SGB VII – Unfallversicherung). Während das »Funktionstraining« momentan noch speziell für Personen mit Erkrankungen aus dem rheumatischen Formenkreis gedacht ist, steht der »Rehabilitationssport« allen anderen Menschen mit chronischen Erkrankungen und Behinderungen offen, somit auch den Krebspatienten.

22.2   Ziel des Rehabilitationssports

Als oberstes Ziel der Rehabilitation wird die Hilfe zur Selbsthilfe gesehen, so auch beim Reha-Sport:

>> Hilfe zur Selbsthilfe hat zum Ziel, Selbsthilfepotentiale zu aktivieren, die eigene Verantwortlichkeit des behinderten oder von Behinderung bedrohten Menschen für seine Gesundheit zu stärken sowie ihn zu motivieren und in die Lage zu versetzen, langfristig selbstständig und eigenverantwortlich Bewegungstraining durchzuführen, z.B. durch weiteres Sporttreiben in der bisherigen Gruppe bzw. im Verein auf eigene Kosten. **<<**

So nachzulesen in den dazugehörigen Ausführungsbestimmungen (BAR 2011, Rahmenvereinbarung über den Rehabilitationssport und das Funktionstraining, ▶ Abschn. 2.2). Im nachfolgenden Abschnitt 2.3 wird dann nochmals deutlich gemacht, dass der so verstandene Rehabilitationssport mit den »Mitteln des Sports und sportlich ausgerichteten Spielen ganzheitlich auf die (Menschen) (…), die über die notwendige Mobilität sowie physische und psychische Belastbarkeit für Übungen in der Gruppe verfügen, einwirkt«.

Über die angemessene Dauer und Anzahl der Übungseinheiten wird immer wieder diskutiert und neu verhandelt. Derzeit werden 50 Einheiten innerhalb von 12–18 Monaten als »Richtwerte« angegeben (KHK-Patienten erhalten bis zu 90 Übungseinheiten). Diese können unter bestimmten Bedingungen auch verlängert werden. Da die Kostenträger bisher noch keine Evaluationsforschung hinsichtlich Dauer, Anzahl und Inhalte der Übungseinheiten in Relation zur Grunderkrankung initiiert haben, fehlen evidenzbasierte Empfehlungen hierzu.

22.3 Entwicklung der Krebsnachsorge-Sportgruppen in Deutschland

1981 wurden die ersten Krebsnachsorge-Sportgruppen unabhängig voneinander jedoch fast zeitgleich an der Deutschen Sporthochschule Köln und dem LandesSportbund Nordrhein-Westfalen (LSB-NRW, Duisburg) gegründet. Es handelte sich um Frauen nach Brustkrebs, deren Brust-OP (damals noch zum überwiegenden Teil Radikaloperationen mit Entfernung des großen und kleinen Brustmuskels) und in der Regel auch die Rehabilitation etwa sechs Monate zurücklag. Viele der Frauen litten unter zum Teil erheblichen Bewegungseinschränkungen im Arm-Schulter-Bereich, sodass ein wichtiger Aspekt jeder Stunde in der Flexibilisierung dieser Einschränkung bestand. Daneben kamen eine umfassende Gymnastik und spielerische Elemente nicht zu kurz. Besonderer Wert wurde auf Entspannungsübungen mit der für die Krankheitsverarbeitung wichtigen meditativen Komponente gelegt.

Bereits **1984** wurden beim LSB-NW auch Modellgruppen für Kehlkopfkrebs- und Darmkrebspatienten initiiert, wobei letztere nur kurzfristig bestanden. Sehr erfolgreich gestalteten sich die gemischten »Kehlkopfkrebsgruppen«. Hier kamen betroffene Männer und Frauen auch mit Patienten mit anderen Krebserkrankungen sowie Nichtbetroffene, Angehörige und Freunde über viele Jahre zusammen. Andere Gruppen, vor allem die Brustkrebsgruppen, bevorzugten die diagnosebezogene Reha-Gruppe. Auch das durchschnittliche Alter der Teilnehmer variierte erheblich, wie auch die inhaltliche Ausrichtung der einzelnen Gruppen in Richtung Gymnastik, Tanz oder Aerobic. Auch ein kontrolliertes Krafttraining an Geräten hat sich bewährt. Andere gemeinsame Aktivitäten wurden außerhalb der Sportstunde gepflegt. Gemeinsame Wanderungen gehörten fast bei jeder Gruppe zum Programm und förderten die gemeinsame Verarbeitung krankheitsbezogener Faktoren.

1991 wurde der **»Kölner Konsens«** verabschiedet (neu bestätigt 1997). Mit ihm wurde ein **bundeseinheitliches Ausbildungscurriculum** für Übungsleiter und -leiterinnen verabschiedet. Es trägt den Namen »Sport in der Krebsnachsorge«. In der Zwischenzeit haben sich in fast allen Bundesländern die ersten »Krebssportgruppen« gegründet.

1994 wurde das Projekt seitens der EU durch die Aktion »Europa gegen den Krebs« unterstützt.

1999 gründete sich die 500. Krebsgruppe in Barby (Sachsen-Anhalt). **2003** gab es bereits 600 Gruppen.

2006 wurde in Köln das 25-jährige Jubiläum im Rahmen des 2. Internationalen Kongresses »Sport und Krebs« an der Deutschen Sporthochschule begangen.

2008 bilden sich im Rahmen eines Forschungsprojektes der »Krebsgesellschaft NRW« gemeinsam mit dem LSB-NW unter der Leitung der Deutschen Sporthochschule die ersten Gruppen für Prostatakrebspatienten.

2011 existieren in Deutschland ca. 950 Gruppen (Deutscher Behindertensportverband 2011, mündliche Mitteilung).

Bereits 20 Jahre zuvor wurde mit dem oben erwähnten »Kölner Konsens« (1991) ein bundeseinheitliches 60 bzw. 45 Unterrichtseinheiten umfassendes Ausbildungscurriculum für Übungsleiter/ innen geschaffen, indem bereits auf die o.g. ganzheitliche Ausrichtung des »Sports in der Krebsnachsorge« Wert gelegt wurde. Als Ziel wurde eine **physische, psychische und soziale Stabilisierung** im Sinne einer **psychosozialen Unterstützung für die Krankheitsbewältigung** angestrebt. Demzufolge wurden in sechs Ausbildungsblöcken medizinische, psychosoziale, methodische/didaktische und organisatorische Grundlagen vermittelt, zu denen die Teilnehmer eigene Hospitationsstunden vor- und nachbereiten müssen.

Zehn Jahre nach Gründung der ersten Nachsorge-Sportgruppen für Brustkrebspatientinnen gelten diese Zielvorstellungen heute für alle Krebspatienten, gleich welcher Entitäten. Besonders erfreulich war, dass der »Kölner Konsens« damals von mehr als 50 Teilnehmern im Rahmen eines eintägigen Konsensustreffens (Veranstalter: LandesSportbund Nordrhein Westfalen und Deutsche Sporthochschule Köln) aus allen Fachgebieten, die sich mit Krebs beschäftigen (Sportwissenschaftler, Sportärzte, Onkologen, Gynäkologen, Sozialarbeiter, Selbsthilfegruppenleiterinnen, GBK-NRW, DBS, DBS, Landes-Sportbünde, Ärztekammer Düsseldorf, Psychosoziale Nachsorgeeinrichtun-

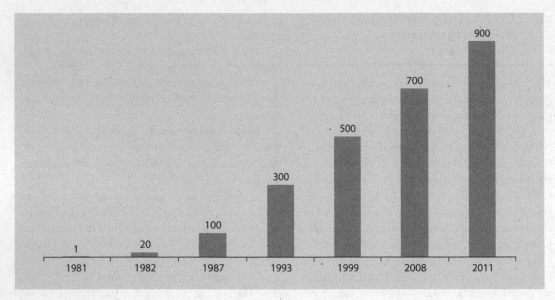

◘ Abb. 22.1   Entwicklung der Krebsnachsorge-Sportgruppen in Deutschland (1981–2011)

gen, Diplom- Sportlehrer, Übungsleiterinnen, PSO in der DKG, Reha-Kliniker etc.), sowie den maßgeblich durchführenden Verbänden Landessportbünde und Deutscher Behindertensportverband sehr unbürokratisch in gutem Einvernehmen verabschiedet werden konnte. Alle zwei Jahre fand anschließend ein gemeinsames »Bundestreffen« der Landes- und Behindertensportbünde statt, bei dem Erfahrungen ausgetauscht und aktuelle Neuerungen diskutiert wurden. Das letzte Treffen hierzu fand 2006 im Rahmen des 25-jährigen Bestehens der ersten Krebsnachsorge-Sportgruppen in Köln statt. Es ist zu hoffen, dass diese Tradition mit aktuellem Wissen und gegebenenfalls neuer Organisation wiederbelebt wird.

Bis heute existieren ca. 900 Krebssportgruppen. Die Entwicklung ist in ◘ Abb. 22.1 dargestellt. In den letzten Jahren haben sich neben den »Brustkrebsgruppen« vor allem auch »Prostatakrebsgruppen«, vereinzelt auch »Leukämiegruppen« gegründet. Einige der Lungenkarzinompatienten fanden den Weg in »Lungensportgruppen«. Dabei stellt sich die Frage, ob eine Separierung der Krebspatienten in spezielle Gruppen überhaupt sinnvoll ist.

Ursprünglich war man von der Idee ausgegangen, dass sich die Frauen nach einigen Wochen oder Monaten Teilnahme in der »geschützten« Atmosphäre einer »Krebsgruppe« dann einem all-

gemeinen Sportverein anschließen würden – doch darin hatte man sich getäuscht. Die Frauen wollten weiterhin in »ihrer Gruppe« bleiben, da diese durchaus einen Selbsthilfecharakter entwickelte. Insofern zeichnen sich diese Gruppen auch heute noch durch eine **hohe Gruppentreue** aus. Das gilt gleichermaßen für die Übungsleiterinnen und Übungsleiter, die diese Gruppen führen und betreuen (Schüle 2003).

Aus anderen **europäischen Ländern**sind uns lediglich einige Krebssportgruppen aus Österreich, Polen, Norwegen, Luxemburg und der Schweiz bekannt. In der Schweiz werden sie von der Schweizerischen Krebsliga getragen. Da es in kaum einem Land ein so ausgestaltetes Sport-Vereinswesen wie in Deutschland gibt, werden z.B. in England, Kanada und den USA Bewegungsprogramme weniger in Gruppen als in **Hometraining-Programmen**durchgeführt. Diese sind jedoch eher funktionell und trainingsorientiert und weniger ganzheitlich ausgerichtet. Das erschwert häufig einen Vergleich, insbesondere wenn es um psychosoziale Aspekte geht.

22.4 Inhalte des Rehabilitationssports

Die individuellen sportlichen Vorerfahrungen, aber auch Erwartungen und Wünsche der Teilnehmer an den Rehabilitationssport sind sehr heterogen. Gemeinsam ist allen, dass sie aus Gründen der »Gesundheit«, als Hauptmotiv, kommen. Dies unterscheidet sie damit nicht von anderen Sportgruppen eines vergleichbaren Altersspektrums. Überhaupt muss betont werden, dass es sich bei den Bewegungsangeboten um keine extraordinären Angebote handelt. Es gibt keine »krebsspezifischen Übungen«. Es gibt nur bei gewissen Entitäten Übungen, die »geeignet«, »weniger geeignet« und »kontraindiziert« sind. Auf diese wird in der Übungsleiterausbildung hingewiesen und begründet.

Es kann davon ausgegangen werden, dass heute ein Großteil (ca. 70%) der Teilnehmer bereits während der Akutphase der Behandlung ein Mindestmaß an Physiotherapie erhalten hat. Da im Anschluss dann nur etwa ein Drittel aller Tumorpatienten eine Anschlussheilbehandlung (AHB) in Anspruch nimmt, haben die wenigsten Rehabilitanden Erfahrungen mit einer weiterführenden »Sporttherapie«, die inzwischen in fast allen onkologischen Reha-Einrichtungen vorgehalten wird, gesammelt. Insofern sollte der Übungsleiter über ein hohes Maß an Einfühlungsbereitschaft, Flexibilität und Kreativität verfügen, um die Teilnehmer langfristig zu Bewegung und Sport motivieren zu können. Dies gilt insbesondere auch deshalb, weil erfahrungsgemäß viele der Teilnehmer seit ihrer Schulzeit »sportabstinent« gelebt haben und sie zudem von ihrem Körper während ihrer Erkrankung »im Stich gelassen« wurden.

Geht man von der o.g. ganzheitlichen Zielsetzung aus, so lassen sich die Übungsinhalte nach physischen, psychischen und sozialen Zielen zusammenfassen, wobei besonderer Wert auf die angestrebte »Wieder-Teilhabe« am gesellschaftlichen Leben und damit auf gemeinsame Aktivitäten in der Gruppe gelegt wird (social support). Die Sportgruppen können daher für die Betroffenen eine wichtige »soziale Ressource« zur Verarbeitung und möglichen Bewältigung ihrer Krankheit darstellen.

Zur Erreichung dieser Ziele müssen die Angebote »Spaß« machen. Insofern dürfen die einzelnen Übungen auch nicht als bloße »Pflichtübungen« verstanden werden, da die Motivation erfahrungsgemäß sonst bald erlischt. Die Kunst des Übungsleiters besteht darin, die notwendigen, in der Regel strenger funktionell ausgerichteten Übungen (z.B. Übungen zur Flexibilität, Kräftigung, Ausdauer etc.) so ins Gesamtprogramm einzuflechten, dass die spielerischen Elemente in ausgeglichener Weise pädagogisch gut »verpackt« sind.

Damit ergeben sich folgende fünf Haupt-Zielvorstellungen für die praktische Umsetzung des Rehabilitationssports:

> **Haupt-Zielvorstellungen des Rehabilitationssports**
> - Psychosoziale Unterstützung bei der Krankheitsverarbeitung
> - Vermittlung von Spaß an Bewegung und Spiel
> - Entgegenwirken noch vorhandener Funktionseinschränkungen
> - Verbesserung der allgemeinen Fitness (einschließlich Stärkung des Immunsystems)
> - Hinführung zu Freizeitaktivitäten und damit einer überdauernden Motivation zur Bewegung (Lebensstiländerung)

In einem »Leitfaden für die Praxis« von Baumann und Schüle (2008) sind entsprechende Übungsformen mit ihren Zielen und Wirkungen ausführlich beschrieben, sodass hier nicht näher darauf eingegangen wird.

Aus methodisch-didaktischer Sicht hat sich bewährt, zu Beginn der Stunde eine kurze Einleitung über Sinn und die konkret angestrebte Wirkung jeder Übung voranzustellen. Der Übungsleiter sollte im Laufe der Zeit die Rolle des »Vorturners« möglichst ablegen, um sich mehr und mehr nur noch als ausgleichendes Regulativ zu verstehen. Dies ist allerdings ein hehrer Anspruch, da es schon eine hohe Selbstständigkeit der Gruppe voraussetzt. Eine solche Selbstständigkeit fördert jedoch das Selbstbewusstsein der Teilnehmer und gibt ihnen Sicherheit.

22.5 Wirkung des Rehabilitations-sports

Auch wenn bisher nur wenige, speziell auf den oben vorgestellten Rehabilitationssport angelegte, wissenschaftliche Untersuchungen vorliegen, zeigen zusammengefasste Ergebnisse verschiedener Erhebungen messbare Auswirkungen in psychischer, physischer und sozialer Hinsicht. Exemplarisch werden hier die Auswirkungen bei Brustkrebspatientinnen vorgestellt (◘ Tab. 22.1).

22.6 Ökonomische Aspekte

Dass sich Rehabilitation »rechnet«, wurde bereits nach dem Zweiten Weltkrieg in den USA mit der Wiedereingliederung von Weltkriegsinvaliden in das Arbeitsleben eindrucksvoll belegt. Jochheim (1958) konnte ähnliche Ergebnisse für die deutschen Verhältnisse in den 50er Jahren nachweisen. Die jeweiligen Amortisationszeiten schwankten für Umschulungsmaßnahmen zwischen drei und fünf Jahren. Hieraus resultierte schließlich die sozialpolitische Forderung »Rehabilitation vor Rente!«.

Handelte es sich bei den genannten Eingliederungsinterventionen schwerpunktmäßig um Maßnahmen der beruflichen Rehabilitation, so wurden in den vergangenen Jahren diesbezügliche Überlegungen auch für die medizinischen Rehabilitationsmaßnahmen bei chronisch kranken Menschen (den »neuen Behinderten«) angestellt, insbesondere nachdem es nach der Verabschiedung des »Beitragsentlastungsgesetzes« (1996) ein Jahr später zu Kürzungen der stationären Rehabilitation um 25% kam. Statt vier Wochen wurde die Rehabilitation auf drei Wochen verkürzt, ohne dass hierzu Effizienzergebnisse vorlagen. Und trotzdem zeigen neuere Berechnungen der Prognos AG (Basel), »dass die Volkswirtschaft bereits heute für jeden in die medizinische Rehabilitation investierten Euro fünf Euro zurückerhält« (Prognos 2009). Solche Ergebnisse können umso eher erzielt werden, wenn entsprechende Maßnahmen zur Nachhaltigkeit der Rehabilitationseffekte unternommen werden. Wie bereits erwähnt (► Abschn. 22.1), gehören der Rehabilitationssport und das Funktionstraining zu den wenigen Angeboten auf diesem Gebiet.

◘ **Tab. 22.1** Physische, psychische und soziale Auswirkungen der Bewegungstherapie und des Rehabilitationssports bei Brustkrebspatientinnen

Bereich	Kriterium	Ergebnis
Physisch	Beweglichkeit im Arm-Schulter-Bereich	↑
	ADL	↑
	Müdigkeit	↓
	Schmerzen	↓
	Abwehrkräfte des Immunsystems	↑
Psychisch	Schmerz	↓
	Angst	↓
	Depressivität	↓
	Körperbild (Körperschema)	↑
	Lebenszuversicht	↑
Sozial	Kommunikation	↑
	Isolation	↓

Effizienzuntersuchungen sind in diesem Bereich noch schwieriger als Effektivitätsuntersuchungen, da sich die »Verbesserung des Gesundheitszustandes« als »Ertrag« (Nutzen) für den »Aufwand« (Kosten der Rehabilitation) ja aus ganzheitlicher Sicht nicht lediglich im Hinausschieben des Renteneintrittsalters oder in gesparten AU-Tagen und damit monetär niederschlägt, sondern mehrdimensional gesehen werden muss. Bisher liegen noch keine Effizienzuntersuchungen zum Rehabilitationssport vor – vielleicht können die folgenden Überlegungen ein Anstoß dafür sein.

Entsprechend der »Rahmenvereinbarung über den Rehabilitationssport und das Funktionstraining« vom 1. Januar 2011 erfolgt die »Abrechnung für die Teilnahme an den Übungsveranstaltungen grundsätzlich zwischen dem Rehabilitationsträger und dem Träger« der entsprechenden Gruppen (Leistungserbringern) (► Kap. 18.1 der Vereinbarung). In der Regel rechnet nicht jeder Verein für sich ab, sondern zentral über seinen jeweiligen Landessportbund oder Behindertensportverband oder einen anderen Verband, der mit den Kostenträgern Verträge abgeschlossen hat, wie z.B. der Deutsche Verband für Gesundheitssport und Sporttherapie (DVGS).

Die Verträge sind nicht bundeseinheitlich abgefasst. Man kann aber davon ausgehen, dass als »Richtwert« 50 Übungseinheiten à 45 Minuten pro Versichertem innerhalb 18 Monaten gefördert werden. Jede Einheit wird dem Verein mit durchschnittlich 5,– € vergütet. Unter gewissen Umständen kann auch noch länger gefördert werden. Voraussetzung für die Förderung ist das sogenannte Rehasportrezept bzw. das Formular »Antrag auf Kostenübernahme für Rehabilitationssport« (Muster 56). Dieser Bogen wurde von der Kassenärztlichen Bundesvereinigung (KBV) erstellt und kann von jedem niedergelassenen Arzt bei seiner zuständigen Kassenärztlichen Vereinigung abgerufen werden. In diesem Zusammenhang scheint wichtig zu sein, dass diese Verordnung nicht unter die Heilmittelbudgetierung fällt. Das führt allerdings mitunter dazu, dass statt einer noch notwendigen Physiotherapie, die als *medizinische* Leistung budgetiert ist, die nicht-budgetierte *ergänzende* Leistung Reha-Sport verordnet wird. Eine ausführliche Darstellung zur Durchführung des Rehabilitationssports findet sich bei Kuhlbach (2008).

Rechnet man die die genannten 50 Übungseinheiten über 18 Monate zusammen, so ergeben sich für den Kostenträger für diesen Zeitraum Gesamtkosten von 50-mal 5,– €, also **250,– € pro Teilnehmer**. Vergleicht man diese Kosten nun mit dem Tagessatz einer Akutklinik bzw. einer Rehabilitationsklinik, so könnte man sich in Reha-Klinik gerade mal zwei Tage und in der Akutklinik nicht einmal einen Tag aufhalten.

> ❯ **Damit gehört der Rehabilitationssport, rein ökonomisch gesehen, zur sicherlich unschlagbar billigsten Rehabilitationsmaßnahme!**

Hierzu gilt es die bereits genannten intangiblen Erträge zu berücksichtigen, zu denen der nachgewiesene Gewinn an Lebensqualität an oberster Stelle, aber auch die anderen der in ◘ Tab. 22.1 aufgeführten Wirkfaktoren genannt werden müssen. Insofern wäre es sehr reizvoll, einmal eine mehrdimensionale Kosten-Nutzen-Analyse durchzuführen.

22.7   Schlussfolgerung

Zahlreiche Untersuchungen zeigen die therapeutische und rehabilitative Bedeutung von Sport bei Tumorerkrankungen. Krebsnachsorge-Sportgruppen bieten vor allem solchen Patienten die Möglichkeit einer regelmäßigen sportlichen Betätigung, die im Vorfeld der Erkrankung sportlich nicht oder nicht mehr aktiv waren. Krebsnachsorge-Sportgruppen stellen mitunter eine große Hilfe zur gesellschaftlichen »Wieder-Teilhabe« dar und haben sich zu idealen Netzpunkten im Geflecht der psychosozialen Nachsorge für Krebspatienten entwickelt.

Um den Bekanntheitsgrad des Rehabilitationssports auch in der onkologischen Fachwelt (Akutkliniken, Tumorzentren, onkologische Schwerpunkte, Brust- und andere Zentren, Reha-Kliniken, Selbsthilfegruppen usw.) zu verbessern, müssen insbesondere Onkologen und andere in die Therapie involvierte Fachkollegen über die Bedeutung der körperlichen Aktivität bei Krebserkrankungen informiert werden. Während der Reha-Sport bei kardiologischen Patienten überwiegend etabliert ist, wird Krebspatienten auch nach der Therapie eher zur körperlichen Schonung geraten. Der Rehabilitationssport ist seitens der Kostenträger eine »ergänzende Leistung«, also nicht budgetiert, im Gegensatz zur Physiotherapie als »medizinische Leistung«. Rehabilitationssport soll die professionelle Physiotherapie oder die Sport- und Bewegungstherapie nicht ersetzen, sondern im Rahmen der Nachsorge zu einer regelmäßigen körperlichen Betätigung motivieren.

Literatur

Baumann FT, Schüle K (Hrsg) (2008) Bewegungstherapie und Sport bei Krebs. Leitfaden für die Praxis. Deutscher Ärzte-Verlag, Köln

Bundesarbeitsgemeinschaft für Rehabilitation (BAR) (2011) Rahmenvereinbarung über den Rehabilitationssport und das Funktionstraining vom 1. Januar 2011. Frankfurt

Von Eiff W, Schüring S, Niehues C (2011) REDIA – Auswirkungen der DRG-Einführung auf die medizinische Rehabilitation. Ergebnisse einer prospektiven medizinisch-ökonomischen Langzeitstudie 2003 bis 2011. Lit-Verlag, Berlin Münster

Jochheim K-A (1958) Grundlagen der Rehabilitation in der Bundesrepublik Deutschland. Thieme, Stuttgart

Kuhlbach KC (2008) Rehabilitationssport in Deutschland, der Schweiz und Österreich. In: Baumann FT, Schüle K (Hrsg) (2008) Bewegungstherapie und Sport bei Krebs. Leitfaden für die Praxis. Deutscher Ärzte-Verlag, Köln: S 227–244

Prognos AG (2009) Studie: Die medizinische Rehabilitation Erwerbstätiger – Sicherung von Produktivität und Wachstum. Prognos AG, Basel, Berlin, Bremen, Brüssel, Düsseldorf

Schüle K (2003) 20 Jahre Krebsnachsorge/Sportgruppen in Nordrhein-Westfalen – Ergebnisse einer Befragung bei 813 Betroffenen und 105 Übungsleiter/innen. In: Dinold M, Gerber G, Reinelt T (Hrsg) »Aufeinander zubewegen« – durch Bewegung, Spiel und Sport. Kongressbericht 13th International Symposium/5th European Congress: Adapted Physical Activity. Manz Schulbuch, Wien: S 312–316

Schüle K (2005) Sport- und Bewegungstherapie. In: Unger C, Weis J (Hrsg) Onkologie. Unkonventionelle und supportive Therapiestrategien. Wissenschaftliche Verlagsgesellschaft, Stuttgart: S 7–25

Wechselwirkungen zwischen onkologischer Medikation und körperlicher Aktivität

Elke Jäger

23.1   Einleitung

Onkologische Therapiemaßnahmen beinhalten neben operativen Eingriffen in der Regel den systemischen oder regionalen Einsatz von Zytostatika, zielgerichteten Therapeutika, »targeted therapies« (Antikörper/Kinaseinhibitoren, Rezeptorantagonisten, Proteasominhibitoren etc.), die Bestrahlung und die antihormonelle Therapie. Während Operation und Bestrahlungstherapie akute und chronische lokale Effekte aufweisen, haben Zytostatika, Hormontherapeutika und »targeted therapies« in der Regel systemische Auswirkungen. Abhängig von der Dauer der Intensität und der therapeutischen Beeinflussbarkeit der therapiebedingten Störungen können bewegungstherapeutische Interventionen kontraindiziert oder mit hohem supportivtherapeutischem Potential als Begleitmaßnahme eingesetzt werden. Zur adäquaten Indikationsstellung wird die interdisziplinäre Abstimmung zwischen Onkologen, Strahlentherapeuten, gegebenenfalls Psychoonkologen und Sportwissenschaftlern gefordert.

Besonders bei fortgeschrittenen Krebserkrankungen wird das Gesamtbeschwerdebild von krankheitsbedingten und therapiebedingten Faktoren beeinflusst. Die typischerweise kurzfristig auftretenden Veränderungen des Allgemeinbefindens bedürfen einer engmaschigen Ursachenanalyse, um angemessene Interventionen zu ermöglichen. Eine genaue Kenntnis der Wirkungs- und Nebenwirkungsprofile antitumoral wirksamer Substanzen ist eine Grundvoraussetzung für die verantwortliche Planung und Indikationsstellung bewegungstherapeutischer Interventionen in bestimmten Phasen einer Tumorerkrankung im Verhältnis zur Kausaltherapie. Die Beratung über eine effektive bewegungstherapeutische Intervention muss sämtliche Aspekte der Systemtherapie, möglicher Sekundärfolgen und Begleiterkrankungen sowie psychosoziale Aspekte der Erkrankung und der Therapie unter den Gesichtspunkten eines möglichst effektiven Nebenwirkungsmanagement beachten.

🛈 Bei Zytostatika-induzierter Übelkeit, Erbrechen sowie Schwäche und Diarrhoe kann die unmittelbare Bewegungstherapie kontraindiziert sein. Bei leichteren Formen dieses Nebenwirkungskomplexes kann moderates Bewegungstraining jedoch auch eine supportivtherapeutische Bedeutung haben.

Empfehlenswert ist die möglichst vollständige und dem Schweregrad der Symptomatik angepasste medikamentöse Supportivtherapie. Nach eigenen Erfahrungen ist die empfundene Schwere der akuten Zytostatika-induzierten Nebenwirkungen bei Patienten unter Bewegungstherapie gegenüber einer Kontrollgruppe reduziert. Die ätiologischen Faktoren dieser Beobachtung sind Gegenstand aktueller Forschung.

23.2   Zytostatika

Bei der Planung und Verordnung von Bewegungstherapie unter laufender zytostatischer Therapie müssen sowohl krankheitsbezogene als auch erwartete und mögliche Wirkungen und Nebenwirkungen der medikamentösen Therapie in Betracht gezogen werden. »Zytostatische Chemotherapie« ist der Oberbegriff für zahlreiche Medikamente mit unterschiedlichen Wirkmechanismen und Nebenwirkungsprofilen. Bei den häufigen onkologischen und hämatologischen Erkrankungen werden hauptsächlich Zytostatika der Gruppe der Alkylanzien (Platin-basierte Medikamente), der Antimetabolite (z. B. Methrotrexat), der Antibiotika (z. B. Anthrazykline), der Enzyminhibitoren (z. B. 5-FU), der Mitoseinhibitoren (z. B. Taxane, Vincaalkaloide) sowie Steroide verordnet. Wirkungen und Nebenwirkungen der Zytostatika können akut oder über verschiedene Zeiträume chronisch persistierend auftreten und dauerhafte Gewebsschädigungen und Organfunktionsstörungen verursachen. Darüber hinaus müssen im Individualfall Wechselwirkungen mit zeitgleich verabreichten Medikamenten berücksichtigt werden.

Während die akut auftretenden Nebenwirkungen der Zytostatika (z. B. Übelkeit und Erbrechen, Appetitlosigkeit, Geschmacksstörung, Diarrhoe, Mukositis) in der Regel durch geeignete Supportiva günstig zu beeinflussen sind, sind die chronisch persistierend auftretenden Nebenwirkungen (z. B. Polyneuropathie, Alopezie, Knochenmarksdepression, Kardiomyopathie) den Effekten einer präventiven antagonisierenden Behandlung eher weniger

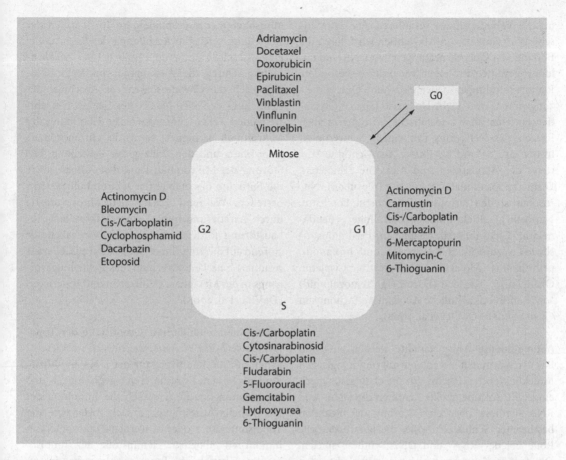

Adriamycin
Docetaxel
Doxorubicin
Epirubicin
Paclitaxel
Vinblastin
Vinflunin
Vinorelbin

G0

Mitose

Actinomycin D
Bleomycin
Cis-/Carboplatin
Cyclophosphamid
Dacarbazin
Etoposid

G2

G1

Actinomycin D
Carmustin
Cis-/Carboplatin
Dacarbazin
6-Mercaptopurin
Mitomycin-C
6-Thioguanin

S

Cis-/Carboplatin
Cytosinarabinosid
Cis-/Carboplatin
Fludarabin
5-Fluorouracil
Gemcitabin
Hydroxyurea
6-Thioguanin

◘ Abb. 23.1 Wirksamkeit verschiedener Zytostatika in Bezug auf den Zellzyklus

zugänglich. Für die Indikation zur Bewegungstherapie sind daher im Hinblick auf Wirkungen und Nebenwirkungen der zytostatischen Chemotherapie der richtige Zeitpunkt und die Zielsetzung von entscheidender Bedeutung.

Als »zytostatisch wirksame Substanzen« werden Medikamente bezeichnet, die die Teilung von Tumorzellen hemmen oder den direkten Tumorzelltod herbeiführen. Je nach genauem Wirkmechanismus werden Zytostatika in verschiedene Gruppen eingeteilt, die die zytostatische Wirkung der Substanzgruppe charakterisieren. Die wichtigsten Mechanismen der zytostatischen Therapie beruhen auf einer Hemmung der DNA-, RNA- oder Proteinsynthese als Grundvoraussetzung für die Zellteilung. Des Weiteren stellen bestimmte Zellteilungs-, Apoptose- und Migrationsproteine wichtige Targets für die Proliferationshemmung dar. Weitere Medikamente inhibieren die Tumorzellmigration und Tumorgefäßneubildung.

Zytostatika üben ihre antiproliferative Aktivität in der Regel am stärksten gegenüber stark proliferierenden Geweben aus. Hierbei existiert keine Selektivität gegenüber malignen Geweben, gesundes Körpergewebe ist der zytostatischen Wirkung in gleicher Weise ausgesetzt. Zytostatisch wirksame Substanzen werden in der Regel nach ihrem Wirkmechanismus oder im Hinblick auf ihre Zielmoleküle eingeteilt (Seeber 2003; Schmoll et al. 2006; DeVita et al. 2008; Chu 2008; ◘ Abb. 23.1).

Alkylantien Alkylantien sind zytostatisch wirksame Substanzen mit reaktiven Alkylgruppen. Ebenfalls unter Alkylantien subsumierte Platinderivate bilden eine Ausnahme. Hier stellt das zentrale Platinatom das aktive Reagenz dar. Alkylgruppe bzw. Platinatom interagieren mit den funktionellen Phosphat- oder Carbonylgruppen von DNA bzw. Protein, woraus im Sinne von Punktmutationen Funktionsstörungen der Zielmoleküle durch chemische Veränderungen resultieren. Die zytostatische Wirksamkeit von Alkylantien wird durch die Bildung von Quervernetzungen von DNA und teilungsrelevanten Proteinen verstärkt. Insbesondere Platinverbindungen haben eine hohe Quervernetzungspotenz von DNA-Doppelsträngen. Alkylantien entfalten ihre zytostatische Wirkung in allen Phasen des Zellzyklus mit einem Schwerpunkt in der G_1-, S- und G_2-Phase. Als wichtigste Vertreter der Alkylantien sind Aziridine (Thiotepa), Dismethanosulfonate (Busolfan, Treosulfan), Nitrosoharnstoffe (Carmustin, Fotemustin, Lomustin, Nimostin), Stickstofflostabkömmlinge (Bendamustin, Chlorambucil, Melphalan, Prednimustin) sowie Oxazuforine (Cyclophosphamid, Ifosfamid), platinhaltige Moleküle (Carboplatin, Cisplatin, Oxaliplatin), Triazene (Dacarbcin, Temozolomid) sowie antibiotikaähnliche Alkylantien (Mitomycin C) zu nennen (DeVita et al. 2008).

Antimetabolite Antimetabolite werden aufgrund ihrer strukturellen Homologie mit physiologischen Molekülen oder ihrem Wirkmechanismus nach eingeteilt. Antimetabolite hemmen die DNA- und RNA-Synthese über eine Störung der Reaktion bestimmter Schlüsselenzyme, die eine essentielle Rolle bei der RNA- und DNA-Synthese spielen. Die Schlüsselenzyminhibition verläuft über den Mechanismus des falschen Substrates, wodurch die Enzymwirkung blockiert wird. Je nach Zielenzymsystem werden Inhibitoren im Folsäurezyklus (Methotrexat, Pemetrexed) von direkten Thymidylat-Synthase-Inhibitoren (5-Fluorouracil, Raltitrexed) unterschieden. Weitere antimetabolwirksame Substanzgruppen sind die Purinanaloga (6-Mercaptopurin, Fludarabinphosphat, Adenosindesaminase-Inhibitoren), welche die Purinbiosynthese und den Purinmethabolismus inhibieren. Durch Einbau der Purinanaloga als unphysiologische DNA-Bestandteile werden DNA-Strangbrüche verursacht. Pyrimidinanaloga wie 5-Fluororuracil, Capecitabine, Tegafur, Cytosinarabinosid und Gemcitabine stören über die Integration unphysiologischer Cytidin-, Thymin- und Uracilanaloga die DNA-Biosynthese, woraus DNA-Strangbrüche als Verursacher des programmierten Zelltods (Apoptose) induziert werden (DeVita et al. 2008).

Mitosehemmer und Spindelgifte Im Rahmen der Zellteilung spielt die Ausbildung der Kernspindel eine essentielle Bestandteil Rolle bei der Zellkernteilung. Durch die Ausbildung von Mikrotubuli werden die Chromosomen vor Abschluss der Zellteilung den Neo-Nuclei der beiden neu entstehenden Zellen zugeordnet. Die Hemmung der Mikrotubuli verhindert somit die chromosomale Zuordnung und den Vollzug der Zellteilung. Die Störung der Mikrotubuli kann den Aufbau sowie die Funktion des etablierten Mikrotubuli-Systems betreffen. Während Taxane den Mitosevorgang durch Arretierung infolge einer Mikrotubuli-Abbaustörung fördern, wirken sich Vincaalkaloide störend auf die Tubulinpolymerisation aus. Hieraus resultiert eine Unterbrechung des Zellteilungsvorgangs in der Metaphase (Vinblastin und Vincristin) (DeVita et al. 2008).

Topoisomeraseinhibitoren Grundstoffe der Topoisomerasen sind Enzyme, welche sich im Wesentlichen auf die Raumstruktur der DNA modifizierend auswirken. Es resultieren sowohl Einzel- und Doppelstrangbrüche wie auch die Inhibition der Doppelhelix-Ausbildung. Je nach Zielenzym, der Topoisomerase 1 oder 2, werden Topoisomeraseinhibitoren eingeteilt. Hemmstoffe der Topoisomerase 1 (Irinotecan, Topotecan) bewirken in erster Linie Strangbrüche über eine Bindung an den DNA-Spaltungskomplex. Hemmstoffe der Topoisomerase 2 (Anthracycline: Doxorubicin, Daunorubicin, Idarubicin; Anthracendione: Mitoxantron; Acridine: Amsacrin) bewirken in erster Linie eine Stabilisierung der DNA-Stränge über Quervernetzungen, wodurch eine Trennung in Einzelstränge als Voraussetzung für die DNA-Replikation verhindert wird. Zudem wird über den Stabilisierungsmechanismus die dreidimensionale DNA-Raumstruktur verändert. Weitere Wirkmechanismen sind die Bildung von Sauerstoffradikalen und die Hemmung der DNA- und RNA-Polymerasen.

Weitere, nicht festen Hauptgruppen zuzuordnende Zytostatika sind Substanzen mit Enzymwirkung (Asparaginase), DNA-spaltende Agenzien (Bleomycin, Mitomycin C), Ribonukleotidreduktaseinhibitoren (Hydroxyurea) sowie Phospholipidanaloga (Miltefosin) (DeVita et al. 2008).

23.2.1 Dosiswirkungs- und Dosistoxizitätsbeziehung

Der therapeutische Erfolg einer Zytostatikatherapie ist abhängig von der Dosisintensität in Relation zur Zeiteinheit. Je nach eingesetzter Substanz und Therapieziel können sogenannte Hochdosis-Therapiekonzepte, dosisverdichtete Konzepte (verkürzte Verabreichungsintervalle) und Standardtherapieregime eingesetzt werden. Für die verschiedenen Einzelsubstanzen sind Dosiswirkungs- und Dosistoxizitätsrelationen bekannt. Abhängig vom Therapieziel (kurativ vs. palliativ) sowie Art und Stadium der zugrunde liegenden Erkrankung kommen unterschiedliche Zytostatikadosierungen zum klinischen Einsatz. Während dosisdichte und dosisintensive oder Hochdosis-Therapieregime vor allem bei hämatologischen Erkrankungen (Non-Hodgkin-Lymphome, Morbus Hodgkin, akute myeloische und lymphatische Leukämien) eingesetzt werden, hat sich die dosisdichte oder dosisintensivierte Therapie bei den meisten soliden Tumoren ohne Vorteil gegenüber der standarddosierten Therapie erwiesen.

Medikamentabhängig kommt es in unterschiedlichen Dosierungsstufen und Applikationsformen (Bolus vs. kontinuierliche Infusion) zu verschiedenen Unverträglichkeiten. Im Interesse der Fortführung der zytostatischen Therapie kann eine Dosisreduktion der verabreichten Substanzen zur Verminderung der Toxizitätsreaktion führen. Je nach Substanz ist hierbei jedoch der mögliche Wirkungsverlust zu beachten (Norton u. Smith 1977; Frei et al. 1998; Floyd et al. 2006; Eklund et al. 2005; Coldman u. Goldie 1987; Citron et al. 2003).

23.2.2 Klinische Anwendung der zytostatischen Therapie: Monochemotherapie versus Polychemotherapie

Die Kombination verschiedener zytostatisch wirksamer Substanzen wird in zahlreichen Therapieprotokollen benutzt, um einen additiven oder synergistischen Effekt der Einzelsubstanzen mit dem Ziel einer effektiveren Tumorzellzerstörung zu erreichen. Während in Therapiesettings mit kura-

tiver Behandlungsintention (hämatologische Erkrankungen, Primärtherapie bestimmter solider Tumoren) häufig Kombinationschemotherapien eingesetzt werden, besteht für fortgeschrittene oder therapierefraktäre Erkrankungen mit limitierter Therapieperspektive in der Regel die Indikation zu einer Monochemotherapie.

Je nach zugrunde liegender Erkrankung und Behandlungsphase wird der Einsatz der zytostatischen Therapie unter dem Gesichtspunkt des Behandlungsziels unterschiedlich bezeichnet. Als **Induktionschemotherapie** wird eine Primärbehandlung verstanden, mit der eine möglichst weitgehende Reduktion der Tumormasse (z. B. Induktion einer kompletten Remission bei hämatologischen Erkrankungen) erreicht werden soll. Mit der **Konsolidierungstherapie** soll eine Stabilisierung des erreichten Behandlungsergebnisses mit weitergehender Elimination minimal residualer Erkrankung erfolgen. Die **Erhaltungstherapie** dient der weiteren Stabilisierung des Behandlungsergebnisses, mit dem Ziel einer signifikanten Verlängerung der Remissionsdauer.

Bei soliden Tumoren unterscheidet man je nach primärem Behandlungsziel die **primäre oder präoperative Chemotherapie** von der **sekundären oder postoperativen bzw. der palliativen Chemotherapie**. Die primäre präoperative zytostatische Therapie hat zum Ziel, das Wachstum eines locoregional nachweisbaren Tumors zu bremsen, eine Tumormassenreduktion herbeizuführen, um die Effektivität lokaler Behandlungsverfahren, wie Operation oder Strahlentherapie, im Hinblick auf die Rate der Komplettresektionen zu verbessern. Die höhere Ro-Resektionsrate von Mamma- und Rektumkarzinomen nach präoperativer zytostatischer Therapie (ggf. in Kombination mit Strahlentherapie) ist mit einer höheren Heilungsrate und einer geringeren Rate an Rezidiv- oder Metastasierungsentwicklung assoziiert. Häufig sind resezierende Eingriffe nach präoperativer zytostatischer Therapie mit einer höheren Rate an Organerhalt und einer geringeren Rate an Organfunktionsverlusten verbunden.

Die postoperative Chemotherapie dient der Elimination klinisch nicht nachweisbarer minimalresidualer Erkrankung oder Metastasierung nach kompletter Resektion des Primärtumors. Ziele der postoperativen Chemotherapie sind das Erreichen einer höheren Remissionsrate sowie eines gegenüber der Operation alleine signifikant verlängerten progressionsfreien Intervalls. Die Indikation zur postoperativen zytostatischen Therapie wird anhand des pathologischen Tumorstadiums des Resektates gestellt. Im Besonderen erhalten Patienten mit Mamma-, Magen-, Kolon-, Rektum-, Bronchial- und Ovarialkarzinom, Ewing-Sarkom, Osteosarkom, Hoden-Tumoren stadienabhängig eine Empfehlung zur postoperativen zytostatischen Therapie (Schmoll et al. 2006; DeVita et al. 2008).

Sowohl im präoperativen als auch im postoperativen Therapiesetting kann erkrankungsabhängig die Kombination der zytostatischen Therapie mit einer Radiotherapie sinnvoll sein. Die vielfach vulnerabilisierende Wirkung verschiedener Zytostatika für eine höhere Effektivität der Strahlentherapie wird häufig in der prä- oder postoperativen Therapie von Mamma-, Rektum- und Bronchialkarzinomen eingesetzt (Garcia-Aguilar et al. 2011; Collette et al. 2007; Carbone u. Felip 2011).

Die palliative Chemotherapie hat bei Patienten mit lokal fortgeschrittenen oder metastasierten Erkrankungssituationen oder mit hämatologischen Erkrankungen im Rezidiv das Ziel der effektiven Symptomkontrolle und möglicherweise der Lebensverlängerung. Neben der Effektivitätsbeurteilung der eingesetzten Therapie ist die Verbesserung bzw. Aufrechterhaltung einer größtmöglichen Lebensqualität unter Therapie das Hauptzielkriterium. Dies impliziert, dass die eingesetzte zytostatische Therapie ein allenfalls moderates Nebenwirkungsprofil aufweisen darf (Takahashi et al. 2005; Browner u. Carducci 2005; Bausewein u. Albrecht 2009; Alt-Epping 2006; Ahmedzai 2009).

Im palliativen Therapiesetting, welches bei Nachweis einer Krankheitsstabilisierung und des sogenannten klinischen Benefits für den Patienten als effektiv bezeichnet werden kann, werden zumeist Einzelsubstanzen eingesetzt, solange sie verträglich und wirksam sind. Bei erneutem Fortschreiten der Erkrankung kann die Indikation zur Therapiefortführung mit einer anderen Einzelsubstanz gestellt werden.

23.2.3 Klinische Endpunkte der zytostatischen Chemotherapie

Kurative Behandlungsstrategien haben die komplette und langfristige Beseitigung des Tumorgeschehens sowie die Elimination von Mikromanifestationen zum Ziel. Nicht-kurative, palliative Therapiestrategien sind auf die Erzielung eines Tumorwachstumsarrestes, gegebenenfalls auf eine Tumorreduktion und hauptsächlich auf die Linderung tumorbezogener Symptome ausgerichtet. Während kurativ intendierte Behandlungsprotokolle unter Beachtung der individuellen Therapietoxizität in der Regel einem starren Protokoll folgen, sind palliative Behandlungsmaßnahmen dem individuellen Toxizitätsprofil und der Therapiewirksamkeit anzupassen.

Instrumente zur Messung der Therapieeffektivität sind bildgebende Verfahren zur Beurteilung des Größenverlaufs messbarer Tumormanifestationen, laborchemische Maßnahmen (Nachweis minimalresidualer Erkrankung bei hämatologischen Erkrankungen, Tumormarker sowie Verfahren zur Beurteilung des spezifischen Krankheitsstoffwechsels), Szintigraphie und Positronen-Emissions-Tomographie. Nach krankheitsstadiengerechter Definition des Behandlungsziels sind diese Untersuchungsverfahren zu festgelegten Zeitpunkten zur Beurteilung des Behandlungserfolges durchzuführen (Therasse 2000).

23.2.4 Toxizität zytostatisch wirksamer Substanzen

Zur Erfassung und Quantifizierung der Therapietoxizität werden festgelegte Beurteilungsstandards (Common Toxicity Criteria des National Cancer Instituts in Bethesda/USA oder Common Terminology Criteria for Adverse Events: http://evs.nci.nih.gov/ftp1/CTCAE) verwendet. Die beobachtete Nebenwirkung wird je nach Schwere in die Grade 1–4 eingeteilt. Nebenwirkungen vom Schweregrad 3–4 führen in der Regel zu einer Dosisanpassung des eingesetzten Medikamentes.

Substanzabhängig führen die meisten zytostatisch wirksamen Substanzen aufgrund ihrer relativ hohen Wirksamkeit gegenüber schnell proliferierenden Knochenmarkszellen zu einer mehr oder weniger ausgeprägten hämatologischen Toxizität. Die regelmäßige Bestimmung des Blutbildes nach Therapie zeigt bei den meisten Patienten einen Abfall der Leukozyten 7–11 Tage nach der Therapie. Abhängig von der Schwere der Leukopenie können prophylaktische Antibiotika-Gaben zur Verhinderung von Infektionen oder der Einsatz von Leukozyten-stimulierenden Wachstumsfaktoren (G-CSF, GM-CSF) indiziert sein (Aapro et al. 2011). In Behandlungsprotokollen, bei denen die Dosisdichte oder zeitlich konsequente Applikation des Behandlungsprotokolls bedeutsam ist (z. B. in der Therapie von Non-Hodgkin-Lymphomen, akuten Leukämien, Morbus Hodgkin, Mammakarzinomen, Hoden-Tumoren) ist der prophylaktische Einsatz von Leukozytenwachstumsfaktoren Protokollbestandteil. Manche Zytostatika induzieren gehäuft eine Thrombopenie, besonders nach prolongierter Applikation (z. B. Gemcitabine, Carboplatin). Ein enges Monitoring des Thrombozytenverlaufs wird empfohlen zur rechtzeitigen Erkennung einer manifesten Blutungsgefahr (bei Thrombozyten unter 10/nl) und gegebenenfalls zur Dosisanpassung anschließender Zytostatika-Applikationen.

Störungen der Leber- und Nierenfunktion werden bei zahlreichen Zytostatika dosisabhängig beobachtet. Ihr Auftreten wird zumeist entscheidend von bereits vorbestehenden Organfunktionsstörungen mitbedingt. Vor Einsatz potentiell leber- und nierentoxischer Zytostatika ist daher die Prüfung des Organstoffwechsels von erheblicher Bedeutung. Abhängig vom Grad der Vorschädigung oder Beobachtung einer therapieinduzierten Organfunktionsstörung sind Dosisreduktionsmaßnahmen indiziert (Floyd et al. 2006; Eklund et al. 2005; Chu 2008; Aulbert 2001).

Die Wirkung von Zytostatika kann durch eine Vielzahl von Interaktionsmechanismen mit anderen Medikamenten modifiziert werden. Die Erhebung der individuellen Basismedikation im Hinblick auf den geplanten Einsatz der Zytostatika ist wichtiger Bestandteil der Therapieplanung (Scripture u. Figg 2006).

23.2.5 Wechselwirkung zwischen körperlicher Aktivität und Zytostatikatherapie

Aufgrund der Vielzahl der einsetzbaren zytostatischen Substanzen in unterschiedlichen Therapiesettings ist eine prinzipielle Indikationsrichtlinie für eine bewegungstherapeutische Intervention unter zytostatischer Therapie schwer definierbar. Zahlreiche klinische Einzelfallbeobachtungen und Fallkontrollstudien deuten darauf hin, dass die sporttherapeutische Intervention während einer zytostatischen Behandlung einen positiven Effekt auf die Lebensqualität der Patienten hat. Sowohl subjektive Nebenwirkungen der Zytostatikatherapie (z. B. Übelkeit, Fatigue-Syndrom, Appetitlosigkeit, Schwindel, Schwäche) als auch objektive Nebenwirkungen (z. B. Leukopenie, Anämie, Mukositis, Diarrhoe) können durch körperliche Bewegung gemildert werden.

Entscheidend für die Planung und Überwachung einer therapeutisch effektiven bewegungstherapeutischen Intervention ist die interdisziplinär geprüfte und gestellte Indikation unter Beachtung onkologischer und sportmedizinischer Besonderheiten im Einzelfall. Die Art, Frequenz und Intensität der empfohlenen Sportart muss der Grunderkrankung und dem erwarteten Nebenwirkungsprofil des Behandlungsprotokolls angepasst sein. Regelmäßige sportmedizinische Verlaufsuntersuchungen werden empfohlen, um den Patienten vor Überforderung zu schützen und spezifische Risiken der Zytostatika (z. B. Thrombopenie, Leukopenie) im Verhältnis zur Bewegungstherapie zu bewerten. Bei Einsatz von Zytostatika mit besonderen Risiken (z. B. Kardiotoxizität bei Anthrazyklinbehandlung) sind gegebenenfalls intensivere Überwachungsmaßnahmen (z. B. regelmäßiges UKG-Monitoring) indiziert (Oldervoll et al. 2006; Lowe et al. 2010; Jones et al. 2007, 2009; Dimeo et al. 2004; Dahlin u. Heiwe 2009; Crevenna et al. 2003; Courneya et al. 2007; Clark et al. 2007).

23.3 Bestrahlung

Die Strahlentherapie bedient sich der hochenergetischen Photonen- und Gamma-Bestrahlung

(Elektronenstrahlung, schwere geladene Teilchen, Radioaktivität). Unabhängig von der Bestrahlungsart wird die Strahlentherapie fokussiert auf das erkrankte Körperkompartiment eingesetzt. Moderne bildgesteuerte Bestrahlungsanlagen haben in den letzten Jahrzehnten zu einer deutlichen Reduktion des Strahlenrisikos (Randbestrahlung gesunder Gewebe) geführt. Ziel der Strahlentherapie ist das Erreichen einer maximalen Wachstumskontrolle des bestrahlten Tumors bei einer möglichst geringen Rate an Nebenwirkungen. Für verschiedene Erkrankungen wurden Dosiswirkungskurven ermittelt, die die erwünschte therapeutische Wirkung mit den zu erwartenden Nebenwirkungen in Beziehung setzen.

Wesentlichen Einfluss auf die Verträglichkeit der Bestrahlungsbehandlung haben das Bestrahlungsvolumen sowie die anatomische Struktur des bestrahlten Körperareals und die Gesamt-Strahlendosis.

Zytostatisch wirksame Effekte der Strahlentherapie sind die direkte Ionisation der DNA-Moleküle mit Induktion von Einzel- und Doppelstrangbrüchen sowie die Deletion und die Bildung von unphysiologischen Intrastrangverbindungen von DNA-Molekülen. Abhängig von der Bestrahlungsart und -dosis resultieren letale irreparable Schäden, subletale Schäden, die nach Ausbleiben einer erneuten Bestrahlung innerhalb von Stunden repariert werden, sowie potentiell letale Schäden. Ziel der Strahlentherapie ist die Induktion eines umfangreichen apoptotischen Zelltods im Bestrahlungsgebiet (Hoskin 1988; Holthusen 1936; Hall 2005; Emami et al. 1991).

Die Effektivität einer Strahlentherapie korreliert in vielfältigen Tiersystemen mit der Oxygenierung des zu bestrahlenden Tumors. Die Tumorreoxygenierung mit nachfolgend verbessertem Effekt der Strahlenwirkung wird auf die erhöhte Bildung reaktiver Sauerstoffabkömmlinge zurückgeführt (Vaupel et al. 2001; Molls et al. 1998; Kocher et al. 1997). Im Hinblick hierauf könnte die bewegungstherapeutische Intervention vom Typ des moderaten Ausdauertrainings positive Effekte auf die Tumorreoxygenierung unter Strahlentherapie haben. Entsprechende klinische Studien in ausgewählten Patientenkollektiven sind in Planung.

Zur Verstärkung der Strahlentherapiewirkung hat sich die Kombination mit verschiedenen Chemotherapeutika, mit Tumorantigen-spezifischen Antikörpern, mit Zytokinen und gentherapeutischen Verfahren als wirksam erwiesen. So ist in der präoperativen Therapie des Mammakarzinoms und des Rektumkarzinoms sowie zur definitiven Behandlung des Analkarzinoms die Kombination einer Strahlen- und Chemotherapie zum Standard geworden. Zur effektiveren Behandlung von Plattenepithelkarzinomen im Kopf-Hals-Bereich hat sich die Kombination mit einem EGF-Rezeptor-spezifischen Antikörper (Cetuximab) bewährt. Zytokine und Wachstumsfaktoren relativieren die knochenmarksdeprimierenden Wirkungen der Strahlentherapie und führen z. B. über Erythropoetin zu einer besseren Oxygenierung des Tumorgewebes und zu einer gesteigerten Therapieeffizienz (Papillon u. Montbarbon 1987; Macdonald et al. 2001; Krause et al. 2005; Horwich 1992; Horsman et al. 2006; Bonner et al. 2006; Bartelink et al. 1997).

Abhängig von der Größe des Bestrahlungsfeldes, der Bestrahlungsart und ihrer Dosis kommt es zu erwünschten und unerwünschten Wirkungen am erkrankten und am gesunden Gewebe. Proliferierende Gewebe wie Haut, Schleimhäute und Hautanhangsgebilde im Bestrahlungsfeld erfahren eine akute Reaktion, zumeist gekennzeichnet durch eine mehr oder weniger stark ausgeprägte Reizung, Rötung bis hin zur Ulzeration. Diese auftretenden Akutreaktionen sind in der Regel reversibel. Irreversible und chronische Schädigungen durch die Strahlentherapie betreffen zumeist vorgeschädigte Organsysteme und Gewebe. Vor allem im Zusammenhang mit operativen Eingriffen wird eine erhöhte Komplikationsrate am bestrahlten Gewebe beobachtet (z. B. nach präoperativer Strahlen-Chemotherapie des Rektumkarzinoms) (Doerr et al. 2005).

Die Bestrahlung hormonbildender Organe führt zu einer mehr oder weniger stark ausgeprägten Unterfunktion mit nicht selten resultierendem Hormonmangelsyndrom. Hieraus lassen sich Störungen der Sexual- und der Schilddrüsenfunktion sowie Beeinträchtigungen der hypothalamisch-hypophysären Achse erklären. Spezifische Wirkungen der Strahlentherapie, wie Appetitlosigkeit, Übelkeit, Fatigue und Schlaflosigkeit, werden häufig durch hormonelle Funktionen verstärkt (Lin et al. 2011; Felicetti et al. 2011).

> ❯ **Im Hinblick auf bewegungstherapeutische Interventionen parallel zu einer Strahlentherapie ist die strenge Indikationsstellung unter Einbeziehung des Strahlentherapeuten, des Onkologen und des Sportmediziners unabdingbar.**

Eine engmaschige sportmedizinische Betreuung der Bewegungstherapie unter laufender Bestrahlung ist nötig, um die häufig rasche Änderung der Befindlichkeit und sportliche Leistungsfähigkeit zu erfassen. Die Frage, ob unspezifische Nebenwirkungen der Strahlentherapie, wie Fatigue, Übelkeit und Schlaflosigkeit, durch Bewegungstherapie gebessert werden können, ist Gegenstand derzeit laufender klinischer Studien (Truong et al. 2011).

23.4 Antihormonelle Therapie

Antihormonelle Behandlungstherapien umfassen Hormone, Hormonantagonisten und verwandte Wirkstoffe. Sie kommen bei hormonbildenden bzw. hormonempfindlichen Tumoren zum Einsatz (Schilddrüsenkarzinom, Mammakarzinom, Prostatakarzinom, Karzinoid).

Die antihormonelle Therapie beruht in der Regel auf einer direkten Wirkung auf die Hormonrezeptoren durch Kompetition mit dem physiologischen Hormon oder durch eine gezielte Hemmung der Hormonsynthese und damit einer Reduktion der Hormonwirkung. Als direkte Hormonrezeptorantagonisten gelten Antiöstrogene (Tamoxifen, Raloxifen). Diese Substanzen sind neben ihrer tumorspezifischen antagonistischen Wirkung durch eine teilagonistische Wirkung gegenüber dem Knochenstoffwechsel gekennzeichnet.

Synthesehemmer, wie z. B. die Aromataseinhibotoren, unterbinden den letzten Schritt der Östrogensynthese, ohne weitere Schritte der Steroidhormonbiosynthese zu inhibieren.

Durch Eingriffe in den hypophysären Regelkreis ist es mit Agonisten des luteinisierenden hormonfreisetzenden Hormons (GnRH-Agonisten) möglich, direkt die Induktion von Sexualhormonen zu unterbinden. Die sogenannte zentrale

Hormonblockade findet hauptsächlich in der Primärbehandlung des fortgeschrittenen Prostatakarzinoms sowie in der antihormonellen Therapie des Mammakarzinoms bei prämenopausalen Frauen Anwendung.

Je nach Ausmaß der hormonellen Depletion entstehen bei den meisten Patienten typische Nebenwirkungen (Gewichtszunahme, Fatigue-Syndrom, Antriebslosigkeit, körperliche Schwäche, Konzentrationsstörungen, Schlafstörungen). Größere Studien haben gezeigt, dass die bewegungstherapeutische Intervention ein sehr wirksames Mittel zur Linderung der antihormonellen Therapienebenwirkungen darstellen kann. Die Indikationsstellung muss unter Berücksichtigung der zugrunde liegenden Erkrankung und der gewählten antihormonellen Therapiestrategie interdisziplinär zwischen Onkologen, Endokrinologen und Sportwissenschaftlern abgestimmt werden.

> ❯ **Ausdauer- und Mannschaftssport haben sich als besonders wirksam zur Behandlung von Antihormontherapie-Nebenwirkungen bewährt.**

Neben den direkten Trainingseffekten auf Skelettmuskulatur und Herz-Kreislauf-System haben vor allem psychologische Faktoren der sportlichen Betätigung eine Bedeutung bei der Antagonisierung des Hormonmangelsyndroms (Smith 2004; Schutz u. Oh 2010; Robertson et al. 2009; Loblaw et al. 2007; Kaufmann et al. 1989; Dorff et al. 2011; Dombernowsky et al. 1998).

23.5 Antikörper und zielgerichtete Substanzen

Antikörper werden von B-Lymphozyten und Plasmazellen nach Exposition des Organismus mit Tumordeterminanten (Antigenen) gebildet. Antikörper binden spezifisch an antigentragende Zellen und vermitteln auf verschiedenen Wegen den Tod der antigentragenden Zelle. Neben der direkten Apoptose-Induktion nach Antikörperbindung spielen wohl hauptsächlich die antikörperabhängige zelluläre Toxizität (Antibody dependent cell mediated cytotoxicity = ADCC) sowie die Komplement-abhängige Zytotoxizität (Complement dependent cytotoxicity = CDC) eine wichtige Rolle. Bei ADCC sind es zumeist Natürliche Killerzellen (NK-Zellen), die den Antigen-Antikörper-Komplex durch Freisetzung lysosomaler Enzyme lysieren. Bei der CDC wird der Antigen-Antikörper-Komplex von Komplement erkannt und Komplement vermittelter Zelllyse als Folge ausgesetzt.

Zum therapeutischen Einsatz werden Antikörper aus einem Zellklon generiert und in Form der monoklonalen Antikörpertherapie appliziert. Die häufigsten therapeutischen Wirkmechanismen monoklonaler Antikörper in der Tumortherapie entsprechen dem Rezeptoragonismus bzw. dem Rezeptorantagonismus. Auf diesen Wegen werden Signaltransduktionswege inhibiert, die Zellzyklusaktivität beeinflusst, die Tumorangiogenese gehemmt, die Metastasierung gebremst sowie die Vulnerabilität von Tumorgeweben durch Antikörpermarkierung erhöht. Je nach Zielantigen haben monoklonale Antikörper nach therapeutischem Ansatz unterschiedliche Wirkungs- und Nebenwirkungsprofile. Während in der Hämatologie eingesetzte antilymphozytäre Antikörper eine in der Regel subklinisch verlaufende längerfristige Immunsuppression nach sich ziehen, führen Antikörper gegen die EGF-Rezeptor-Familie (Cetuximab, Panitumomab, Trastuzumab) zu gering ausgeprägten Begleitreaktionen an EGF-Rezeptor-positiven Normalgeweben. So kommt es häufig zu akneartigen Hautveränderungen (Cetuximab, Panitumomab) oder einer möglichen Beeinträchtigung der Myokardfunktion (Trastuzumab). Verstärkt werden diese Nebenwirkungen in Kombination mit verschiedenen zytostatisch wirkenden Substanzen. Therapeutische Antikörper zur Unterbindung der Angioneogenese werden in Verbindung mit verschiedenen Zytostatika hauptsächlich in der Therapie des Kolonkarzinoms eingesetzt. Unter Therapie steigt zum einen das Risiko von Blutungskomplikationen, zum anderen das der thromboembolischen Komplikationen. Patienten mit Prädisposition zur arteriellen Hypertonie erleben häufig eine Verschlechterung unter Therapie mit Bevacizumab (Valachis et al. 2011; Pietzner et al. 2011; Keating 2010; Hompes u. Ruers 2011; Tabernero et al. 2007; Gibson et al. 2006).

❶ Obwohl systemische Nebenwirkungen der Antikörpertherapie weniger häufig als bei der Zytostatikatherapie beobachtet werden, können unerwünschte Reaktionen einer Antikörpertherapie in Einzelfällen Kontraindikationen zur bewegungstherapeutischen Intervention darstellen.

Eine genaue Erfassung und Klassifizierung der Nebenwirkungen bildet die Grundlage für eine angemessene Indikationsstellung zur Bewegungstherapie.

23.6 Zielgerichtete Therapie (»targeted therapy«)

Zielgerichtete Behandlungsansätze in der Onkologie sind darauf fokussiert, selektiv Tumorzellen durch Beeinflussung der Teilungsmaschinerie im Wachstum zu kontrollieren. Zielstrukturen für diese Therapieansätze sind Rezeptoren und Schaltpunkte der intrazellulären Signaltransduktionskaskade, die für eine effektive Zellteilung normalerweise aktiviert sind. Zahlreiche »small molecules« zeigen gegenüber verschiedenen intrazellulären Kinasen eine hemmende Wirkung und modulieren somit den signaltransduktionsabhängigen Zellteilungsstoffwechsel. Durch Vorschäden bestimmter Rezeptoren oder die kompetitive Bindung von »small molecules« an die ATP-Bindungsstelle bestimmter Kinasedomänen werden essentielle, bisweilen sogenannte horizontale Transduktionswege aktiviert. Durch simultane oder sequentielle Blockade der alternativen Wege durch die Kombination zweier Signaltransduktionshemmer kann eine effektivere Zellteilungshemmung resultieren (Saif et al. 2008; Quintela-Fandino u. Colomer 2011; Ponz-Sarvise et al. 2007; Medves u. Demoulin 2011; Johnson 2003; Janku et al. 2011; Hegde et al. 2008; Hamid 2004; Blank et al. 2011).

Die bislang entwickelten Kinaseinhibitoren beeinflussen die intrazelluläre EGFR-Domäne, die Phosphatidylinositol-3-Kinase (P13K)/AKT-RAF-MEK/ERK und JAK/STAT-Aktivierung. Die Hemmung von c-kit über den spezifischen Kinaseinhibitor Imatinib hat die Therapie der chronisch myeloischen Leukämie und des gastrointestinalen Stromatumors revolutioniert. Die effektive Behandlungsmöglichkeit bei diesen Erkrankungen hat jedoch auch gezeigt, dass eine Dauerbehandlung nötig ist und dass sich Imatinib-Resistenzen ausbilden können. Substanzen zur Zweit- und Dritt-Linien-Therapie wurden entwickelt (Eisenberg u. Trent 2011).

Weitere Kinaseinhibitoren blockieren den RAF-Signaltransduktionsweg sowie cyclinabhängige Kinasen des Zellsignalproteins mTOR (mammalian target of Rapamycin), das durch externe Schlüsselreize wie Nahrung, Hormone, Wachstumsfaktoren reguliert wird. Die Hemmung von mTOR führt zu einer Beeinträchtigung des intrazellulären Ernährungsstoffwechsels (Negrier et al. 2011; Chan et al. 2010).

Verschiedene Kinaseinhibitoren (z. B. Sunitinib) zeigen eine Wirksamkeit an mehreren Kinasedomänen gleichzeitig und greifen somit an unterschiedlichen Stellen der Informationskaskade modulierend ein (Powles et al. 2011).

Klinisch relevante Behandlungsmöglichkeiten ergeben sich aus diesen Neuentwicklungen hauptsächlich für das nicht-kleinzellige Bronchialkarzinom, das Nierenzellkarzinom, das chronisch myeloische Leukämie, die gastrointestinalen Stromatumoren und das kolorektale Karzinom (Valachis et al. 2011; Powles et al. 2011; Eisenberg et al. 2011).

Weitere Entwicklungen auf dem Sektor der »targeted therapies« sind Proteasominhibitoren, die durch die Hemmung des intrazellulären Proteasoms zu einer Abbauhemmung regulatorischer Proteine führen. Immunmodulatorische Substanzen oder Chemokine zeigen zahlreiche Effekte im Hinblick auf die Regulation von immunologisch relevanten Zytokinen (TNF-α, IL-1β, IL-12, IL-10, IL-6), der Proteasominhibitor Bortezomib und der Immunmodulator Lenalidomid sind derzeit zur Behandlung des Plasmozytoms zugelassen (Moehler u. Goldschmidt 2011; Mateos u. San Miguel 2007).

Obwohl die Kinaseinhibitoren und »small molecules« mit dem Ziel der tumorselektiven Wirkung entwickelt wurden, zeigen sich in gewissem Umfang unerwünschte Wirkungen auch an Normalgeweben bzw. systemisch. So können die EGF-Rezeptor-Signalinhibitoren (z. B. Erlotinib) Hautreaktionen hervorrufen und die Kinaseinhibitoren Sunitinib und Sorafenib eine Mukositis, Diarrhoe,

Hautreaktionen sowie eine arterielle Hypertonie induzieren. Pneumonitiden und Capillary-leak-Syndrome wurden bei mTOR-Inhibitor Temsirolimus beobachtet. Trotz dieser unerwünschten Wirkungen gelten die Signaltransduktionsinhibitoren im Vergleich zur zytostatischen Chemotherapie als gut verträglich und erlauben daher in der Regel eine Dauertherapie (Negrier et al. 2011; Guttman-Yassky et al. 2010). Unter diesem Aspekt muss die mögliche Kumulation unerwünschter Wirkungen über die Zeit beobachtet werden.

> ❯ **Empfehlungen zur bewegungstherapeutischen Intervention sollten das Risiko der Hautveränderung und der Blutdruckdysregulation berücksichtigen und sportmedizinische Kontrolluntersuchungen im Rahmen der Intervention diese Gesichtspunkte mit erfassen.**

23.7 Zusammenfassung

Zur konservativen Chemotherapie werden chemische Behandlungsansätze (Zytostatika, Antihormone, Antikörper, »targeted therapies«) sowie die Bestrahlungstherapie eingesetzt. Während die Strahlentherapie je nach Bestrahlungsort akute und chronische, z.T. irreversible Wirkungen und Nebenwirkungen zeigen kann, hat die systemische medikamentöse Therapie zumeist stärkere, teils zyklisch verlaufende und großteils reversible Wirkungen und Nebenwirkungen für die Dauer ihrer Applikation. Insgesamt stellen die Modalitäten der konservativen Tumortherapie neben ihrer antitumoralen Wirksamkeitspotentiale einen wesentlichen Faktor zur Beeinträchtigung der Lebensqualität durch ein mehr oder weniger stark ausgeprägtes Nebenwirkungsprofil dar. Mit adäquaten Begleitmedikamenten kann ein Teil der unerwünschten Wirkungen moduliert werden, sodass in der Regel eine Indikation zur bewegungstherapeutischen Intervention unter laufender Therapie gestellt werden kann. Die Entscheidung hierzu ist im interdisziplinären Gremium abzustimmen. Weitere Daten sprechen dafür, dass körperliche Bewegung geeignet sein kann, hauptsächlich subjektive Nebenwirkungen der Systemtherapie (z. B. Übelkeit, Fatigue,

Appetitlosigkeit, körperliche Schwäche, depressive Stimmung, Angstreaktion) wirksam zu bekämpfen. Die Kenntnisse über die positiven Einflüsse regelmäßiger körperlicher Bewegung unter laufender antitumoraler Systemtherapie müssen über geeignete Aufklärungsmedien allen am Management onkologischer Patienten beteiligten Ärzten vermittelt werden.

Neben Aufklärungskampagnen über die onkologischen Fachgesellschaften sind weitergehende klinische Studien erforderlich, um die Einflüsse körperlicher Bewegung im Verhältnis zu definierten Erkrankungen und bei spezifischen systemtherapeutischen Ansätzen zu überprüfen.

Literatur

Aapro MS, Bohlius J, Cameron DA, Dal L, Donnelly J, Kearney N et al. (2011) 2010 update of EORTC guidelines for the use of granulocyte-colony stimulating factor to reduce the incidence of chemotherapy-induced febrile neutropenia in adult patients with lymphoproliferative disorders and solid tumours. European journal of cancer 47:8–32

Ahmedzai SH (2009) Palliation of respiratory symptoms. In: Hanks GWC (ed) Oxford textbook of palliative medicine. Oxford University Press, Oxford: pp 583–616

Alt-Epping B (2006) Tumorspezifische Therapien auch auf der Palliativstation? – Eine alte Frage neu beleuchtet. Z Palliativmed 19–24

American Society of Clinical Oncology (1998) Cancer care during the last phase of life. Journal of clinical oncology 16:1986–1996

Aulbert E (Hrsg) (2007) Lehrbuch der Palliativmedizin. Schattauer, Stuttgart

Bartelink H, Roelofsen F, Eschwege F, Rougier P, Bosset JF, Gonzalez DG et al. (1997) Concomitant radiotherapy and chemotherapy is superior to radiotherapy alone in the treatment of locally advanced anal cancer: results of a phase III randomized trial of the European Organization for Research and Treatment of Cancer Radiotherapy and Gastrointestinal Cooperative Groups. Journal of clinical oncology 15:2040–2049

Bausewein C, Albrecht E (2009) Leitfaden Palliativmedizin – Palliative Care. Elsevier Urban & Fischer, München

Blank CU, Hooijkaas AI, Haanen JB, Schumacher TN (2011) Combination of targeted therapy and immunotherapy in melanoma. Cancer Immunol Immunother [Epub ahead of print]

Bonner JA, Harari PM, Giralt J, Azarnia N, Shin DM, Cohen RB et al. (2006) Radiotherapy plus cetuximab for squamous-cell carcinoma of the head and neck. N Engl J Med 354:567–578

Browner I, Carducci M (2005) Palliative chemotherapy: historical perspective, applications, and controversies. Seminars in oncology 32:145–155

Carbone DP, Felip E (2011) Adjuvant Therapy in Non-Small Cell Lung Cancer: Future Treatment Prospects and Paradigms. Clinical lung cancer 12:261–271

Chan H-Y, Grossman A, Bukowski R (2010) Everolimus in the treatment of renal cell carcinoma and neuroendocrine tumors. Advances in therapy 27:495–511

Chu E dVT (2008) Principles of Cancer Management. In: DeVita VT, Lawrence TS, Rosenberg SA (eds) Devita, Hellman, and Rosenberg's Cancer. Rittenhouse Book Distributors, Inc., King of Prussia, PA: pp 289–306

Citron M, Berry D, Cirrincione C, Hudis C, Winer E, Gradishar W et al. (2003) Randomized trial of dose-dense versus conventionally scheduled and sequential versus concurrent combination chemotherapy as postoperative adjuvant treatment of node-positive primary breast cancer: first report of Intergroup Trial C9741/Cancer and Leukemia Group B Trial 9741. Journal of clinical oncology 21:1431–1439

Clark M, Vickers K, Hathaway J, Smith M, Looker S, Petersen L et al. (2007) Physical activity in patients with advanced-stage cancer actively receiving chemotherapy. The journal of supportive oncology 5:487–493

Coldman AJ, Goldie JH (1987) Impact of dose-intense chemotherapy on the development of permanent drug resistance. Seminars in oncology 14:29–33

Collette L, Bosset J-F, den Dulk M, Nguyen F, Mineur L, Maingon P et al. (2007) Patients With Curative Resection of cT3-4 Rectal Cancer After Preoperative Radiotherapy or Radiochemotherapy: Does Anybody Benefit From Adjuvant Fluorouracil-Based Chemotherapy? A Trial of the European Organisation for Research and Treatment of Cancer Radiation Oncology Group. Journal of Clinical Oncology 25:4379–4386

Courneya KS, Segal RJ, Mackey JR, Gelmon K, Reid RD, Friedenreich CM et al. (2007) Effects of aerobic and resistance exercise in breast cancer patients receiving adjuvant chemotherapy: a multicenter randomized controlled trial. J Clin Oncol 25:4396–4404

Crevenna R, Schmidinger M, Keilani M, Nuhr M, Nur H, Zoch C et al. (2003) Aerobic exercise as additive palliative treatment for a patient with advanced hepatocellular cancer. Wiener medizinische Wochenschrift 153:237–240

Dahlin Y, Heiwe S (2009) Patients' experiences of physical therapy within palliative cancer care. Journal of palliative care 25:12–20

DeVita VT, Lawrence TS, Rosenberg SA (eds) (2008) Devita, Hellman, and Rosenberg's Cancer: Principles and practice of oncology. Rittenhouse Book Distributors, Inc., King of Prussia, PA

Dimeo F, Knauf W, Geilhaupt D, Boning D (2004) Endurance exercise and the production of growth hormone and haematopoietic factors in patients with anaemia. Br J Sports Med 38:e37

Doerr W, Herrmann T, Riesenbeck D (2005) Prävention und Therapie von Nebenwirkungen in der Radioonkologie. Uni-Med Bremen

Dombernowsky P, Smith I, Falkson G, Leonard R, Panasci L, Bellmunt J et al. (1998) Letrozole, a new oral aromatase inhibitor for advanced breast cancer: double-blind randomized trial showing a dose effect and improved efficacy and tolerability compared with megestrol acetate. Journal of clinical oncology 16:453–461

Dorff TB, Flaig TW, Tangen CM, Hussain MHA, Swanson GP, Wood DP et al. (2011) Adjuvant Androgen Deprivation for High-Risk Prostate Cancer After Radical Prostatectomy: SWOG S9921 Study. Journal of Clinical Oncology 29:2040–2045

Eisenberg BL, Trent JC (2011) Adjuvant and neoadjuvant imatinib therapy: Current role in the management of GIST. International Journal of Cancer 129:2533–2542

Eklund J, Trifilio S, Mulcahy M (2005) Chemotherapy dosing in the setting of liver dysfunction. Oncology 19:1057–1063, discussion 63–64, 69

Emami B, Lyman J, Brown A, Coia L, Goitein M, Munzenrider JE et al. (1991) Tolerance of normal tissue to therapeutic irradiation. Int J Radiat Oncol Biol Phys 21:109–122

Felicetti F, Manicone R, Corrias A, Manieri C, Biasin E, Bini I et al. (2011) Endocrine late effects after total body irradiation in patients who received hematopoietic cell transplantation during childhood: a retrospective study from a single institution. Journal of cancer research and clinical oncology 137:1343–1348

Floyd J, Mirza I, Sachs B, Perry M (2006) Hepatotoxicity of chemotherapy. Seminars in oncology 33:50–67

Frei Er, Elias A, Wheeler C, Richardson P, Hryniuk W (1998) The relationship between high-dose treatment and combination chemotherapy: the concept of summation dose intensity. Clinical cancer research 4:2027–2037

Garcia-Aguilar J, Shi Q, Thomas C, Chan E, Cataldo P, Marcet J et al. (2011) A Phase II Trial of Neoadjuvant Chemoradiation and Local Excision for T2N0 Rectal Cancer: Preliminary Results of the ACOSOG Z6041 Trial. Annals of surgical oncology

Gibson TB, Ranganathan A, Grothey A (2006) Randomized phase III trial results of panitumumab, a fully human anti-epidermal growth factor receptor monoclonal antibody, in metastatic colorectal cancer. Clin Colorectal Cancer 6:29–31

Guttman-Yassky E, Mita A, De J, Matthews L, McCarthy S, Iwata K et al. (2010) Characterisation of the cutaneous pathology in non-small cell lung cancer (NSCLC) patients treated with the EGFR tyrosine kinase inhibitor erlotinib. European journal of cancer 46:2010–2019

Hall EJ (2005) Radiobiology for the radiologist. JB Lippincott, Philadelphia

Hamid O (2004) Emerging treatments in oncology: focus on tyrosine kinase (erbB) receptor inhibitors. J Am Pharm Assoc 44:52–58

Hegde SR, Sun W, Lynch JP (2008) Systemic and targeted therapy for advanced colon cancer. Expert Rev Gastroenterol Hepatol 2:135–49

Holthusen H (1936) Erfahrungen über die verträglichkeitsgrenzen von Röntgenstrahlung und deren Nutzanwendung. Strahlentherapie 57:254–269

Hompes D, Ruers T (2011) Review: Incidence and clinical significance of Bevacizumab-related non-surgical and surgical serious adverse events in metastatic colorectal cancer. European journal of surgical oncology 37:737–746

Horsman MR, Bohm L, Margison GP, Milas L, Rosier JF, Safrany G et al. (2006) Tumor radiosensitizers – current status of development of various approaches: report of an International Atomic Energy Agency meeting. Int J Radiat Oncol Biol Phys 64:551–561

Horwich A (1992) Radiotherapy update. BMJ 304:1554–1557

Hoskin P (1988) Radiotherapy and symptom management. Oxford University Press, Oxford

Janku F, Garrido-Laguna I, Petruzelka LB, Stewart DJ, Kurzrock R (2011) Novel Therapeutic Targets in Non-small Cell Lung Cancer. J Thorac Oncol 6:1601–1612

Johnson DH (2003) Targeted therapy in non-small cell lung cancer: myth or reality. Lung Cancer 41, Suppl 1:S3–8

Jones L, Eves N, Haykowsky M, Freedland S, Mackey J (2009) Exercise intolerance in cancer and the role of exercise therapy to reverse dysfunction. The lancet oncology 10:598–605

Jones L, Eves N, Mackey J, Peddle C, Haykowsky M, Joy A et al. (2007) Safety and feasibility of cardiopulmonary exercise testing in patients with advanced cancer. Lung cancer 55:225–232

Kaufmann M, Jonat W, Kleeberg U, Eiermann W, Jänicke F, Hilfrich J et al. (1989) Goserelin, a depot gonadotrophin-releasing hormone agonist in the treatment of premenopausal patients with metastatic breast cancer. German Zoladex Trial Group. Journal of clinical oncology 7:1113–1119

Keating G (2010) Rituximab: a review of its use in chronic lymphocytic leukaemia, low-grade or follicular lymphoma and diffuse large B-cell lymphoma. Drugs 70:1445–1476

Kocher M, Treuer H, Muller RP (1997) Quantification of tumor reoxygenation during accelerated radiation therapy. Radiology 205:263–268

Krause M, Ostermann G, Petersen C, Yaromina A, Hessel F, Harstrick A et al. (2005) Decreased repopulation as well as increased reoxygenation contribute to the improvement in local control after targeting of the EGFR by C225 during fractionated irradiation. Radiother Oncol 76:162–167

Lin Z, Wu V-C, Lin J, Feng H, Chen L (2011) A longitudinal study on the radiation-induced thyroid gland changes after external beam radiotherapy of nasopharyngeal carcinoma. Thyroid 21:19–23

Loblaw DA, Virgo KS, Nam R, Somerfield MR, Ben-Josef E, Mendelson DS et al. (2007) Initial Hormonal Management of Androgen-Sensitive Metastatic, Recurrent, or Progressive Prostate Cancer: 2007 Update of an American Society of Clinical Oncology Practice Guideline. Journal of Clinical Oncology 25:1596–1605

Lowe S, Watanabe S, Baracos V, Courneya K (2010) Physical activity interests and preferences in palliative cancer patients. Supportive care in cancer 18:1469–1475

Macdonald JS, Smalley SR, Benedetti J, Hundahl SA, Estes NC, Stemmermann GN et al. (2001) Chemoradiotherapy after surgery compared with surgery alone for adenocarcinoma of the stomach or gastroesophageal junction. N Engl J Med 345:725–730

Mateos MV, San Miguel JF (2007) Bortezomib in multiple myeloma. Best Pract Res Clin Haematol 20:701–715

Medves S, Demoulin JB (2011) Tyrosine kinase gene fusions in cancer: translating mechanisms into targeted therapies. J Cell Mol Med 10 [Epub ahead of print]

Moehler T, Goldschmidt H (2011) Therapy of relapsed and refractory multiple myeloma. Recent Results Cancer Res 183:239–271

Molls M, Stadler P, Becker A, Feldmann HJ, Dunst J (1998) Relevance of oxygen in radiation oncology. Mechanisms of action, correlation to low hemoglobin levels. Strahlenther Onkol 174, Suppl 4:13–16

Negrier S, Gravis G, Perol D, Chevreau C, Delva R, Bay J-O et al. (2011) Temsirolimus and bevacizumab, or sunitinib, or interferon alfa and bevacizumab for patients with advanced renal cell carcinoma (TORAVA): a randomised phase 2 trial. The lancet oncology 12:673–680

Norton L, Simon R (1977) Tumor size, sensitivity to therapy, and design of treatment schedules. Cancer treatment reports 61:1307–1317

Oldervoll L, Loge J, Paltiel H, Asp M, Vidvei U, Wiken A et al. (2006) The effect of a physical exercise program in palliative care: A phase II study. Journal of pain and symptom management 31:421–430

Papillon J, Montbarbon JF (1987) Epidermoid carcinoma of the anal canal. A series of 276 cases. Dis Colon Rectum 30:324–333

Pietzner K, Richter R, Chekerov R, Erol E, Oskay-Ozcelik G, Lichtenegger W et al. (2011) Bevacizumab in Heavily Pretreated and Platinum Resistant Ovarian Cancer: A Retrospective Study of the North-Eastern German Society of Gynaecologic Oncology (NOGGO) Ovarian Cancer Study Group. Anticancer research 31:2679–2682

Ponz-Sarvise M, Rodriguez J, Viudez A, Chopitea A, Calvo A, Garcia-Foncillas J et al. (2007) Epidermal growth factor receptor inhibitors in colorectal cancer treatment: what's new? World J Gastroenterol 13:5877–5887

Powles T, Chowdhury S, Jones R, Mantle M, Nathan P, Bex A et al. (2011) Sunitinib and other targeted therapies for renal cell carcinoma. British journal of cancer 104:741–745

Quintela-Fandino M, Colomer R (2011) Prediction of Response to Targeted Therapies in Lung Cancer Using Dynamic Imaging: Still Far From Clinical Implementation. J Clin Oncol 29:3716–3718

Robertson JFR, Llombart-Cussac A, Rolski J, Feltl D, Dewar J, Macpherson E et al. (2009) Activity of Fulvestrant 500 mg Versus Anastrozole 1 mg As First-Line Treatment for Advanced Breast Cancer: Results From the FIRST Study. Journal of Clinical Oncology 27:4530–4535

Saif MW, Longo WL, Israel G (2008) Correlation between rash and a positive drug response associated with bevacizumab in a patient with advanced colorectal cancer. Clin Colorectal Cancer 7:144–148

Schmoll H-J, Höffken K, Possinger K (Hrsg) (2006) Kompendium Internistische Onkologie Standards in Diagnostik und Therapie: Teil I: Epidemiologie, Tumorbiologie, Zytostatika, Prinzipien der Tumortherapie, Supportive Maßnahmen. Teil II: Therapiekonzepte maligner Tumoren. Teil III: Indikationen und T. Springer, Berlin Heidelberg New York Tokyo

Schutz F, Oh W (2010) Neoadjuvant and adjuvant therapies in prostate cancer. The Urologic clinics of North America 37:97–104, Table of Contents

Scripture C, Figg W (2006) Drug interactions in cancer therapy. Nature reviews 6:546–558

Seeber S (Hrsg) (2003) Therapiekonzepte Onkologie. Springer, Berlin Heidelberg New York Tokyo

Smith MR (2004) Bicalutamide Monotherapy Versus Leuprolide Monotherapy for Prostate Cancer: Effects on Bone Mineral Density and Body Composition. Journal of Clinical Oncology 22:2546–2553

Tabernero J, Van Cutsem E, Diaz-Rubio E, Cervantes A, Humblet Y, Andre T et al. (2007) Phase II trial of cetuximab in combination with fluorouracil, leucovorin, and oxaliplatin in the first-line treatment of metastatic colorectal cancer. J Clin Oncol 25:5225–5232

Takahashi Y, Yasumoto K, Mai M (2005) Chemotherapy under cachectic conditions and the possibility of cachexia-controlled chemotherapy. Oncology reports 14:135–140

Therasse P, Arbuck SG, Eisenhauer EA, Wanders J, Kaplan RS, Rubinstein L et al. (2000) New guidelines to evaluate the response to treatment in solid tumors. European Organization for Research and Treatment of Cancer, National Cancer Institute of the United States, National Cancer Institute of Canada. Journal of the National Cancer Institute 92:205–216

Truong P, Gaul C, McDonald R, Petersen R, Jones S, Alexander A et al. (2011) Prospective evaluation of a 12-week walking exercise program and its effect on fatigue in prostate cancer patients undergoing radical external beam radiotherapy. American journal of clinical oncology 34:350–355

Valachis A, Mauri D, Polyzos NP, Chlouverakis G, Mavroudis D, Georgoulias V (2011) Trastuzumab combined to neoadjuvant chemotherapy in patients with HER2-positive breast cancer: A systematic review and meta-analysis. Breast [Epub ahead of print]

Vaupel P, Kelleher DK, Hoeckel M (2001) Tumor hypoxia as a function of hemoglobin concentration and tumor perfusion. Int J Radiat Oncol Biol Phys 76:958–959, author reply 9

Anhang

1   Krebssportgruppen

- **Baden-Württemberg**
Badischer Sportbund Nord e.V.
Am Fächerbad 5, 76131 Karlsruhe
Telefon: 0721-18080, Fax: 0721-180828
Mail: info@badischer-sportbund.de,
www.badischer-sportbund.de

Badischer Sportbund Freiburg e.V.
Wirthstraße 7, 79110 Freiburg
Telefon: 0761-152460, Fax: 0761-1524631
Mail: info@bsb-freiburg.de, www.bsb-freiburg.de

Württembergischer Landessportbund e.V.
Fritz-Walter-Weg 19, 70372 Stuttgart
Telefon: 0711-28077-100, Fax: 0711-28077-105
Mail: info@wslb.de, www.wlsb.de
Ansprechpartnerin Reha-Sport: Pamela Graf
Tel.: 0711-28077-177, Fax: 0711-28077-104
Mail: pamela.graf@web.de

Badischer Behinderten- und Rehabilitations-sportverband e.V.
Mühlstraße 68, 76532 Baden-Baden
Telefon: 07221-396180, Fax: 07221-3961818
Mail: bbs@bbsbaden.de, www.bbsbaden.de

Württembergischer Behinderten- und Rehabili-tationssportverband e.V.
Fritz-Walter Weg 19, 70372 Stuttgart
Telefon: 0711-28077-620, Fax: 0711-28077-621
Mail: info@wbrs-online.de, www.wbrs-online.net

- **Bayern**
Behinderten- und Rehabilitations-Sportverband Bayern e.V.
Georg-Brauchle-Ring 93, 80992 München
Telefon: 089-544189-0, Fax: 089-544189-99
www.bvs-bayern.com
Ansprechpartner Reha-Sport: Prof. Dr. Wolfgang Kemmler
Mail: kemmler@bvs-bayern.com

Bayerischer Landes-Sportverband e.V.
Georg-Brauchle-Ring 93, 80992 München
Telefon: 089-15702-0, Fax: 089-15702444
Mail: info@blsv.de, www.blsv.de

- **Berlin**
Landessportbund Berlin e.V.
Jesse-Owens-Allee 2, 14053 Berlin
Telefon: 030-30002-0, Fax: 030-30002-107
Mail: info@lsb-berlin.org, www.lsb-berlin.net

- **Brandenburg**
LandesSportBund Brandenburg e.V.
Schopenhauerstraße 34, 14467 Potsdam
Telefon: 0331-97198-0, Fax: 0331-97198-34
Mail: info@lsb-brandenburg.de,
www.lsb-brandenburg.de

- **Bremen**
Landessportbund Bremen e.V.
Auf der Muggenburg 30, 28217 Bremen
Telefon: 0421-792870, Fax: 0421-71834
Mail: info@lsb-bremen.de,
www.lsb-bremen.de

- **Hamburg**
Hamburger Sportbund e.V.
Schäferkampsallee 1, 20357 Hamburg
Telefon: 040-41908-0, Fax: 040-41908-274
Mail: hsb@hamburger-sportbund.de,
www.hamburger-sportbund.de

Behinderten- und Rehabilitations-Sportverband Hamburg e.V.
Schäferkampsallee 1, 20357 Hamburg
Telefon: 040-859933, Fax: 040-8512124
Mail: mail@brs-hamburg.de, www.brs-hamburg.de

- **Hessen**
Landessportbund Hessen e.V.
Otto-Fleck-Schneise 4, 60528 Frankfurt
Telefon: 069-6789-0, Fax: 069-6789-109
Mail: info@lsbh.de,
www.landessportbund-hessen.de

- **Mecklenburg-Vorpommern**
Landessportbund   Mecklenburg-Vorpommern e.V.
Wittenburger Straße 116, 19059 Schwerin
Telefon: 0385-76176-0, Fax: 0385-76176-31
Mail: lsb@lsb-mv.de, www.lsb-mv.de

■ **Niedersachsen**
LandesSportBund Niedersachsen e.V.
Ferdinand-Wilhelm-Fricke-Weg 10, 30169
Hannover
Telefon: 0511-1268-0
Mail: info@lsb-niedersachsen.de,
www.lsb-niedersachsen.de

Behinderten-Sportverband Niedersachsen e.V.
Ferdinand-Wilhelm-Fricke-Weg 10, 30169
Hannover
Telefon: 0511-1268-5100, Fax: 0511-1268-45100
Mail: info@bsn-ev.de, www.bsn-ev.de

■ **Nordrhein-Westfalen**
Landessportbund Nordrhein-Westfalen e.V.
Postanschrift: Postfach: 101506, 47015 Duisburg
Hausanschrift: Friedrich-Alfred-Straße 25,
47055 Duisburg
Telefon: 0203-7381-0, Fax: 0203-7381-616
Mail: info@lsb-nrw.de, www.lsb-nrw.de

Behinderten-Sportverband Nordrhein-Westfalen e.V.
Friedrich-Alfred-Str.10, 47055 Duisburg
Telefon: 0203-7174-150, Fax: 0203-7174-163
Mail: bsnw@bsnw.de, www.bsnw.de

■ **Rheinland-Pfalz**
Landessportbund Rheinland-Pfalz
Rheinallee 1, 55116 Mainz
Telefon: 06131-2814-191, Telefax: 06131-2814-120
www.lsb-rlp.de
Ansprechpartnerin Breitensport: Hiltrud Gunnemann
Telefon: 06131-2814-371, Fax: 06131-2814-156
Mail: h.gunnemann@lsb-rlp.de

■ **Saarland**
Landessportverband für das Saarland
Hermann Neuberger-Sportschule 4,
66123 Saarbrücken
Telefon: 0681-3879-0
Mail: info@lsvs.de, www.lsvs.de

Saarländischer Turnerbund e.V.
Hermann-Neuberger-Sportschule 4, 66123 Saarbrücken
Telefon: 0681-3879-226, Telefax: 0681-3879-230
Mail: info@saarlaendischer-turnerbund.de,
www.saarlaendischer-turnerbund.de

■ **Sachsen**
Sächsischer Behinderten- und Rehabilitations-sportverband e.V.
Am Sportforum 10/H2, 04105 Leipzig
Telefon: 0341-2113865, Fax: 0341-2113893
Mail: sbv@behindertensport-sachsen.de,
www.behindertensport-sachsen.de

Landessportbund Sachsen
Postanschrift: Postfach 100952, 04009 Leipzig
Hausanschrift: Goyastraße 2d, 04105 Leipzig
Telefon: 0341-216310, Fax: 0341-2163185
Mail: zentrale@sport-fuer-sachsen.de,
www.sport-fuer-sachsen.de

■ **Sachsen-Anhalt**
Behinderten- und Rehabilitations-Sportverband Sachsen-Anhalt e.V.
Am Steintor 14, 06112 Halle (Saale)
Telefon: 0345-5170824, Fax: 0345-5170825
Mail: info@bssa.de, www.bssa.de

LandesSportBund Sachsen-Anhalt e.V.
Postanschrift: Postfach 110129, 06015 Halle
Hausanschrift: Maxim-Gorki-Straße 12,
06114 Halle
Telefon: 0345-5279-0, Fax: 0345-5279-100
Mail: halle@lsb-sachsen-anhalt.de,
www.lsb-sachsen-anhalt.de

■ **Schleswig-Holstein**
Rehabilitations- und Behinderten-Sportverband Schleswig-Holstein e.V.
Schubystraße 89c, 24837 Schleswig
Telefon: 04621-27689, Fax: 04621-27667
Mail: rbsv-sh@foni.net, www.rbsv-sh.de

Landessportverband Schleswig-Holstein e.V.
Winterbeker Weg 49, 24114 Kiel
Telefon: 0431-64860, Fax: 0431-6486-190
Mail: info@lsv-sh.de, www.lsv-sh.de

- **Thüringen**

LandesSportBund Thüringen e.V.
Werner-Seelenbinder Straße 1, 99096 Erfurt
Telefon: 0361-34054-0, Fax: 0361-34054-77
Mail: info@lsb-thueringen.de,
www.thueringen-sport.de

Thüringer Behinderten- und Rehabilitations-sportverband e.V.
August-Röbling-Straße 11, 99091 Erfurt
Telefon: 0361-3453800, Fax: 0361-3453802
Mail: tbrsv@t-online.de, www.tbrsv.de

2   Weitere wichtige Adressen

Deutsche Krebsgesellschaft e.V.
Tiergarten Tower, Straße des 17.Juni 106–108,
10623 Berlin
Telefon: 030-32293290, Fax: 030-322932966
www.krebsgesellschaft.de

Deutsche Krebshilfe e.V.
Buschstraße 32, 53113 Bonn
Telefon: 02 28/7 29 90-0, Fax: 0228-72990-11
Mail: deutsche@krebshilfe.de, www.krebshilfe.de

Deutscher Behindertensportverband e.V.
Tulpenweg 2-4, 50226 Frechen
Telefon: 02234-6000-0, Fax: 02234-6000-150
Mail: info@dbs-npc.de, www.dbs-npc.de

Deutscher Olympischer Sportbund
Otto-Fleck-Schneise 12, 60528 Frankfurt am Main
Telefon: 069-67000, Fax: 069-69674906
Mail: office@dosb.de, www.dosb.de

Deutsche Sporthochschule Köln
Institut für Kreislaufforschung und Sportmedizin,
Abteilung für molekulare und zelluläre
Sportmedizin
Am Sportpark Müngersdorf 6, 50933 Köln
Telefon: 0221-4982-4821, Fax: 0221-4982-8370
Mail: f.baumann@dshs-koeln.de,
www.dshs-koeln.de

Über den Berg e.V.
c/o Klaus-Dieter Kuritz (1. Vorsitzender)
Kattowitzer Str. 60
51065 Köln
Telefon: 0152/05959785
Mail: ueberdenberg@gmx.de
Online: www.über-den-berg-ev.de

Deutscher Verband für Gesundheitssport und Sporttherapie e.V. (DVGS)
Vogelsanger Weg 48, 50354 Hürth-Efferen
Telefon: 02233-65017, Fax: 02233-64561
Mail: dvgs@dvgs.de, www.dvgs.de

Stiftung »Leben mit Krebs«
Mainzer Straße 48
55252 Mainz-Kastel
Telefon: 06134-7538 135, Fax: 06134-7538 139
Mail: info@stiftung-leben-mit-krebs.de,
www.stiftung-leben-mit-krebs.de

Deutsche Rentenversicherung
Ruhrstraße 2, 10709 Berlin
Service-Telefon: 0800-10004800
www.deutsche-rentenversicherung.de

Deutsche Fatigue Gesellschaft e.V. (DFaG)
Maria-Hilf-Straße 15, 50677 Köln
Telefon: 0221-9311596, Fax: 0221-9311597
Mail: info@deutsch-fatigue-gesellschaft.de,
www.deutsche-fatigue-gesellschaft.de

RehaSport Deutschland e.V.
Haus 9, Spandauer Damm 130, 14050 Berlin
Telefon: 030-30678-103, Fax: 030-30678-121
Mail: info@rehasport-deutschland.de,
www.rehasport-deutschland.de

Waldpiraten-Camp
Promenadenweg 1, 69117 Heidelberg
Telefon: 06221-180466, Fax: 06221-180467
Mail: geib@kinderkrebsstiftung.de,
www.waldpiraten.de

Deutsche Kinderkrebsstiftung
Adenauerallee 134, 53113 Bonn
Telefon: 0228-688460, Fax: 0228-6884644
Mail: info@kinderkrebsstiftung.de,
www.kinderkrebsstiftung.de

Dr. Mildred Scheel Akademie für Forschung und Bildung
Kerpener Straße 62, 50924 Köln
Telefon: 0221-944049-0, Fax: 0221-944049-44
Mail: msa@krebshilfe.de,
www.krebshilfe.de/akademie.html

Krebsliga Schweiz (KLS)
Effingerstrasse 40, Postfach 8219, 3001 Bern
Telefon: 031/3899100, Fax: 031/3899148
Mail: info@krebsliga.ch, www.krebsliga.ch

Krankenhaus Nordwest
Klinik für Onkologie und Hämatologie
Prof. Dr. med. Elke Jäger
Steinbacher Hohl 2–26, 60488 Frankfurt
Telefon: 069 7601 3340, Fax 069 769932
www.onkologie-rheinmain.de

3   Wichtige Internetadressen

www.krebskreis.de (Der Online Treff zum Thema »Bewegung, Sport & Krebs«)
www.brustkrebs-bewegt.de (Informationen über Sport und Bewegung bei Brustkrebs)
www.vereinlebenswert.de (Verein für angewandte Psychoonkologie in Köln)
www.dapo-ev.de (Deutsche Arbeitsgemeinschaft für psychosoziale Onkologie e.V.)
www.krebs-kompass.de (Viele Online-Informationen zum Thema Krebs)
www.krebsinformationsdienst.de (allgemeine Informationen zum Thema Krebs)
www.krebsgesellschaft.de/wub_ip_krebs_beratung_hilfe,78277.html (Kontaktadressen der psychosozialen Beratungsstellen der Landeskrebsgesellschaften)

Stichwortverzeichnis

Printed in the United States
By Bookmasters